主　编

L. Fernando Gonzalez

Felipe C. Albuquerque

Cameron McDougall

主　译

陈左权　张鸿祺　高 亮

主　审

凌　锋

# 神经介入
# 技术

## Neurointerventional Techniques

*Tricke of the Trade*

上海科学技术出版社

# 内容提要

本书是一部关于神经介入治疗核心技术的操作指导用书。主编均为享有国际声誉的神经介入领域专家,积累了大量的临床实践经验。由北京和上海两地神经介入的权威专家共同翻译。本书分为10篇,共65章。逐层深入地对各项手术操作入路、方法进行说明,重点关注了手术并发症的防范。本书内容全面而实用,插图精美而清晰,可给从事神经介入亚专业的医师们提供精确而有效的技术指导。

图书在版编目(CIP)数据

神经介入技术 / (美) 费尔南多·冈萨雷斯 (L. Fernando Gonzalez), (美) 费利佩·阿尔布开克 (Felipe C. Albuquerque), (美) 卡梅伦·麦克杜格尔 (Cameron McDougall) 主编;陈左权,张鸿祺,高亮译. — 上海:上海科学技术出版社,2017.4 (2022.8 重印)

ISBN 978-7-5478-3445-9

Ⅰ. ①神… Ⅱ. ①费… ②费… ③卡… ④陈… ⑤张… ⑥高… Ⅲ. ①神经外科手术-介入性治疗 Ⅳ. ① R651.05

中国版本图书馆 CIP 数据核字 (2017) 第 023776 号

Copyright ©2015 of the original English language edition by Thieme Medical Publishers, Inc., New York, USA.
Original title: Neurointerventional Techniques
by L. Fernando Gonzalez/Felipe C. Albuquerque/Cameron McDougall

神经介入技术
主编 L. Fernando Gonzalez    Felipe C. Albuquerque    Cameron McDougall
主译 陈左权    张鸿祺    高 亮
主审 凌 锋

上海世纪出版 (集团) 有限公司    出版、发行
上海科学技术出版社
(上海市闵行区号景路 159 弄 A 座 9F-10F)
邮政编码 201101    www.sstp.cn
浙江新华印刷技术有限公司印刷
开本 889×1194    1/16    印张 25    插页 4
字数:600 千
2017 年 4 月第 1 版    2022 年 8 月第 6 次印刷
ISBN 978-7-5478-3445-9/R·1312
定价:248.00 元

# 译者名单

**主　译**　陈左权　同济大学附属第十人民医院
　　　　张鸿祺　首都医科大学宣武医院
　　　　高　亮　同济大学附属第十人民医院

**主　审**　凌　锋　首都医科大学宣武医院

**参译者**　陈左权　同济大学附属第十人民医院
　　　　张鸿祺　首都医科大学宣武医院
　　　　高　亮　同济大学附属第十人民医院
　　　　张全斌　同济大学附属第十人民医院
　　　　张　翔　同济大学附属第十人民医院
　　　　赵京晶　同济大学附属第十人民医院
　　　　张桂运　上海交通大学附属第一人民医院
　　　　周晓宇　同济大学附属第十人民医院
　　　　蔡　军　广东省中医院大学城医院
　　　　沈　睿　同济大学附属第十人民医院
　　　　秦家骏　同济大学附属第十人民医院
　　　　郭　威　上海交通大学医学院附属苏州九龙医院

# 作者名单

## 主 编

**L. Fernando Gonzalez, MD**
Associate Professor of Neurosurgery
Co-Director, Division of Cerebrovascular and
Endovascular Neurosurgery
Duke University
Durham, North Carolina

**Felipe C. Albuquerque, MD**
Assistant Director, Endovascular Surgery

Professor of Neurosurgery
Division of Neurological Surgery
Barrow Neurological Institute
Phoenix, Arizona

**Cameron G. McDougall, MD**
Director, Endovascular Neurosurgery
Barrow Neurological Institute
Phoenix, Arizona

## 编 者

**Adib A. Abla, MD**
Vascular Neurosurgery Fellow
Department of Neurosurgery
University of California-San Francisco
San Francisco, California

**Anushree Agrawal, MD**
Clinical Fellow
Department of Radiology
Brigham and Women's hospital
Harvard Medical School
Boston, Massachusetts

**Abhishek Agrawal, MD**
Clinical Associate
Department of Neurosurgery and Radiology,
Duke University Medical Center
Durham, North Carolina

**Felipe C. Albuquerque, MD**
Assistant Director, Endovascular Surgery
Professor of Neurosurgery
Division of Neurological Surgery
Barrow Neurological Institute
Phoenix, Arizona

**Adam S. Arthur, MD, MPH, FAANS, FACS**
Associate Professor
Department of Neurosurgery
University of Tennessee
Semmes-Murphey Neurologic and Spine Clinic
Memphis, Tennessee

**Mohammad Ali Aziz-Sultan, MD**
Section Chief of Cerebrovascular  and Endovascular
Harvard School of Medicine
Department of Neurosurgery

Brigham and Women's Hospital
Boston, Massachusetts

**Jurij R. Bilyk, MD, FACS**
Professor of Ophthalmology
Skull Base Division, Neuro-Ophthalmology
  Service
Wills Eye Hospital
Philadelphia, Pennsylvania

**Gavin W. Britz, MD, MPH**
Chairman, Department of Neurosurgery
Co-Director, Neurological Institute
Houston Methodist Hospital
Houston, Texas

**Anthony M. Burrows, MD**
Department of Neurologic Surgery
Mayo Clinic
Rochester, Minnesota

**C. Michael Cawley, MD, FACS**
Associate Professor
Department of Neurosurgery and Radiology
Emory University School of Medicine
Atlanta, Georgia

**Nohra Chalouhi, MD**
Department of Neurological Surgery
Thomas Jefferson University
Jefferson Hospital for Neuroscience
Philadelphia, Pennsylvania

**Ronil V. Chandra, MBBS, MMed, FRANZCR**
Monash Health and Monash University
Interventional Neuroradiology Unit
Department of Imaging,
Monash Health
Department of Surgery
Monash University
Melbourne, Australia

**David Chyatte, MD**
Department of General Surgery
University of Arizona
Tucson, Arizona

**Samuel Clarke, MS**
Research Fellow
Cerebrovascular Lab
Department of Neurosurgery
New York Presbyterian Hospital
New York, New York

**R. Webster Crowley, MD**
Assistant Professor of Neurosurgery and
  Radiology
University of Virginia Medical Center
Charlottesville, Virginia

**Mark J. Dannenbaum, MD**
Assistant Professor, Department of Neurosurgery

UT Health, Mischer Neuroscience Institute
Memorial Hermann Hospital Texas Medical Center
University of Texas-Houston Medical School
Houston, Texas

**Shervin R. Dashti, MD, PhD**
Co-Director, Cerebrovascular Neurosurgery
Norton Neuroscience Institute
Norton Healthcare
Louisville, Kentucky

**Michael C. Dewan, MD**
Department of Neurological Surgery
Vanderbilt University Medical Center
Nashville, Tennessee

**Paul DiMuzio, MD, FACS**
William M. Measey Professor of Surgery
Director, Division of Vascular and Endovascular
  Surgery
Program Director, Fellowship in Vascular Surgery
Thomas Jefferson University Hospital
Philadelphia, Pennsylvania

**Jacques E. Dion, MD, FRCPC**
Professor of Radiology and Neurosurgery
Departments of Radiology and Neurosurgery
Emory University School of Medicine
Atlanta, Georgia

**Andrew F. Ducruet, MD**
Assistant Professor
Department of Neurological Surgery
University of Pittsburgh School of Medicine
Pittsburgh, Pennsylvania

**Aaron S. Dumont, MD**
Charles B. Wilson Professor and Chair
Department of Neurosurgery
Tulane University Medical Center
New Orleans, Louisiana

**Travis M. Dumont, MD**
Assistant Professor, Neurosurgery
Department of Surgery
Assistant Professor, Medical Imaging
Director, Neurovascular Program
University of Arizona
Tucson, Arizona

**Jorge L. Eller, MD, FAANS**
Endovascular Neurosurgeon
PeaceHealth Sacred Heart Medical Center at River
  Bend
Springfield, Oregon

**Avery J. Evans, MD**
Professor of Radiology, Neurology, and
  Neurological Surgery
Department of Radiology
The University of Virginia
Charlottesville, Virginia

**Andrew S. Ferrell, MD**
Assistant Professor
Department of Radiology
University of Tennessee Graduate School of Medicine
Knoxville, Tennessee

**Benjamin D. Fox, MD**
Fairfax Family Practice
Fairfax. Virginia

**Philippe Gailloud, MD**
Director, Division of Interventional Neuroradiology
Department of Radiology and Radiological
    Sciences
The Johns Hopkins Hospital
Baltimore, Maryland

**L. Fernando Gonzalez, MD**
Associate Professor of Neurosurgery
Co-Director, Division of Cerebrovascular and
    Endovascular Neurosurgery
Duke University
Durham, North Carolina

**Ricardo A. Hanel, MD, PhD**
Professor of Neurosurgery
Mayo Clinic
Rochester, Minnesota

**Ajay S. Hira, MD**
Lake Medical Imaging and Vascular Institute
Leesburg, Florida

**Joshua A. Hirsch, MD, FACR, FSIR**
Director, NeuroEndovascular Program
Vice Chairman, Interventional Care
Service Line Chief, Interventional Radiology
Department of Radiology
Massachusetts General Hospital
Harvard Medical School
Boston, Massachusetts

**L. Nelson Hopkins, MD**
Distinguished Professor of Neurosurgery
Professor of Radiology
University at Buffalo, SUNY
President of the Gates Vascular Institute
President and CEO of the Jacobs Institute
Director, Toshiba Stroke and Vascular Research
    Center
Buffalo, New York

**Pascal Jabbour, MD**
Associate Professor
Department of Neurological Surgery
Chief, Division of Neurovascular Surgery and
    Endovascular Neurosurgery
Thomas Jefferson University Hospital
Philadelphia, Pennsylvania

**Shady Jahshan, MD**
Department Of Neurosurgery and Stroke

Intervention Unit
The Tel Aviv Sourasky Medical Center
Tel Aviv, Israel

**Jeremiah N. Johnson, MD**
Department of Neurosurgery
University of Miami, Miller School of
    Medicine
Miami, Florida

**M. Yashar S. Kalani, MD, PhD**
Assistant Professor
Department Neurological Surgery
Barrow Neurological Institute
Phoenix, Arizona

**Omar Kass-Hout, MD, MPH**
Department of Neuroscience
Mercy Hospital of Buffalo
Buffalo, New York

**Tareq Kass-Hout, MD**
Endovascular Neurosurgery Senior Fellow
Department of Neurological Surgery
Rutgers University
Newark, New Jersey

**Christopher P. Kellner, MD**
Department of Neurosurgery
Columbia Neurosurgeons
New York, New York

**Louis J. Kim, MD**
Associate Professor
Department of Neurological Surgery
University of Washington School of Medicine
Seattle, Washington

**Michael T. Koltz, MD**
Department of Neurosurgery
Dean Clinic
Madison, Wisconsin

**Michael LaBagnara, MD**
Department of Neurosurgery
New York Medical College
Valhalla, New York

**Giuseppe Lanzino, MD**
Professor of Neurologic Surgery
Department Neurologic surgery
Mayo Clinic
Rochester, Minnesota

**T. M. Leslie-Mazwi, MD**
Department of Neuroendovascular, Neurologic
    Critical Care
Massachusetts General Hospital
Boston, Massachusetts

**Michael R. Levitt, MD**
Department of Neurological Surgery

University of Washington
Seattle, Washington

**Elad I. Levy, MD, MBA, FACS, FAHA, FAANS**
Professor and Chairman of Neurological Surgery
Department of Neurosurgery
University at Buffalo Neurosurgery, Inc.
Amherst, New York

**Cameron G. McDougall, MD, FRCSC**
Director, Endovascular Neurosurgery
Barrow Neurological Institute
Phoenix, Arizona

**Michael McDowell, BS**
Doris Duke Clinical Research Fellow
Department of Neurological Surgery
Columbia University
New York, New York

**Ricky Medel, MD**
Assistant Professor of Clinical Neurosurgery
Director of Cerebrovasucular, Endovascular, and
    Skull Base Surgery
Tulane University Medical Center
New Orleans, Louisiana

**Philip M. Meyers, MD, FAHA**
Associate Professor
Department of Radiology and Neurological
    Surgery
Columbia University, College of Physicians and
    Surgeons
Clinical Director
Neuroendovascular Service
New York Presbyterian-Columbia
Neurological Institute of New York
President, Society of NeuroInterventional Surgery
New York, New York

**J Mocco, MD, MS**
Associate Professor
Department of Neurological Surgery
Vanderbilt University
Nashville, Tennessee

**Maxim Mokin, MD, PhD**
Endovascular Neurosurgery Fellow
Clinical Assistant Professor of Neurosurgery
Department of Neurosurgery
University at Buffalo, SUNY
Buffalo, New York

**Karam Moon, MD**
Division of Neurological Surgery
Barrow Neurological Institute
St. Joseph's Hospital and Medical Center
Phoenix, Arizona

**Stephen J. Monteith, MD**
Cerebrovascular and Endovascular Neurosurgeon
Department of Neurosurgery

Swedish Neuroscience Institute
Seattle, Washington

**Peter J. Morone, MD**
Vanderbilt Department of Neurosurgery
Vanderbilt Medical Center
Nashville, Tennessee

**Sabareesh Natarajan, MD, MS**
Clinical Assistant Instructor
Department of Neurosurgery
University at Buffalo, SUNY
Buffalo, New York

**Joshua W. Osbun, MD**
Department of Neurological Surgery
University of Washington
Seattle, Washington

**Min S. Park, MD**
Barrow Neurological Institute
Phoenix, Arizona

**David L. Penn, MD**
Department of Neurosurgery
Brigham and Women's Hospital
Boston, Massachusetts

**Eric C. Peterson, MD MS**
Assistant Professor of Neurological Surgery
University of Miami Miller School of Medicine
Miami, Florida

**Charles Prestigiacomo, MD**
Chair of the Department of Neurological Surgery
Director of the Neurological Surgery Residency
    Program
Neurological Institute of New Jersey
Newark, New Jersey

**Bryan A. Pukenas, MD**
Assistant Professor of Radiology and Neurosurgery
Department of Radiology
Perleman School of Medicine
University of Pennsylvania
Philadelphia, Pennsylvania

**James D. Rabinov, MD**
Interventional Neuroradiology and Endovascular
    Neurosurgery
Massachusetts General Hospital
Boston, Massachusetts

**Ciro Giuseppe Randazzo, MD, MPH, FAANS**
Attending Neurosurgeon
IGEA Brain and Spine
Clifton, New Jersey

**Michael J. Rohrer, MD, FACS**
Professor of Surgery
Chief, Division of Vascular and Endovascular
    Surgery

Department of Surgery
University of Tennessee Health Sciences Center,
    College of Medicine
Memphis, Tennessee

**Robert H. Rosenwasser, MD**
Jewell L. Osterholm, MD, Professor and Chair
Department of Neurological Surgery
Director
Division of Neurovascular Surgery and
    Endovascular Neurosurgery
Thomas Jefferson University
Philadelphia, Pennsylvania

**Albert Shuette, MD**
Interventional Neuroradiology
Emory University School of Medicine
Atlanta, Georgia

**Adnan H. Siddiqui, MD, PhD**
Associate Professor and Vice Chairman
Department Neurosurgery
University at Buffalo, SUNY
Buffalo, New York

**Kenneth V. Snyder, MD, PhD**
Assistant Professor of Neurosurgery, Radiology,
    and Neurology
Medical Director of Process Improvement and
    Outreach
Department of Neurosurgery
University at Buffalo, SUNY
Buffalo, New York

**Grant C. Sorkin, MD**
Endovascular Fellow
Department of Neurosurgery
University at Buffalo, SUNY
Buffalo, New York

**Michael Stiefel, MD, PhD**
Chief, Neurovascular Surgery
Director, Neurovascular Institute
Director, Cerebrovascular and Endovascular
    Surgery
Associate Director, Stroke Center
Co-Director, Neurocritical Care
Westchester Medical Center
Valhalla, New York

**Rabih G. Tawk, MD**
Department of Neurosurgery
Mayo Clinic Florida
Jacksonville, Florida

**Stavropoula I. Tjoumakaris, MD**
Assistant Professor
Neurovascular Fellowship Director
Associate Residency Program Director
Clerkship Director
Cerebrovascular Surgery and
    Endovascular Neurosurgery
Thomas Jefferson University Hospital
Philadelphia, Pennsylvania

**Asterios Tsimpas, MD, MSc**
Assistant Professor of Neurosurgery and
    Radiology
Department of Neurosurgery
Loyola University Medical Center
Chicago, Illinois

**Anu K. Whisenhunt, DO, MPH**
Vascular Surgeon
Department of Vascular Surgery
Northeast Georgia Medical Center
Gainesville, Georgia

**W. Bryan Wilent, PhD, DABNM**
Director of Education
Sentient Medical Systems
Philadelphia, Pennsylvania

**Richard W. Williamson, MD**
Barrow Neurological Institute
Phoenix, Arizona

**Albert J. Yoo, MD**
Director of Acute Stroke Intervention
Department of Radiology
Division of Diagnostic and Interventional
    Neuroradiology
Massachusetts General Hospital
Boston, Massachusetts

**Scott L. Zuckerman, MD**
Department of Neurosurgery
Vanderbilt University
Nashville, Tennessee

# 中文版序

## 艺术使外科技术升华

由 L.Fenando Gonzalez，Felipe C. Albuquerque 和 Cameron G. McDougall 撰写，经陈左权、张鸿祺、高亮三位教授主译的这本《神经介入技术》马上就要问世了，我作为主审，表示衷心的祝贺！

看到这本技术描述如此详尽、物品准备如此完备和操作图像如此清晰的教科书，心中好生羡慕！回想 35 年前我刚到巴黎学习神经介入放射学的情景，一切都是从未见过的新技术、新材料、新的适应证。没有参考书，没有专人教授，全靠自己看和问。我像一块干海绵，拼命地吸取各种知识，做了大量笔记，对每一根导管和每一个接头都注明了用途和连接方向，生怕回国后遗忘。那时就想，要是有一本技术指导书就好了！

如今有关神经介入放射学的书非常多，给我们带来了极大的方便。而像这本非常实用且操作性强的书却实属凤毛麟角。

在越来越趋于普及和成熟的神经介入领域里，我们对治疗效果的要求越来越高，而与效果有直接关系的就是操作技术。介入技术与外科手术一样，需要具备高超的艺术性操作，才可以保证治疗质量。手术是技术和艺术的统一。一个手术不仅要能安全有效地完成，其过程还要清晰流畅，富有可观赏性，具有教育意义，这才是艺术。它是一个外科医生一辈子孜孜以求的。如今，陈左权等三位教授除了自己不断追求科学的真理和手术的卓越之外，还翻译了这本有重要手术操作指导意义的教科书。因为他们一定感觉到，这本书所描述的过程与他们每天手术的情况有太多的相似之处，简直就是心有灵犀之通！所以，全书的行文显得十分流畅，仿佛在将他们自己的手术体会向学生们娓娓道来。

艺术的升华源自每位术者对美的理解和追求。术者至少应是一位完美主义者，对自己的手术永远挑剔、永远总结，总能发现在下次可以做得更好的地方。

艺术的升华源自缜密的计划、术前预案准备、术中观察判断、术后总结提高。"预则立，不预则废"，首都医科大学宣武医院神经外科每天早上的手术预案讨论，就是为了训练医生们养成这种良好习惯。日本著名的神经外科医生佐野教授曾说过：一个手术的成功，术前的判断和计划占 40%，术中的观察和决策占 60%。心中有佛在胸，便会心静如水。佐野教授由此而成为全世界唯一创造颅内动脉瘤手术吉尼斯世界纪录的外科医生！

艺术的升华源自整洁的环境。杂乱的物品摆放和血迹斑斑的台面，无法给人以清新美好的感觉。这种对自我的严格要求，已彰显艺术家的风范。

艺术的升华源自整个团队的默契配合。手术的成功来源于团队的整体贡献，当手术室中的每一个人包括麻醉师、洗手护士、巡回护士、术者、助手都专注于同一个手术操作时，大家各行其责，没有指令、没有等待，只要一个手势、一个眼神。整个手术过程像行云流水一般顺畅，有谁能不为这高科技而又精致绝伦的艺术作品叹为观止呢？

艺术的升华源自理论知识的深化。无论是手术的切开、止血、分离、缝合，还是介入的穿刺、置管、填塞、注胶，每一个动作都有标准和理论依据，比如解剖、影像、导管材料的特性和用途。当每一个动作后面都蕴含着丰富的知识时，其准确的选择和精致的手法是不是更具有可欣赏性呢？

本书最大的亮点在第一章：神经外科医生手里的新武器——核查表。当系统变得越来越复杂，材料设备变得越来越先进，就越需要有一套缜密的思维模式来应对。制订核查表（checklist）就是一个很好的方法，通过对每项工作的核实而养成严谨的工作习惯。我们应该在全国所有的医院大力推广这个核查表，让严谨的工作作风成为神经介入学科的一道亮丽的风景，建立良好的口碑！

我诚挚地向各位同道推荐这本书，也期待在中国这块辽阔的神经介入的土地上，出现更多的医学工匠——科学的艺术家！

凌锋

中国医师协会副会长

神经外科医师分会会长

# 中文版前言

本书原著出版于 2015 年，作者系美国 Duke 大学和 Barrow 神经科学研究所的三位著名的神经介入医师。当我们第一次翻阅本书原著时，就被其内容和书写方式所吸引，真有种英雄所见略同、相见恨晚的感觉。作者结合自己多年的体会，用非常平实的语言将神经介入工作中积累的经验和教训娓娓道来。全书的唯一主题就是把多年积淀的技术经验一步一步地写出来，提醒你哪里有风险，怎么规避风险，让你能最大限度地顺利完成手术，减少并发症。其实，我们也在一些教科书式的典籍、前辈们的言传身教，以及临床实战的摸爬滚打中总结出了一系列手术经验和技巧，但在读到这本书的时候，感觉似乎该书已将自己多年从事神经介入工作中积累的经验和教训用朴实的文字系统详尽地总结和阐述了出来，并使我们对一些技术方法方面存在的困惑找到了答案。

目前神经介入技术飞速发展，从事神经介入工作的医师也快速增加，但系统阐述操作技术的参考书并不多。与高亮和张鸿祺教授商议后，在凌锋教授的支持鼓励下，我们决定翻译本书。在翻译过程中，我们坚持忠于原著，同时反复推敲语言表述，尽可能提高准确性和可读性。经过半年多的不懈努力，本书的中文版终于顺利出版，希望它的出版能为广大从事神经介入工作的同仁们有所帮助。

本书由同济大学附属第十人民医院和首都医科大学宣武医院的神经外科联合组织翻译，参加翻译的人员都是从事脑血管病或神经介入治疗有一定经验的临床医师，陈左权、张全斌、张翔、张桂运、周晓宇等负责第 1、2、5、8 篇的翻译工作；高亮、沈睿、郭威、秦家骏等负责第 3、9、10 篇的翻译工作；张鸿祺、赵京晶、蔡军负责第 4、6、7 篇的翻译工作。他们都是临床医师，临床工作繁忙，时间有限，但都为本书的顺利出版付出了辛勤的劳动，在此表示衷心的感谢。同时，也要感谢上海科学技术出版社西医编辑部给予的大力支持和细心指导，使得本书的整个翻译过程较为规范和顺畅。

由于临床医师的文字能力和英语水平存在局限性，书中翻译不当或纰漏之处在所难免，欢迎各位同仁提出建议及批评指正。

陈左权

2017 年 1 月

# 英文版序

中枢神经系统的血管内治疗从开始起步至今，仅仅几十年的时间，已经成为临床医学中发展最迅速的专业之一。在该专业发展的早期，技术比较粗糙，手术耗时很长且风险很大，术后患者的致死、致残率比较高。涉及大脑或脊髓动脉或静脉的操作常会导致诸如严重卒中的灾难性后果。从 20 世纪 80 年代早期开始，神经介入医师们就在一起分享手术技术及手术并发症，以求获得更好、更安全的手术结果。

作为一个专业团体，医疗技术产业从一开始就抓住了市场机会，这大大促进了颅脑手术中所需器材的不断更新和改良。多家新成立的公司致力于解决技术问题，积极参与竞争，极大地推动了技术发展。如今，神经介入手术已在许多医疗中心常规而安全地开展。然而，这个领域仍然处于婴儿期，许多并发症仍旧导致了很多临床不良事件。尽管如此，这个产业中的新兴公司和技术研发商的数量还在持续增长，而其结果是创造更实用便捷的工具使得手术更有效、更安全，特别是当大量的多学科人才汇集到这个领域后，这一点就尤其突出。

本书是许多本领域真正的临床专家们从自己的实践工作中总结提炼出来的技术荟萃，非常有价值，是一本很好的技术手册，应该成为每一个从事微创神经血管介入治疗的医师手边必备的参考书。神经介入手术非常复杂而且风险很大，很多细节的技术要点和诀窍常常决定手术成功与否，从而技术的娴熟成为救命的关键。应该在每一个神经介入导管室内放置一本，作为参考手册，一定会很有价值。

最后祝贺编者和作者们，他们为神经介入学的知识宝库做出了非常宝贵的贡献！

Lnelson (Nick) Hopkins，MD
教授 主任
Buffalo 医学院神经外科
纽约

# 英文版前言

    我们一开始的想法是写一本可以当作神经介入技术模板的书，能够同时顾及基本操作和复杂手术，旨在给予从事血管内介入治疗的医师一些重点突出的手把手的指导。与传统的教科书着重于临床病例的自然史、病理生理过程以及其他相关基础知识完全不同，本书重点限定于手术操作的细节。目标是创建一个手术技术大全，从而对刚从事本领域的新手能给予帮助，对有经验的术者也能针对某个具体的技术提供一种新的方法。

    在撰写和编辑本书的过程中，我们对于这本书的期待事实上变得更高了。有了其他科室的同事们、住院医师们及研究员们的支持与帮助，我们的视野也被拓宽了，由仅仅局限于简单的和常用的手术技术本身，到后来纳入了多学科合作的内容，阐述了各种其他技术和病理学内容以及避免和控制并发症的措施。

    神经介入手术领域中仅有的恒定一点就是"改变"。这门学科的确是一个快速发展的专业，技术的和影像的发展推动着我们的工作向前快速发展。因此，在本书中讲到的一些技术和手术操作可能会在本书出版以后很快发生变化。这也正是神经介入专业充满活力和让人兴奋的地方，也因为如此，我们尽可能囊括和描述了各种基本的器材和操作技术，涵盖了从简单到复杂的各种情况。我们相信，虽然技术可能不断变化，但基本的手术技巧是不会改变的。通过本书，你还会发现，我们还重点关注了并发症的预防，虽然并发症的发生非常偶然，但是怎样控制并发症在神经介入手术领域也是一个重要的方面。

    最后，准备完善、稳步进行的神经介入手术是患者获得良好结果的必然条件。为了这个目标，我们要求每位手术参与人员为每一个病例拿出具体的"飞行计划"来，包括备选的路径和方案、如果发生意外如何应对等。一份耕耘，一份收获，而所有的努力都是为了达到同一个目标——患者的良好结局。

L. Fernando Gonzalez

Felipe C. Albuquerque

Cameron G. McDougall

# 目　录

# 第 3 篇
# 血管痉挛的处理

# 第 4 篇
# 鼻衄、动静脉畸形、瘘、肿瘤的栓塞治疗

# 第 5 篇
# 颅外血管病变

# 第 6 篇
# 椎体强化术

# 附 录
## Appendices

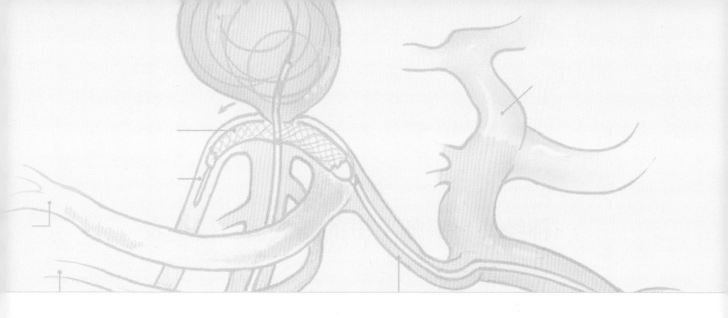

# 第 1 篇

# 路 径

Access

# 第1章
# 神经外科医师手里的新武器：核查表

A New Tool in the Arsenal of the Neurosurgeon: The Checklist

Maxim Mokin,Travis M. Dumont,Jorge L. Eller,Kenneth V. Snyder,L. Nelson Hopkins,Adnan H. Siddiqui,and Elad I. Levy

## 概　述

尽管在世界范围内每天运营着 85 000 架次航班，但航空业在减少差错方面已显现非凡的进步。现代航空与现代医学具有一定的相似性，要取得成功均依赖于复杂的技术和团队成员间的沟通，即便是一个最简单的人为错误亦会导致致命的后果。在航空业，每次航班开始和结束时完成安全核查已被证明是能够减少差错的有效措施。同样，在医疗行业，核查表在减少人为错误导致的不良后果方面现已显示出一定的效果。约翰·霍普金斯大学曾经做了一个关于细节重要性的典型病例研究。在那里，重症监护医师授权护士在中心静脉置管时执行简易 5 项核查表，结果中心静脉置管患者的感染率明显降低。另一个成功的案例是世界卫生组织手术核查表，它降低了手术患者并发症发生率。在当今的医学文献中有大量的案例报道说明，在各种医疗和手术活动中的核查表能带来益处。核查表带来的有效力度是多方面的，在日益复杂的现代医学实践中，核查表迫使医师去考虑复杂治疗中哪怕是最小的细节。在改善重症监护、麻醉及手术操作的结局方面，核查表已经被证实是有效的。

最近，这一核查表被引入到一个新的领域：神经血管介入领域。2005 年 McIffin 提出了用于急性卒中血管内介入治疗及颈动脉支架植入术的核查表。在这个核查表中，主要侧重于患者治疗前后的一般医疗问题（如睡眠、活动、饮食和出院指导）。2011 年 Chen 发表了针对脑动脉瘤栓塞治疗中并发症的核查表，特别是血管内弹簧圈栓塞过程中动脉瘤破裂和血栓栓塞的并发症。这个核查表描述了不同团队成员（神经介入医师、麻醉师、护士、技师）应该掌握的基本步骤以及处理这类并发症的措施。幸运的是，这些危及生命的并发症很少见，然而当这些并发症一旦发生时，推荐的核查表能使团队成员各司其职。

本章我们提供了用于神经血管内介入治疗和诊断的核查表。这个核查表描述了适用于每一例神经介入的基本步骤，因此可以常规使用。我们对引入核查表中的主要核查点背后的临床证据、对可能导致潜在并发症的某种危险因素以及所采取的临床管理步骤的依据进行了讨论。我们相信在日常基础工作中引入这类核查表能够降低差错数量，尤其是在复杂的神经介入病例中。

## 核查表

我们非常重视文献报道的和我们经历的最常见的及可预料的并发症，致力于通过开发通用的神经介入核查表来避免这些并发症。这种核查表同时适用于诊断和介入治疗。与 McIffin 提出的主要关注术后医疗护理（例如，重症监护入院医嘱和出院指导）的核查表不同，我们的核查表侧重于操作过程中的技术方面，包括手术前的筛查（通常在导管室完成）、操作本身、操作后即刻对患者的评估（在患者转出导管室之前）。Chen 核查表注重神经血管内介入治疗过程中并发症的管理，而我们设计的核查表主要用于筛查和预防潜在并发症，对治疗并发症的策略并未描述。

因为神经血管内介入治疗的并发症大多数与动脉入路或动脉开放/闭合以及造影剂使用有关，因此我们格外关注了核查表中这两个部分，也参考了大量有关这方面研究的文献。由于该表初成，因此经常被改动和修订。例如，最近增加了抗血小板药物抵抗这项内容，因为很多文献都证实了这一现象。在本章末列举了我们机构在神经介入导管室所使用的最新版本的核查表。研究员和护士负责填写这个核查表。

## 体检

计划内非急诊神经血管内操作，尤其是介入治疗，患者的体检应该包括术前评估，而急诊神经血管内操作则不包括在内。通常情况下，血管内操作被认为是"低危的"，然而在某些人群，如肾功能不全或心衰患者在输入过多液体时，即可被确认为发生潜在并发症的"中危"甚至"高危"人群。医学评估的目的在于两个方面：首先，有助于医师与患者详细地讨论操作风险（这对获得知情同意至关重要）；其次，允许内科医师或内科专家为围手术期管理提供具体的建议。

## 造影剂引起的肾病

对每个接受造影检查的患者，基础肾功能试验 [ 如肾小球滤过率（glomerular filtration rate，GFR）和血清肌酐 ] 和筛查潜在肾毒性药物应该包含在手术前核查表中。急性肾功能损害主要发生于给予碘化造影剂后的 3 天内，常见于已存在肾功能不全（基线 GFR < 60 ml/min）或合并其他疾病的情况，如糖尿病、充血性心衰和高血压病。在高危患者群体中，造影剂引起的肾病（contrast-induced nephropathy，CIN）的发生率高达 10%~26%。

减少急性肾损伤风险的措施包括以下几个主要原则。首先，需明确了解某些药物很强的肾毒性特点或加重肾损伤的过程。为降低发生乳酸中毒的风险，在给予造影剂前，所有服用二甲双胍的糖尿病患者均需停药至少 24 h 或 48 h（肾功能异常者）。急性肾损伤进展时可以发生酸中毒。二甲双胍可以在使用造影剂后 48 h 恢复给药。其他药物如非甾体抗炎药和血管紧张素转化酶抑制剂具有潜在肾毒性，应该在给予造影剂之前停药，尤其是高度怀疑可能发生 CIN 的患者。

第二个原则包括围手术期积极的水化。CIN 工作组共识推荐静脉水化，术前静脉内以 1.0~1.5 ml/（kg·h）的速度注射 0.9% 的生理盐水，维持 3~12 h。术后维持 6~24 h 以减少高危患者发生 CIN 的可能性。

最近有研究结果显示与等渗盐溶液相比，静脉注射碳酸氢钠对预防 CIN 具有优势。然而其他研究并没有显示出两组溶液的临床显著性差异。CIN 工作组的结论是在推荐碳酸氢钠应用于临床之前，有必要取得进一步的试验数据。类似的还有预防性应用 N- 乙酰半胱氨酸，其试验数据的不确定性也存有争议。随机对照试验和荟萃分析中将口服标准剂量（600 mg，2 次 / 日，术前 48 h）和高剂量（1 200 mg，2 次 / 日，术前 48 h）N- 乙酰半胱氨酸与单纯围手术期静脉水化相比，口服 N- 乙酰半胱氨酸的结果差别很大，从临床效果显著（尤其是高危患者）到无效。在我们的临床实践中，对高危患者我们宁愿选择静脉注射碳酸氢钠，但我们通常也会使用 N- 乙酰半胱氨酸。

由于缺乏强有力的肾脏保护证据，核查表中这一条款（如碳酸氢钠 /N- 乙酰半胱氨酸）更多地充当着安全警示作用而非终止手术的作用。在我们机构中，选择性手术会因肾脏保护不充分而被推迟（如选择性手术前未停用二甲双胍）。然而手术很少因药房 N- 乙酰半胱氨酸缺药或给药不当而被取消或延期。这一核查点有助于护士、技师和医师在术中保持必要的警惕，以避免过度使用造影剂。

### 造影剂过敏反应

造影剂造成的不良过敏反应可从荨麻疹和瘙痒症到危及生命的支气管痉挛、呼吸道水肿和休克。尽管症状轻微的过敏反应比较常见（多达 8% 的患者出现反应），而且危及生命的事件十分罕见（约 0.2%），但是每位患者都应该被问及既往过敏史或危险因素，如特应性疾病或哮喘史。在我们的核查表里，对先前有碘或造影剂过敏史者要求记录术前已应用苯海拉明和皮质类固醇。如果对已知的造影剂过敏者术前采取的处置不当，选择性手术就会被延期。尽管危及生命的事件很少，但有了这一条款自然就会中断择期手术。在急诊情况下，在给予造影剂之前应静脉推注氢化可的松和苯海拉明。

### 抗血小板药物抵抗的筛查

在神经介入医师的日常工作中经常会遇到服用一种或多种抗血小板聚集药的患者。对于某种操作，如颈动脉支架植入或支架辅助弹簧圈栓塞，给予抗血小板药是为了防止血栓栓塞性并发症。过去十年累计的证据提示对抗血小板治疗的反应存在个体差异，这一差异可以是基因导致的或由于与其他药物相互作用而导致的药物代谢动力学反应。

尽管缺少筛查抗血小板药物抵抗的官方指南，包括我们在内的许多中心就已经开始在接受神经介入治疗的患者中检测阿司匹林和氯吡格雷抵抗了（两个最常用的抗血小板药物）。阿司匹林反应单元值 > 550 或血小板 P2Y12 反应单元值 > 237 被认为治疗不达标，提示增加剂量或给予其他抗血小板药以降低发生血栓事件的风险。

对血小板 P2Y12 受体抑制剂无反应的患者在治疗中会遭遇管腔内血栓，这已成为那些计划植入颅内支架患者手术终止的相对指征。可以在治疗前立即给予患者额外负荷剂量的 P2Y12 受体抑制剂（通常是比氯吡格雷半衰期短、起效快的药物，如普拉格雷），否则手术会被延期，直至找到有足够疗效的药物。

### 建立动脉入路

从 Seldinger 首先描述这一技术以来，在神经介入导管室，股总动脉仍是用于诊断和介入治疗最常用的动脉入路。建立股动脉入路的一些危险因素已被确认，因此我们的核查表中包含了这方面内容，主要包括肥胖、局部动脉粥样硬化斑块、血管壁钙化和先前同侧血管有置管史。同时使用抗凝或多种抗血小板药物增加了血肿形成的风险，血肿形成易见于接受了静脉溶栓的患者，如那些急性缺血性卒中患者。当一种或多种因素存在时，需要考虑超声引导下穿刺，对侧股动脉入路或桡动脉入路作为备选。如果入路侧存在感染或华法林仍在起治疗作用 [ 国际标准比（INR）> 2.0]，那么手术病例就需要延期。

### 持续冲洗

栓塞现象可以发生在脑血管造影的所有阶段，需要采取各种措施减少栓子形成，以阻止血栓性并发症。管腔内与注射器之间的积血常是血栓形成的潜在来源。神经介入治疗过程中，造影导管（包括导引导管和微导管）通常连接肝素溶液，持续冲洗以防止导管内血栓形成。然而即使在诊断造影中，尤其是在可能需要多根血管选择插管时，仍要考虑使用含有肝素的盐水持续冲洗。

### 介入过程中肝素化

神经介入过程中通常用肝素化盐水和普通肝素团注，以防止血栓栓塞性并发症。尽管尚未有专门针对神经介入治疗的理想的肝素剂量的研究，可参考心脏方面的文献，应当将全血激活凝血时间（ACT）控制在 250~300 s，以降低术中血栓形成的风险。在介入治疗开始之前，核查表的这一条款必须得到满足。在介入治疗过程中，每小时应该重复检测 ACT。

### 动脉穿刺与缝合

动脉穿刺点太近（如超过腹壁下动脉）会增加了腹膜后出血的风险，这往往是致命的。如果穿刺点太远（如在股动脉分叉以下），细小的血管直径（< 5 mm）很可能限制了缝合器的使用。远端动脉穿刺也会增加动脉壁损伤的风险，导致假性动脉瘤、动脉夹层或血栓形成。核查表中有关这方面的评估在股总动脉穿刺成功后就要立即获得，以确保这些特殊情况不会被忽视。核查表还包括了筛查潜在感染性并发症（如糖尿病患者

或局部皮肤破损患者）和短期内可能接受造影复查的患者（因此需要尝试另一侧动脉穿刺）。在这种情形下，可能会建议人工压迫而不是使用缝合器，以及围手术期使用抗生素。

## 结　论

简易 5 项核查表被证明在中心静脉置管时有助于避免并发症，世界卫生组织手术核查表降低了患者手术室内并发症。然而两者对神经血管内介入治疗均无直接的适用性。我们的核查表包括了安全操作过程中可预见的各项内容，该内容贯穿整个诊断和复杂神经血管内介入的操作过程。神经血管内介入正处于一个科技和新工具快速发展的医学时代，核查表也将持续发展以显示其在治疗入路方面的必要变化。我们鼓励其他机构分享其在神经血管内治疗中应用核查表的经验。

## 最新核查表样本

| Buffalo 神经血管内介入核查表 |
| --- |
| **手术前** |

标示符
　　患者姓名
　　计划操作
　　靶血管，位置（右侧 / 左侧）

| **病　史** |
| --- |

| | 是 / 否 |
| --- | --- |
| 临床病史 / 住院患者病史回顾 | ☐ ☐ |
| 既往手术史 / 影像复习，包括血管造影 | ☐ ☐ |
| 　　如果是的话，回答以下问题： | |
| 体检证获得 | ☐ ☐ |
| 肾毒性药物停止使用情况（血管转化酶抑制剂，非甾体抗炎药） | ☐ ☐ |
| 糖尿病 | ☐ ☐ |
| 　　如果是且服用二甲双胍，确定停药日期在手术前 1 天 | ☐ ☐ |
| 碘或造影剂过敏 | ☐ ☐ |
| 　　如果是的话，证明应用了类固醇或抗组胺药 | ☐ ☐ |
| 　　危及生命的过敏史 | ☐ ☐ |

## 手术前实验室检查

| | 是 / 否 |
|---|---|
| 凝血状态正常 | ☐ ☐ |
| 正在抗凝治疗中 | ☐ ☐ |
| 　　如果是的话 | |
| 　　华法林（INR < 1.4；手术前 3 天停药） | ☐ ☐ |
| 　　肝素（PTT < 40；手术前 2 h 停药） | ☐ ☐ |
| 　　依诺肝素（手术前 12 h 停药） | ☐ ☐ |
| 基础代谢率检查 | ☐ ☐ |
| 肾小球滤过率（肌酐） | ☐ ☐ |
| 　　正常 | ☐ ☐ |
| 　　异常，使用碳酸氢钠 / N- 乙酰半胱氨酸 / 造影剂选择 | ☐ ☐ |
| 全血计数检查 | ☐ ☐ |
| 尿液分析 | ☐ ☐ |
| 妊娠试验检查 | ☐ ☐ |
| 心电图检查 | ☐ ☐ |
| 阿司匹林 / 氯吡格雷反应 | ☐ ☐ |
| 　　若反应低下，再次给药 | ☐ ☐ |
| 参加人员对治疗计划进行复习 | ☐ ☐ |
| 　　准备插管的血管 | ☐ ☐ |
| 　　预计使用的器材 / 检查存货清单 | ☐ ☐ |

## 治疗前即刻检查

| | 是 / 否 |
|---|---|
| 执行神经病学检查 | ☐ ☐ |
| 执行血管检查 | ☐ ☐ |
| 静脉置管在位 | ☐ ☐ |
| 获得患者同意 | ☐ ☐ |

## 治疗过程

| | 是 / 否 |
|---|---|
| 股动脉入路 | |
| 　　儿科（使用超声） | ☐ ☐ |
| 　　先前有股动脉入路问题（使用超声） | ☐ ☐ |
| 　　病态肥胖（考虑长鞘） | ☐ ☐ |
| 　　无脉搏（使用超声） | ☐ ☐ |
| 　　静脉注射组织型纤溶酶原激活物 / 抗凝药 / 多种抗血小板药 | ☐ ☐ |
| 解剖标记检查 | ☐ ☐ |
| 有指征时透视检查股骨头 | ☐ ☐ |
| 　　透视见重度钙化（考虑使用 19 G 穿刺针） | ☐ ☐ |
| 使用微穿刺套件 | ☐ ☐ |
| 进行股动脉造影 | ☐ ☐ |
| 考虑持续冲洗（四条以上血管造影） | ☐ ☐ |
| 若为介入治疗，给予肝素且激活凝血时间控制在 250~300 s | ☐ ☐ |
| 考虑主动脉弓造影（如果没有进行主动脉弓 CTA/MRA 研究） | ☐ ☐ |
| 应用缝合装置封闭股动脉穿刺点 | ☐ ☐ |
| 　　若是下列任何原因，则考虑人工压迫 | |
| 　　　股动脉直径 < 5 mm | ☐ ☐ |
| 　　　穿刺点距离腹壁下动脉 < 5 mm | ☐ ☐ |
| 　　　穿刺点在股动脉分叉部以下 | ☐ ☐ |
| 　　　具有感染并发症的高危因素（糖尿病、局部皮肤缺损） | ☐ ☐ |
| 　　　计划短期内复查造影者 | ☐ ☐ |
| 神经病学检查 | ☐ ☐ |
| 血管检查（脉搏） | ☐ ☐ |
| 患者及家庭进展情况 | ☐ ☐ |

# 第2章
# 鞘、导管和"力量之塔"

Sheaths,Catheters, and "Tower of Power"

Sabareesh Natarajan,Jorge L. Eller,Grant C. Sorkin,Adnan H. Siddiqui,and Elad I. Levy

## 概 述

选择合适的鞘和导管，按照一定的顺序合理使用相关技术，这些细微的差别对任何神经血管介入操作的成功都至关重要，也是避免灾难性并发症的关键。器材的选择取决于到达目标区域血管的解剖路径及介入计划的类型。

## 鞘

鞘是由一个单向阀和注射端组成的导管，常用于股动脉、桡动脉及肱动脉血管穿刺。鞘使得导管及装备可以快速交换，而很少造成血管穿刺点潜在的损伤。在一项随机对照试验中，使用动脉鞘可以减少股动脉穿刺点在操作过程中出血的发生率，提高导管操作的便捷性，从而不会增加穿刺侧并发症的发生率。短鞘（10~13 cm）被经常使用，可供选择的直径范围从 4F 到 10F。在神经血管造影操作中，鞘需要用肝素化盐水以动脉压力持续加压冲洗。当髂股动脉粥样硬化或迂曲妨碍导管输送时，可以选择长鞘（25 cm）。80 cm 或 90 cm 的长鞘，如 Cook Shuttle（Cook Medical，Bloomington，IN；图 2-1），可到达颈动脉或锁骨下动脉，作为支撑导引导管的稳定装置或大腔的导引导管使用。

## 导 管

用于神经血管介入的导管分为诊断导管和导引导管，这些导管可以到达主动脉弓上靶血管，可让微导管到达颅内循环。亲水导丝或微导丝用于帮助这些导管到达靶位置。

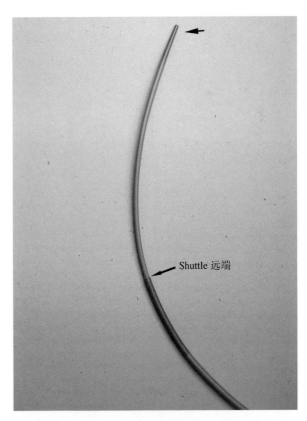

Shuttle 远端

图 2-1　当输送较硬的支架或球囊到远端颈部或颈内血管，且需要进一步稳定时，Cook Shuttle（Cook Medical，Bloomington，IN）鞘可用作导引导管。内部扩张器渐变适合 0.038 in 导丝（箭头所示）

## 诊断用导管

用于脑血管造影的标准导管是 4F 或 5F 成锥形角的导管，如 Simmons 2 或 Simmons 3（Cordis，Warren，NJ）或 headhunter 型。通常导管的长度是 90 cm，以保证鞘外有足够长度。4F 或 5F Simmons 2 或 Simmons 3 导管可被用于牛型主动脉弓血管迂曲的患者（图 2-2；牛型主动脉弓的描述见第 8 章，图 8-2，复杂主动脉弓插管）。5F headhunter 导管也可被用于进入右侧锁骨下动脉或右侧椎动脉。诊断导管常在亲水导丝的支撑下前行，导丝头端的路径从股动脉穿刺开始就应该在直接透视下进行追踪，导丝应该始终长出导管 8~10 cm，从而避免导致血管壁夹层。进入椎动脉、颈内动脉和颈外动脉时应该使用路径规划技术。

## 导引导管

导引导管提供了一个稳定的平台，介入治疗时通过该平台微导管可以到达远端小血管。5F 导引导管允许置入微导管，具有足够的间隙进行冲洗和造影剂注入。6F 或 7F 导引导管用于要求更高支撑力的患者。

常用于神经血管造影的导引导管是 Envoy（Cordis，Johnson & Johnson Company，Warsaw，IN）、Cook Shuttle、球囊导管（Boston Scientific，Natick，MA）、Guider Softip XF（Boston Scientific）、Northstar（Cook Medical）和 Neuron（Penumbra Inc.，Alameda，CA）。Envoy 导引导管是非亲水性的，在血管内更稳定，在迂曲血管中提供了一个很好的平台，而且内腔较大（图 2-3）。Cook Shuttle 鞘具有较大腔隙，内部扩张器渐变为适合 0.038 in（1 in=2.54 cm）的导丝，

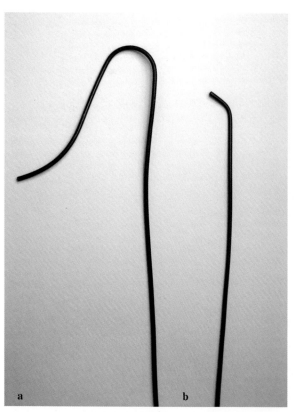

图 2-2　标准 5F 诊断导管：Simmons 2 导管（Cordis，Warren，NJ）（a）和单弯导管（b），用于常规诊断性造影。单弯导管用于无迂曲血管的年轻患者比较理想，Simmons 2 导管很适合老年患者、牛型主动脉弓或较大的血管迂曲的患者

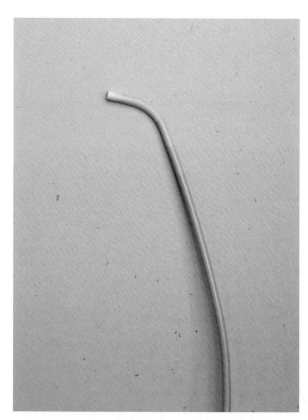

图 2-3　6F Envoy 导管（DePuy Synthes, a Johnson & Johnson Company，Warsaw，IN）经常被用作导引导管，可以到达颈动脉和（或）椎动脉，提供了一个稳定的通道供微导管进入远端颅内循环

能保证鞘的顺利推进。各种形状的导管（Slip Cath，Cook Medical）呈现出不同的形态，包括 105 cm 长的 JB1、JB2、Simmons 2、VTK 和 H2 内衬导管。与 Shuttle 配合使用，这些导管可以选择性进入主动脉弓上不同的血管。球囊导引导管的球囊可以阻断近端血流，防止远端血管出现栓塞，尤其在颈动脉介入治疗中。这些导管的腔隙相对较小，长度只有 80 cm。Guider Softip XF 导管具有柔软的无损伤头端，但是它是亲水导管，相对薄弱易损，且易滑动。Northstar 是与 Shuttle 类似的另一种鞘或导引导管，可以提供较硬的稳定支撑。Neuron 导引导管较长（105 cm 或 115 cm），可以置于颅内循环中，其近端部分较硬，远端部分相对柔韧，允许放置于颅内非常远的部位。

### 导引导管使用细节

导引导管对颅内栓塞治疗的成功起着关键作用，因为它们为软而柔韧的微导管进入颅内血管提供了稳定的平台。导管可以直接插入无迂曲和动脉硬化的年轻患者的靶血管。而在解剖迂曲、动脉硬化或肌纤维发育不良的患者时，应当使用交换导丝进行交换。导引导管应在路径图的指引下进入颈动脉和椎动脉。放置得越远，其提供的稳定性就越大，提高了对微导管和微导丝的控制。在无迂曲、无病变的颈动脉系统，建议将导引导管的头端置于颈内动脉岩骨部的垂直段。在明显迂曲的颈内动脉颈部，导引导管头端只要刚置于弯曲的近端即可。椎动脉导引导管头端的理想位置是椎动脉颅外段的远端，通常在第一个弯曲（C2 水平）。当导引导管到位时，通过导引导管注射造影剂（透视下）来检查导管头周围血管形态，检查导管头周围是否有血管痉挛或血管夹层。若出现导管头引起的血管痉挛和血流限制，回撤导管 1 mm 经常足以恢复血流。对导引导管持续灌洗

肝素盐水是很重要的，可以避免血栓形成和远端栓塞。在微导管进入和介入操作期间定期透视下监视导引导管的位置也很重要，应当保证导引导管位于恰当的位置。

### 微导管

微导管可以通过导引导管同轴到达颅内循环。分为导丝导引微导管、血流导向微导管或可操控导丝导引微导管。

导丝导引微导管最常用。一般导丝导引微导管有 Echelon（eV3/Covidien，Irvine，CA）、Excelsior（Boston Scientific）、Prowler（Cordis）、Rebar（eV3）和 Renegade（Boston Scientific），这些微导管的长度、内外径各不相同，形状各异。Echelon 和 Rebar 是与二甲基亚砜（DMSO，某种液体栓塞剂的必需品）相兼容的。微导管的选择取决于以下几点：通过微导管输送的器材类型和栓塞剂，与导引导管内径的相对直径，能允许通过导引导管进行注射，以及到达靶点必须克服的解剖或迂曲。两点标记的微导管是使用可解脱弹簧圈所必需的，而非单标记微导管。这两个标记使微导管远端 3 cm 的硬度比单标记微导管相应部位要稍微硬一些。

市场上仅有很少的血流导向微导管可用。Magic（Balt Extrusion，Montmorency，France）、Marathon（eV3）和 Ultraflow（eV3）是经常使用的血流导向导管。这些微导管是无损伤的，可以进入小到直径 2 mm 的血管。它们的远端非常柔韧，可以被血流拉动，是高血流病变患者很好的选择，如动静脉畸形。Marathon 和 Ultraflow 导管与 DMSO 是相兼容的。

可操控微导管（例如，Pivot，Boston Scientific）是最常见的具有导向性微导管头端的导丝导引导管。这些导管允许进入到操作困难的成角分支血管。一旦导管到位，则会很稳定，但它是所有微导管中最硬的。

微导管可以是直的、预塑形的或可被蒸汽塑形的。塑形微导管有助于进入成角的分支血管，一旦进入，则可以提供稳定的位置（与直导管相比）。预塑形的微导管较蒸汽塑形微导管更能保持其形状。

### 导丝导引微导管使用的细微差别

双向路径图对微导管的精确超选和操作中监视微导管的位置至关重要。操作过程中需全程使用肝素盐水持续冲洗导引导管和微导管。所有导丝导引微导管都具有亲水涂层，包装于塑料箍中，可以用无菌肝素盐水冲洗，水化涂层。将微导管与旋转止血阀相连，用肝素盐水排除微导管中的空气。使用导丝导引器将微导丝插入旋转止血阀。扭控器固定于微导丝近端，通过扭控器旋转导丝远端的弯曲头端来实现对导丝的操控。在较直的血管节段微导管头端可以超越微导丝，从而减少血管损伤或穿通。在血管急弯或分支处，要旋转微导丝，谨慎通过。当微导管到达预期位置，轻拉并撤出微导丝。在透视下观察微导管头端并撤出微导丝，因为移除微导丝会释放积蓄在微导管上的能量，使微导管向前推进。经微导管注入少量造影剂可以确定微导管的位置和通畅性。需要全程注意连接于微导管（和导引导管）的旋转止血阀，确定是否有血栓、气泡产生。

### "力量之塔"

"力量之塔"技术指的是以同轴的形式放置一系列导管，目的是加强稳定性和支撑，这对进入远端血管很有必要，常用于那些操作困难的主动脉弓和颅外血管解剖迂曲的患者。在这些情况下，想要到达靶血管，标准技术是不够的，因此不得不使用更坚硬的导引导管，如 8F Simmons 2 导管（见第 8 章）。或者在 8F 90 cm 长的 Cook Shuttle 中插入直的 8F Envoy 导引导管，增加

Shuttle 平台的稳定性以形成"力量之塔"。重要的是，仅那些有"力量之塔"经验的操作者可以在困难入路的患者中尝试，因为不当的技术可能导致严重的并发症。

在此情况下，另一种应用"力量之塔"技术的选择是借用硬导丝，如 SupraCore 导丝（Abbott Vascular），增加标准导引导管的稳定性，以便使其可以穿越极其迂曲的血管。图 2-4 至图 2-7 描述了"力量之塔"技术的变异。本例中的患者为左侧颈总动脉开口处狭窄，治疗中常规联合应用了 Cook Shuttle 导引导管（图 2-4）。通过 0.035 in 软导丝将更加柔顺的 Simmons 2 导管穿过左侧颈内动脉到达远端（图 2-5）。再将软导丝换成 SupraCore 硬导丝，将其置于左侧颈内动脉远端（图 2-6，右侧）。然后移除 Simmons 2 导管。尽管动脉狭窄位于动脉开口处且相对弯曲，通过硬导丝 6F Cook Shuttle 导引导管还是可以进入到左侧颈总动脉远端（图 2-6，左侧）。最后经过 Shuttle 将球囊扩张式支架送至左侧颈总动脉口并

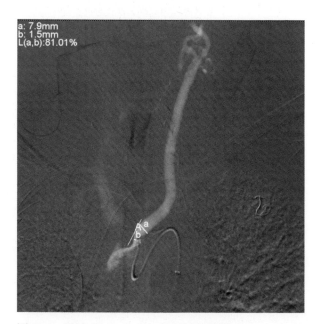

**图 2-4** 通过 6F Cook Shuttle 导引导管将 Simmons 2 导管（Cook Medical）置于左侧颈总动脉开口进行造影，无法通过 Vitek 导管（Cook Medical, Bloomington, IN）输送 Shuttle 导引导管，因为左侧颈总动脉严重迂曲和开口处狭窄（见正文）

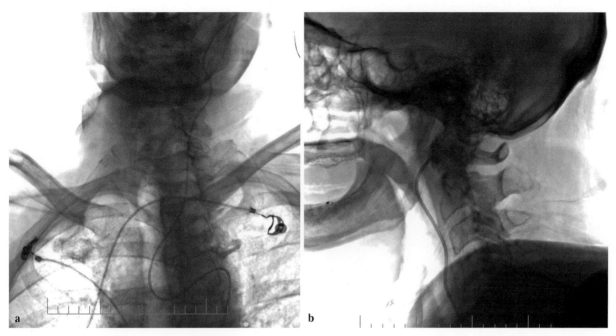

**图 2-5**　(a) 前后位和 (b) 侧位颈部透视像，显示力量之塔技术的第一步：通过 0.035 in 导丝将柔软的 5F Simmons 2 导管通过左侧颈总动脉口，并置于左侧颈内动脉远端（见正文）

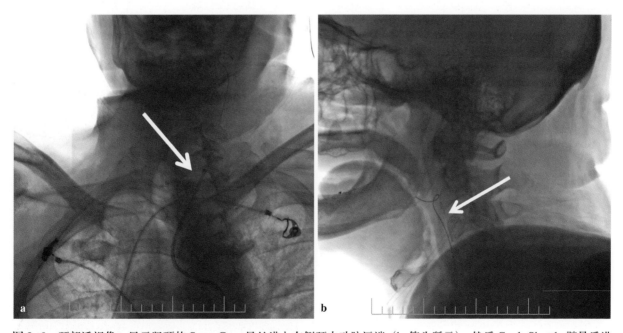

**图 2-6**　颈部透视像，显示坚硬的 SupraCore 导丝进入左侧颈内动脉远端（b. 箭头所示），然后 Cook Shuttle 鞘最后进入左侧颈总动脉，并置于其远端（a. 箭头所示）（见正文）

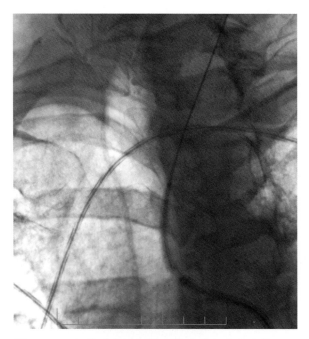

**图 2-7** 颈部前后位透视像，将球囊扩张式支架导入 Shuttle 导引导管，透视下通过回撤导引导管和充盈球囊将支架释放于左侧颈总动脉开口处（见正文）

成功释放（图 2-7）。该病例很好地描述了这一用于克服困难血管入路到达颅内外循环的特殊技术。

## 风险防范

患者术前、术中解剖的详细评估、介入治疗的目标以及各种不同鞘和导管特点及性能的掌握程度，对神经血管内操作的成功非常重要，也是避免并发症的关键。

## 致　谢

感谢 Paul H. Dressel，BFA 的协助图像整理，感谢 Debra J. Zimmer 对编辑的协助。

# 第 3 章
# 股动脉入路
Femoral Artery Access

Benjamin D. Fox,Michael J. Rohrer,and Adam S. Arthur

## 概　述

经皮股总动脉置管是脑血管造影最常用的入路。了解这一区域的血管及解剖结构有助于减少进入血管时的并发症（图3-1）。

腹股沟韧带起于髂前上棘，止于耻骨结节。髂外动脉在腹股沟韧带下方出骨盆后被称为股总动脉。股总动脉从腹股沟韧带穿过股骨头内1/3，至远端股骨头下方靠近股骨颈和股骨小转子结合处分叉成股浅动脉和股深动脉。在股总动脉水平，股静脉位于动脉内侧，股神经位于动脉外侧。

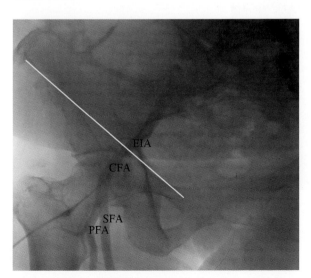

图 3-1　将恰当的鞘置入右侧股动脉后造影。画线代表腹股沟韧带（从髂前上棘到耻骨结节），它是髂外动脉（EIA）转变为股总动脉（CFA）的标记。股总动脉分叉形成股浅动脉（SFA）和股深动脉（PFA）

## 治疗原则

理想的经皮股动脉置管的位置是股总动脉。在早期的股动脉入路描述中，提倡双壁穿刺技术，即有意将穿刺针穿透动脉前壁和后壁，缓慢退针使其进入管腔，直到针芯内出现搏动样出血。对于股总动脉置管，我们提倡单纯前壁穿刺，因为这样会减少股动脉后壁穿刺点出血的风险。

## 预期与潜在并发症

尽管通常情况下这一操作是安全的，总体的并发症发生率和死亡率较低。但是，即使是最优雅的神经血管内介入也会因发生一系列血管入路的并发症而黯然失色。高位穿刺会将导管置入髂外动脉，当拔出鞘时，会将患者置于后腹膜血肿形成的高风险中，因为直接压迫无法压到股动脉穿刺点。低位穿刺会将导管置入股浅动脉或股深动脉，这与血肿、假性动脉瘤或动静脉瘘形成的风险增加相关（图3-2）。

股动脉穿刺插管最常见的并发症是出血（可从浅表血肿到严重的后腹膜出血，图3-3）、感染、假性动脉瘤形成、动脉夹层、动静脉瘘形成和血栓栓塞，或者血管闭塞性肢体缺血。尽管人工压迫不够充分、患者肥胖、封闭装置失败及其

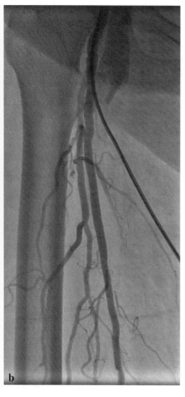

图 3-2  a. 患者右侧股动脉数字减影像显示低位穿刺进入股深动脉（PFA），导致PFA 与股总静脉形成动静脉瘘。b. 同一患者非减影像显示从瘘口到股总静脉的早期静脉引流

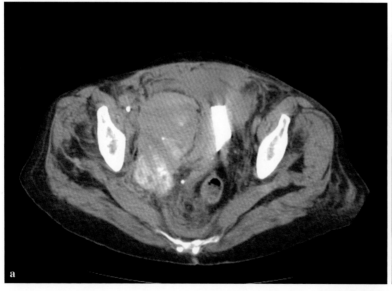

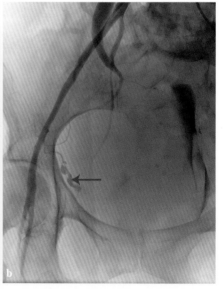

图 3-3  a. 轴位骨盆 CT 扫描显示股动脉穿刺后的后腹膜血肿。b. 非减影像显示血肿来源是导丝刺破腹壁下动脉（箭头所示）

他原因可以导致血肿形成，但是动脉穿刺点选择不当是导致并发症的常见原因。有效的压迫和患者最终的止血效果取决于与动脉穿刺相关的两个因素：①穿刺点位于动脉的腹侧面；②穿刺点位于股骨头下方。

## 技术要点

### 入路

● 穿刺侧的选择要考虑到患者肢体缺血症状和先前的手术操作。准确的既往介入性血管检查史至关重要。

● 我们采用放射摄影和手触解剖标记相结合的办法使用系统的股动脉入路。

　○ 准备好腹股沟皮肤并铺单。一般选择右侧腹股沟。患者取仰卧位，使其靠近医师。先前的血管重建或其他手术瘢痕提示使用对侧腹股沟。有人建议使用受累大脑半球对侧的股动脉以避免可能的并发症，然而事实未必如此，大脑和股动脉的并发症可能影响双侧腿部。

　○ 通过触诊确定骨性标志。触诊髂前上棘和耻骨结节 / 耻骨联合。腹股沟韧带连接这两个骨骼结构，标记股总动脉的上界。

　○ 将止血钳放于腹股沟预穿刺点，通过放射摄片确定股骨头内 1/3。一般情况下，股总动脉位于股骨头中心内侧 1 cm。

　○ 在放射摄片确定点之上触诊股动脉（这将是股总动脉）。

　○ 在皮肤及皮下股动脉上方注射局麻药。我们喜欢将 1% 利多卡因和 4% 碳酸氢钠等量混合使用。

　○ 用 11 号手术刀小心做一划痕或戳一切口。

　○ 将斜面朝上，平行股动脉以 45° 角进穿刺针。我们喜欢使用 21 G 微穿刺套件。

　○ 当看到鲜红的血液从穿刺针流出时，将 J 形导丝导入穿刺针（单壁技术）。

　○ 保持 J 形导丝在位，移除穿刺针并将鞘交换，导入股总动脉。某些鞘中间需要使用扩张器这一步骤。一般地，我们喜欢使用 4F 鞘进行诊断性造影。

### 术后与止血

　一般建议在开始或结束时均要对穿刺侧进行造影。如果开始前进行造影，周围血管解剖和穿刺侧可能发现潜在的问题（如严重的血管闭塞性病变或夹层），这会影响到医师终止手术、选择另一台手术或选择另外一侧入路。操作开始时，我们对穿刺侧一般不常规进行血管造影，除非是穿刺或刚开始进入导丝时遇到困难。当进行股动脉造影时，我们选择向同侧前倾 40°，这有助于显示髂外动脉、股总动脉、股深动脉和股浅动脉。而常规前后位投照时，这些动脉可能重叠在一起。

　股动脉穿刺后通常的止血方法是直接人工压迫动脉穿刺点。一般拔出 4F 鞘后人工压迫 10~15 min 即可止血，但对于应用抗血小板或抗凝剂的患者，花费的时间会更长些。止血后，患者要保持卧床 4~6 h。如果操作过程中曾使用肝素，很多医师会直到激活凝血时间 < 160 s 后才拔出鞘。有很多经皮血管封闭装置（见第 9 章，血管封闭装置）可用于动脉穿刺后止血。这些装置尤其对使用大直径鞘或给予组织型纤溶酶原激活物后激活凝血时间较长，或者不能耐受卧床 4~6 h 的患者有帮助。当使用血管闭合装置时，必须进行股动脉造影，要确定是股总动脉置管以及无明显的股动脉闭塞性病变。因为当低位或高位穿刺时（非股总动脉），这些装置与高并发率相关。

## 主要用途

　股总动脉因其直径大、位置表浅、穿刺和压迫都可及而成为理想的置管血管。它是其他介入和神经介入操作的主要动脉入路。

## 替代技术

　对很多需要血管内治疗的患者都选择股动脉

置管作为血管入路。在那些患多种疾病或合并其他复杂情况的患者，如严重外周血管疾病、腹主动脉和髂动脉闭塞、累及腹股沟的股动脉旁路手术或骨盆损伤，股动脉入路是禁忌的或是高风险的。在这类患者，需要考虑备选的血管入路。备选的神经血管内介入入路包括肱动脉入路、桡动脉入路（见第 4 章，肱动脉和桡动脉入路）和直接颈动脉穿刺（见第 5 章，血管内操作的直接入路技术）。

# 风险防范

避免陷入麻烦的要点如下：

• 不要单独依靠腹股沟皮肤褶皱作为穿刺的标记。

  ◦ 腹股沟皮肤皱褶并非是与股总动脉走行一致的标记，它因体形而变化很大。

• 对脉搏较弱或无脉搏的患者，准备双侧腹股沟皮肤并使用超声辅助。

  ◦ 在超声检查时股静脉可以被压扁，而动脉则不能。

  ◦ 沿动脉向近端和远端移动超声探头，股总动脉、股浅动脉和股深动脉很容易被辨别。

  ◦ 很多先进的血管穿刺针具有回声头端。

• 尝试动脉穿刺前常规在腹股沟区域透视，尤其是股骨头。

  ◦ 髂部、股部及主动脉支架或血管夹在 X 线下可以被发现，有助于决定入路选择。

• 在穿刺困难的病例，将穿刺针保持原位观察。

  ◦ 当针接近动脉时，针会朝向动脉搏动。

• 进针时如果患者感到锐痛，询问疼痛位置。

  ◦ 当针刺到股骨头时，疼痛点位于穿刺点；若针刺到股神经，疼痛放射至腿部（神经位于动脉外侧）。

• 当通过穿刺针推进 J 形导丝遇到阻力时，首先要做的是停止推进导丝。

  ◦ 考虑在透视下推进导丝。

  ◦ 考虑使用镍钛合金导丝。镍钛合金导丝更长更坚固，有时可以通过狭窄或迂曲的血管。

• 如果意外穿刺到股静脉，将导丝留在原位作为穿刺动脉时的静脉标记。考虑置入直径小的鞘作为额外的静脉入路。

# 第 4 章
# 肱动脉和桡动脉入路

Brachial and Radial Artery Access

Benjamin D. Fox, Michael J. Rohrer, and Adam S. Arthur

## 概　述

尽管股动脉置管是脑血管造影最常用的血管入路，但是上肢动脉置管也可以提供一个备选入路。

## 治疗原则

了解这一区域的血管及解剖结构有助于减少并发症，并使血管入路建立变得容易。锁骨下动脉在胸廓出口穿过第 1 肋后即被称为腋动脉。肱动脉是腋动脉的延续，在腋动脉穿过大圆肌下缘后即被称为肱动脉。肱动脉沿手臂内侧下行到达肘前窝，然后分叉形成尺动脉和桡动脉（图 4-1）。在肘前窝，肱动脉位于肱二头肌腱内侧、正中神经外侧（图 4-2 和图 4-3）。大约 12% 的个体肱动脉分叉在异常高位，偶可近至腋下，临床上这意味着肘前窝可能有两支小动脉经过，而不是预料的较大的肱动脉。

## 预期与潜在并发症

可以在腋动脉、肱动脉或桡动脉水平获取动脉入路。历史上有些神经外科医师喜欢选择腋动脉入路，引用的证据是较大直径血管的栓塞事件较少。

一般情况下有两个基本的肱动脉穿刺点：肘前窝皮肤折痕处和上臂近心端距离肘前窝 5~10 cm 的肱二头肌内侧（图 4-3）。在肘前窝皮肤折痕处，肱动脉通常易被触及，容易穿刺和压迫，即使在病理性肥胖的患者。

最近，一些介入医师开始采用桡动脉入路（图 4-1），他们列举了该入路的优势，如患者舒适和来自尺动脉的侧支灌注。

## 潜在并发症

腋下入路的缺点包括前臂必须伸展导致的不适和与这一位置穿刺点相关的疼痛。尽管这一入路血栓形成的并发症可能较少，但发展为腋鞘血肿会导致手臂永久性神经功能损害。而且腋鞘血肿分外危险，因为临床上一系列严重的神经受压可以在无血肿形成的任何外部征象下发生，且仅表现为疼痛，而疼痛常是动脉穿刺点无关紧要的表现。

肱动脉入路的局限性包括动脉血栓形成的并发症，尤其是使用 6F 或更大直径的鞘时。幸运的是，血栓事件可以通过有效而简便的血栓切除术解决，如果发现及时，经常在局麻下即可实施。Uchino 回顾了其采用肱动脉入路进行脑血管造影的一大组病例研究，有 342 例置管，并发症发生率为 2.1%（7 例并发症：2 例严重，5 例轻微）。严重的一例患者需要手术清除巨大血肿，另外一

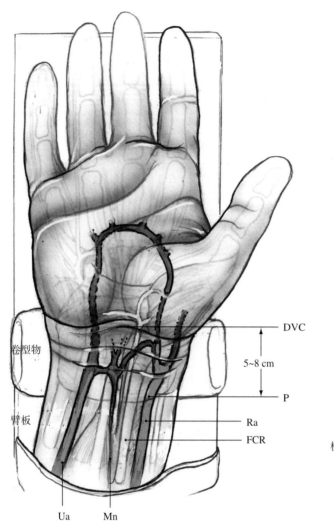

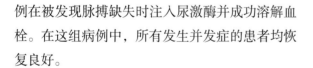

图 4-1　腕 / 手局部血管解剖标志。DVC：远端掌纹；FCR：桡侧腕屈肌腱；Mn：正中神经；P：穿刺点；Ra：桡动脉；Ua：尺动脉

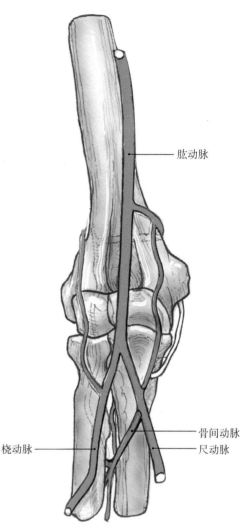

图 4-2　前臂 / 上臂局部血管解剖（右侧）

例在被发现脉搏缺失时注入尿激酶并成功溶解血栓。在这组病例中，所有发生并发症的患者均恢复良好。

# 技术要点

决定是否使用动脉鞘或不使用动脉鞘而直接使用导引导管仍存有争议。尚无比较两种技术的前瞻性研究。然而有些回顾性研究证据认为选择的导管或鞘越大，入路侧的并发症发生率越高（Grollman and Marcus，1988）。

我们的肱动脉入路置管与股动脉相似（见第3章，股动脉入路）。

## 入路

• 穿刺侧的选择要考虑到患者上肢操作的既往史及双臂血压情况。锁骨下动脉近端闭塞临床上可以是隐匿的，仅当双侧上肢血压相差10~20 mmHg时才表现症状。

• 准备肘前窝和手臂内侧近心端。

  ○ 一般选择右侧手臂，使其近端靠近医师，患者取仰卧位。然而在某些病例，选择

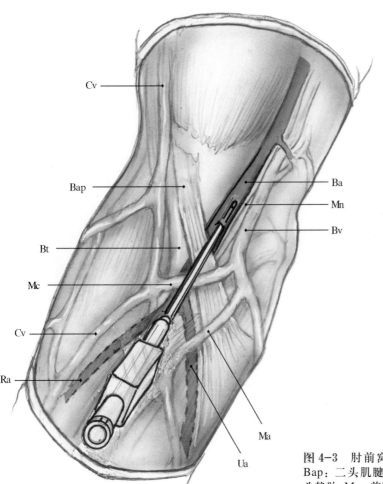

图 4-3　肘前窝局部血管解剖（右侧）。Ba：肱动脉；Bap：二头肌腱膜；Bt：二头肌腱；Bv：贵要静脉；Cv：头静脉；Ma：前臂中静脉；Mc：肘中静脉；Mn：正中神经；Ra：桡动脉；Ua：尺动脉

左侧，因为可以不必经过右侧的无名动脉到达主动脉弓。

  ◦ 锁骨下动脉狭窄或闭塞患者，使用未受影响的一侧。

• 通过触诊确定标记。

  ◦ 在肘前窝触诊肱二头肌腱。肱动脉脉搏位于该肌腱内侧。

  ◦ 在上臂内侧，距离肘前窝 5~10 cm，触诊肱二头肌腱下界。

• 触诊肱动脉。

• 在覆盖肱动脉的皮下和皮下组织注射局麻药。

  ◦ 我们喜欢用 1% 利多卡因和 4.25% 碳酸

氢钠混合液。

• 用 11 号手术刀小心做一划痕或戳一切口。

• 斜面朝上，以 45° 角平行动脉进针。

• 当看到鲜红的血液从穿刺针孔搏动性流出时，将 J 形导丝导入穿刺针（单壁技术）。

• 保持 J 形导丝在位，移除穿刺针，并将鞘或导管交换，导入肱动脉。

  ◦ 一般情况下，我们喜欢用 4F 鞘或直接置入中间导管或诊断导管。

  ◦ 当需要交换使用更大直径的鞘时（5F 或 6F），置鞘之前我们会通过扩张器注射维拉帕米 5 mg。

• 穿刺成功后常规对患者进行肝素化，使激

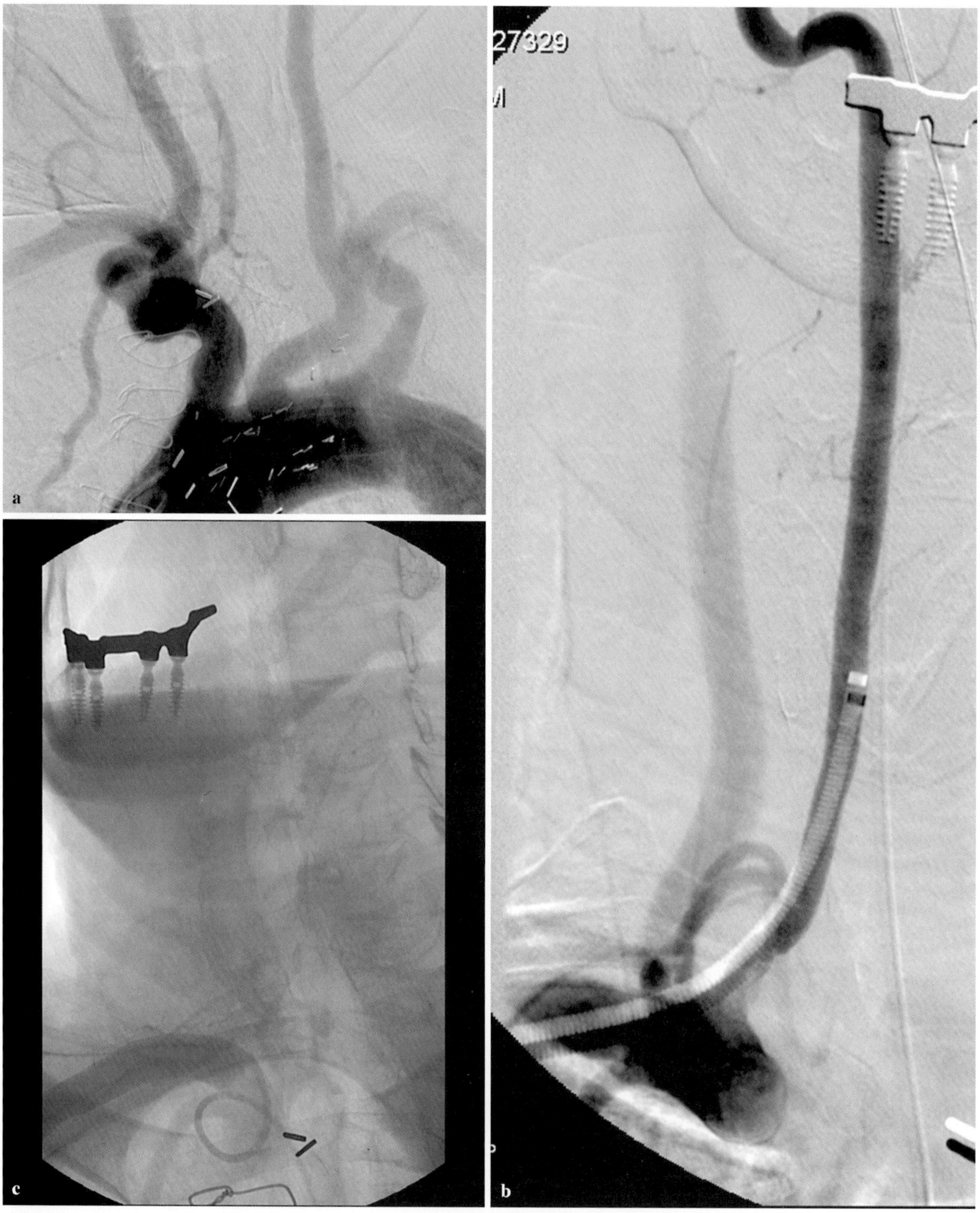

**图 4-4** a.非减影主动脉弓前后位造影显示右侧锁骨下动脉椎动脉开口近端呈 360°襻。患者条件要求选择右侧椎动脉入路；因此，采用右侧肱动脉入路进入椎动脉，避开 360°襻。b.前后位减影造影显示 6F Shuttle 导管穿越肱动脉和锁骨下动脉，头端位于椎动脉。c.非减影斜位造影显示 360°襻内诊断导管，显示朝向襻的椎动脉开口近端

活凝血时间处于 250~300 s。

### 操作后注意事项与止血

久经考验的动脉穿刺后止血方法是直接人工压迫动脉穿刺点。与股动脉入路相比，肱动脉入路的益处之一是，操作后患者不必卧床制动数小时。一般情况下，止血后手臂制动 3 h，但是患者可被移动和出院回家。我们要求患者在一天中剩下的时间内手臂及手不要参与任何活动。第二天起可以正常活动。

# 适应证

尽管上肢动脉置管可能充满技术挑战性，但对于合并其他复杂情况的患者很有用，如腹主动脉与髂动脉闭塞性病变、腹股沟水平的血管操作、骨盆损伤、腹股沟区感染、病理性肥胖或其他导致股动脉入路禁忌或高危的情况。

# 替代技术

一般情况下，肱动脉入路作为股动脉入路的备选。脑血管造影时肱动脉入路和股动脉入路的备选入路有桡动脉、尺动脉（图 4-4）、腋动脉和颈动脉的直接穿刺（见第 5 章，血管内操作直接入路技术）。

# 风险防范

避免陷入麻烦的要点包括以下几点。

- 在医师熟悉肱动脉入路这一技术前，我们建议使用超声辅助。
  - 在肘窝上下沿着动脉移动超声探头，可以很容易地辨别出肱动脉和尺动脉分支（非压缩性的）。
  - 很多先进的血管穿刺针具有回声头端。
- 在穿刺困难病例，将穿刺针保持原位观察。
  - 当针接近动脉时，针会搏动，典型的是朝向动脉。
- 当在肘前窝进针时，如果患者感到锐痛，询问疼痛的位置。
  - 当针刺到肱骨时，疼痛位于穿刺点，但是当针刺到正中神经时，疼痛沿手臂向下放射（神经位于动脉内侧）。
- 通过穿刺针进入 J 形导丝遇到任何阻力时，首先要做的事情就是停止进导丝。
  - 考虑在透视下导入导丝。
  - 考虑使用镍钛导丝。
  - 镍钛合金导丝更长、更坚固，有时可以通过狭窄或迂曲的血管。
  - 如果 J 形导丝卷曲，撤出导丝，确定针仍在动脉内。
  - 抽出鲜红色回血，在透视下注入少量造影剂。
- 监测远端（手）缺血。
  - 即使是急性肱动脉闭塞，仍然可以表现为正常的运动和感觉功能，因为通过肘部的侧支循环很丰富。
  - 检查肱动脉通畅性的最好方法是确认桡动脉远端脉搏的持续存在。

# 第 5 章
# 血管内操作的直接入路技术

Direct Access Techniques for Endovascular Procedures

Eric C. Peterson and Mohammad Ali Aziz-Sultan

## 概　述

传统的股动脉入路是血管内操作的主要入路，但偶尔会因解剖因素限制使用该入路到达病变部位。通常这是由于血管的极度迂曲或动脉硬化闭塞性病变，使得导丝在腔内无法通过。在这种情况下，一种选择是通过开放手术治疗这一病变；另一种选择是复合手术：通过手术暴露病变近端血管，避开限制入路的迂曲血管或动脉粥样硬化的病变血管，这样血管内治疗的优势仍然可以实现。对每一位神经介入医师来说，了解这些备选入路的方法是很重要的。

## 治疗原则

一般情况下，开放手术暴露血管之前通常采用传统入路。尤其是后循环病变，选择同侧桡动脉入路比选择近端锁骨下动脉入路的角度更适合。对椎动脉 V1 段近端狭窄的患者，可以采用锁骨上入路。对于远端迂曲血管，需要暴露至 V3 段。对于海绵窦入路，我们总是首先尝试经岩下窦和岩上窦的后方入路，之后经内眦静脉到达眼上静脉。如果这些入路都无法实现，那么可以尝试将眼上静脉切开或直接经眶穿刺海绵窦的方法（见第 33 章），开颅直接穿刺海绵窦是最后的选择。对于面临相同的近端血管入路困难的前

循环病变，由于大多数神经外科医师熟悉颈动脉的暴露，可以直接穿刺颈动脉。

## 预期和潜在并发症

股动脉入路主要的风险是血栓栓塞性并发症和出血，而且直接暴露也不能消除这些风险。另外直接手术暴露有其自身的风险，这些风险因暴露部位的不同而多变（如颈动脉暴露时引起的脑神经损害）。一般情况下，开放性暴露的部位是不太能受压的，另外由于部位太近，血管闭合装置万一出现问题会导致更高部位栓子栓塞的风险，因此常常需要直接缝合。

## 操作技术

尽管这些操作的理想地点是在外科、血管内治疗复合手术室，但是这些开放性操作经常不得不在手术室和术中造影中进行，尤其是颈动脉和椎动脉的暴露。经眶入路（眼上静脉切开，经眶穿刺）可以在造影室进行。

如果可能的话，股动脉入路对到达拟直接暴露的动脉近端是有帮助的，术者可以在路径图的指引下进行切开/直接穿刺。动脉暴露后选择穿刺点，以 6-0 缝线做荷包缝合。微穿刺装置穿刺后插入造影管，微导管通过造影管插入。操作结束时，移除鞘，收紧荷包缝线。偶尔需要用 7-0

线缝合止血。之后，将患者置于重症监护室监测。

# 颈动脉和椎动脉暴露

暴露颈动脉和椎动脉时，一旦暴露了动脉，用微穿刺装备中 21 G 穿刺针穿刺动脉。使用 Seldinger 技术交换置入 18 G 套管针鞘，并通过针鞘置入微导管。不将鞘接旋转止血阀或使用肝素化冲洗。

## 颈动脉暴露

• 患者头部轻度伸展，肩胛下垫毛巾，头稍微转向对侧，使颈部角度展开，颈内动脉朝向术者。

• 从锁骨上方 2 cm 开始，平行胸锁乳突肌在其内侧面做一直切口。做传统颈动脉切口延至下颌角。更精准的切口可以依据颈动脉分叉的位置而定（图 5-1）。备选的切口是皮肤折痕内横切口，这个切口具有更加美观的优势。

• 切开皮肤后，用组织剪平行切口钝性分离皮下脂肪直至颈阔肌，避免损伤位于脂肪下层的颈外动脉。

• 手指触及胸锁乳突肌，紧邻其内侧面切开。切口全长都要保持展现这一视野，避免随着切口加深而形成锥形。分离的目标点实际位于胸锁乳突肌下面，这样可以避免像颈前路椎间盘切除术加融合术中经常发生的向内侧偏移的倾向。副神经走行于胸锁乳突肌下面，位于其后界。

• 放置自动牵开器时，内侧齿韧要浅些，外侧齿韧要深及胸锁乳突肌，这样可以避免过度牵拉走行于内侧面的喉神经。

• 关键的手术标记是确认胸锁乳突肌下面的颈内静脉。沿着颈内静脉的内侧面分离，使其向外侧松解以暴露颈动脉鞘。因为面静脉走行于颈内静脉内侧，越过颈动脉鞘，为了便于暴露，经常需要离断面静脉（图 5-2）。舌下神经（第 XII

脑神经）可能恰好位于面静脉后壁，因此需要分离清楚，确定不要离断该神经。

• 打开颈动脉鞘，辨认颈动脉分叉（图 5-3）。

## 椎动脉暴露：V1 段

• 患者取仰卧位，头圈固定，头呈伸位并转向对侧。轻柔牵拉同侧手臂，将肩部向下拉以改善暴露。

• 与 L 形切口相反，考虑到美容的原因，我们喜欢采用横行直切口。因为仅仅是简单的穿刺，而不像椎动脉移位术那样需要更多的暴露。

• 在锁骨上 2 cm 做一横行直切口，中心位于胸锁乳突肌外侧头，从胸骨切迹向外侧延伸 7 cm（图 5-4）。

• 确认颈阔肌并以平行切口切开，这样可以

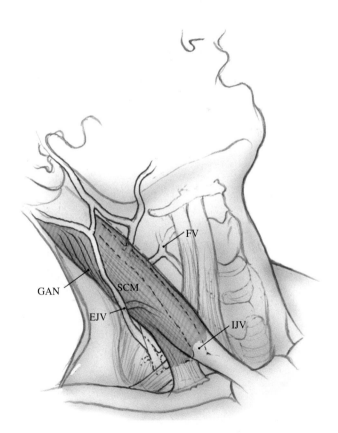

**图 5-1**　暴露颈内动脉直接穿刺的头位及切口。切口上下的范围取决于分叉的位置。EJV：颈外静脉；FV：面静脉；GAN：耳大神经；IJV：颈内静脉；SCM：胸锁乳突肌

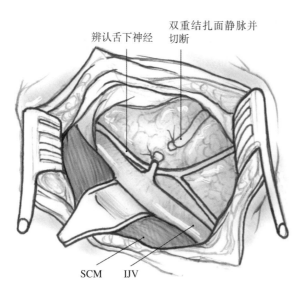

图5-2 向外牵开胸锁乳突肌（SCM），暴露颈内静脉（IJV）和面静脉。双重结扎面静脉并切断，以便于向外侧牵拉颈内静脉。注意面静脉深部的舌下神经

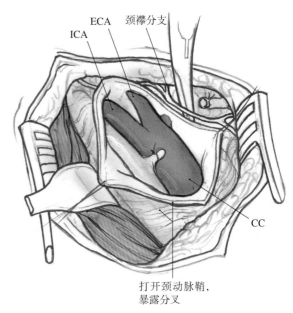

图5-3 结扎面静脉并切断。打开颈动脉鞘，暴露颈动脉分叉。CC：颈总动脉；ECA：颈外动脉；ICA：颈内动脉

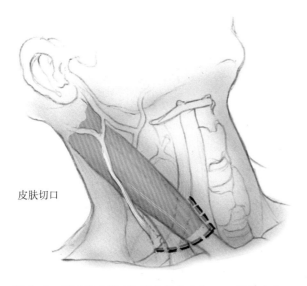

图5-4 暴露椎动脉 V1 段的体位和切口。锁骨上 2 cm 做切口，从胸骨切迹向外侧延伸 6~7 cm。通过沿着胸锁乳突肌内侧延伸切口的内侧范围可以获得更多暴露，但对于直接穿刺来说几乎没有必要

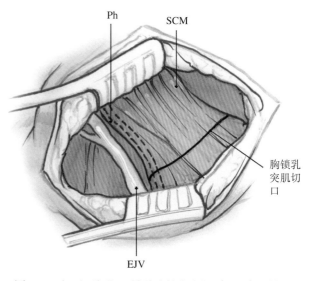

图5-5 打开颈阔肌，暴露胸锁乳突肌（SCM）两个头，手术野外侧的颈外静脉（EJV）。Ph：膈神经

暴露胸锁乳突肌两个头端和在胸锁乳突肌外侧界暴露颈外静脉（图5-5）。

• 切断胸锁乳突肌外侧头（锁骨端的）并向上牵开，暴露颈动脉鞘并打开，暴露颈内动脉、颈内静脉和迷走神经。在手术野的外侧缘，膈神经位于胸锁乳突肌的深面，前斜角肌的顶部，因

此所有分离需要在内侧面进行，以避免损伤膈神经（图5-6）。

• 将颈内动脉牵向内侧，颈内静脉牵向外侧，打开颈动脉鞘后壁。在颈内动脉和颈内静脉之间操作，确定锁骨下动脉和近端椎动脉（图5-7）。区别于甲状颈干，与甲状颈干相反，椎动脉起于

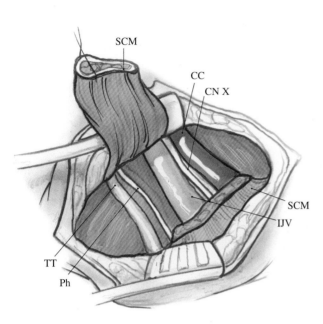

分离胸锁乳突肌的锁骨头
打开颈动脉鞘,暴露颈内动脉、颈内静脉和迷走神经
辨认膈神经,向内侧分离以避开膈神经

**图 5-6** 切开胸锁乳突肌并向上方牵开,暴露颈动脉鞘和颈内静脉。向内侧牵开颈动脉鞘,向外牵开颈内动脉。CC,颈总动脉;CN X,迷走神经;Ph,膈神经;TT,甲状颈干

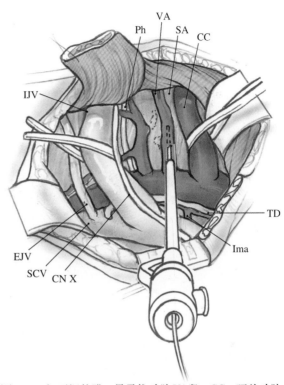

**图 5-7** 打开深筋膜,暴露椎动脉 V1 段。CC,颈总动脉;CN X,迷走神经;EJV,颈外静脉;Ima,胸廓内动脉;IJV,颈内静脉;Ph,膈神经;SA,前锯肌;SCV,锁骨下静脉;TD,胸导管

后上方,无分支血管,而甲状颈干起于前面,且具有分支。另外一个标记是甲状腺下动脉,可以向近端追溯到锁骨下动脉,然后从那里向近端可以发现椎动脉。

• 胸导管经常阻挡导管进入这一区域,需要将其离断。在导管的右侧,有很多小淋巴管注入锁骨下动脉;在左侧,导管有粗的管道汇集。在任何病例,胸导管很难被凝住,因此需要结扎和切断。与椎动脉移位术的暴露不同,在不结扎胸导管的情况下暴露椎动脉穿刺是可行的。

### 椎动脉暴露:V3 段

• 患者取俯卧位或四分之三俯卧位,将三点颅骨固定。

• 暴露颅颈交界外侧,可选择几种切口。我们喜欢中线切口从 C3 椎体至枕外隆突,弯向外

侧至乳突("曲棍球"切口)。旁正中切口作为备选,所谓的 lazy S 形切口。这一切口的优势在于可以避免必须向前牵拉大块的枕下肌肉组织。不足之处在于解剖困难,因为没有考虑到组织间的自然平面,而是代之以肌肉分离的入路。

• 我们喜欢选择曲棍球切口,之后将头皮和枕下肌肉从枕骨下分离,在项线处保留一块肌筋膜瓣,便于关闭时缝合。

• 将椎旁肌肉从 C1 和 C2 椎体层面分离开来,通过骨膜下剥离保留周围静脉丛,从而暴露椎动脉位于动脉沟内段(图 5-8)。使用多普勒超声微探头有助于确认动脉。

• 穿刺后将透视臂引入手术野,患者仍保持俯卧位,使用造影导管进行造影。

### 通过暴露眼上静脉至海绵窦入路

• 采用股动脉入路,将导管置于颈内动脉,

以使眼上静脉在透视指引下能被显示。

· 在上眼睑褶痕处做一小切口，弯向鼻侧。切开皮肤，确认眼轮匝肌并切开。

· 确认眶隔并切开，暴露眼眶脂肪。钝性分离脂肪就可确认动脉化的眼上静脉（图5-9）。

· 清除眼上静脉的脂肪，形成 2 cm 长的节段，在静脉近端和远端环绕缝线，当穿刺静脉时收紧以防止出血，并置入马拉松微导管（图5-10和图5-11）。

· 通过颈内动脉诊断导管完成静脉阶段的路

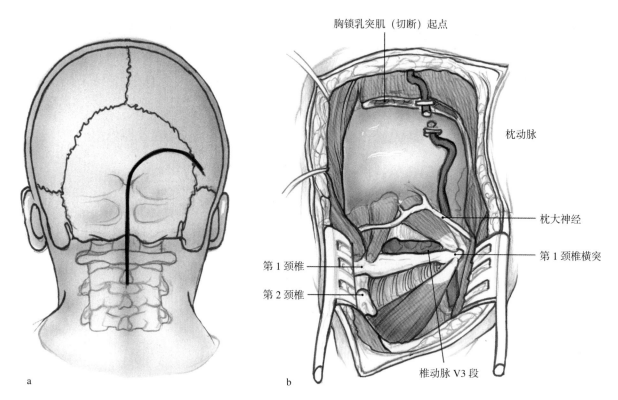

**图5-8** a.暴露椎动脉V3段的皮肤切口。b.从枕下分离枕下肌肉，保留肌筋膜瓣，用于关颅。在C1椎体动脉沟内采用骨膜下分离辨认椎动脉。SCM，胸锁乳突肌

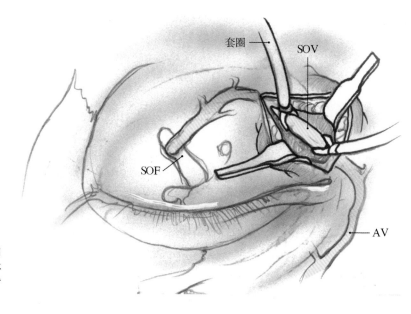

**图5-9** 在鼻侧上眼睑皮褶处做一曲线形切口。分离眶周脂肪，辨认动脉化的眼上静脉（SOV）。AV，内眦静脉；SOF，眶上裂

径图，用来指引微导管到达海绵窦前方。

·通过微导管造影确认其在海绵窦内的位置。

·按照通常模式使用弹簧圈或液体栓塞剂栓塞海绵窦。

·移除导管后，在穿刺点远端结扎眼上静脉。

### 通过直接经眶穿刺至海绵窦入路

·采用股动脉入路，将导管置于颈内动脉。

·在造影期间进行三维 CT 扫描（DynaCT，Siemens AG，Erlangen，Germany）进行三维重建。这个三维重建可以旋转到显示最有效的通向眶上裂的角度。

·一旦工作角度确定后，固定前后位透视像作为工作视野，CT 重建被用作路径图来引导穿刺针。侧位像作为颈内动脉的路径图，在进针时能被显示（图 5-12）。

·在眶下缘中外 1/3 结合处，用 20 G 腰椎穿刺针经皮插入。

·沿眶底缓慢进针，使用三维 CT 重建指引穿刺针进入眶上裂。间歇移除针芯，检查静脉回血。

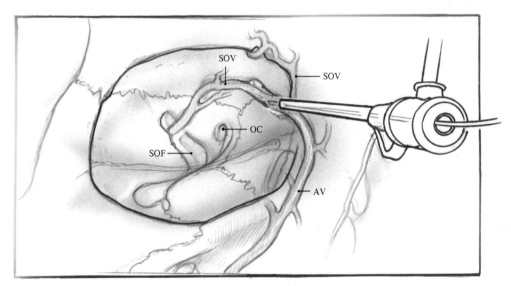

图 5-10　以缝线分离眼上静脉（SOV），并用微穿刺针和鞘穿刺。通过鞘插入微导管。AV：内眦静脉；OC：视神经管；SOF：眶上裂

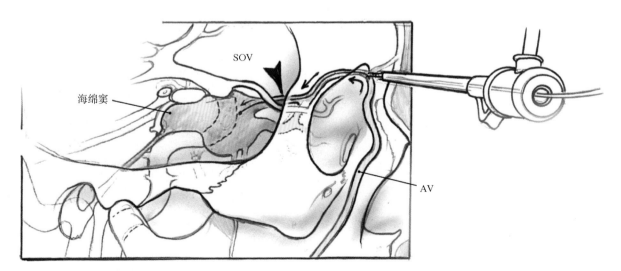

图 5-11　微导管进入海绵窦前部，在该部位随后以弹簧圈或液体栓塞剂栓塞。AV：内眦静脉；SOV：眼上静脉

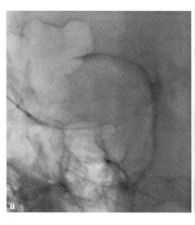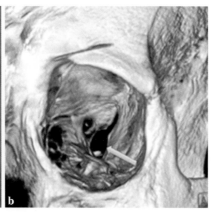

**图5-12** 眼眶前后位透视（a）和眼眶CT扫描三维重建（b），显示眶上裂（SOF）和视神经管。在进针时将图像重叠，以获得眶上裂准确的靶点。注意CT扫描比摄片在视觉上有明显改善

• 到达眶上裂后，颈内动脉内注射造影剂以确认颈内动脉与穿刺针的相对位置。

• 通过腰椎穿刺针造影以确定已正确定位于海绵窦前方（图5-13）。

• 采用二甲基亚砜冲洗后，在空白路径图直接透视下使用Onyx 18栓塞海绵窦。

• 移除穿刺针，进行DynaCT检查以确认无眶内出血。

## 适应证

取决于所要治疗的病变。

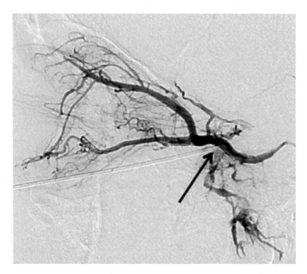

**图5-13** 当注意到静脉血回流时，通过微导管造影，确定已置于海绵窦

## 替代技术

这些技术被定义为第3章和第4章中描述的传统股动脉或肱动脉入路的备选技术。一般情况下，如果通过常规入路可以到达病变部位，应该在尝试上述直接切开暴露之前采用这些常规入路。尤其是后循环，桡动脉入路可以在很大程度上克服因椎动脉近段血管迂曲带来的导管操作困难。

颈动脉也可以经皮直接穿刺。若有必要，我们喜欢开放暴露颈动脉，以便可以通过缝合动脉穿刺点而直接止血，而不是通过颈部压迫。开颅手术可以到达海绵窦，开颅后可以穿刺海绵窦。我们宁愿选择眼上静脉切开或直接经眶穿刺海绵窦的方法，而不是通过开颅手术。

## 风险防范

采用切开方法直接暴露血管入路一定会给血管内治疗增加一些复杂性。要注重术中细致地止血，且顾及自然组织层面，这将会在很大程度上预防并发症的发生。如果神经介入医师不熟悉这些解剖，眼科或外周血管外科医师可以帮助操作。直接经眶穿刺海绵窦，可能会引起明显的眼球水肿或眶后血肿，有时可能不得不进行引流或外眦切开。

# 第6章
# 股动脉入路并发症的管理

Management of Femoral Access Complications

Anu K. Whisenhunt and Paul Dimuzio

## 概　述

穿刺点并发症是导致患病率和死亡率上升的重要原因，而且增加了动脉造影后的住院时间。血管并发症包括出血、血肿、假性动脉瘤、动静脉瘘以及继发于血管夹层、血栓形成或闭合装置故障的急性肢体缺血。有很多患者因素和医源性因素都会增加发生这些并发症的风险。由于介入医师经常面临这些并发症，因此恰当地选择患者、细致研读手术前影像及选择合理的手术入路技术都能帮助减少这类问题发生。

## 术前患者评估

患者的评估和选择对减少穿刺点并发症很重要。在经皮血管介入开始之前，介入医师应当彻底询问病史和进行体格检查，详细了解患者提到的症状，因为这些症状可能会提示存在外周血管病（peripheral vascular disease，PVD）和血管手术史。外周血管病的症状包括跛行、静息痛和远端缺血性组织缺失。由于外周血管病经常是无症状的，故检查双侧股动脉、腘动脉、胫骨后动脉和足背动脉搏动同等重要，注意脉搏是否缺失、减弱或正常（通常0、1或2个＋或以上）。动脉上皮肤有切口的，提示之前做过血管介入，包括动脉搭桥和内膜切除。此外，股动脉听诊听及杂音时，提示存在狭窄。彻底的体格检查不仅能检出外周血管病，提高动脉入路的精准性，而且为术后检查建立了重要的基线信息。

如果股动脉搏动消失或减弱，很可能是腹主动脉、髂动脉闭塞性疾病，提示需要进行术前影像学检查，如CT扫描或磁共振（magnetic resonance，MR）血管造影。影像检查结果可能导致选择不同的穿刺点（对侧股动脉、肱动脉或桡动脉）。肾功能减退的患者，采用多普勒超声检查可能有益。如果股动脉搏动正常，但远端搏动减弱或缺失，很可能是股动脉 - 腘动脉疾病。尽管这不是股动脉入路的禁忌证，但是在手术前获得踝 - 肱指数和（或）进一步进行影像学检查建立恰当的基线信息是很重要的。

遗憾的是，并非所有穿刺点并发症的危险因素都能得到控制。这些因素包括高龄（病变迂曲的血管）、身材矮小（血管细小）、女性（血管细小）、糖尿病（病变的血管钙化）、肥胖（增加血管至皮肤表面的距离）和出血素质（止血效果差）。对于这些高危患者群体，需要考虑传统动脉造影以外的其他方法。

### 入路技术

股动脉入路是常规的入路，肱动脉入路常用于腹主动脉、髂动脉闭塞性疾病的患者。使用股动脉入路的主要优势是血管腔较大（因此降低了血栓性并发症），导管容易导入至主动脉弓各个分支，以及股动脉就在股骨头正上方。第三个特征很重要，因为它提供了一个可以固定的结构，在股骨头上可以压迫被穿刺的股动脉而止血。

股总动脉的位置位于股骨头正上方，这使得其成为很理想的穿刺点。这一穿刺点往往比理想的预期更高，可以很简单地通过触诊腹股沟皮肤褶痕而被发现。触及搏动后，应该透视显示股骨头。麻醉覆盖股骨头下缘的皮肤及围绕股动脉的深部组织。微穿刺针（21 G 穿刺针，Cook Inc.，Bloomington，IN）以 45° 角进入股总动脉前壁，穿刺成功后，将 0.014 in 导丝通过穿刺针进入髂动脉系统。通过透视，若导丝位于腰椎左侧并呈搏动性，则确定为动脉入路（导丝若在腰椎右侧，提示可能是静脉入路）。然后将穿刺针换成微穿刺鞘，它允许最大尺寸为标准 0.035 in 的导丝系统通过。

保证进入股骨头正上方的股总动脉的备选技术是使用术中多普勒超声检查。这种方法可以辨别股总动脉分叉部，确保穿刺点恰好位于其上方。

就预防并发症而言，动脉穿刺的精准性无论怎么强调都不为过。穿刺进入髂外动脉有出血风险，因为这时无法对着股骨头压迫止血。穿刺进入近端股深或股浅动脉，由于同样的原因也会有出血风险，而且如果动脉直径较小的话，血栓的发生率较高。

在具备这些影像技术和微穿刺针的条件下，我们宁愿选择这些技术而不采用双壁穿刺法。双壁穿刺法对于有明显动脉粥样硬化斑块的患者可能的确是有用的，尤其是当病变累及要被穿刺的动脉前壁时，但对于抗凝患者或可能接受溶栓治疗的患者不太适合。

### 动脉造影术后

操作结束后，我们推荐经穿刺鞘进行髂动脉造影来评估穿刺血管是否存在夹层（尤其是血管细小或插入导管进入主动脉遇到困难时）、血栓

形成、动脉粥样硬化以及确定穿刺点准确的血管造影位置。同侧斜位观有助于显示股总动脉分叉的位置（如右前斜位 30° 观察右侧股总动脉分叉）。辨认这一部位的夹层和（或）血栓性并发症是避免术后肢体缺血和任何治疗延误的关键。此外，严重的血管病变提示最好通过人工压迫的方法止血而不是应用闭合装置。我们的经验表明在严重病变的血管，闭合装置往往释放得都不好。

图 6-1a 为穿刺完成后的动脉造影影像，提示股动脉穿刺点位于股总动脉分叉部，近端为动脉粥样硬化性病变。对这个患者最好采用人工压迫的方法而非血管闭合装置。图 6-1b 显示的是无病变的股总动脉，这种情况下血管闭合装置是可以采用的。

## 并发症的管理

与任何手术一样，对并发症的迅速认识和治疗对降低手术致残率和死亡率极其重要。穿刺点的并发症可以是出血性的，也可以是缺血性的，可导致血流动力学不稳定、心源性并发症和肢体缺血或截肢。可出现在术后即刻或延迟出现（术后数小时到几天）。

### 出血／血肿

#### 诊断

动脉穿刺点止血不充分可导致动脉出血和随后的血肿形成。尽管诊断通常根据体检做出，但是高位动脉穿刺点出血（如髂外动脉）可以逆行发展至后腹膜腔，直到患者发生失血性低血压时才被发觉。在这种情况下，腹部和盆腔 CT 检查可以明确诊断。

#### 治疗

当意识到动脉穿刺点出血时，直接压迫止血经常可以奏效。同时治疗系统性低血压和手术操

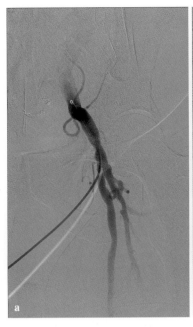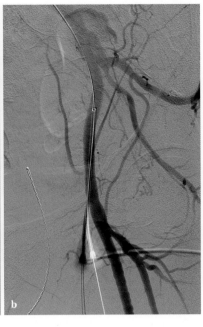

图 6-1　穿刺完成后进行股动脉造影可以减少穿刺点并发症。a. 动脉穿刺点位于股动脉分叉。由于在该部位放置闭合装置将会造成股浅动脉或股深动脉闭塞的风险，故使用人工压迫止血。b. 动脉穿刺点位于股总动脉中部，恰位于股骨头正上方。这样的穿刺点使得人工压迫或放置动脉闭合装置均比较理想

作后凝血功能障碍也很重要。如果出血未被觉察，穿刺点上方的血肿形成将会导致止血不充分和进一步出血，可能需要手术干预，有些也会导致假性动脉瘤形成（见下面的讨论）。

治疗血肿的关键是评估其对周围结构的压迫。被压迫的结构包括内侧的股静脉（导致深静脉血栓 / 水肿）、外侧的股神经（导致感觉和运动缺失）和其上方的皮肤（可以发生坏死）。这些结构中任何部分受到明显压迫均提示需要手术清除血肿。

动脉穿刺点的开放式修复经常要求在全麻下进行，能使患者感觉舒适，同时必要时可对远、近端血管进行控制。血肿清除后经常可以暴露动脉壁上的小撕裂口，可以直接修复。而对于严重动脉粥样硬化的血管常需进行局部内膜切除和补片血管成形术。如果皮肤没有坏死，可进行引流并缝合筋膜和皮肤。但对于广泛皮肤坏死的患者，需要扩创和使用真空辅助封闭辅料。

### 假性动脉瘤

#### 诊断

明显的血肿形成，血肿内形成腔隙，并由动脉穿刺点向其内主动供血就会导致假性动脉瘤。连接腔隙与动脉穿刺点的区域成为动脉瘤颈。如果在动脉穿刺点上有血肿，血肿内闻及收缩期杂音，就应意识到存在假性动脉瘤。一般情况下，如果有明显血肿，无论是否有杂音，均需要对这一区域进行动脉多普勒超声检查，确诊是否有假性动脉瘤。动脉多普勒超声检查能准确确定腔隙大小（相对假性动脉瘤的大小，血肿本身会更大些）以及瘤颈的长度和宽度。

#### 治疗

假性动脉瘤的自然史取决于其大小。一般情况下，小于 1~3 cm 的假性动脉瘤经常会有自发性血栓形成，不需要进一步治疗。相反，大于 1~3 cm 的假性动脉瘤可能会增大和破裂，因此建议治疗。

很多假性动脉瘤可以通过无创的方式得到治疗。可以在多普勒超声引导下注射凝血酶原诱导假性动脉瘤内血栓形成（图 6-2）。报道显示成功率在 69%~100%。这一方法的禁忌证是瘤颈基底较宽（有潜在动脉血栓形成的风险）和伴随动静脉瘘（有静脉血栓栓塞风险）。

对表现为瘤颈基底较宽或动静脉瘘者，治疗

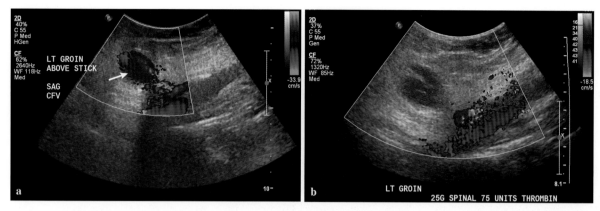

图6-2　注射凝血酶原治疗股动脉假性动脉瘤。a.移除动脉鞘后，进行多普勒超声检查确定股总动脉假性动脉瘤（箭头所示），大小3 cm×2 cm，瘤颈1 cm×0.5 cm，提示通过凝血酶原注射可能比较合适。b.直接注射凝血酶原后即刻进行多普勒超声检查，假性动脉瘤内被确认无血流

包括多普勒超声引导下压迫瘤颈诱发血栓形成。这个技术有点痛苦，因为它要求压迫90 min，患者会感到疼痛。很多文献报道成功率在27%~100%。

在大型假性动脉瘤无法用无创方法治疗时，需要开放手术修复。与手术处理出血和血肿相似，手术包括简单的穿刺点闭合或补片血管成形术。处理最棘手的并发症是感染性假性动脉瘤。必须手术清创动脉，并采用与股总动脉尺寸相当的静脉自体移植（例如，近端大隐静脉）。

### 动静脉瘘

#### 诊断

动脉穿刺后形成的动静脉瘘表现为穿刺点（通常是股总动脉）与邻近静脉（通常股总静脉直接参与或通过分支参与，如大隐静脉）的直接相通。因为与假性动脉瘤相关，动静脉瘘通常是在用多普勒超声对覆盖在穿刺点上的血肿进行评估时被偶然发现并诊断的。在体格检查时，闻及穿刺点连续性杂音就提示存在动静脉瘘；而假性动脉瘤则相反，杂音局限于心脏收缩期（见前述讨论）。如果在穿刺点闻及任何杂音，应该使用多普勒超声来评估动静脉瘘形成的可能。

#### 治疗

因为很多动静脉瘘表现为穿刺动脉与静脉间的微小连接，很多不需要治疗就会自发性愈合。即使那些不能自愈的动静脉瘘，很多是无症状的，因此，通常临床观察就足够了。很少情况下动静脉瘘会持续存在、扩大和出现症状。症状通常表现为同侧肢体水肿，动脉盗血和高排血量性心衰很少见。

症状性动静脉瘘需要治疗。如果动静脉瘘是急性的（2周内），超声引导下压迫可能会有效。当动静脉瘘是慢性时，可能需要开放手术修复。一般手术是控制动脉的远、近端，切除瘘并对累及的动脉和静脉进行补片修补。血管内治疗同样有效，包括用带膜支架覆盖动静脉瘘的动脉部分，如图6-3所示。尽管这可以避免开放切口，但需要对侧动脉穿刺，也可能会有相应的并发症。

### 急性肢体缺血

#### 诊断

动脉穿刺后同侧肢体血流急剧减少导致肢体急性缺血。这通常是由于在小动脉中使用偏大的动脉鞘、动脉穿刺点血栓形成所导致的。动脉穿刺点或髂动脉近端的破坏/夹层（股动脉穿刺病例）、在术前可能被忽略的这一区域的动脉粥样硬化、动脉闭合装置失灵等因素也可造成急性动脉闭塞。尽管动脉痉挛可以造成暂时性/相对缺血，但需要排除其他原因，以免延误治疗，这是至关重要的。

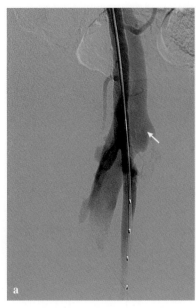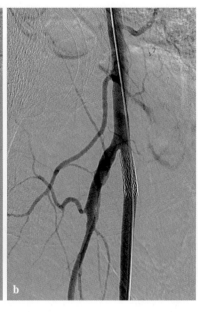

图 6-3 血管内治疗动静脉瘘（AVF）。a. 股浅动脉近端置管后动脉造影检查提示股总静脉（白色箭头所示）早期充盈，符合动静脉瘘。b. 在股浅动脉近端放置覆膜支架治愈动静脉瘘

动脉穿刺最可怕的并发症是急性肢体缺血，尽管少见，但它可以导致骨筋膜室综合征和被截肢。急性肢体缺血的标志是 5P：疼痛（pain）、无脉（pulselessness）、冰冷（poikilothermia）、感觉异常（paresthesias）、麻痹（paralysis）。当意识到急性肢体缺血、有神经功能障碍表现时（感觉和运动缺失），必须急诊进行血管重建。

### 治疗

当意识到急性肢体缺血时，应当立即静脉注射肝素抗凝，除非有其他药物和手术禁忌情况，这有助于防止闭塞血管的远、近端血栓形成。

随后进行动脉造影充分评估闭塞程度，并详细了解动脉情况。如果时间允许（如无肢体运动和感觉变化），可以先做主动脉经流 CT 血管成像，如果怀疑有局部异常情况（如仅动脉穿刺点血栓形成），进行动脉多普勒超声成像可能有帮助。但在情况更紧急的病例，患者应该立即被送入手术室进行动脉造影，同时进行血管重建。

血管重建可以采用血管内或开放手术两者中的任何一种。在股动脉穿刺和动脉缺血病例，我们通常通过对侧腹股沟穿刺进行动脉造影，显示主动脉、髂动脉和股动脉系统。从这一入路，髂血管夹层可以用支架处理。尽管血栓可以用机械溶栓治疗，但是这一方式在新鲜的动脉穿刺点内及其周围一般是禁忌的。

开放修复一般通过暴露被穿刺的动脉，采用 Fogarty 导管在动脉穿刺点横断面的近端和远端进行取栓。在闭合装置失败的病例，清除动脉栓子经常需要纵行切开动脉，随即行补片血管成形术。完成后进行动脉造影以评估血管重建是否充分。在严重缺血性动脉病例，应该考虑预防性地切开腿部四筋膜室，以免骨筋膜室综合征再灌注损伤发生。

血管重建后，对于弥漫性血栓形成的患者应该考虑持续抗凝治疗。即便是筋膜切开的患者，监测骨筋膜室综合征也很重要，同时要经常评估肢体再灌注情况。

# 第 7 章
# 动脉弓选择性插管

Arch Navigation

Tareq Kass-Hout,Shady Jahshan,and Adnan H. Siddiqui

## 概　述

识别主动脉弓正常和异常解剖及颅颈循环是脑血管造影和血管内介入治疗成功的关键。在近端大血管狭窄、迂曲或解剖变异的情形下，使用标准导管通过将会非常困难，因此进行主动脉弓造影是必要的。通常使用多孔猪尾巴导管注射造影剂 <30 ml。主动脉弓本身及大血管的起始点在左前斜位通常显示得比较清晰（图7-1）。

## 正常与异常解剖

认识主动脉弓的正常解剖与异常解剖同等重要。

### 正常解剖

胸主动脉分为四段：①升主动脉，它起于左心室基底，在胸骨后垂直上升，长度 5 cm。②横主动脉或主动脉弓，它有两个弯曲，第一个弯向上方，第二个弯向前方至左侧。主动脉弓有 3 个主要分支，即我们所知的大血管发出点，正常的排列顺序如下：头臂干（无名动脉）、左侧颈总动脉（CCA）、左侧锁骨下动脉。③主动脉峡部，位于左侧锁骨下动脉起点与胸导管之间的正常狭窄区域。④降主动脉。

## 动脉弓变异

上述提及的标准主动脉弓上大血管起始点的顺序在所有病例中占到 60%~70%，代表着左侧第四胚胎性血管弓的存留。主动脉弓有很多可能的变异，因为在主动脉弓上直接发出的大血管的数目可以少至 2 个或多至 6 个（图 7-2）。尽管

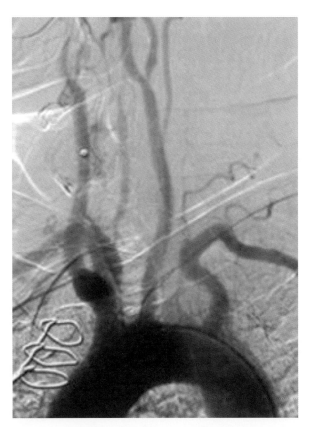

**图 7-1**　72 岁患者，使用多孔猪尾巴导管的正常主动脉弓造影（动脉早期，左前斜位），可以看到大血管及其近端分支有些迂曲，但无明显动脉粥样硬化的证据

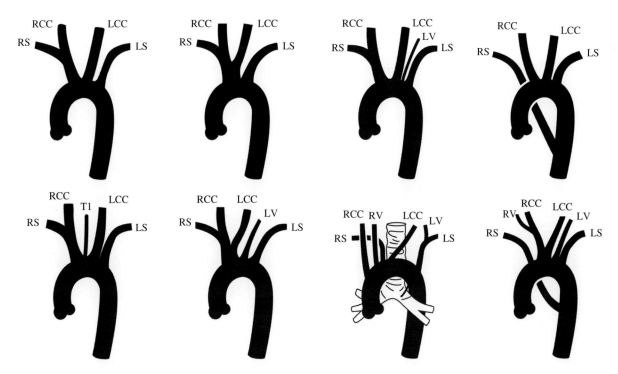

图 7-2　最常遇到的主动脉弓变异和常见异常。LCC，左侧颈总动脉；LS，左侧锁骨下动脉；LV，左侧椎动脉；RCC，右侧颈总动脉；RS，右侧锁骨下动脉；RV，右椎动脉；TI，甲状腺下动脉

这些不同的变异可能给插管带来困难，但最常见的变异（如迷走右锁骨下动脉、牛型弓或左侧椎动脉直接发起于主动脉弓）往往很容易被识别，可以在无主动脉路径图的情况下选择插管。

## 治疗原则

一些不同品牌的导丝和导管可以通过动脉弓和大血管。选择的喜好因医疗机构及造影者的不同而不同。我们的经验是使用单弯末端开孔导管（如 Angle glide 导管，Terumo Corp.，Somerset，NJ；图 7-3a）。首选用于无高血压病史和主动脉弓正常的年轻患者。这些导管的远端有一弯曲，因此不需要在弓内塑形（重新成形或再塑形），这有利于对同时连接持续冲洗系统的导管的操控。然而，单弯导管在迂曲血管内很难控制，可能无法进入迂曲的血管。相比较而言，多弯末端开孔导管有两个弯曲（如 Simmons 2 导引导管，Cordis Corp.，Warren，NJ；图 7-3b），在进入大

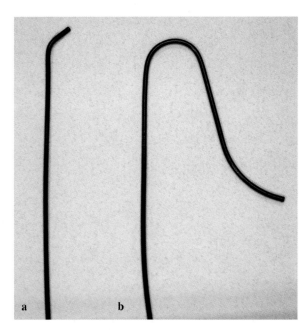

图 7-3　单弯和多弯末端开孔导管实例。a. 单弯末端开孔导管。b. 多弯末端开孔导管

血管之前，要对远端弯曲的头端再成形。造影者对导管的操控很多，这使得这类导管连接持续冲洗系统变得不切实际，不得不间断重复冲洗导管。这些导管的优势在于能够插管进入弯曲大血

管的近端，但是这些导管的形状妨碍其顺着亲水导丝（最常使用的是 0.035 in 成角的 Glidewire，Terumo）前行得更远，因此不适合进一步进行选择性插管血管造影。当遭遇复杂主动脉弓时，为了安全、高效地完成颅颈动脉插管，通常先进行主动脉弓 CT 血管成像或主动脉弓造影。

## 预期与潜在并发症

动脉弓选择性插管的目标是快速而顺利地进入大血管以进行诊断和介入治疗。需预先选择合适的诊断导管，通常可根据患者的年龄进行选择。对 50 岁以下的患者选择使用单弯导管，50 岁以上的患者选择双弯导管。最严重的并发症是未注意到的主动脉弓斑块碎裂导致的栓塞。这些斑块经常是脆弱易碎的。发现这些斑块最好的方式是在术前进行主动脉弓计算机断层血管成像（CT angiogram，CTA）或磁共振血管成像（magnetic resonance angiogram，MRA）。如果无法进行这些检查，对严重钙化的主动脉弓，造影者要警惕斑块的存在，有必要进行主动脉弓造影。另外，多发性血管供血区栓塞应当引起术者警惕。对栓子栓塞性脑梗死患者我们常规进行主动脉弓 CTA，并作为首要条件。

## 技术要点

当股动脉造影排除了夹层或异常穿刺点后，将头端弯曲导丝（或使用 0.035 in 成角 Glidewire，该导丝柔软、有弹性并容易操控，或者使用 0.038 in 成角 Glidewire，该导丝比 0.035 in 的导丝稍微硬一些，当需要增加导丝支撑力时是有帮助的）从股动脉穿刺点（或偶尔使用的桡动脉或肱动脉）进入降主动脉。这一操作应该在透视下完成。需要注意的是：如果导丝在行进中遇到困难，透视是很关键的，可

以确定导丝不在错误的主干，如同侧髂内动脉、对侧髂外动脉、肾动脉或自身成襻。在对已知的动脉粥样硬化性疾病、髂动脉支架或存在主动脉瘤的患者操作时尤其会遇到这些困难。当导丝进入升主动脉时，术者应当固定导丝并捏紧，推送导管到达主动脉弓。导丝操作、大血管插管和导管冲洗技术的顺利开展取决于是使用单弯还是多弯导管。

### 使用单弯导管进行大血管插管

进行脑血管选择性插管时，单弯导管是首选，尤其是针对无动脉粥样硬化性疾病（"正常"弓）或高血压病的年轻患者。这些导管即使接上持续冲洗系统通常也比较容易操作。当导丝越过主动脉弓进入升主动脉时，保持导管头端指向下方，沿导丝向前朝主动脉瓣方向推进。大血管置管时，当导管进入其垂直位时扭转导管，并轻轻回撤导管。通常这一方法会选择在头臂动脉开口处。通过操控导丝，沿着导丝以旋转的方式推进导管，将其选择性插入右侧颈总动脉或右侧椎动脉，然后移除导丝，会顺着冲洗管回血。当术者推进导管遇到困难时，要考虑到近端血管迂曲造成弯折的可能。当将患者的头转向靶血管对侧并行进导丝时，要求患者深吸气后屏住呼吸或反复轻咳，这样的技术可以将这类弯曲的血管拉直。术者可能面临的另一个困难是导管不能顺畅地沿着导丝前行。对于这个困难，除了上述技术，需要将导丝比通常行进得更远。因此，当导管要进入椎动脉时，导丝应当沿着锁骨下动脉到远端。当导管进入颈总动脉时，导丝应进入到颈外动脉分支。这通常在路径图指引辅助下完成。沿着导丝，以很小的、平稳的力量推进导管。当导管到位时，撤出导丝。透视下，试验性注入造影剂以保证导管位于恰当的位置，确认无夹层或血流淤滞。

前位左侧颈总动脉插管通常有一定的挑战

性。当从头臂动脉缓慢回撤导管时，逆时针旋转导管使其指向前方，以此完成颈总动脉插管。否则导管头端会错过颈总动脉开口而"跳"到左侧锁骨下动脉。当准备让导丝前行时，导管头应当保持在竖直位置（图 7-1）。

## 使用多弯导管大血管插管

多弯导管首选用于老年患者的脑血管造影，尤其是患有动脉粥样硬化性疾病、高血压病、近端血管迂曲或主动脉弓变异的患者（例如，右侧锁骨下动脉迷行、牛型动脉弓或左侧椎动脉直接起于主动脉弓）。多弯导管（例如，Simmons 2 导管）的远端弯曲在进入大血管前需要重塑形，可以采用不同的入路完成塑形。在左侧锁骨下动脉塑形是最简单和损伤最小的方法。未塑形的导管通常进入左侧锁骨下动脉后，将导丝撤到导管近端的弯曲作为支撑，当导管行进时，导管头端会以已塑形的形状掉入主动脉弓，然后撤出导丝，冲洗导管（图 7-2）。如果主动脉弓粗大而且 Simmons 2 导管柔软，在主动脉弓塑形也是可行的。通常将导丝轻柔地拉向导管近端弯曲，然后逆时针旋转导管，将其塑形成 8 字形。之后对导管进行减张（轻柔回拉），快速进入导丝，直到导管回弹并在降主动脉成形。通过主动脉瓣的导管塑形显然有其缺点，因为这可能会增加栓塞和（或）心律失常的风险。这一方式是通过主动脉壁一直向前推进弯头导丝，从主动脉瓣反弹回升主动脉，沿着导丝推进导管而使其成形的。

多弯导管塑形后的第一步是积极地冲洗导管。通过导管回抽血 10~15 ml，回抽应是无阻力的。如果遇到阻力，通常意味着导管卡在主动脉壁上，通过轻柔地旋转导管这一简单操作即可释放导管头端。之后用肝素化盐水 10~20 ml 冲洗导管，为注射肝素化造影剂溶液做准备。术者现在可以继续大血管插管。通过保持导管头端指向

头部，并推进导管，而将其插入大血管。我们首选从右到左的顺序将导管插入大血管。

选择进入无名动脉时，在腹股沟处轻拉导管并不断少量注入造影剂（"冒烟"），以排除通过了斑块时可能形成的夹层以及显示无名动脉开口。当头端进入靶血管时，有力地回撤会使导管进入大血管的远端，这时可以造影确认位置。如果想到达更远的位置，可以做个路径图，使用泥鳅导丝进入靶血管，并将导管进入想要到达的位置。通过软导丝跟进导管通常是安全有效的，但必须轻柔并警惕，避免拉直弯曲导管而失去塑形形状。

由于前置开口，用多弯导管进行左侧颈总动脉置管的难度要大于右侧颈总动脉。通过在腹股沟区推进导管直到导管头端不再继续位于头臂动脉；回拉导管同时逆时针旋转导管，并保持其头端朝向上方并略向前，直到插入左侧颈总动脉。在腹股沟区回撤导管并拧向恰当的方向，拉直导管的弯曲，这将确保导管在动脉内的位置。

用多弯导管尝试对牛型开口的左侧颈总动脉置管可能需要所谓的"剪刀法"。在操作这一方法时，当导管头端置于头臂动脉近端时，扭转导管直到它形成 8 字形，彻底反转导管头在头臂动脉内的方向，使其朝向内侧的左侧颈总动脉开口。然后保持导管的这个头端指向患者左侧，在腹股沟区轻轻推送导管使其头端落入左侧颈总动脉开口。当置入多弯导管时，在回撤导管的同时捻转导管，直至与"剪刀法"中所用的方向相反，使 8 字形襻展开，以确保导管头端的位置在颈总动脉近端。选择进入锁骨下动脉时同样遵循上述方法。

因为有第二个弯曲，多弯导管在用于近端迂曲血管时成为很有效的工具。然而与此同时，多弯也阻止该导管进入血管的远端。在这种情况下，可以用交换导丝配合交换使用不同型号导管的方法。

## 主要用途

主动脉弓插管必然是任何大血管插管的第一步。诊断导管因其形状与患者主动脉弓的解剖形态相匹配，可以有效地完成选择性大血管插管。当导管插入这些血管开口时，通常在路径图的辅助下，通过将导丝插入想要到达的远端位置而使导管到达远端。为了进行颅外或颅内介入，可以用硬导丝进行交换，以输送更大的导引导管进入远端血管。

## 替代技术

有时可以避免主动脉弓插管，尤其在尝试经桡动脉或肱动脉入路逆行进入椎动脉时，这通常更加稳定，尤其在处理椎动脉近端迂曲时。这些病例中，都可将较硬的导引导管简单地插入椎动脉开口，通过这一近端入路，微导管可以直接进入椎基底动脉系统。由于桡动脉和肱动脉的管腔尺寸较小，与股动脉入路相比，当向颅内推送较硬器材时，导引导管很少被弹出。

另一个备选技术，尤其在严重的动脉弓迂曲的病例，是直接近端颈部血管切开和弓上血管直接插管。

## 风险防范

在主动脉弓插管时，最常遇到的问题是：由于血管迂曲导致的靶血管插管失败。如果单弯导管无效的话，应当尝试多弯导管，如 Simmons 2 导管。如果软的 Simmons 2 导管（Terumo）无效，可以使用更硬的 Simmons 2 导管（Cordis）。

主动脉弓插管最严重的并发症是未被注意到的动脉弓斑块碎裂。避免这一并发症的最好方法是术前诊断。如果患者在多个供血区存在栓塞性梗死或动脉弓严重钙化，术前应该行主动脉弓 CTA 检查。如果确定有斑块，应该终止操作。主动脉弓斑块碎裂可以导致灾难性的后果，因为这些斑块较大而且易碎，斑块碎裂后可以产生大量栓塞性碎片释放到循环中。确诊的主动脉弓斑块，应被视为主动脉弓插管的绝对禁忌证。如果一定需要插管的话，可考虑直接弓上插管。

## 致 谢

感谢 Paul H. Dressel，BFA 协助图像整理，感谢 Debra J. Zimmer 对编辑的协助。

# 第8章
# 复杂主动脉弓插管

Navigation of the Complex Arch

Jorge L. Eller and Adnan H. Siddiqui

## 概  述

任何血管内操作最基本的步骤是血管入路。要想到达颈部和（或）脑血管结构，介入医师不得不在主动脉弓选择插管进入大血管，如头臂（无名）动脉、左侧颈总动脉（common carotid artery，CCA）和左侧锁骨下动脉。因此通过复杂主动脉弓解剖的挑战对任何血管内操作的成功都是最重要的。

随着年龄的增长，主动脉弓被拉长、钙化和顺应性降低，大血管的起始部也变得不那么径直，与主动脉弓顶端相比，无名动脉和其他大血管发出点逐渐地向近端靠拢。为了描述被拉长的主动脉弓和无名动脉相对主动脉弓顶端的关系，设想了三种主动脉弓类型（图 8-1）。Ⅰ型主动脉弓是指所有三个大血管起始于主动脉弓顶点，或者无名动脉的开口到主动脉弓顶点的垂直距离小于左侧颈总动脉直径。这是从股动脉入路插管最容易进入大血管的主动脉弓类型。Ⅱ型主动脉弓是指无名动脉的起始点位于主动脉弓顶点水平弯曲的外层和内层顶点引出的两个水平面之间。无名动脉开口到动脉弓顶点的距离是 1~2 倍左侧颈总动脉直径。Ⅲ型主动脉弓是指无名动脉起始

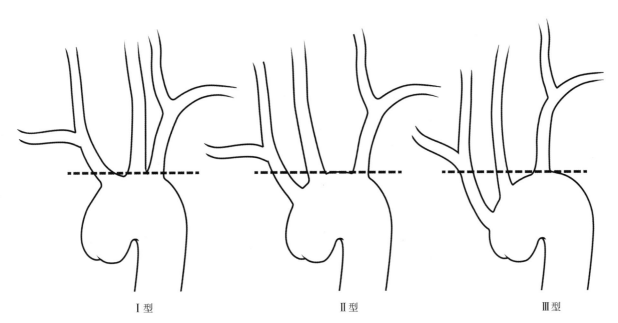

Ⅰ型                Ⅱ型                Ⅲ型

**图 8-1** 依据无名动脉发起点与主动脉弓顶点相对关系的主动脉弓分型。Ⅰ型、Ⅱ型、Ⅲ型反映了通过主动脉弓的难度逐渐增加

点位于主动脉弓顶点水平内层弯曲顶点引出的水平面以下。无名动脉开口到动脉弓顶点的距离大于 2 倍左侧颈总动脉直径。这种类型由于主动脉弓被拉长使得经股动脉入路进行大血管插管的困难增加，并发症和风险也相应增加。

发生于老年人和高血压病患者的变化是大血管被拉长。由于颈部血管受限制，尤其在颅底，血管不断迂曲，在大血管的近段尤其明显，这给到达远端血管获得稳定的入路带来了巨大困难。因为反作用力，将导丝送到远端的正向推力容易导致导引导管逆向移动，并疝进主动脉弓。

主动脉弓本身存在解剖变异，这也很重要。最常见的解剖变异之一是所谓的"牛型弓"（图8-2），左侧颈总动脉和无名动脉共享一个开口（"真牛型弓"），或者左侧颈总动脉起始于无名

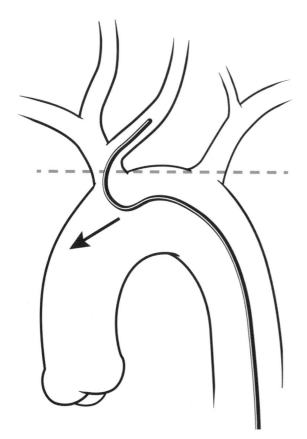

**图 8-2　牛型弓**。左侧颈总动脉与无名动脉具有共同开口（真牛型弓），或者左侧颈总动脉从无名动脉本身发出（如图所示）。这样的解剖变异在人群中的占比达到30%

动脉（更常见）。在这些病例中，左侧颈总动脉与主动脉弓的成角使标准入路变得困难，需要使用反向弯曲或多弯（向后弯）导管。介入医师必须注意这些变异以便成功获得血管入路。在以上这些情况，以及在血管明显迂曲、血管被拉长或其他大血管从主动脉弓起始这类解剖变异的情况下，能够安全地通过主动脉弓是成功完成血管内操作面临的巨大挑战。因为这些病例的入路需花费更多时间并要求操作很多器材才能完成（从尝试到失败），而且这些动脉弓壁上和血管开口处很可能有动脉粥样硬化斑块，更易存在栓子栓塞性并发症的风险。在这一章，我们介绍了让介入医师安全获得入路并成功通过复杂主动脉弓的技术。

## 治疗原则

### 术前评估

通过复杂主动脉弓解剖结构的首要原则是要知道你所面临的是什么。CTA 和 MRA 是无创检查，在介入操作之前应该进行这些检查，尤其是危险的患者（老年），除了可以提供可能的解剖变异以及动脉弓和血管开口处粥样硬化性疾病的信息之外，还可以了解主动脉弓和大血管解剖以及对主动脉弓进行正确分型（Ⅰ型、Ⅱ型或Ⅲ型）。在安排择期手术之前，我们常规进行这些检查并对影像进行研读。如果动脉弓或开口处存在明显的粥样硬化斑块，我们有时会弃用股动脉入路，代之以尝试肱动脉入路，或者放弃血管内治疗计划而采用直接手术入路，例如，颈动脉内膜剥脱或开颅夹闭动脉瘤手术。当预料到入路困难时，在主动脉弓操作前，患者应该接受系统肝素化治疗，以减少血栓栓塞的风险。

### 导引导管尺寸

用于获得血管入路的导引导管的尺寸取决于

具体的血管内操作计划。例如，当完成治疗目标必需使用较大支架或球囊时，就需要使用较粗的导引导管；相反地，如果仅使用较小的装置，则较细的导引导管已经足够了。显然，直径越小的导引导管越容易通过主动脉弓进入大血管，但这必须与必要的输送装置所要求的尺寸相匹配。另外，导引导管直径越大，在颈部血管内就越稳定（一旦导引导管到达那里）。而当尝试通过导引导管输送较硬的器材时，直径较小的导引导管则更容易向近端疝入主动脉弓。例如，6F Cook Shuttle 导引导管（内径 0.09 in）（Cook Medical Inc., Bloomington，IN）比 6F Envoy 导引导管（内径 0.07 in）（Codman & Shurtle Inc., Raynham, MA）稳定，但 Envoy 更容易输送。

## 导引导管硬度

入路装置的硬度也很重要。很多入颅的导引导管近端较硬而远端较软，使其对颈内动脉（internal carotid artery，ICA）或椎动脉的损伤性很少。然而它们的属性可以变化很大。例如，6F Envoy 通常比 6F Navien（Covidien LP，Mansfield，MA）或 6F Neuron（Pen-um bra Inc.，Alameda，CA）硬，因此被输送到颈内动脉或椎动脉的可能性不大。然而，一旦输送到远端，当向颅内输送诸如支架等装置时，它就不太可能疝入主动脉弓。在那些近端血管迂曲但需要到达远端并输送较硬装置的病例，通过 6F Shuttle 导管输送诸如 Navien 或 Neuron 这种较软的 6F 导引导管的复合二轴入路可能会更有效。

## 入路导管

对于多数颅内血管内手术，包括动脉瘤或动静脉畸形（arteriovenous malformations，AVMs）栓塞，6F 导引导管如 6F Envoy 已经足够了。如果需要较大直径的导引导管（如颈动脉支架置入），则可使用 6F Cook Shuttle 鞘。在任何病例，介入医师首先必须获得入路进入近端大血管，将这些装置向上通过并进入颈动脉和（或）椎动脉远端。在径直的 I 型主动脉弓，6F Envoy 导引导管通常可以通过 0.035 in 泥鳅导丝被直接导入最终位置，而不需要任何中间导管。在 II 型和 III 型主动脉弓，或者需要使用大的长鞘时，可以使用中间 5F 诊断导管获得入路进入大血管，在路径图辅助下，将 0.035 或 0.038 in 泥鳅导丝置于远端。在远端泥鳅导丝和 5F 中间导管充当支撑结构，在其支撑下，较大的导引导管可以进入并到达最终位置。这是将长鞘通过股动脉入路置入并进入降主动脉近端的直接入路，一旦鞘到位，所需的 5F 入路导管在泥鳅导丝的指引下选择进入大血管近端，选定靶血管后，撤出导丝，获得路径图。将 0.035 或 0.038 in 泥鳅导丝送入靶血管远端，一旦确定，借助中间导管和泥鳅导丝将长鞘送入到位。值得注意的是，血管迂曲越显著，血管相容性越差，越需要软的泥鳅导丝获得进入远端血管的入路。

对于大多数 I 型主动脉弓和选择右侧颈总动脉入路的病例，5.5F Slip 导管（Cook Medical）可以在路径图指引下用来输送泥鳅导丝至远端，同时也适合被用来输送长鞘（图 8-3）。然而在近端迂曲或进入困难的主动脉弓病例，我们发现 5F Vitek 导管（Cook Medical）最适合作为入路导管。其特有的向后弯曲的头端外形（图 8-3）允许它成功地选择右侧或左侧颈总动脉开口，即使是在 III 型主动脉弓，也可以在动脉弓水平围绕动脉开口保持其形状，为输送装置提供稳定的结构，如 6F 或 7F 长鞘。交换导丝在路径图指引下进入颈外动脉（external carotid artery，ECA）或 ICA 远端以获得额外的支撑力，导引导管可以通过 5F Vitek 导管和导丝以同轴的形式行进，到达预期的位置。

在血管严重迂曲并伴有解剖不利的主动脉弓

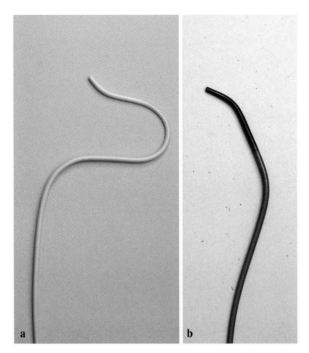

**图 8-3** 5F 中间导管用于进入动脉弓解剖复杂的大血管和（或）需要置入较大直径导引导管（鞘）时。a. 使用 Vitek 导管（Cook Medical）进入左侧颈总动脉。b. 使用 Slip-cath（Cook Medical）进入右侧颈总动脉

病例，上述讨论的技术有时还不能使导引导管进入大血管，并进一步前行到预期位置，在这种情况下可以采用间接策略。可以选用较软的 5F 导管，如 Simmons 2（Terumo Medical Corp.，Somerset，NJ）导管用于选择靶血管。在路径图指引下，将较软的 0.035 in 泥鳅导丝送入远端血管，如颈外动脉的颌内分支。导丝到位后，将软的导管通过导丝送至远端位置（如颌内动脉）。这时将软导丝撤出，换成超硬导丝，如 Amplatz（Cook Medical）或 Supra Core（Abbott Vascular Inc.，Jamaica，NY）。如果导管向近端弹出，应该将导丝换成稍微软一些的。当导丝位于其靶点时，交换出 5F 导管，将所需的导引导管或长鞘置入。需要置入 9F Gore（W. L. Gore & Associates，Flagsta，AZ）或 MoMa（Medtronic Inc.，Minneapolis，MN）血流逆转导引装置时，我们常规使用这种间接方法。当术者采用交换技术时，在粗大的导引导管或鞘内使用一根中间入

路导管会带来便利。

## 向后弯曲（反弯或多弯）导引导管

在操作最困难的动脉弓，上述措施都无法提供一个入路时，更硬更粗的反弯导管，如 6F 或 8F Simmons 2 导管可以获得血管入路并充当导引导管（图 8-4）。这是针对操作极其困难、解剖复杂的动脉弓而采用的最后解决手段。6F 导管可以为颅内操作提供入路，如动脉瘤栓塞，而 8F 导管更适合颈动脉血管成形术和支架植入术。对于需要这些导管的病例，我们使用 5F 中间导管进入左侧锁骨下动脉，并用硬导丝到达远端的肱动脉。将反弯导管带入左侧锁骨下动脉近端，将远端导丝和中间导管撤回导引导管，恰至导管自然弯曲的近端。然后向前推进导管，引导自然弯曲形成反弯形状。一旦在动脉弓获得 Simmons 2 导管的自然弯曲，即可选择靶血管。在这些病例，导管的硬度和自然形状可以提供极好的支撑，使得远端导管通过导引导管被置入而完成手术。

## 伙伴导丝

在预料近端迂曲可能增加导引导管疝入主动脉弓风险的病例，伙伴导丝，如 V-18 0.018 in 较硬的超滑导丝（Boston Scientific，Natick，MA），通过导引导管可以被置入目标远端血管，以提供额外的支撑来完成手术。

## 球囊锚定技术

为了使导引导管到位，有一种特殊的入路技术是将球囊导管输送至远端并充盈，通过在靶血管像锚一样地回拉球囊导管，驱使导引导管从主动脉弓上行到达靶血管。这一技术要求中间导管或导引导管至少要进入靶血管开口。球囊的直径要略大于靶血管直径。通过中间导管或导引导管沿着进入靶血管的微导丝推进球囊。要避免在明显动脉粥样硬化处充盈球囊。当球囊到位时，用

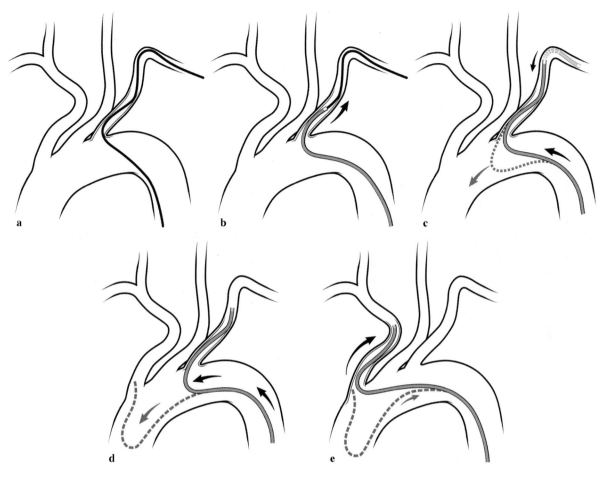

图 8-4　使用 8F Simmons 2 导管置入右侧颈总动脉开口的技术。a. 将硬导丝送入腋动脉以获得远端支撑。b. 通过硬导丝 8F Simmons 2 导管进入锁骨下动脉远端。c. 撤出导丝；缓慢回撤导管，直到预塑形的"膝"段到达锁骨下动脉和主动脉弓结合处。d. 推进再成形的导管，使之进一步靠近主动脉弓近端。e. 当 Simmons 2 导管重新塑形后，推进导管以便其头端进入靶血管的开口（在该病例中是无名动脉）。经允许转载自 Chang FC, Tummala RP, Jahromi BS, et al. Use of the 8 French Simmons-2 guide catheter for carotid artery stent placement in patients with difficult aortic arch anatomy. J Neurosurg 2009；110(3)：437–441.

手加压充盈球囊，将球囊作为锚，通过回拉球囊导管（保持球囊本身不要动）将导引导管带入到位，从而靶血管被拉直，迂曲被消除。导引导管到位后，泄掉球囊并撤出。

### 微导管长度和稳定性问题

在使用反弯导管的病例，颈部操作可以简单地直接通过动脉弓内稳定的导引导管来完成。然而，由于多数导管长 90 cm，在到达颅内前可能长度已不足，尤其当目标位置较远时，如动静脉畸形栓塞。在这类病例，要提前测量导管和输送装置以确保可以到达颅内靶点。在计划进行动脉瘤栓塞的病例，直接通过位于主动脉弓的导引导管放置微导管可以导致微导管极其不稳定，增加微导管或弹簧圈疝出动脉瘤的风险。在这些病例，我们通常通过远端入路导管（Stryker, Kalamazoo, MI）输送微导管，在弹簧圈栓塞或支架释放时提供支撑。

### 切开

最后，如果上述所有的技术都无法完成主动脉弓入路或患者动脉弓有明显的动脉粥样硬化性病变，直接颈动脉或后颈部椎动脉切开仍然是有效和安全的选择（见第 5 章，血管内操作的直接入路技术）。直接在颈部血管置鞘，可以提供极高的稳定性，而不明显增加风险。

## 预期与潜在并发症

与复杂主动脉弓入路相关的并发症包括：在手术重要步骤，如弹簧圈栓塞动脉瘤或释放支架时，丧失入路、主动脉弓和（或）大血管损伤、主动脉弓夹层、远端栓塞和卒中。

在复杂主动脉弓需要使用硬的粗大导管保证血管入路的情形下，主动脉弓夹层更容易发生。如上所述，使用 8F Simmons 2 导管发生主动脉弓损伤和夹层的风险远高于直径较小的导管。主动脉弓越迂曲、被拉得越长、钙化越明显，在主动脉弓夹层患者和（或）在大血管置管过程中，主动脉弓释放动脉粥样硬化碎片导致远端栓塞的可能性就越高。

置管困难的迂曲、钙化的主动脉弓通常都有动脉粥样硬化性病变，影响的不仅是主动脉弓本身（所谓的"绒毛弓"），也影响了大血管开口。当存在明显的动脉粥样硬化性病变和大血管开口狭窄时，必须权衡血管内操作的益处与潜在风险。在这种情况下，采用无创的主动脉弓影像检查（如 CTA），观察的不仅是主动脉弓本身的解剖，而且对潜在的灾难性栓子源也是个评估。在我们看来，术前或术中主动脉弓影像显示"绒毛弓"是主动脉弓置管的绝对禁忌证，应该考虑选择直接手术或切开。

## 技术要点

对于非常迂曲的Ⅲ型主动脉弓，进入大血管遵循以下步骤。

- 使用 Vitek 导管进入右侧或左侧颈总动脉。
- 在路径图的指引下，通过 Vitek 导管导入交换导丝，进入到颈外动脉或颈内动脉（取决于

病变靶点的位置）远端以获得稳定性。

- 通过 Vitek 导管和交换导丝导入导引导管（如 6F Envoy 或 6F Shuttle 鞘），至所需的位置。例如，如果病变靶点是位于颈部颈内动脉近端的狭窄，导引导管仅置于颈总动脉远端；如果病变靶点位于颅内，则导引导管将被置于颈部颈内动脉远端。

- 如果这一策略失败，可以使用更粗和更硬的导管（如 8F Simmons 2 导管）进入到右侧或左侧颈总动脉开口，借此中间导管可以更接近病变。

## 风险防范

### 病例

一名 74 岁老年女性患者，表现为间断性失语和右侧偏瘫为主要特征的短暂性脑缺血发作。CTA 提示严重的左侧颈内动脉狭窄（图 8-5）。这例患者接受经标准入路的血管内治疗，使用 Vitek 导管进入左侧颈总动脉开口，6F Cook Shuttle 进入到左侧颈总动脉远端。在保护远端栓子的情况下植入 Wallstent（Boston Scientific）支架，并安全地进行了支架后球囊扩张血管成形。术后患者发生了单纯左侧颈总动脉操作无法解释的多发性双侧栓塞事件（图 8-5）。仔细检查患者的主动脉弓，发现之前被忽略的动脉粥样硬化性病变遍布（图 8-6），这就是双侧栓塞性卒中的原因。

这例病例很好地阐述了在任何血管内操作的计划中，未对主动脉弓应有的重视所带来的风险。复杂主动脉弓入路是一项必不可少的技能，需要被所有从事血管内操作者所掌握。很多患者颅内血管病发生在七八十岁时，主动脉弓通常已不那么顺直了，更多的是钙化的血管或Ⅲ型主动脉弓。在这种情况下，血管内治疗仍然是解决很多血管问题的手段。然而，最基本的技能——也

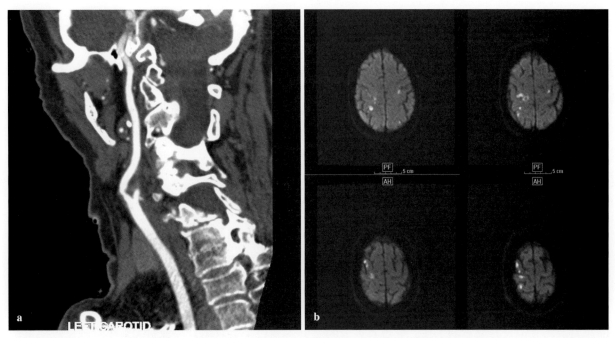

图 8-5　一名 74 岁老年女性患者，表现为间断性失语和右侧偏瘫为主要特征的短暂性脑缺血发作。a. CTA 提示严重的左侧颈内动脉狭窄。在左侧颈内动脉安全地植入支架。b. 术后脑 MRI 提示多发性双侧栓塞性卒中

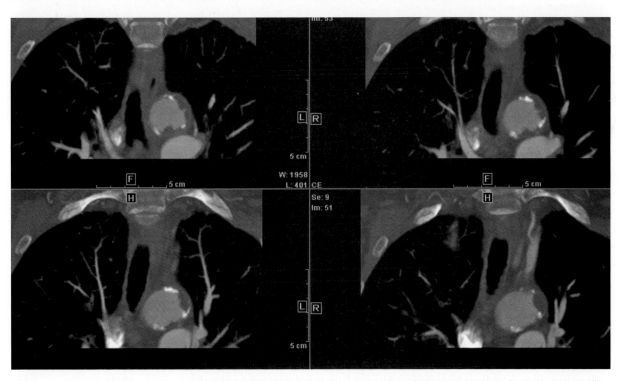

图 8-6　患者主动脉弓 CTA 提示先前未被认识到的严重的遍及主动脉弓的动脉粥样硬化性病变（所谓的"绒毛弓"）

许是整个过程中最难的部分——是通过复杂的主动脉弓。重要的是不仅要学习成功地通过主动脉弓的技术，而且为了安全更需要留意相关风险，以便患者最终可以从我们的努力中获益。

## 致　谢

感谢 Paul H. Dressel，BFA，协助图像整理，感谢 Debra J. Zimmer 对编辑的协助。

# 第 9 章
# 血管闭合装置
## Vascular Closure Devices

Omar Kass-Hout,Tareq Kass-Hout,and Elad I. Levy

## 概　述

动脉穿刺后人工压迫是止血的标准方法。然而，对医师来说这是繁重的工作，导致对患者的处理延迟，也可能导致患者不适，还要求暂停抗凝治疗。闭合装置可以取代人工压迫，作为更简便的选择，既能够节省时间减轻工作并使患者感觉更舒适，又不增加并发症的发生率。

## 预期和潜在的并发症

人工压迫代表着自然愈合，仍然是血管闭合的标准方法。在过去的 20 年，闭合装置的发展目标是让患者和医师舒适，然而直到今天，其作用和安全性仍存有争议。仍然不清楚闭合装置是否优于人工压迫或更安全。最近有报道提示，闭合装置可能优于人工压迫，显然在慎重选择止血策略和闭合装置方面做出了努力。与使用闭合装置相关的最常见的并发症是血肿（最多达 70%），其次是假性动脉瘤（最多达 20%）。其他并发症还有下肢缺血、穿刺点感染以及某些需要手术的动静脉瘘。而人工压迫止血出现这些并发症是很少的。为了减少闭合装置的相关并发症，对于具有穿刺点相关风险因素和由于其他疾病导致较高出血风险的患者，使用闭合装置需要审慎行事。使用抗生素可能对应用闭合装置的糖尿病患者具有预防穿刺点感染的作用。介入治疗手术出现穿刺点并发症的风险比诊断性造影高得多，可能与抗凝治疗有关。很多术者在高危患者中避免使用闭合装置，以避免血管闭合装置的相关并发症，这反过来会对闭合装置与人工压迫的比较结果产生偏倚。

值得提出的是，文献报道在诊断和介入治疗时使用 Angio-Seal Evolution 装置（St. Jude Medical，Inc.，St. Paul，MN），以及仅在诊断性操作时使用 Perclose（Abbott Vascular Inc.，Jamaica，NY）可以降低主要并发症的发生率。

## 技术要点

血管闭合装置可以分为被动的和主动的。下面列出了各种类型的装置，对一些比较常用装置的使用技术也进行了描述。

### 被动装置

被动装置通过应用促凝血物质或机械压迫来加强止血。使用这类闭合装置并不减少离床活动前所需的卧床时间。

### 止血垫片

一些止血垫片可以与人工压迫联合使用（表9-1）。这些垫片表面覆盖带有正电荷的止血药物（如壳聚糖凝胶），能够吸引带负电荷的血小板和红细胞，因此可以加速血块形成和止血。目前很少有证据说明使用垫片止血可以实现早期离床活动，该方法仍存在争议。

**表 9-1　临床当前使用的止血垫片**

| 名　称 | 厂　家 |
| --- | --- |
| Chito-Seal | Abbott Vascular Inc. (North Chicago, IL) |
| HemCon | HemCon Medical Technologies, Inc. (Portland, OR) |
| D-Stat Dry | Vascular Solutions Inc. (Minneapolis, MN) |
| Neptune Pad | Biotronik SE & Co. KG (Berlin, Germany) |
| Syvek Patch | Marine Polymer Technologies, Inc. (Dankers, MA) |
| Clo-Sur P.A.D. | Scion Cardio-Vascular, Inc. (Miami, FL) |

### 压迫装置

使用这些装置的目的是取代人工压迫，但是并不会明显减少离床活动前所需要的时间。一项随机对照研究比较了机械夹压迫和人工压迫，机械夹具有较高的止血成功率，但与一些罕见的主要并发症相关。压迫装置使用比较方便，因为可以减轻护士的负担，使护士有更多的时间去关心其他患者，然而它们可能会给患者带来不适。当由于解剖变异导致高位置鞘，患者有弥漫性动脉粥样硬化性疾病伴股动脉壁病变，以及股动脉管径小于 4.5~5.0 mm 时，这些装置通常作为首选的被动闭合装置。下面讨论了两种最常用的压迫装置。

• FemoStop Ⅱ Plus 压迫系统（St. Jude Medical）（图 9-1）是一个透明、气动的可充盈的圆顶，与压力计相连，并被置于支撑弓上，该支撑弓通过可调节带粘在患者身上。圆顶可置于穿刺点上方 1 cm 处。在移除鞘时，圆顶内的压力应保持在 60~80 mmHg，之后保持高于收缩压的压力（最多比收缩压高 20 mmHg）1~3 min，然后保持平均动脉压 15 min，确保可触及足动脉搏动，之后可以轻轻地将压力减至 30 mmHg，保持 1~2 h，最后可将装置小心移除。在图 9-2 中提供了压迫时间的样本。

• ClampEase 装置（Semler Technologies, Inc., Milwaukie, OR）（图 9-3）由置于患者下面作为支撑的扁平金属垫、带有清洁压力垫的 C 形夹钳组成。当拔出鞘时，降低夹钳以便压力垫可以压迫穿刺点。夹钳可以在 15 min 后被移除。在肝素化的患者，主动闭合装置是首选的。然而，如果在肝素化患者有指征使用压迫装置时（如上所述：高位穿刺、病变动脉、管径较小），通常是部分凝血酶原时间 <50 s 时进行压迫装置止血，在这种情况下，夹钳放置的时间要长些，取决于鞘的尺寸（如 6F 或更大直径的鞘需要 25~45 min）。同样，在肝素化的患者，夹钳压力的释放也要在超过 10 min 的时间内缓慢进行，然后仔细检查股动脉穿刺点以防可能发生的血肿。

## 主动装置

主动装置可分为胶原栓装置、缝合装置或夹闭装置。

### 胶原栓装置

• Angio-Seal Evolution 装置（St. Jude Medical）

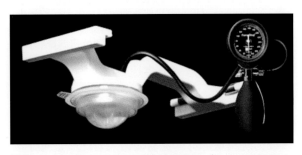

**图 9-1**　FemoStop II Plus 压迫辅助装置（St. Jude Medical, St. Paul, MN）为诊断性或治疗性置管后提供止血手段，而免于人工压迫股动脉或静脉。因为可充盈圆顶可以准确地放置并提供精准的压力，该装置可以维持流向远端肢体的血流。经 St. Jude Medical 允许使用

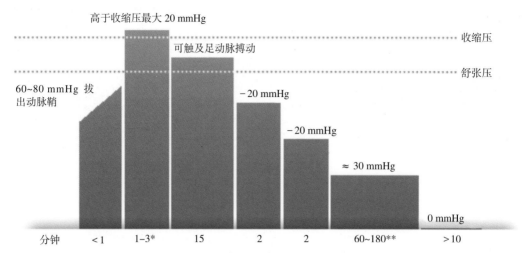

**图 9-2** 在止血过程中，FemoStop Ⅱ Plus 压迫辅助装置允许职员观察和调整压力。最大压力保持 3 min 后，降低压力至平均动脉压。检查足动脉搏动。压迫时间的长短取决于不同的因素，如鞘的大小和抗凝状态（注意：如果有静脉鞘，圆顶充盈到 20~30 mmHg 后拔出鞘）。为了减少动静脉瘘形成的风险，在拔出动脉鞘之前应该彻底静脉止血。BP，血压。经 St. Jude Medical 允许使用

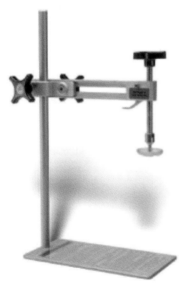

**图 9-3** ClampEase 机械压迫装置（Semler Technologies, Inc., Milwaukie, OR）可以快速调节以提供合适的压力。透明无菌的压力盘要对齐穿刺点。调整压力台的高度。然后，当拔出导管时，将旋转垂直控制按钮调整到合适的压力。经 Semler Technologies 允许复制

是一种胶原止血的穿刺闭合装置，从 20 世纪 90 年代中期发展而来，作为传统人工压迫的备选，已成为应用最广泛的血管闭合装置之一。这个装置的主要成分为矩形锚、胶原栓和缝线（图 9-4）。这些成分在 60~90 天可以被吸收。为了释放装置，需要使用导丝将动脉鞘换成 Angio-Seal 鞘和穿刺点定位器。定位器有搏动样血液反流出时可以帮助术者将鞘放入动脉腔。将鞘固定于原位，移除导丝和穿刺点定位器。将 Angio-Seal 装置插入鞘内直到听到咔嗒声，然后释放锚，并拉向动脉壁内侧直到彩色的压实标记（通常为绿色）出现。随着装置的进一步撤出，胶原栓被释放并围绕缝线扭曲覆盖在动脉壁穿刺点外侧。当回拉装置时，紧按缝线释放按钮。在皮下用剪刀剪断缝线，仅留下可吸收部分。

• MynxGrip 血管闭合装置（AccessClosure, Moun-tain View, CA）是最近研发出的 Mynx 装置，由聚乙二醇密封剂、水溶性和惰性的非凝血酶原聚合物组成。当系统的半顺应球囊（图 9-5）在血管内临时阻断动脉穿刺点时，将密封剂在动脉外释放。MynxGrip 提供 5F、6F 和 7F 型号。它适合介入和诊断操作时使用，并推荐用于临界管径的动脉（4.5~5.0 mm）。

• 冲洗操作鞘管，在带锁注射器中装入 2~3 ml 无菌盐水，并接于旋塞阀。通过充盈球囊检查判断其是否漏气，直到充盈指示器上的黑色标记完全显示，然后再泄掉球囊。将 MynxGrip 插入操作鞘直到白色杆状标记。充盈

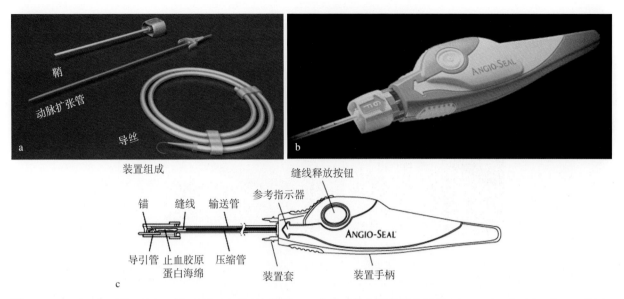

图 9-4　Angio-Seal Evolution（St. Jude Medical）装置。a. 定位动脉和替换鞘的组件。b. Angio-Seal Evolution 装置。c. Angio-Seal Evolution 装置图解。经 St. Jude Medical 允许使用

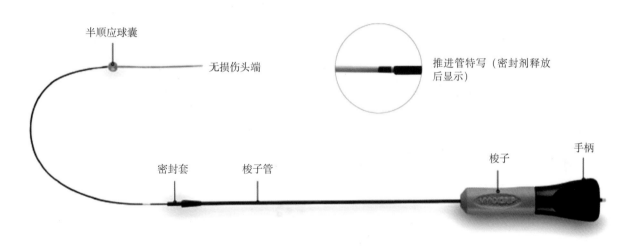

图 9-5　MynxGrip（AccessClosure）球囊充盈状态的 MynxGrip 装置组件。特写镜头显示密封剂的释放。经 AccessClosure 允许使用

球囊直至充盈指示器上的黑色标记完全显示，关闭旋塞阀。接着抓住装置手柄，回撤导管直到球囊紧靠操作鞘管的远端，然后直到球囊紧靠动脉穿刺点，这可以通过鞘管回血得到确认。在保持温和张力的同时，分离并进入梭子，直至感觉到阻力。然后从穿刺点撤出操作鞘直至梭子锁在手柄上。轻柔地沿皮肤水平送入推进管直至单个标记完全显示，然后原位保持 30 s。这就把密封剂涂于动脉壁上了。拉回柱塞锁住

注射器以形成最大的负压。打开旋塞阀泄掉球囊，通过推进管腔回撤球囊导管，移除推进管。MynxGrip 密封剂会在 30 天内被吸收。

## 缝合装置

Perclose ProGlide 缝线介导的闭合系统（Abbott Vascular）是为 5F~21F 股动脉穿刺点血管闭合而设计的（图 9-6）。ProGlide 有一条缝线和 2 根针。通过导丝以 45° 角将装置插入。当

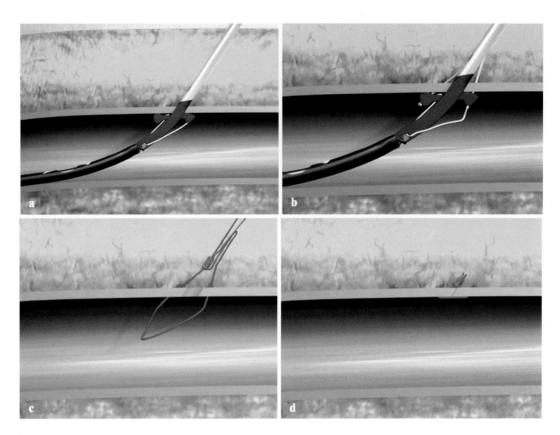

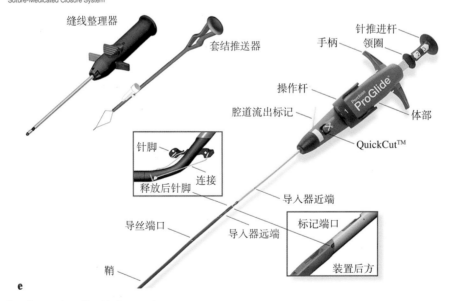

**Perclose ProGlide®**
Suture-Medicated Closure System

**图 9-6** 操作中的 Perclose ProGlide（Abbott Vascular）缝线。a. 对着动脉壁通过拉动操作杆将装置的脚正确释放。这个脚有两个袖套，当针前进时可以将其收藏。b. 推动针的柱塞驱使针穿过动脉壁进入袖套。c. 通过套圈打结，推进器收紧结，这就使得动脉穿刺点闭合而止血。d. 取回装置留下释放的结。e. 装置组成。经 Abbott Vascular.© 2013 Abbott. 允许，保留所有权利

装置的鞘管出口部分一旦临近皮肤表面就可将导丝撤出。回血提示装置已完全定位于血管腔，然后拉起装置前面的操作杆。操作杆仅在确认回血时才可以被拉起。这就从管腔内针道上释放了一个脚，脚内有两个缝线袖套；每个缝线袖套与缝线襻的一端相连。轻轻地向后拉出装置，将脚对着动脉前壁。正确的定位是通过血流中断来确认的。可能需要调整装置的角度以获得血流中断。推送手柄上的柱塞释放这两根针，穿过动脉壁到达缝线袖套，在组织通道内成一缝线襻。下一步，柱塞和针一起从装置主体上撤出，留下缝线尾部。回拉柱塞以收紧缝线，从针上剪断缝线。装置松懈后，操作杆返回到中立位。打一结并向动脉穿刺点推送以止血。新一代 ProGlide 有附属的打结推杆和缝线剪可供选用。6F ProGlide 是为使用 5F~8F 鞘的操作而设计的。如果在操作一开始就安放装置，可以使用更大的鞘。操作结束后，缝线打结并推向动脉穿刺点以封闭之。

### 夹闭装置

• Starclose 装置（Abbott Vascular）的特点是植入 4 mm 的镍钛合金夹。首先将装置插入动脉腔，然后释放其翼。撤出装置时，翼被拉向动脉内壁。这时，夹子在动脉壁外被释放。夹子将动脉穿刺点两端合在一起而止血。Starclose 可以用于诊断和介入操作，且适用于 5F~8F 动脉穿刺点的封闭。使用这一装置后要警惕持续渗出的风险，尤其在肝素化患者。

## 主要用途

闭合装置作为更简便的备选手段来取代人工压迫，它可以节省时间和体力，使患者更舒适，而不增加并发症的发生率。

## 替代技术

最常见的备选方法是人工压迫，在动脉穿刺点直接施以一致的、稳固的压力。为了完成这一操作，我们建议术者用一个手指（如果使用右手就是示指）在切口上方定位股动脉搏动点，用两个手指（如果使用右手就是中指和环指）在切口下方定位。术者在拔出鞘时应该在切口上施以稳固的压力。当鞘被拔出时，建议术者朝着股骨头对切口施以不变的、稳固的压力。我们建议对 5F~6F 动脉穿刺点，人工压迫 15~20 min。如果正在接受抗凝治疗，需要更长的压迫时间。在有些特殊病例可采用手术缝合。

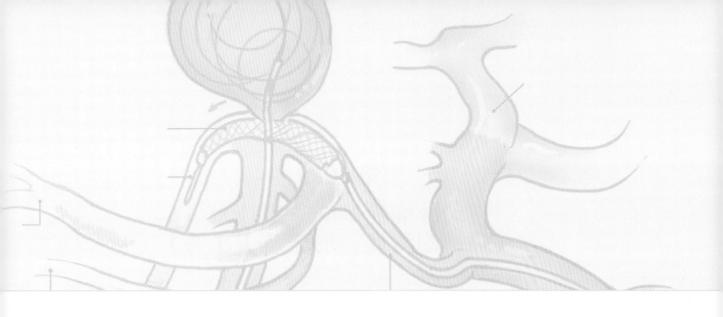

# 第 2 篇

# 动脉瘤

Aneurysms

# 第 10 章
# 动脉瘤栓塞的一般技术
## （弹簧圈特性、形状及大小等）

General Techniques of Coil Embolization(Coil Properties, Shapes, Coil Sizing, etc.)

Albert Shuette and Jacques E Dion

## 概　述

在决定通过血管内方式治疗动脉瘤后，术者需要在众多材料中进行选择，以取得最佳治疗结果。动脉瘤治疗的基础是建立在对病变血管构筑的充分理解之上的，包括动脉瘤的大小、瘤颈以及与载瘤动脉之间的关系。基于动脉瘤的特点，目前有众多不同特性的弹簧圈供选择。本章节主要讨论动脉瘤栓塞的技术要点及其替代技术。

## 处理原则

术者在尝试进行动脉瘤栓塞前必须详细了解各种弹簧圈的特性。

• 直径（二级螺旋）　指弹簧圈成襻后的直径，通常是弹簧圈规格的第一项数值。这也是选择弹簧圈最基本和重要的方面。成篮弹簧圈的直径必须与动脉瘤直径相适应。对于非球形动脉瘤，首枚弹簧圈的直径可大致为动脉瘤三条轴线长度的平均值。而后续弹簧圈的直径则应依次递减。此外，某些弹簧圈的直径可以是一个数值范围。

• 长度　按惯例，动脉瘤规格的第二项数值即代表了弹簧圈在成襻前的长度，从而构成了填入动脉瘤内弹簧圈的"体积"或"数量"。

• 弹簧圈圈丝直径　指构成弹簧圈的金属圈丝本身的直径，一般为 10 或 18 系列（代表 0.010 或 0.018 in）。弹簧圈圈丝直径可根据弹簧圈成襻直径的不同而有所差别，如 18 系列弹簧圈的圈丝直径通常小于 0.018 in，而 10 系列弹簧圈丝的直径则一般大于 0.010 in，因此圈丝的确切直径应依据生产商的使用说明来确定。为了确保所选的弹簧圈能够顺利通过所选的微导管，了解弹簧圈的这些数据就显得非常重要。如果导管直径过大，小的弹簧圈就可能在微导管内折叠。

• 三维（3D）形态　与普通的螺旋弹簧圈不同，某些弹簧圈被设计成复杂的 3D 形态，使之适应动脉瘤的形状。这些弹簧圈可用于"构建"放置后续"填充"弹簧圈的框架结构（图 10-1 和图 10-2）。

• 抗解旋　将弹簧圈初级螺旋缠绕在微丝、缝线或金属丝上，以防止弹簧圈初级螺旋解旋而引起的损坏。

• 涂层　在弹簧圈外壁覆盖涂层，以避免其铂金表面裸露，有些涂层可在弹簧圈填充动脉瘤后出现体积膨胀增大（hydrogel），有些则可防止血栓再通（多糖-聚乳酸，PLGA）。

## 预期及潜在并发症

在决定采用弹簧圈栓塞动脉瘤之前，需要充分了解动脉瘤的解剖特点及栓塞治疗的局限性。从开始治疗并放置第一枚弹簧圈起就应当在争取

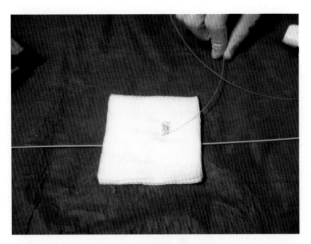

图 10-1　放置前的成篮圈

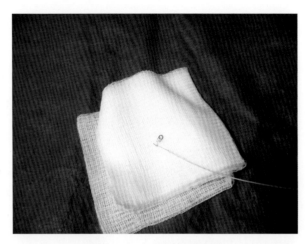

图 10-2　放置前的填充圈

成功栓塞的同时，避免并发症的发生。另外，为了将并发症的发生率降到最低，应做好使用辅助手段的准备，如球囊或支架。当然，任何一种辅助手段的采用都可能导致手术的复杂性增加以及并发症发生的风险增高。

# 技术要点

### 器械准备

• 将弹簧圈从包装鞘中取出，在导入微导管之前，应使弹簧圈在盐水中充分水化以防止损坏。

• 多数弹簧圈都是通过塑料引导器被送入旋转止血阀（RHV）的；在引导器进入 RHV 后，弹簧圈借此被输送进入微导管。

### 材料选择

• 栓塞治疗需要构建直径和形状与目标动脉瘤相近的框架结构。建立后，便可将此作为篮筐以填充动脉瘤的剩余部分。

• 如前所述，选择弹簧圈应当从初级螺旋或弹簧圈圈丝直径的确定开始，使弹簧圈能够适合目标动脉瘤，同时与微导管的内径相匹配。应当记住 0.018 系列弹簧圈或许可增加栓塞体积，但同时也更硬，增加了术中动脉瘤破裂的可能。

• 应使弹簧圈的直径（次级螺旋）尽可能匹配动脉瘤的直径。如果所选的直径偏大，弹簧圈可能会凸入载瘤动脉；反之，所形成篮筐的径向支撑力会不足，无法确保弹簧圈的稳定性。

• 在确定首枚弹簧圈长度时，不仅要尽可能增加栓塞的体积，也要兼顾后续弹簧圈的填充难度。

• 对于首枚弹簧圈，通常选择 3D 或多维形态的弹簧圈，以充分适应动脉瘤的形态。

• 后续弹簧圈的直径应当逐步减小以便于填充。也有人喜欢使用带膨胀胶或生物活性丝的弹簧圈。

### 操作过程

• 在引导器进入 RHV 阀后，弹簧圈可经其被输送进入微导管。

• 将弹簧圈填入动脉瘤时一定要在透视下进行。

• 将首枚弹簧圈沿动脉瘤边界形成篮筐结构，并在瘤颈部成襻，如果该弹簧圈放置不理想，应将其回撤至微导管内重新放置。成篮是弹簧圈栓塞最重要的一步，对于后续栓塞及预防复发都很关键。

• 弹簧圈应在其推送导丝的解脱区标记，与微导管的近端标记点形成 T 形重合后进行解脱。

必须记住，弹簧圈的推送导丝远比弹簧圈本身坚硬，推进推送导丝可能造成动脉瘤穿通。

• 然后通过机械解脱、水压解脱或特殊设计的电解脱方式解脱弹簧圈。

• 再利用相同的方式向动脉内填充直径递减的弹簧圈。

• 弹簧圈应填塞至动脉瘤内再无造影剂充盈或微导管无法再进入瘤腔为止。

• 在解脱最后一枚弹簧圈时，需要轻微推进导丝越过微导管的末端，以防止弹簧圈尾部残留在载瘤动脉内（图 10-3）。

## 应用要点

• 弹簧圈栓塞是颅内动脉瘤治疗的主要方

式。在完全栓塞的情况下，通常目标动脉瘤内的填塞密度可达到 30%~40%，残余瘤腔则会形成血栓。栓塞的目的在于在血栓分解前管腔内形成内皮；如果在内皮化之前血栓崩解，动脉瘤则会发生再通及复发。

• 弹簧圈也可用于治疗瘘、夹层，有时也可在进行肿瘤或动静脉畸形栓塞时用于闭塞主要供血血管。

## 替代技术

• 球囊重塑形或支架可作为宽颈动脉瘤行弹簧圈栓塞时的辅助技术。

• 在对瘘采用栓塞治疗时，液态栓塞剂可结合或替代弹簧圈使用。Onyx HD 500（eV3,

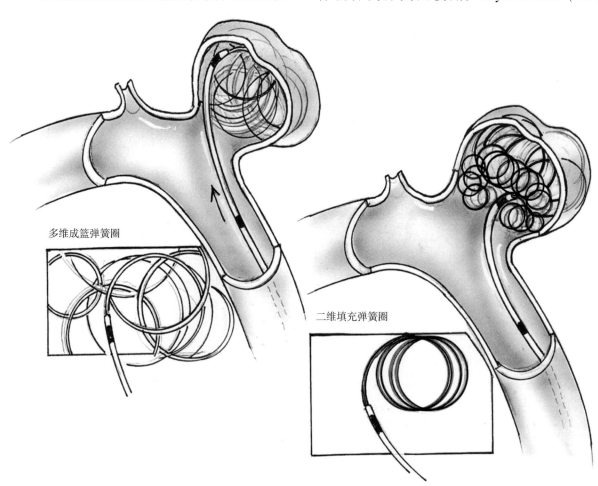

多维成篮弹簧圈

二维填充弹簧圈

图 10-3 示意图显示在一枚多维成篮弹簧圈释放后，接着使用二维填充弹簧圈进行填充

Irvine，CA）可在球囊辅助下应用于动脉瘤栓塞。

• 血流导向产品如 Pipeline 栓塞装置（eV3），在治疗宽颈动脉瘤时可结合或替代弹簧圈使用。

## 风险防范

• 术者在术前需熟悉产品，并仔细遵循器材使用的每个步骤，以避免问题发生。

• 如果在动脉瘤治疗过程中出现弹簧圈移位进入载瘤动脉，可使用圈套器或鳄嘴抓捕器回收弹簧圈。若未成功，则应在术后使用抗血小板或抗凝治疗。

• 如果一枚弹簧圈凸入或疝入载瘤动脉，通常采用抗血小板治疗就已足够。

• 如果发生弹簧圈解旋或损坏无法撤回至微导管内，有多种处理方法。术者可尝试撤出整个微导管系统，若未成功，也可使用抓捕器。如果抓捕亦未成功（见第 11 章），可放置支架，将弹簧圈固定于血管壁上或仅进行抗血小板药物治疗。

• 一旦发生动脉瘤破裂，应立即中和肝素化。如果在动脉瘤处已有球囊到位，则应在第一时间充盈球囊。最重要的是应继续快速填充弹簧圈栓塞动脉瘤（见第 14 章）。

# 第 11 章
# 弹簧圈解旋
Stretched Coils

Karam Moon and Felipe C.Albuquerque

## 概　述

　　弹簧圈解旋是脑动脉瘤血管内治疗过程中所面临的严峻挑战，并可导致严重并发症。通常发生在调整或撤回放置不理想的弹簧圈时，弹簧圈与动脉瘤内已填充的弹簧圈或血管内支架发生缠绕牵拉，从而引起弹簧圈被拉长及解旋（图 11-1）。弹簧圈远端与邻近植入材料间因摩擦而妨碍了弹簧圈的回收，此时弹簧圈的远端部分仍滞留原处，而近端部分则在解脱区附近被拉长，

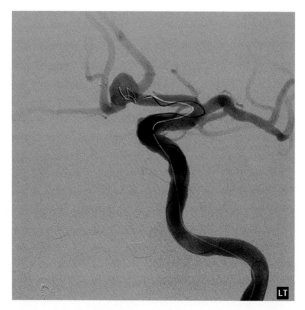

图 11-1　数字减影造影。左侧颈内动脉造影显示对前交通动脉瘤尝试进行支架辅助下栓塞，可见弹簧圈在调整位置时与支架壁发生缠绕

引起其初级螺旋解体，从而导致弹簧圈解旋。解旋后的弹簧圈可发生断裂，从而引起弹簧圈近端或远端部分移位。

## 处理原则

　　试图持续回撤被拉长的弹簧圈可能导致弹簧圈的进一步解旋及血栓化后的弹簧圈最终发生解体，同时这一做法本身不仅耗时且危险，同时也难以成功。虽然目前尚无针对性的器材或技术可用于回收弹簧圈，但根据弹簧圈被拉长的不同程度仍有一些不同的方法。如下图所示，当输送弹簧圈的微导管已位于载瘤动脉时，可将微导管作为抓捕器的单轨引导器，在血管迂曲或累及远端血管时，通过微导管用抓捕器（一般为 2 mm 直径）尝试抓捕解旋的弹簧圈；如果解旋的弹簧圈仅有一小部分凸入载瘤动脉，可使用支架辅助弹簧圈填充或将解旋弹簧圈贴附于血管壁上。在很多情况下，最佳的办法是将解旋的弹簧圈留在原处，并使用支架将弹簧圈近端贴壁，或者将弹簧圈游离端固定于腹股沟动脉穿刺处，并在术后使用抗血小板药物预防血栓并发症。

## 预期及潜在并发症

　　如果发生弹簧圈断裂，撤回残余的部分弹簧圈可能更加困难。解旋的弹簧圈的近端部分可延

伸至主动脉弓甚至股动脉穿刺处，而远端部分发生移位则可能影响远端小血管，并形成"血栓巢"。回收这一"血栓巢"不仅困难，同时也可能导致载瘤动脉或远端血管的闭塞，并且操作或牵拉弹簧圈近端的完整部分也可能引起已填充弹簧圈的移位。

## 技术要点

### 单轨抓捕技术

• 将带有解旋弹簧圈的微导管置于病变处血管并固定。

• 通过 Prowler Select-14 微导管（Cordis Neurovascular Corp., Miami Lakes, FL）送入一枚 2 mm 的 AmplatzGooseNeck 鹅颈抓捕器（eV3, Irvine, CA）。常规 6F 导引导管无法同时容纳栓塞微导管和用于输送 AmplatzGooseNeck 鹅颈抓捕器的更大直径的微导管，因此需要使用 Prowler-14 微导管将抓捕器输送至合适位置。

• 用 11 号刀片将载有解旋弹簧圈的微导管近端从弹簧圈推进导丝处切断。

• 展开抓捕器，并将套环套住推进导丝及微导管，小心地沿微导管外壁拉紧套环，然后以微导管作为单轨引导器将 Prowler-14 微导管沿其推送前进（图 11-2 及图 11-3a）。

• 抓捕器到达弹簧圈的未解旋部分并锁定，然后小心地回拉至 Prowler 导管内（图 11-3b）。

• 栓塞微导管、Prowler-14 微导管、抓捕器以及解旋的弹簧圈一并被缓慢移除（图 11-3c）。

## 应用要点

• 单轨技术的一个优势在于其直接作用部位为未解旋的弹簧圈远端部分，避免了解旋段弹簧圈进一步被拉长的可能。

• 在抓捕器穿过支架的过程中要保持其闭合

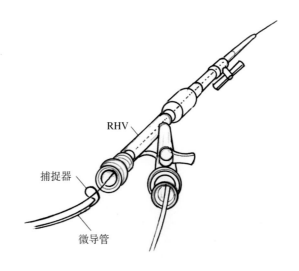

图 11-2　单轨抓捕技术。抓捕器套环圈住微导管外壁，将 Prowler-14 微导管作为单轨引导器并沿其前进。RHV，旋转止血阀

状态，这样可避免引起支架的意外损坏。利用单轨技术将微导管及弹簧圈作为导引可避免对支架的意外影响。

• 单轨技术可在最小为 6F 的导引导管内使用。在多数并不复杂的动脉瘤栓塞病例中，一般均选用 6F Envoy（Cordis）导引导管，可并列通过两根目前被经常使用的微导管，如 Excelsior SL-10, 0.79 mm；Prowler-14, 0.75 mm；Echelon-14, 0.79 mm（Micro Therapeutics Inc., Irvine, CA）。

## 替代技术

### 微导丝抓捕技术

• 在一些特殊病例中可以把微导丝作为抓捕器来使用。将微导管沿一根 0.010 in 的 Agility 微导丝（Cordis）小心送入，直至其顶端刚刚越过解旋的弹簧圈。

• 微导丝头端塑形为猪尾形状，再次送入微导管，越过其顶端。

• 将微导管拉回至弹簧圈近端，使得微导丝

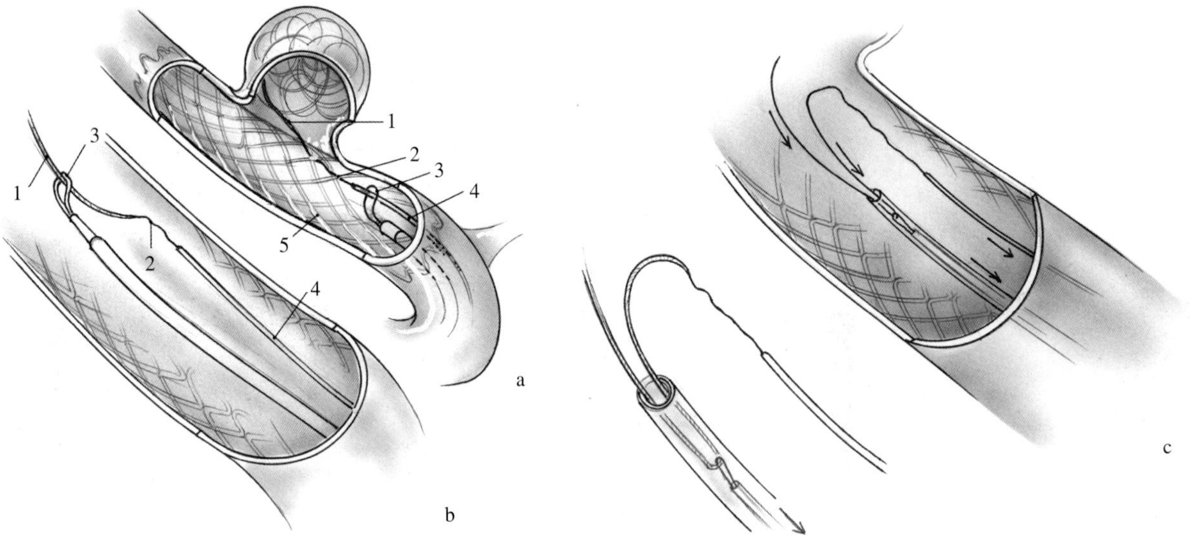

图 11-3 鹅颈抓捕技术。a,b.使用抓捕器固定住弹簧圈未解旋的远端部分（1.未解旋弹簧圈，2.解旋弹簧圈，3.抓捕器，4.栓塞微导管，5.支架）。c.栓塞微导管、Prowler-14 微导管抓捕器以及解旋的弹簧圈被一并取出

头端撤回，与弹簧圈接触，小心搅动微导丝使其缠绕弹簧圈。

- 如果球囊导管的导丝已在位，可直接将其塑为 J 形，通过近端扭动来缠绕弹簧圈，而不必另外使用微导丝。

- 将微导管、微导丝以及弹簧圈一并缓慢撤出（图 11-3c）。

## 支架及其他技术

- 对一些仅有一环或解旋的近端部分凸入载瘤动脉的病例，可放置支架使其跨越动脉瘤，并将弹簧圈部分紧贴固定于血管壁。术后予以阿司匹林或氯吡格雷治疗。

- 在有些弹簧圈解旋的病例中，也可将解旋弹簧圈的尾端轻轻拖出至降主动脉（图 11-4），然后在穿刺处切断并埋入腹股沟区软组织内。在移除导引导管或鞘时必须小心，避免弹簧圈张力过高。血管缝合装置仍可在腹股沟区使用，并将弹簧圈沿皮缘切断。中和全身肝素化并压迫30 min，以避免出现血肿，然后予以阿司匹林及氯吡格雷治疗。

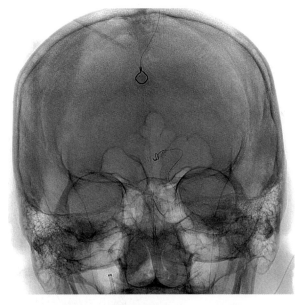

图 11-4 前后位非剪影图像显示解旋的弹簧圈在支架内缠结，其近端被拉到降主动脉以下，并在腹股沟皮肤穿刺点被切断（未附图）

# 风险防范

- 在弹簧圈断裂前发现弹簧圈解旋十分重要。尝试回收弹簧圈远端断裂部分是非常困难和危险的。

- 对于小的远端血管，由于存在血管损伤的风险，因此应谨慎使用抓捕装置。

# 第 12 章
# 弹簧圈逃逸的处理

Managing Coil Migration

R.Webster Crowley and Felipe C.Albuquerque

## 概　述

在使用弹簧圈栓塞脑动脉瘤的操作过程中，任何一步都可能引起并发症。如果处理得当、及时，这些并发症在临床上可以不引起严重后果，但如果没有得到妥善处理，后果可能十分严重。预防这一情况的关键在于提前预计每一步可能出错的环节，并对并发症的处理有充分的准备。无论发生率高低，均需要考虑到所有并发症发生的可能性。在神经介入医师从事动脉瘤血管内治疗所遇到的种种困难中，有一种罕见但极具挑战性的情况便是弹簧圈从动脉瘤中逃逸。这种情况往往在弹簧圈正常栓塞过程中毫无征兆地突然发生，有时不得已需要使用支架来应对。

## 治疗原则

弹簧圈从治疗的动脉瘤中逃逸发生时一般患者仍在造影床上或在术后短时间内。发生逃逸的可以是单一的弹簧圈，也可为多枚弹簧圈。单一弹簧圈逃逸往往由于弹簧圈在动脉瘤基底部未与周围弹簧圈形成足够的缠绕。而弹簧圈整体逃逸则多见于体 – 颈比值小的动脉瘤治疗中（图 12-1）。这种情况多见于使用过小的成篮弹簧圈，但即使在动脉瘤致密填充的情况下，

也仍有发生的可能。弹簧圈在离开动脉瘤后可随着血流移动，并成为活动的致栓物（图 12-2和图 12-3）。这种情况在术中发生时易被识别，但有时也可能延迟出现。因此，在一些并不复杂的动脉瘤栓塞术后患者突发急性局灶性神经功能缺失时，应当考虑到这种情况，并尽快进行头部 CT 平扫排除出血，随即将患者迅速送回导管室。一旦发现弹簧圈逃逸，就必须尽快采用各种措施进行回收。

## 风险和潜在并发症

处理逃逸弹簧圈的风险在于一旦回收失败就可能导致脑梗死。梗死程度主要与逃逸弹簧圈的体积大小及闭塞血管的直径、受影响区域的侧支循环有关。在这些因素共同作用下有时可无临床症状，但决不能抱有侥幸心理，还是应当将其及时取出。

## 技术要点

### 器材选择

•选择使用何种器材很大程度上取决于个人偏好。我们习惯于使用 Amplatz 鹅颈抓捕器（eV3，Irvine，CA），其推送导丝与钨金抓捕环成 90°角，有不同的规格，选择主要取决于受累血管的直径。尺寸规格主要包括套环的直

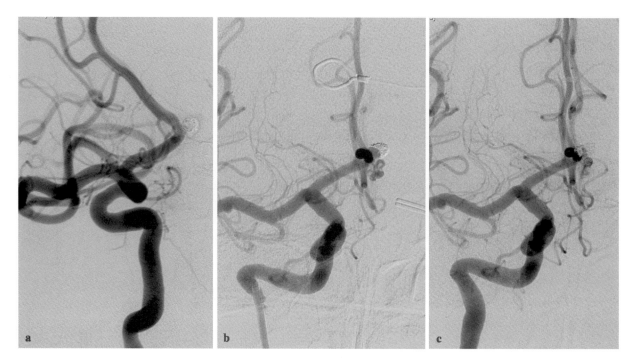

**图 12-1** 右侧颈内动脉造影显示 5~6 mm 的前交通动脉瘤。这是一位 68 岁的男性患者，早先接受过破裂后交通动脉瘤的手术夹闭治疗。前交通动脉瘤栓塞后 2 年患者因复发返院，随后通过球囊辅助下栓塞治疗复发动脉瘤。a. 治疗后图像；b. 2 年后复查造影显示弹簧圈被压缩；c. 造影显示再次治疗的动脉瘤

径如 2、4、7 mm，以及推送导丝的长度。不同大小的套环所适配的导丝长度均包括 175 或 200 cm。微抓捕器被压缩在配套微导管内使用，但也可通过其他直径 > 0.021 in 的微导管操作。此外，也有直径 10~35 mm 的抓捕器，但需要配合 0.040~ 0.063 in 导管使用，一般不用于颅内。

• 另一种常用的回收器材是 Alligator 回收器（eV3）。它由一根 0.016 in 导丝及其远端 4 枚铂金锁扣组成。锁扣的直径从 2~5 mm 不等，适配于 0.021 in 微导管，如 Prowler Select Plus 微导管（Codman Neurovascular, Raynham, MA）。

### 操作过程

• 上述回收器均可通过 0.021 in 微导管，因此，5F 或 6F 导引导管均适用。一旦导引导管到位，即可将微导管通过 0.014 in 微导丝输送至目标血管。

• 将微导管输送至弹簧圈体近端，然后撤回

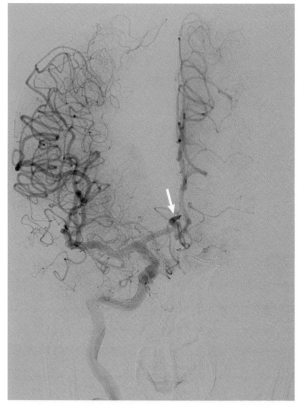

**图 12-2** 术后患者出现轻度偏瘫及嗜睡。CT 扫描显示无急性出血，迅速返回导管室。前后位造影显示右侧大脑前动脉急性闭塞（箭头所示）

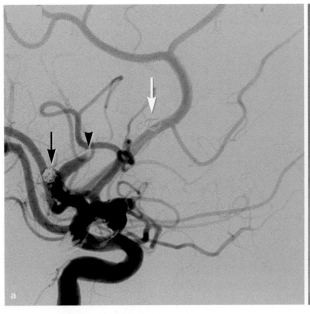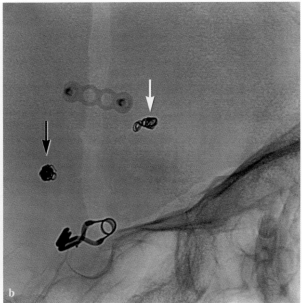

**图 12-3**　减影（a）和非减影（b）侧位造影显示前交通弹簧圈体（黑箭所示）及移位弹簧圈体（白箭所示）。图像 a 进一步显示 A2 段血流闭塞（黑三角所示）

微导丝，再将抓捕装置送入微导管，直至两者远端重叠。

- 在使用抓捕器时，需将其前送，离开微导管至弹簧圈处。在推进抓捕器时，套环应充分展开，直至包绕弹簧圈近端部分。在弹簧圈进入套环后，推送微导管使其与抓捕装置及弹簧圈锚定。然后将微导管及抓捕器一起缓慢撤出。

- 在使用 Alligator 回收器时，利用上述类似方法将该回收器推离微导管，接近弹簧圈体。当回收器远端锁扣接触弹簧圈外体时，即推送微导管，使得 Alligator 的四枚锁扣锁紧弹簧圈；随后将微导管及 Alligator 回收器一同撤出。

- 如果上述方法未成功，还有一种备选办法就是将回收器在弹簧圈体远端离鞘。先将导丝穿过弹簧圈体至远端血管，然后沿导丝输送微导管使其跨越弹簧圈。由于这一过程中存在将弹簧圈推移至更远处的风险，因此必须十分小心。当然，由于弹簧圈体的体积过大，受阻血管处的血流通常已难以将其冲至更远。在跨越弹簧圈体后，将微导管回撤至弹簧圈体近端，

然后将离鞘的抓捕器也回撤至弹簧圈处；再将微导管前送并锚定抓捕器，最终将微导管和抓捕器一并撤出。

## 应用要点

Amplatz 鹅颈抓捕器及 Alligator 回收器均用于针对颅内血管弹簧圈逃逸的情况。

## 替代技术

- 针对弹簧圈意外逃逸的其他处理方法很少。开颅、动脉内弹簧圈取出术是其中之一，但直接手术可能过于极端。

- 药物治疗是另一种选择。可根据弹簧圈发生逃逸的时间给予患者动脉内注射阿昔单抗或组织纤溶酶原激活剂。对弹簧圈未造成血管闭塞的患者，可全身肝素化治疗 24 h，并开始阿司匹林及氯吡格雷双重抗血小板治疗，以预防血栓形成。

# 风险防范

不幸的是，一旦遭遇弹簧圈逃逸便已陷入风险之中。同时，在处理这一情况时还需要考虑到其他潜在并发症的可能。

• 弹簧圈滞留在动脉内可很快形成血栓。如果及时发现弹簧圈逃逸，应立即使用阿昔单抗（见第 65 章），从而为术者争取宝贵的处理时间。

• 在回收多枚弹簧圈时，存在一枚或多枚弹簧圈在回收过程中脱出并逃逸的潜在危险，并可能引起弹簧圈移位进入别的血管区域（图 12-4）。利用抓捕器或 Alligator 回收器牢固抓取弹簧圈后回收微导管及抓捕装置可降低这一风险。术后必须检查确认已回收了弹簧圈，以确保所有逃逸的弹簧圈均已被取出。可通过前后位和（或）侧位造影进行全面检查，确认无残留弹簧圈。

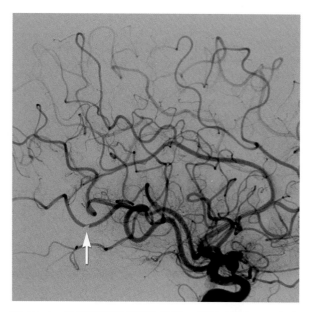

图 12-4　抓捕弹簧圈后侧位造影。使用一枚 2 mm 大小的 Amplatz 鹅颈抓捕器（eV3）取出 A2 段弹簧圈后大脑前动脉（ACA）血流再通。在弹簧圈取出的过程中，有一枚 2 mm×2 mm 弹簧圈发生逃逸，并到达大脑中动脉分支远端（白箭所示）。尝试回收该弹簧圈未成功，次日 MRI 显示右侧 ACA 区域急性梗死，右侧颞叶后部也有小的散在梗死灶

# 第13章
# 弹簧圈尾部凸出的处理
Management of the Prolapsed Coil Tail

Andrew F.Ducruet and Felipe C.Albuquerque

## 概　述

血栓栓塞事件是颅内动脉瘤进行弹簧圈栓塞治疗最常见的并发症之一。目前认为，具有致栓性的弹簧圈尾部或某一环凸入载瘤动脉可增加载瘤动脉局部或远端血栓栓塞的风险。尽管近来弹簧圈、微导管及辅助技术有了一定进步，但仍有近5%行弹簧圈栓塞的动脉瘤病例发生弹簧圈凸入载瘤动脉。本章旨在讨论处理弹簧圈尾部凸出的技术。

## 治疗原则

如果凸出的弹簧圈尾部较短，可使用抗血小板治疗预防血栓栓塞。但是如果弹簧圈明显凸入载瘤动脉，则必须更加积极处理。特别是若凸出的弹簧圈发生摆动或移位，都预示弹簧圈整体不稳定。此时，应立即通过释放更多弹簧圈、放置血管内支架及使用球囊进行瘤颈部重塑形等方法来调整和稳定弹簧圈。一般情况下，考虑到弹簧圈发生整体移位的风险，我们并不建议首先使用抓捕器来回收弹簧圈。

## 风险和潜在并发症

抗血小板治疗可降低弹簧圈疝入载瘤动脉后发生血栓栓塞的风险。在弹簧圈凸出明显时，通过置入支架并予以双重抗血小板治疗也同样可降低血栓发生的风险。但对于蛛网膜下腔出血病例，如果使用这类药物，发生出血的风险可呈指数上升。后者最常见于因脑积水需行脑室引流或脑室腹腔分流的病例。因此对于有脑积水表现的患者，建议在血管内治疗前先行脑室引流治疗。

尝试回收凸出弹簧圈可能增加弹簧圈整体移位的风险，并引起载瘤动脉或远端分支的闭塞或血栓形成。另外，在抓捕凸出弹簧圈时的过度牵拉可能导致灾难性的载瘤动脉损伤或动脉瘤破裂。同样，尝试抓捕凸出的弹簧圈也可能导致弹簧圈解旋，进而不得不需要进一步处理（见第12章，弹簧圈逃逸的处理）。

## 技术要点

考虑到动脉瘤栓塞中易出现血栓栓塞并发症，因此全身肝素化十分重要。对未破裂的动脉瘤，在股动脉入路建立后应立即使用肝素，并在整个手术过程中维持活化凝血酶原时间 > 250 s。而对于破裂的动脉瘤，我们通常在放置首枚弹簧圈后才开始使用肝素。

### 器材选择
#### 球囊及微导管
我们对于宽颈动脉瘤常规采用球囊辅助塑形

技术，并使用标准 6F 导引导管（0.070 in 内径）（见第 18 章，单腔球囊辅助动脉瘤栓塞）。这种导引导管的内径足以同时容纳球囊及栓塞微导管，如 SL-10（Boston Scientific Corp.，Natick，MA）及 Echelon（eV3，Irvine，CA）导引导管，从而避免了穿刺双侧股动脉。我们通常使用具有顺应性的 Hyperglide 和 Hyperform（均为 eV3）球囊，原因是这些球囊可在栓塞过程中疝入动脉瘤颈部，从而为分支血管提供保护。

### 支架

如果单纯栓塞或球囊辅助弹簧圈栓塞后仍出现弹簧圈尾部凸出，则可能需要放置 Neuroform（Stryker Neurovascular，Fremont，CA）或 Enterprise（Cordis Neurovascular Inc.，Miami Lakes，FL）支架（图 13-1、图 13-2 及图 13-3）。支架在载瘤动脉内展开有助于将凸出的弹簧圈固定在血管壁上，并有利于后续的血管内皮化。由于这两种支架均无法通过标准栓塞微导管释放，因此如果支架的置入并非预定计划，就需要更换微导管。Neuroform 支架属开环设计，在血管弯曲处贴壁较好，但也容易出现弹簧圈通过支架网

眼（鱼嘴样）疝出的情况。因此，我们更喜欢使用闭环设计的 Enterprise 支架，以保护凸出的弹簧圈。

### 抓捕器

我们喜欢通过 Prowler-14 微导管输送使用 2 mm 或 4 mm 的 Amplatz 鹅颈抓捕器（eV3）。必要时这种抓捕器与栓塞微导管可在常规 6F 导引导管内并行通过。

## 装配及应用

### 球囊（见第 18 章）

• 将旋转止血阀（RHV）组合血流转换器连接于球囊导管。然后通过血流转换器对整个系统用 100% 造影剂冲洗。将亲水导丝（X-Pedion，eV3）通过 RHV 的中央腔道送入直至其越过导管头部 3 cm。导丝头部塑形后回撤进入球囊导管。

• 标准的 6F 导引导管可同时容纳球囊导管和标准栓塞微导管。如果栓塞微导管靠近动脉瘤，常可沿此将球囊导管输送到位。但如果阻力过大，则可能需要移除栓塞微导管，以便输送球囊导管。

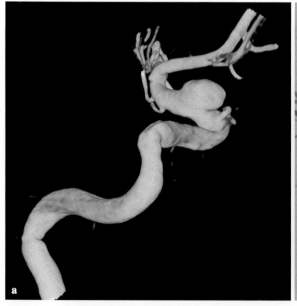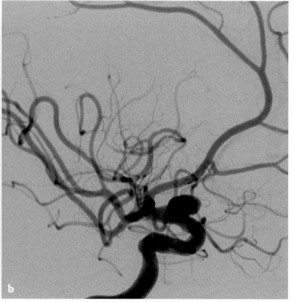

图 13-1 a. 三维旋转造影重建显示一 69 岁女性偶然被发现的眼段上壁宽颈动脉瘤。b. 工作角度投影重点显示动脉瘤呈宽颈并位于眼动脉以远

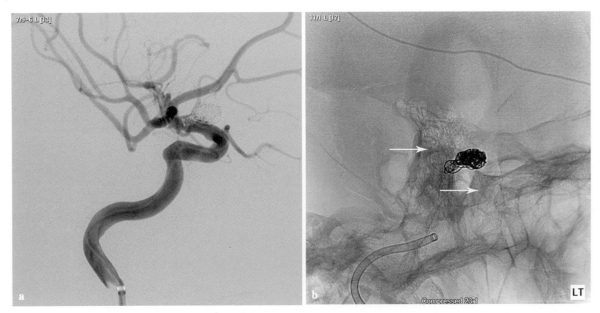

**图13-2** 治疗该动脉瘤过程中通过球囊辅助填充了11枚弹簧圈。a.栓塞后造影证实位于瘤颈部的弹簧圈环疝入载瘤动脉。b.使用一枚Enterprise支架（Cordis Neurovascular），使其跨越瘤颈部，并将疝出的弹簧圈固定于血管壁。可见支架远、近端的标记（箭头所示）

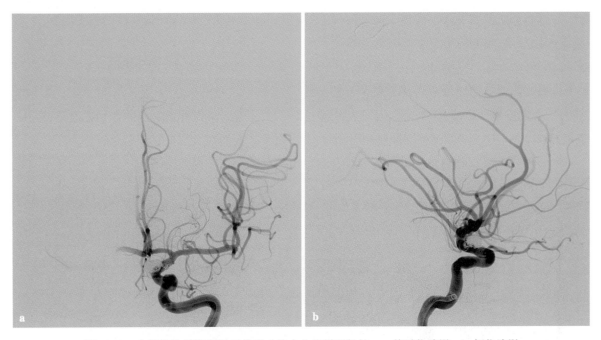

**图13-3** 支架释放后造影显示载瘤动脉内血流得到保护。a.前后位造影。b.侧位造影

• 用1 ml注射器抽取100%造影剂注射，使球囊在瘤颈部充盈。应避免超出球囊的可充盈总量。理想状态下，充盈的球囊可避免弹簧圈环或尾部凸入动脉瘤。如果可能的话，应在球囊稳定充盈并重塑瘤颈的同时继续向动脉瘤内填塞弹簧圈。

• 当弹簧圈栓塞满意后，在空白路径图下抽吸，泄掉球囊。如果弹簧圈能稳定在动脉瘤内，则再次逐步充盈球囊，并将栓塞微导管从动脉瘤内撤出。这样可以保证在撤出微导管时避免弹簧圈从动脉瘤内意外脱出。如果在球囊刚开始被泄掉时就发生弹簧圈体移动，则必须考虑放置支架。

### 支架（见第 20 章）

• 支架的放置需要使用内径较大的微导管。Enterprise 支架可通过 Prowler Select Plus 0.021 in（Cordis Neurovascular）导管释放。一般可利用原有栓塞微导管输送一根交换微导丝，然后通过后者将支架导管送至动脉瘤远端血管。

• 将支架导入鞘远端部分，送入 RHV 内，锁紧阀门，用盐水冲洗支架。随后将导入鞘完全送入，推进输送导丝直至其远端标记点进入导入鞘，然后撤除导入鞘。将支架推送至微导管的远端，到达释放位置。为确保支架跨越瘤颈后释放，在回撤微导管时应保持输送导丝具有一定的张力。

### 抓捕器

• 通过 Prowler-14 微导管送入一枚 2 mm 或 4 mm 的 Amplatz 鹅颈抓捕器套件，必要时可将抓捕器利用现有的微导管作为单轨引导器进行输送。

• 将抓捕器通过微导管输送至游离弹簧圈的尾部附近。推进使其形成 90° 的环，从而捕获弹簧圈的尾部。然后小心地将抓捕器撤回微导管内。

• 将微导管、抓捕器及其捕获的尾部弹簧圈一起缓慢移除。

## 应用要点

这一技术用于挽救弹簧圈解脱后发生尾部或部分环凸入载瘤动脉的情况。

## 替代技术

如果只有少许弹簧圈尾部疝入载瘤动脉，单纯抗血小板治疗通常已足够。尽管尚无具体的对照数据支持，我们目前仍习惯于在术后立即予以阿司匹林（ASA）325 mg 口服，然后改为每日维持量终身服用。由于弹簧圈意外凸入载瘤动脉后可能无法内皮化，因此终身进行抗血小板治疗仍是一种谨慎的治疗方法。而对于明显的弹簧圈凸出，包括经支架治疗的病例，则需要使用包括 ASA 及氯吡格雷在内的双重抗血小板治疗。使用氯吡格雷应在 450 mg 口服负荷剂量后每日予以 75 mg 口服治疗，12~24 h 后进行血小板抑制试验以确保足够抑制血小板。而使用支架则是为了将不稳定的弹簧圈紧密固定于血管壁，以利于内皮化，因此应在术后 3~6 个月复查造影，如果未出现明显的支架内狭窄可考虑停止抗血小板治疗。

如果在术中观察到血小板聚集现象，可单次经静脉给予负荷剂量的阿昔单抗（0.25 mg/kg），5 min 后复查造影以评估血栓的稳定性。

## 风险防范

避免弹簧圈脱出对预防血栓栓塞并发症十分重要。我们对大部分宽颈动脉瘤患者喜欢采用球囊辅助弹簧圈栓塞治疗。技术要点包括在填充弹簧圈的过程中保持球囊充盈、进行神经电生理监测、只在确认弹簧圈已稳定后再泄去球囊。

在弹簧圈成功解脱后如果尾端被拉进微导管，或弹簧圈在导管内解脱，不要马上撤出微导管，可以用后续的弹簧圈或用弹簧圈的推进导丝在微导管内将前一枚弹簧圈的尾部推入动脉瘤内。在解脱最后一枚弹簧圈后，球囊应在微导管仍位于弹簧圈内时泄去。应通过导引导管进行对照造影，以确保弹簧圈的填充足够致密、稳定。在撤去微导管前还要再次充盈球囊，以使得弹簧圈更加稳定，通过这一方法有助于减少弹簧圈的脱出。

# 第14章
# 术中破裂的处理
## Management of Intraoperative Rupture

Charles J. Prestigiacomo

## 概　述

输送、填充、解脱，这些是动脉瘤血管内治疗最基本的原则。然而在这三个简单的步骤背后存在着许多复杂因素。事实上，对神经介入医师的训练最重要的一部分正是在这些看似简单步骤以外的许多细节。充分理解弹簧圈在微导管中输送、填充以及从推送导丝上解脱等这些看似简单的操作中触觉和视觉的细微差别以及潜在风险防范，正是专科医师的训练所在。

在治疗过程中最要紧的致命并发症是动脉瘤术中破裂，这是本章所讨论的主题。

## 治疗原则

快速有效并且仔细地应对在这时极其重要，它甚至能够影响到术中破裂是否会致死。为尽可能改善预后，并将术中破裂的影响降至最低，神经介入专科医师必须用近乎条件反射的方式尽可能准确无误地执行这些步骤。

处理术中破裂最重要的原则是减少出血（类似动脉瘤显微外科夹闭术中破裂出血时的"近端控制"原则）、治疗动脉瘤并减轻出血可能导致的颅内压升高的后果。这时必须保证整个团队成员聚精会神于患者，对出现的状况有充分的认识，同步采取相应的措施。

## 技术要点

因治疗时所采用的器械不同，术中破裂的类型也有所不同。对于单纯弹簧圈栓塞动脉瘤病例，破裂可能发生在以下情况：①在开始实施血管超选过程中微导丝或微导管穿通。②在输送或解脱弹簧圈过程中发生弹簧圈穿通动脉瘤。③球囊充盈或液体栓塞剂栓塞动脉瘤时发生载瘤动脉破裂。④放置血流导向装置时出现术中破裂。

在以上情况下发生术中破裂的治疗原则必须是统一的，并且能在任何情况下保证执行到位。

• 对团队的建议　神经介入医师一旦意识到破裂发生应立即通知整个团队。而后者则需要在对术中破裂进行标准处理前预先了解术者的需要。

• 生命体征　麻醉团队需要评估患者的生命体征，并帮助维持血压平稳。对术中发生严重破裂的患者，麻醉医师应准备好应对突发的严重心动过速，以及随之而来的或稍后发生的血压升高。这时，神经外科医师在采取其他措施控制出血的同时应提醒麻醉医师继续控制好血压。

• 中和肝素及抗血小板药物　术者需立即使用硫酸鱼精蛋白来尽快逆转抗凝，其剂量应根据肝素化所使用的剂量及时间来定。如果在肝素化后短时间内发生破裂，通常硫酸鱼精蛋白5~10 mg 对于弹簧圈栓塞动脉瘤时使用肝素化的患者剂量已经足够。而对于术前使用阿司匹林或氯吡格雷的患者应使用血小板及去氨加压素（DDAVP）。

• 做好脑室外引流准备（EVD） 相应设施应在导管室内随时待命（即使未拆开也必须在需要时能方便取得）。

• 立即联系神经外科医师 在需要紧急放置EVD（根据检查、出血的严重程度及术后CT评估为脑积水等各种情况）时需尽快联系神经外科。但即使神经外科医师需要尽快实施EVD，当务之急也应当在造影导管室内稳定动脉瘤及处理相应并发事件。因此，这一任务应由其他人员完成。

• 评估破裂部位及原因 在下令并执行这些步骤的同时应进行仔细而严格的评估。对于介入医师，应尽可能在一开始发生破裂时便有所察觉。虽然最初的本能反应是停止透视，但实际上继续透视明确破裂原因及部位恰恰是极为关键的。首要的一步并非调整微导管或弹簧圈的位置，而是明确破裂发生的确切位置。术者决不能只是让"屏幕上图像更好看"来减少不良影响，一旦破裂部位及原因确定，就应当采取必要的措施来稳定动脉瘤，并减少并发症。

## 根据破裂原因的处理要点

### 微导管及微导丝穿通

这一情况通常发生于动脉瘤处理的最初阶段，因此，所造成的后果可能远较栓塞过程中弹簧圈凸出时的后果严重。另一个增加其严重性的因素是导管直径远比弹簧圈直径大，因而造成动脉瘤顶部的破口更大。面临这种情况时跟夹闭手术一样，在对微导管进行任何操作之前，实行近端控制是减少造影剂或血液外溢并改善临床预后的关键。

置入第二根微导管或球囊导管并到位：如果微导管穿通发生在球囊辅助栓塞的过程中，介入医师可在操作微导管前充盈球囊，或者在对侧下肢建立第二条股动脉通路，再将第二根微导管置入动脉瘤内或输送球囊（图 14-1）。两种方法都有其优缺点，术者应根据患者血管的解剖特点来决定。对于小动脉瘤，应优先考虑球囊辅助，从而降低第二根导丝/微导管再次发生穿通的危险。

团队应当了解术者一开始最可能使用的 3~5 枚弹簧圈的型号，并有备用选择。从而使术者能

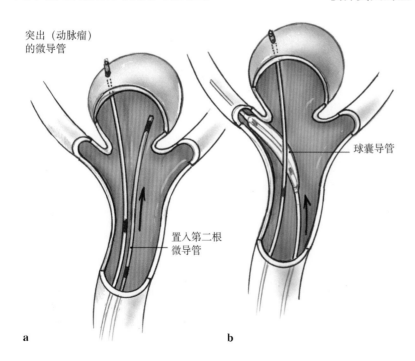

突出（动脉瘤）的微导管

置入第二根微导管

球囊导管

a　　　　　b

图 14-1 微导管穿通处理技术示意图。a. 在开始填充前置入第二根微导管。b. 置入一根球囊导管准备充盈

够选择可快速解脱的弹簧圈。

• **开始治疗**　如果采用置入第二根微导管进入大动脉瘤，应在操作第一根微导管前尽可能迅速而有效地填充弹簧圈（图 14-2a）。当达到足够填充后，轻微回撤微导管，同时继续轻柔填充弹簧圈（较小直径和长度）。此时，可通过导引导管造影确认有无继续外溢。如果采用球囊，则在微导管轻微回撤时应立即充盈球囊。为便于操作，球囊可在回撤微导管进入动脉瘤前部分充盈，以保证微导管上没有额外张力并保持原位。并且，此时球囊充盈闭塞所需的容量最小，可安全及时地达到充盈容量（图 14-2b 和图 14-2c）。然后继续填充弹簧圈，直至达到足够的弹簧圈体积。在球囊充盈时，为实现脑保护可使用负荷量的戊巴比妥（或异丙酚），并同时轻微提升收缩压以保证侧支血流有足够的灌注。

• **确认出血停止及动脉瘤闭塞**　在这一过程中进行造影可能会加速造影剂及血液外溢，因此必须尽可能减少造影。一旦证实外溢停止，就需要评估栓塞程度是否充分。尽管动脉瘤的不完全栓塞也可能带来风险，但继续弹簧圈填充仍必须十分谨慎，以避免过度栓塞或弹簧圈凸出载瘤动脉或动脉瘤壁。当然，如果动脉瘤顶部仍有少许微量造影剂充盈，则需要继续小心地填充更小、更短的弹簧圈。

在特定情况下，如果动脉瘤位置与载瘤动脉的长轴一致，亦可能导致动脉瘤基底部破裂（如血管开口部）。这时建议最好使用球囊。而且由于弹簧圈闭塞动脉瘤可能无法解决出血，因此必须做好牺牲血管的准备。

• **评估患者后行 EVD 术**　当动脉瘤稳定安全后，应迅速进行评估决定是否需要紧急进行 EVD 手术。几乎在所有情况下都应立即行头颅 CT 扫描，如果发现脑积水或神经功能检查结果

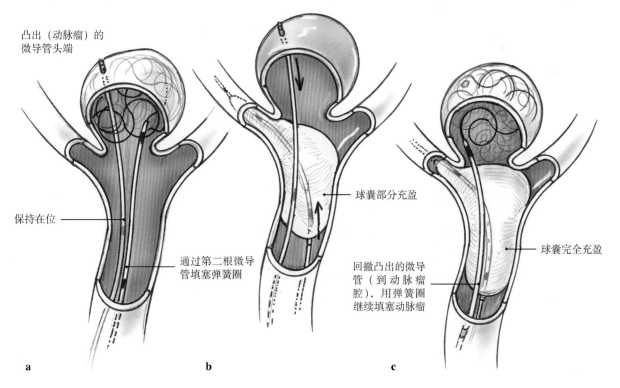

凸出（动脉瘤）的微导管头端

保持在位

通过第二根微导管填塞弹簧圈

球囊部分充盈

回撤凸出的微导管（到动脉瘤腔），用弹簧圈继续填塞动脉瘤

球囊完全充盈

a　　　　　　　b　　　　　　　c

**图 14-2**　示意图显示动脉瘤开始栓塞阶段出现微导管穿通。a. 保持穿通微导管不动的同时通过第二根微导管进行弹簧圈栓塞。一旦动脉瘤得到足够栓塞，可回撤原穿通微导管，并迅速对外溢情况进行评估，必要时需要进一步栓塞。部分（b）及完全（c）充盈球囊的同时回撤穿通微导管，并进行后续动脉瘤填塞。球囊应保持充盈，直至弹簧圈达到足够的栓塞密度

不佳时，应行 EVD 术。同时通过活化凝血时间（ACT）检测来确认肝素化已完全被纠正。

### 弹簧圈穿通

弹簧圈穿通常发生在动脉瘤栓塞的中后阶段，其出血和外溢的程度通常较轻，临床预后也较好。有时，在对导管系统施加张力以解脱弹簧圈时会出现弹簧圈穿通，也可同时引起微导管穿通，因而弹簧圈穿通的处理要视情况而定。

• 保持穿通的弹簧圈环在原位　如果穿通发生于栓塞的中后阶段且仅单环穿通，术者可轻轻回撤微导管 1~2 mm，然后继续释放弹簧圈。假使微导管位于动脉瘤底部，这种技术可使得弹簧圈在瘤底部的阻力减少并重新成形，可解脱该弹簧圈后继续轻柔地填充后续的弹簧圈。如果弹簧圈穿通发生在栓塞过程的早期，介入医师可考虑上述与微导管穿通相似的处理原则（图 14-3）。

• 证实出血停止及动脉瘤闭塞　如上所述，这一处理过程中应尽量减少造影，造影可能只会增加造影剂及血流的外溢。一旦证实外溢停止，就应评估栓塞充分与否。如果发现仍有外溢，就应重新充盈球囊并继续填充弹簧圈。有时，球囊闭塞本身就可能使得破口闭塞（建立在抗凝完全

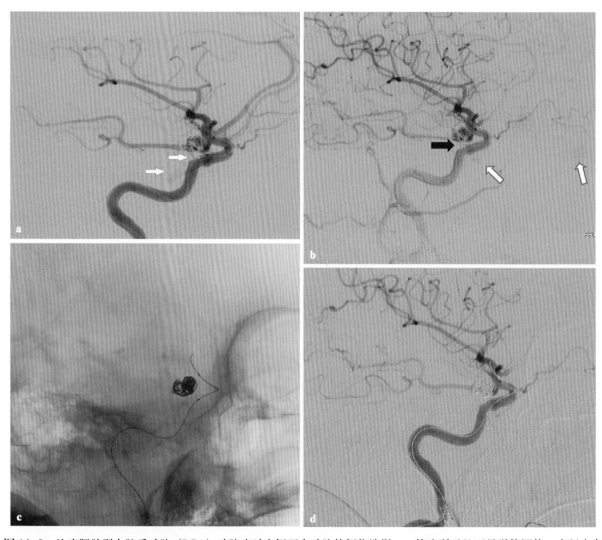

图 14-3　治疗胚胎型大脑后动脉（PCA）动脉瘤时右侧颈内动脉的侧位造影。a. 箭头所示处可见弹簧圈的一小环疝出后造影剂外溢。b. 白箭所示处见造影剂在床突区弥散，动脉瘤前壁破裂点清晰可见（黑箭所示）。c. 球囊充盈后继续填充弹簧圈，完成后泄去球囊可见球囊导管在位。d. 术后造影显示动脉瘤栓塞满意，外溢停止，胚胎型后交通动脉得到完整保护

纠正的状况下）。

·评估患者是否需要 EVD 术　在这种情况下进行 EVD 的需要可能明显减少。与前一种类型的破裂出血情况一样，临床检查及影像学检查发现脑积水有助于判断患者是否能从 EVD 手术中获益。如果后续的确需行脑脊液引流，则必须通过 ACT 检查来确保肝素化已完全中和。

### 球囊辅助栓塞或液态栓塞剂注射过程中载瘤动脉破裂

在这种类型的出血中，必须迅速考虑可能牺牲载瘤动脉，因此应当使团队知晓可能需要闭塞载瘤动脉，并做好相应准备。如果球囊位于破裂点，术者可考虑选择适合病变处解剖特点的合适方法。载瘤动脉闭塞技术包括使用栓塞剂如氰基丙烯酸异丁酯（NBCA）及弹簧圈闭塞。一些特殊病例可以在球囊充盈时单纯通过第二根微导管闭塞载瘤动脉。有时也可能需要使用第二枚球囊在近端充盈，以使血流被暂时阻断，从而保证弹簧圈或栓塞剂的安全输送。液态栓塞剂由于可能导致导管滞留，因此必须慎用。

·阻断血流　在载瘤动脉破裂时，处理的最初阶段就应是阻断血流。将球囊撤至近端位置并充盈，从而阻断血流。此时应考虑使用戊巴比妥药物。

·评估通过侧支进入动脉瘤的血流　大脑中动脉或前交通动脉以远的大脑前动脉节段如果闭塞一般不需要考虑侧支继续出血的情况，但是如果前交通动脉破裂没有得到妥善处理的话，仍然可能有来自对侧循环血流的持续出血。因此判断是否有来自潜在侧支循环的持续出血非常重要。当载瘤血管的血流被阻断后，可在对侧股动脉置入另一个股动脉鞘，以此来判断是否有来自对侧循环的持续出血。

·闭塞载瘤动脉　一旦确定无进一步出血，就应当开始闭塞载瘤血管。只有确信采用弹簧圈或栓塞剂已充分阻断血流后才能泄去球囊。而使

用液态栓塞剂则需要使用额外的近端球囊来对大血管内血流进行必要控制。

### 血流导向支架引起破裂

这是一种相对较新的技术，使用时发生载瘤血管破裂的情况罕见。但急性期载瘤血管破裂的可能性仍然存在。目前已报道的动脉瘤破裂均为延迟发生的，因此与本章节主题的关系并不是十分密切。实际上，在使用该项技术时，应当采取最快的临时血流控制途径。跨越支架在破裂处放置球囊尽管较耗时，但仍是最有效的方法。在一些病例中，如果破裂点位于前循环，术者可在球囊输送的准备过程中用手压迫颈内动脉。

# 风险防范

为防范并发症的发生，充分的准备及制订预案显得尤为重要。在进行动脉瘤血管内治疗前，需要整个治疗团队人员包括技师、护士和麻醉团队、住院医师、主诊医师进行充分沟通，讨论治疗预案、主要器材，以及所需要使用的药物。紧急情况下可能额外需要的器材或药物以及血制品，如血小板、新鲜冰冻血浆或硫酸鱼精蛋白，都必须进行相应的准备。我们还将 EVD 作为介入导管室的常规备用设施。幸运的是，并发症很少发生，但也正是因为并发症少见，就更需要积极有序的预案来应对不时之需。术中破裂对于介入医师及其团队而言都是极为紧急的事态，一旦发生必须有条不紊、冷静地执行每一步应对措施，以避免其恶化。

许多部门都使用核查单（见第 1 章），其实术前核查并不意味着一定要成为手术过程的一步，而应将其作为一种提示工具：一旦出现并发症时需要做什么，以及每个人的具体分工和职责。

通过遵循近端控制、稳定动脉瘤、处理患者颅内高压的基本原则，以及让团队中每个人员做好应对准备，可有效地减轻术中破裂的不良后果。

# 第 15 章
# 栓塞中的血栓栓塞并发症
## Thromboembolic Complications While Coiling

Michael R.Levitt,Joshua W.Osbun,and Louis J.Kim

## 概　述

血栓栓塞并发症是动脉瘤栓塞后致死、致残的重要原因。血栓碎片可在扭曲或粥样硬化的血管中因操作导管或在置入支架或扩张球囊进行瘤颈重塑以及置入弹簧圈的过程中形成。预防、认识及处理这类事件对于动脉瘤的安全栓塞非常重要。

血栓栓塞并发症的定义包括症状性神经功能缺失、影像学发现（磁共振弥散加权、造影见血管闭塞），或者两者兼而有之。其总体发生率在近期的研究中为 3.0%~17.6%，其中 8.5% 的患者出现暂时性或永久性神经功能症状。其发生率范围较宽，部分原因是对存在一种或多种血栓栓塞并发症危险因素患者的处理以及报道存在着差异性（见以下讨论）。

破裂动脉瘤的栓塞具有较高的血栓栓塞风险，吸烟也会增加这种风险。目前在对破裂及未破裂动脉瘤的研究中，有关患者年龄及性别因素的影响结果大相径庭。但动脉瘤颈部较宽（>4 mm）对于破裂及未破裂动脉瘤栓塞可作为血栓栓塞并发症的独立危险因素，这可能与弹簧圈脱出瘤腔进入载瘤动脉的风险增高有关，而这一点本身就是一项危险因素。一些研究认为，大脑中动脉动脉瘤发生血栓栓塞并发症的风险性高于其他部位动脉瘤，但也有研究持否定意见。

尽管早期报道认为在宽颈或复杂动脉瘤栓塞时使用球囊重塑技术的并发症发生率较高，但也有许多作者发现，对于有经验的术者而言其安全性与单纯栓塞相近。而在支架辅助栓塞中由于使用双重抗血小板药物使得血栓并发症的发生减少。观察性研究证实，使用支架后的血栓栓塞并发症的发生率与未使用支架者相仿。目前正在进行一项随机对照研究，评估支架在未破裂动脉瘤中使用的安全性及有效性。

## 治疗原则

对血栓栓塞并发症的治疗需要结合专业技术、药物和机械装置。术中诊断有赖于在栓塞过程中间断地进行诊断性血管造影检查。如果发现充盈造影剂内潜在的透亮影往往提示可能发生血栓或"血小板栓子"（图 15-1 和图 15-2a）。血管完全闭塞不常见，尤其在小血管或穿支血管的起始部；与介入治疗前的造影进行比较有助于识别"丢失"血管或穿支血管。高度警惕性对于诊断至关重要。一旦有所怀疑，就应当间断地进行造影检查确认。血栓形成是一个动态的过程，因此在血栓事件的早期，其形态的大小及形状往往可不断变化。

## 预期和潜在并发症

可采用缺血性卒中处理技术中的药物性溶栓

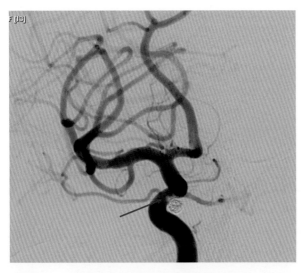

图 15-1　未破裂颈内动脉瘤栓塞后弹簧圈附近出现血栓（箭头所示），并通过动脉内阿昔单抗进行治疗

（组织型纤溶酶原激活剂或尿激酶）治疗，尽管该方法使血管再通的机会较低，临床预后欠佳，并可能引起灾难性出血。近期一些小型研究显示经静脉或动脉内使用血小板糖蛋白 Ⅱb/ Ⅲa 抑制剂（阿昔单抗、替罗非班或埃替非巴肽）的血管再通率较理想（83%~100%），但也有报道指出其存在诱发出血的风险。

## 技术要点

### 全身肝素化

• 通过检测活化凝血时间（ACT）使其达到至少 250 s（一些作者认为应 >300）或 2 倍于 ACT 基线水平，从而确保足够的肝素化。如果检测结果偏低，应在治疗前补充肝素负荷量（通常经静脉予以 1 000~2 000 U）。如果操作时间较长，应每隔 30~45 min 重新检测一次 ACT。

• 每隔数分钟造影：如果血栓延伸、持续存在或明显影响血流，应继续进行溶栓。

### 药物溶栓

• 如果在栓塞过程中微导管已到位，可通过微导管在血栓近端动脉内给予 2 mg 阿昔单抗的初始剂量，并重复造影。如果血栓仍然存在则继续追加剂量（直至达到阿昔单抗的复合剂量；见第 65 章）。如果微导管不易到位，可经静脉或动脉全身给予阿昔单抗（0.25 mg/kg）。一般情况下，我们喜欢给予动脉内负荷剂量的一半，若血

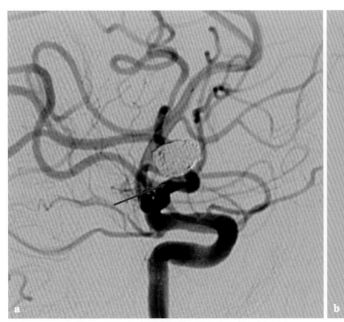
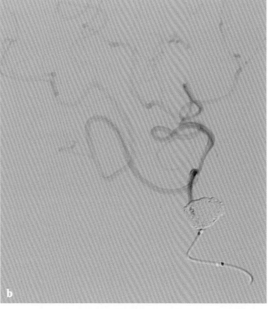

图 15-2　a. 大脑中动脉（MCA）动脉瘤栓塞后弹簧圈附近形成小血栓，并通过动脉内阿昔单抗治疗。b. 微导管动态造影显示血栓未延伸至远端 MCA 分支

栓未明显减少，则补充给予剩余的静脉剂量，并考虑使用机械技术。

- 通过将微导管置于血栓远端行微导管造影检查来评估血管闭塞程度，从而判断血栓大小及其对血流的影响（必要时）（图 15-2b）。远端栓塞或血栓性栓塞可通过药物治疗及机械取栓技术或两者结合来进行处理。

- 如果血栓较小，反复造影显示血栓稳定，可停止溶栓，术后持续滴注小剂量肝素 20 h，使部分凝血活酶时间（PTT）达到 60~80 s。如果血栓较大，且持续存在，或虽经治疗仍有延伸，可尝试进行机械取栓（见以下讨论）或颅内支架置入。

- 由于术中给予负荷剂量肝素后 PTT 将随之误导性升高，因此在一开始使用肝素后应等待 4~6 h 复测 PTT。在肝素化中止后，血管鞘必须在最后一次使用阿昔单抗后至少 24 h、PTT 恢复正常后才能被拔除。

### 机械溶栓

- 使用 HyperGlide 球囊（eV3, Irvine, CA）跨越闭塞段进行球囊成形术（图 15-3a~ 图 15-3c）。这一技术可快速消除血栓负荷，但可导致远端栓子脱落，从而需要进一步动脉内药物溶栓。

- 如果血栓持续存在（图 15-3d），可考虑抽吸取栓或使用支架。

- 使用 Penumbra 系统（Penumbra Inc., Alameda, CA）加压抽吸取栓需要使用与形成血栓血管直径相匹配的再灌注微导管（颈内动脉或椎基底动脉使用 041F，大脑中动脉、前动脉或后动脉使用 032F，远端血管使用 026F）。

- 对于紧邻弹簧圈体的血栓，由于采用一般的分离导丝进行的机械辅助取栓可能导致弹簧圈解体，因此可进行手动抽吸取栓。将再灌注导管楔入血栓，并使用 20 ml 或 50 ml 注射器手动抽吸，从而吸出血栓。

- 如果以上技术均失败，可使用永久性支架（Enterprise, Codman Neurovascular, MiamiLakes, Fl; Neuroform, Stryker Neurovascular, Mountain View, CA；或 Wingspan, Stryker Neurovascular）置入或采用可回收支架（Solitaire, eV3）进行取栓。使用永久性支架需对患者使用负荷剂量的阿司匹林 325~650 mg 及氯吡格雷 300~600 mg。所选支架的规格视闭塞段血管的长度而定（图 15-3e）。可回收支架装置（见第 57 章）可以结合动脉内药物溶栓使用。其优点在于可即刻恢复血流，使药物治疗起效，且一旦血栓溶解便可移除支架。第 20 章将讨论支架放置技术。

## 应用要点

### 非闭塞性血栓

在我们的经验中，动脉内注射阿昔单抗十分有效。通过逐步递增剂量及连续造影通常可使血栓明显溶解，并达到较好的影像学及临床预后。

### 闭塞性血栓

阿昔单抗治疗后血栓若仍持续存在，则可能需要通过球囊成形或取栓来进行机械溶栓。

球囊成形术不仅可降低闭塞程度，并且在弹簧圈疝出导致血栓形成的情况下有利于邻近弹簧圈体的重塑。

已有报道显示可使用 Penumbra 再灌注系统进行加压抽吸取栓和用抓捕器取栓（见第 56 章）。

可回收支架技术近来不断发展，通过跨越血栓临时放置自膨式支架并回收（从而将血栓抓捕在内）这一技术，在急性卒中治疗中已证实安全有效，并可同样应用于血管内动脉瘤栓塞治疗时发生的血栓状况，其优势在于支架既可回收也可永久释放，尽管后者需要双重抗血小板治疗。

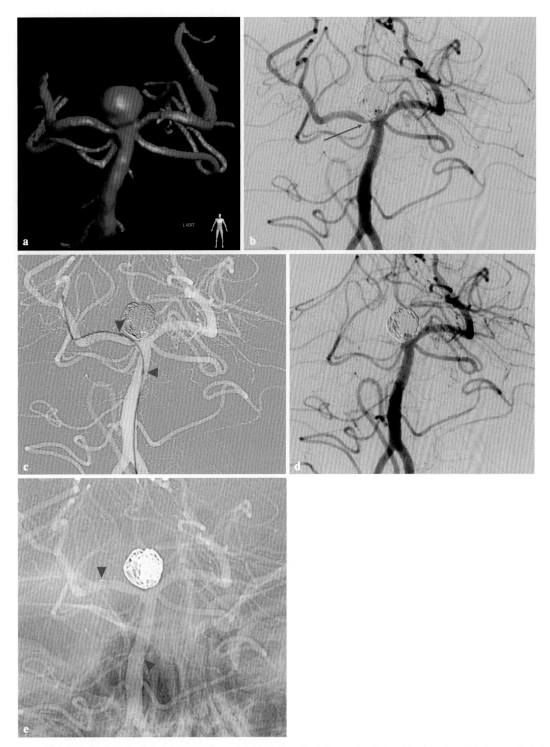

图 15-3　a. 术前造影显示基底动脉尖端动脉瘤。b. 邻近弹簧圈的右侧 P1 段（箭头所示）形成小片血栓，起初使用动脉内阿昔单抗治疗。c. 路径图下跨越血栓放置 HyperGlide（eV3）球囊。注意远、近端标记点显示了球囊的长度（箭头所示）。d. 尽管采用球囊成形术，血栓仍进一步延伸并导致右侧 P1 段几乎闭塞。e. 放置永久 Enterprise（Codman Neurovascular）支架后非减影片显示右侧 P1 段完全开通，支架头端清晰可见（箭头所示），并完全覆盖血栓区域

## 替代技术

一旦出现血小板聚集或血栓显现，若不处理血栓会继续增大使病情加重，引起潜在的灾难性后果，因此需要立即处理而别无他法。

## 风险防范

预防是远离风险的最好办法。恰当使用上述抗凝及抗血小板药物能够预防血栓形成及发展。

一些研究观察到在动脉瘤治疗中常规进行抗血小板治疗时，尽管有时也可能导致出血并发症的发生率升高，但血栓栓塞事件会随之减少，然而也有一项大型的前瞻性研究并未显示其益处。许多作者在破裂动脉瘤及未破裂动脉瘤的治疗过程中均将静脉肝素化作为预防性措施，并使 ACT 达到 250~300 s。

在血栓形成段过度扩张球囊，或由于球囊扩张使得弹簧圈过度挤压动脉瘤壁，均可能导致术中灾难性的破裂。另外，血管内导管操作或使用 Penumbra 系统时也可能引起血管穿孔。

# 第 16 章
# 跨循环途径

Transcirculation Approaches

M. Yashar S. Kalani and Felipe C. Albuquerque

## 概　述

在复杂血管病变，治疗能否实施取决于导管能否通过血管途径到达病变部位。在一些病例中，通过常规途径可能无法到达目标部位。跨循环途径有时能提供帮助，即通过对侧动脉超选插管，或者后循环向前循环或反之，输送球囊、支架或导管以到达目标部位。

## 治疗原则

在动脉瘤栓塞过程中，常使用如球囊辅助瘤颈重塑或支架技术以保护载瘤动脉或穿支动脉。但有时通过寻常途径输送这些辅助装置可能无法奏效。跨循环入路即通过可替代动脉途径来置入导管并输送弹簧圈或支架，以进行复杂动脉瘤的血管内治疗。这些技术已成功应用于基底动脉尖端宽颈动脉瘤以及复杂前交通动脉（ACoA）、胚胎型后交通动脉（PCoA）、小脑上动脉（SCA）、椎动脉 V4 段、颈动脉末端及小脑后下动脉（PICA）动脉瘤。这一技术在载瘤动脉成角或分支血管妨碍导管超选时尤其有效。

## 预期和潜在并发症

跨循环入路需要复杂的导管技术，会增加操作过程中的风险。在治疗需要复杂操作的动脉瘤时，必须权衡外科手术风险与跨循环入路可能带来的风险。

要实施这些入路，必须保证患者的解剖结构适于导管置入，即患者的血管应当具有合适的直径及形态。在 PCoA、ACoA、大脑后动脉（PCA）、SCA 缺如或椎动脉管径不足时，这种方法通常不合适。

许多潜在因素可使跨循环入路更加复杂。多路导管操作使得血栓栓塞并发症和动脉损伤的风险增加。跨循环放置支架或球囊通常需要交换微导管，因而增加了血管穿孔或夹层发生的风险。同样地，这些入路若在细小且常常扭曲的血管中进行，理论上也会增加上述并发症的发生率。

## 技术要点

在跨循环操作过程中，常需通过同侧导引导管和对侧同时进行造影以获得对解剖结构的充分理解。

### 前循环

这一技术被用于治疗颈内动脉（ICA）末端、宽颈 ACoA 及胚胎型 PCoA 动脉瘤。所有病例都需要跨越前交通动脉进行导管操作，并需要双侧股动脉途径。以下介绍各种动脉瘤类型的技术方法。

• **ICA 末端动脉瘤** 可通过单侧直接进入动脉瘤（图 16-1）。在宽颈动脉瘤治疗中对载瘤血管的保护是重要的一环。由于需要横跨的形态相对较平直，通常不需要交换微导管即可进入这些动脉瘤。通过跨循环入路，可以从对侧 A1 段跨越瘤颈进入同侧 M1 段放置支架或球囊，同时从同侧入路进行动脉瘤栓塞。这与宽颈基底动脉顶端动脉瘤的入路类似。

• **AcoA 宽颈动脉瘤** 这类动脉瘤的导管置入可因 ACoA 和对侧 A1 段管径细小或 A1~A2 段扭曲而变得复杂。通常情况下，如果动脉瘤完

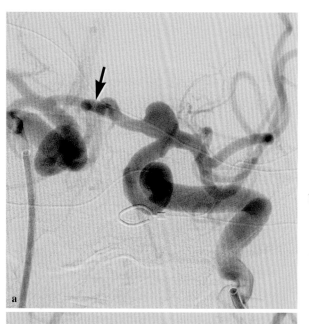

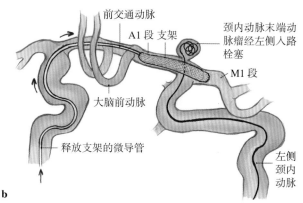

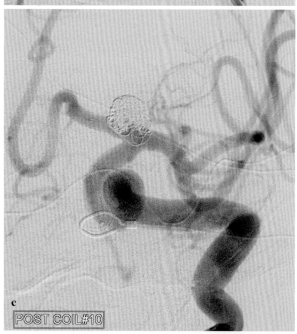

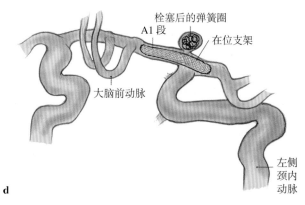

**图 16-1** a. 颈内动脉末端动脉瘤的治疗。两侧颈内动脉同时造影显示左侧颈内动脉末端动脉瘤及明显的前交通动脉（箭头所示）。从右侧通过前交通动脉进入左侧 M1 段，经患侧进入动脉瘤。 b. 示意图显示经对侧入路通过前交通动脉跨越 ICA 动脉瘤。ACA，大脑前动脉；M1，大脑中动脉 M1 段。 c. 栓塞后造影显示动脉瘤通过弹簧圈得到栓塞，然后从左侧 A1 段至左侧 M1 段水平放置支架以保护载瘤动脉。 d. 示意图显示动脉瘤栓塞后支架结构在位。图 16-1a 及 16-1c 的使用已获得 Barrow 神经研究所许可

全自 ACoA 发出，可通过从 A1 段管径较粗的一侧进入对侧 A1 段来实现对瘤颈部的保护，同时从较细 A1 段的一侧来进行栓塞。另一种可能的情况是动脉瘤偏向一侧，接近 A2 段，这时就必须从对侧 A1 段来保护 ACoA-A2 段，并从同侧 A1 段进行栓塞。这一技术需要从两侧颈内动脉同时进行导管操作以输送支架或球囊，并常常需要交换微导管才能进入动脉瘤。

• 胚胎型 PCoA 动脉瘤 PCoA 起自动脉瘤颈部，并行向下方形成锐角（图 16-2）。这一解剖特点使得同侧导管置入十分困难，利用前交通复合体从对侧超选微导管进入动脉瘤有时会比较容易。这时由于病变侧无须其他装置置入，故仅用于动态造影。

## 后循环

这一技术可用于治疗基底动脉尖端宽颈动脉瘤和 SCA、椎动脉及 PICA 动脉瘤，并同样需要双侧股动脉途径。

• 基底动脉尖端动脉瘤 采用跨循环技术，PCoA 需要具备足够的管径和形态。跨越动脉瘤颈部水平放置支架可以保护双侧 PCA。在放置

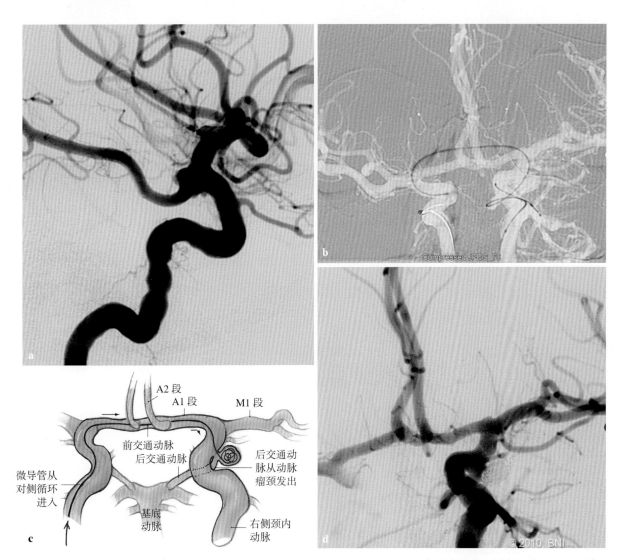

图 16-2 a. 侧位造影显示左侧胚胎型后交通动脉（PCoA）动脉瘤。这一动脉行向下方形成一锐角，使得同侧导管置入十分困难。b. 路径图影像显示导管自对侧循环超选进入动脉瘤内。c. 显示经对侧循环超选进入动脉瘤。d. 栓塞后造影显示动脉瘤完全栓塞，载瘤动脉完好。图 16.2a、图 16.2b 及图 16.2d 的使用已获得 Barrow 神经研究所许可

支架前将微导管固定于动脉瘤内（图16-3）。为了将支架输送至目标位置，可使用一根较细的更易操作的微导管跨越病变部位，然后交换为更大的支架输送导管。

• 小脑上动脉动脉瘤 PCoA 仍被作为球囊或支架辅助栓塞 SCA 动脉瘤的通路（图16-4）。当 SCA 自动脉瘤上发出并在其下方走行成锐角时，跨椎动脉途径可能无法提供适宜路径。在这些情况下，通过 PCoA 置入导管便提供了保护血管（从对侧）的机会，同时可从病变侧以较平直的方向进行栓塞。这一技术可能需要在支架置入前将微导管固定于动脉瘤内，并且很可能需要微导管交换的步骤。

• 椎动脉动脉瘤 这一治疗策略有赖于从双侧椎动脉导管置入。通过对侧椎动脉，后经椎基底结合部向下至病变侧血管，可以在经病变侧椎动脉送入栓塞微导管前放置保护球囊。

• 小脑后下动脉动脉瘤 双侧椎动脉导管置

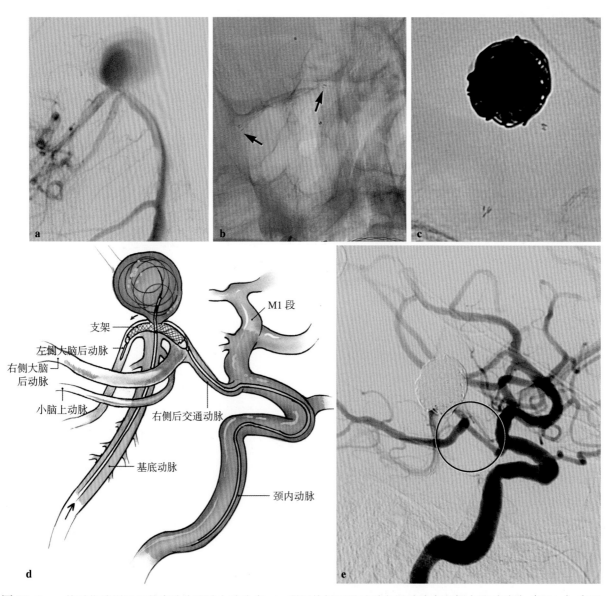

**图16-3** a. 前后位造影显示基底动脉顶端大动脉瘤。b. 利用前循环通过后交通动脉在双侧大脑后动脉（PCAs）内置入支架（箭头所示）。c. 栓塞动脉瘤。d. 示意图显示在双侧 PCA 内置入支架，逐步填塞基底动脉顶端宽颈动脉瘤。SCA，小脑上动脉。e. 最后造影显示宽颈动脉瘤得到栓塞，后交通动脉得以保留（圆圈内）。图 16-3a~ 图 16-3c 及 16-3e 的使用已获得 Barrow 神经研究所许可

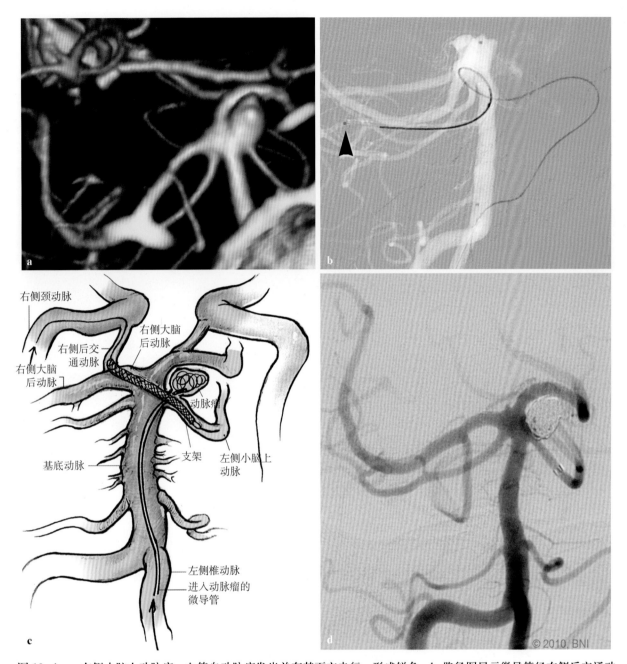

图 16-4　a. 左侧小脑上动脉瘤，血管自动脉瘤发出并在其下方走行，形成锐角。b. 路径图显示微导管经右侧后交通动脉 (PcoA) 进入左侧小脑上动脉 (SCA)，跨循环输送放置支架（箭头所示）。c. 该病例治疗策略示意图。d. 最后造影显示栓塞动脉瘤的同时避免了牺牲载瘤动脉。图 16-4a、图 16-4b 及图 16-4d 的使用已获得 Barrow 神经研究所许可

入也可用于治疗一些 PICA 动脉瘤。PICA 同样可起自一些动脉瘤的瘤颈部，并在其下方形成锐角，导致从病变侧椎动脉难以置入导管。正如椎动脉动脉瘤一样，这类 PICA 动脉瘤也可通过对侧输送球囊或支架以保护载瘤 PICA，同时从病变侧进入动脉瘤进行治疗（参见图 18-2）。

## 应用要点

• 在治疗动脉瘤时，如果载瘤动脉自瘤颈部发出，并在其下方走行形成锐角，使得病变侧导管置入极其困难或难以实现。

- 动脉瘤治疗时需要球囊或支架辅助，但通过病变侧置入导管难以成功。
- 不适合微创外科治疗或其他复杂支架技术（如 Y 形支架，"冰激凌"技术）时。

# 替代技术

- 对于复杂基底动脉尖端动脉瘤，Y 形支架或冰激凌技术可作为跨循环技术的替代方法。
- 对于前交通动脉或小脑后下动脉动脉瘤，如果使用弹簧圈牺牲载瘤动脉的风险极高或跨循环入路难以实施时可选择显微夹闭手术。

# 风险防范

- 采用这些入路的关键是患者选择。在替代方案如显微外科夹闭手术对患者的风险更低时，请不要轻易尝试这些入路。
- 仔细选择器材及动脉入路。血管（ACoA、PcoA 及椎动脉）的管径及形态必须适合这些技术的需要。
- 这些技术经常需要微导管交换，会增加跨循环入路治疗的并发症。

# 第17章
# 弹簧圈栓塞的双导管技术

Two-Catheter Technique for Coil Embolization

Ricky Medel, Avery J. Evans, and Aaron S. Dumont

## 概 述

当弹簧圈栓塞已成为大多数颅内动脉瘤的首选治疗方式时，仍常采用外科夹闭的方式处理宽颈动脉瘤。早期在尝试治疗宽颈动脉瘤时，由于担心弹簧圈移位或载瘤动脉受影响，经常栓塞不全，因而后续会再通和（或）动脉瘤增大。近年来，随着支架辅助栓塞和球囊重塑技术的不断进步，这一情况已有所改善。但是这些技术方法的出现也伴随着诸如血栓栓塞并发症、血管损伤及支架置入后长期需要抗血小板治疗等问题和风险。因此，在一些特定病变中，双导管技术因其良好的风险 – 收益比而成为理想的方法之一。

## 治疗原则

要成功栓塞，成篮弹簧圈必须在动脉瘤内形成稳定的构架，而实现这一构架则依赖于进入动脉瘤腔的弹簧圈的长度。当使用单独一根微导管而不依赖其他辅助器械时，在宽颈病变中实现这一目标尤其困难。为解决这一问题，可将另一根微导管置入动脉瘤内，并通过其放置另外的弹簧圈（图 17-1a~ 图 17-1f）。理想状态下，可将第二根微导管进行塑形并放置，使其围绕第一根微导管或位于动脉瘤内的独立区域。然后依次或同时填充弹簧圈，直至弹簧圈被完全释放并稳定。依次填充可将先前的弹簧圈"锁定"于原处，而同时填充则将弹簧圈"交织"在一起。这两种方式均为了增加弹簧圈的稳定性，并且相比于使用单一微导管，可填充更多的弹簧圈。这两种方式并非相互排斥，在同一个动脉瘤的栓塞过程中可能需要同时采用这两种方式。要根据微导管在动脉瘤内的位置来决定先解脱哪一枚弹簧圈。有时，弹簧圈内部可能紧密缠绕，解脱哪一枚弹簧圈并不显著影响其稳定性；但应保持一根微导管的位置更靠近瘤颈部并附着有弹簧圈，使其能够包绕另一根微导管。然后继续通过微导管进行填塞，直至完全栓塞。在这一过程中，应保持另一根微导管中同时有弹簧圈连接于推进导丝，从而增加整体结构的稳定性。需要注意的是，在治疗过程中哪一根微导管的位置更理想或更稳定并非一成不变，应根据当时的状况选择合适的导管进行栓塞。

## 预期和潜在并发症

这一技术的主要优点之一是灵活性。不同于采用支架置入，术者无须受限于开始阶段的固定模式，可随时调整导管位置及所用弹簧圈的规格或改变输送弹簧圈的次序及速度，直至获得满意形态。在这一过程中需要着重考虑的是导管位置及弹簧圈的撤回。

如上所述，在放置双导管时，应使两者位置互补。但在动脉瘤内操作微导管通常有其固有风险，而这些风险应当与到达更佳位置后的获益之间进行权衡。另一个与微导管相关的因素是血栓栓塞并发症。尽管这一风险被认为要低于放置支架或球囊辅助，但相比单一微导管，双微导管技术形成血栓的潜在风险更高。因此，必须时刻留意操作时间和给予全身抗凝，并且及时去除第二根微导管。

在必须撤回弹簧圈时，介入医师应当重视弹簧圈的张力。由于这一技术的目的是使弹簧圈发生缠绕，因此可能发生两枚弹簧圈缠绕的现象，从而阻碍其撤回。一般情况下，通过输送更多的弹簧圈或操作第二枚弹簧圈可实现其完全回收，若未成功可将双微导管连同其附属的弹簧圈一并撤出。最后，如果这一技术失败，仍可使用球囊重塑形技术或支架辅助进行栓塞。

## 技术要点

• 在获得合适的诊断影像后，就应当着手器材选择和准备了。

  ○ 根据麻醉医师是否需要留置单独的动脉导管，选择使用 6F 或 7F 鞘。

  ○ 导引导管必须具有足够的内径容纳两根微导管。连接双 RHV 或 W 形转换头，并将导管连接肝素化盐水持续冲洗。

  ○ 使用预成形微导管或普通微导管，必要时用蒸汽塑形后置于动脉瘤内目标位置。每一根微导管均连接单独 RHV 阀，以持续肝素化盐水冲洗。通过第一根微导管置入所选的微导丝。

  ○ 根据动脉瘤直径、形态及栓塞部位选取弹簧圈。例如，在采用这一技术治疗分叶状动脉瘤时，如果远端微导管位于其中一个腔隙时，则可选取较小的弹簧圈。

在使用"锁定"技术时，通常应使初始弹簧圈适合动脉瘤的大小，第二枚弹簧圈应较前者更小，以便其稳定在初始弹簧圈内。若尝试"编织"技术，弹簧圈的尺寸更应根据动脉瘤的形态来选择。应冲洗弹簧圈，并根据使用说明进行准备。

• 通路建立后将导引导管根据动脉瘤的位置置于颈动脉或椎动脉相对较直的部位。根据解剖特点直接使用标准 0.35 导丝或采用交换技术。

• 随后放置微导管。在持续路径图的指引下小心地将第一根导管通过微导丝送入动脉瘤内。然后小心地放置第二根微导管，注意操作第二根导管时可能会使前一根导管前移（图 17-1d 和图 17-2a）。

• 用纱布覆盖未操作的微导管，以防止误操作。然后继续在持续路径图的指引下放置第一枚弹簧圈。根据所获得的形状，在放置第二枚弹簧圈前全部或部分释放该弹簧圈。有时如果弹簧圈的形态不满意（图 17-2b），则必须在分次释放弹簧圈的同时放置另一枚弹簧圈。

• 当最初的两枚弹簧圈被完全释放后，应行数字减影造影仔细检查，以确保弹簧圈满意放置，并确定有无任何并发症征兆。如上所述，根据弹簧圈的位置及稳定性先解脱其中一枚弹簧圈，再通过合适的微导管继续进行填充直至动脉瘤被彻底栓塞（图 17-2c、图 17-2d、图 17-3 及图 17-4）。在栓塞过程中为达到良好的栓塞效果，可以在这两根微导管中交替栓塞。

## 应用要点

主要用于在采用球囊重塑形技术 [ 见第 18 章，单腔球囊辅助弹簧圈栓塞；第 19 章，双腔球囊辅助弹簧圈栓塞（Ascent 球囊）] 或支架辅助技术（见第 20 章，支架辅助栓塞脑动脉瘤）前治疗宽颈动脉瘤。

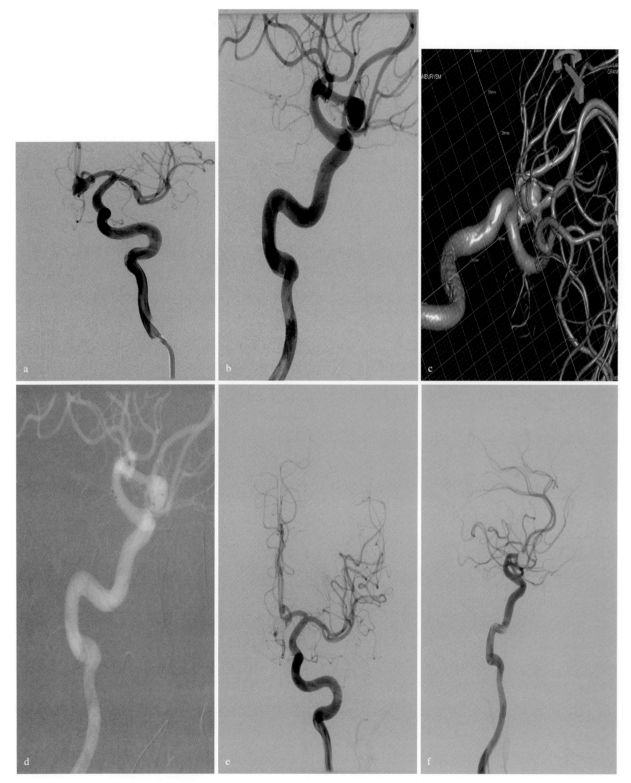

**图 17-1**  宽颈、多腔的前交通动脉瘤。a. 前后位（AP）影像。b. 侧位影像。c. 三维重建影像。d. 路径图显示双导管在动脉瘤内的位置。e、f. 动脉瘤栓塞后 AP 位及侧位影像

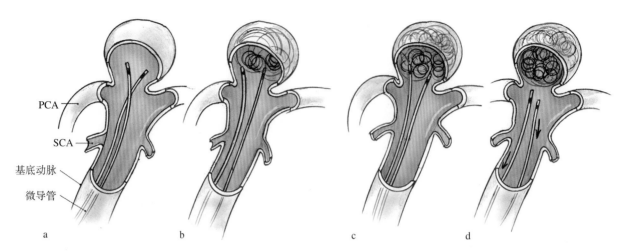

图 17-2　双导管技术进行弹簧圈栓塞。a. 通过微导丝放置两根微导管使其位于动脉瘤的不同部位。为了更易实现，可进行蒸汽塑形或使用预成形微导管。PCA，大脑后动脉；SCA，小脑上动脉。b. 通过第一根微导管放置一枚弹簧圈直至其形状满意。在通过另一根单独微导管放置第二枚弹簧圈前，该初始弹簧圈可被完全或部分释放。c. 一旦两枚弹簧圈均被完全释放，形态满意后，应进行数字减影造影，再根据弹簧圈的稳定性决定是否解脱。d. 在动脉瘤得到最佳栓塞后再解脱弹簧圈，移除微导管，使得弹簧圈体达到最大的稳定性

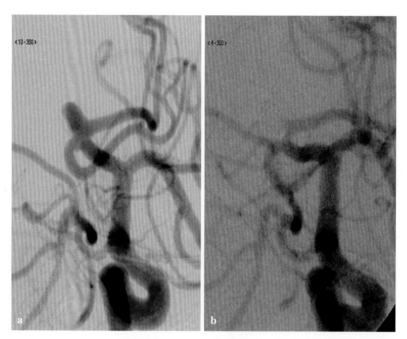

图 17-3　术前及术后对照造影显示前交通动脉宽颈动脉瘤通过双导管技术实现闭塞。a. 术前造影。b. 术后造影

## 替代技术

　　双导管技术能够栓塞大部分宽颈动脉瘤；然而，有的动脉瘤形态各异需要采用其他方法。这时可选择支架辅助栓塞、球囊重塑形或血流导向装置。这些方法将在下文单独详细讨论。

## 风险防范

　　细腻的技术及对细节的重视几乎可以消除大部分风险，但并发症仍可能发生。如先前所讨论，主要的技术并发症与弹簧圈的缠绕有关。

　　回收弹簧圈时要密切注意其张力大小，通常

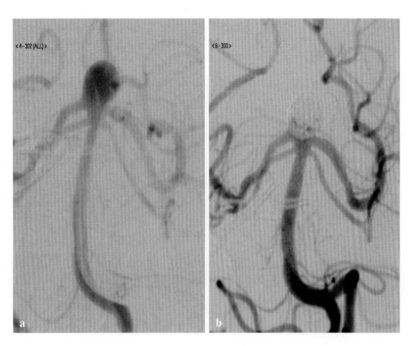

图 17-4　术前及术后对照造影显示利用双导管技术闭塞基底动脉尖端宽颈动脉瘤。a. 术前造影。b. 术后造影

可以顺利回收；若未成功，弹簧圈及其微导管可一并回收。

　　操作第二根微导管原微导管位置发生意外变化时可能发生动脉瘤破裂。应当注意避免这一并发症，一旦发生，需使用鱼精蛋白（若已使用肝素）中和，并迅速进行栓塞。必要时可放置脑室外引流。

　　其他并发症如血栓栓塞，其本质是由于双微导管并置时血流形成湍流致速度减慢造成的。其预防的关键是使患者达到足够的抗凝状态，并且及时撤出不再必须使用的微导管。

　　在技术不断进步的今天，双导管技术是一种安全、有效但似乎未被充分利用的方法。通过充分的计划和准备，许多宽颈动脉瘤可通过这一技术得到满意的治疗。即使在某些情况下这一技术失败，必要时仍可采用其他辅助器械治疗。

# 第 18 章
# 单腔球囊辅助弹簧圈栓塞
## Single-Lumen Balloon-Assisted Coil Embolization

L. Fernando Gonzalez and Felipe C. Albuquerque

## 概　述

当动脉瘤颈部较宽或为分叉的一部分时，单纯栓塞更加困难。在这种情况下，利用球囊重塑形技术通过瘤颈部重塑和（或）保护侧支可降低这些不利因素的影响。另一个优点是重塑形有利于动脉瘤内微导管的稳定性，减少其"反弹"，使其更加稳定，从而获得更加致密的弹簧圈填塞。

## 治疗原则

球囊通常分为非顺应性及顺应性两种。非顺应性球囊在注入后，球囊扩张达到所设定压力相对的直径从而实现充盈，这类球囊最常用于粥样硬化性疾病的血管成形治疗。而顺应性球囊则通过缓慢手推注射使其顺应载瘤动脉及动脉瘤颈的形态。球囊辅助技术所使用的是顺应性球囊。

目前有数种顺应性球囊可供使用。最常使用的是 HyperForm 及 HyperGlide 球囊（均为 eV3，Irvine，CA）。HyperForm 球囊具有高顺应性，球囊可部分疝入动脉瘤颈内。这种轻微程度的疝入在与血管距离较近或血管本身累及瘤颈部时栓塞较理想。球囊疝入瘤颈部近端有利于使弹簧圈离开危险的动脉分支。目前可使用的规格有 4 mm×7 mm 及 7 mm×7 mm。

## 风险和潜在并发症

球囊辅助治疗增加了操作的复杂性。伴随而来的额外风险及增加的难度包括：需使用大管径导引导管以同时容纳球囊及栓塞导管、使用其他器材时微导管或球囊的意外移位（因两根导管之间的摩擦而产生，通过选择合适大小的导引导管可降低其发生可能）、使用多导管后更易发生血栓栓塞并发症，以及球囊意外过度充盈时可能引起血管破裂。

## 技术要点

### 球囊准备

• 球囊与配套的水化导丝（X-Pedion，eV3）包装在一起，导丝需要常规冲洗，然后在普通盐水中浸润 20 s，从而降低与球囊导管之间的摩擦。

• 从包装中取出球囊，连接 RHV 并接单向阀或血流转换器。用 1 ml 注射器抽取 100% 造影剂通过阀门连接至 RHV，冲洗整个球囊及 RHV 系统，使之没有气泡。

• 通过 RHV 中央腔送入水化的 X-Pedion 导丝，至露出导管顶部。将导丝头部依照目标血管曲度进行塑形。如果到达目标动脉瘤的血管结构十分迂曲或复杂，可使用更具操控性的导丝来引导，如 Synchro-10（Stryker Neurovascular，Fremont，CA），由于 Synchro-10 导丝并非专门设计用于闭塞充盈阀，从而可能导致球囊提前泄去，因此在到达目标动脉段后可撤下该导丝并交换为X-Pedion 导丝。在重新送入 X-Pedion 导丝前，应在空白路径图下手推少许造影剂，以冲洗在导丝交换时进入导管的血液。用这一方式再次进行球囊准备，能够保证充盈过程中球囊的可视性。

- 由于球囊导管的外径大于标准微导管，因此较难进入复杂而迂曲的部位。同时，相比于0.014 in 导丝，0.010 inX-Pedion 导丝更难以操作。这些因素都迫使介入医师可能需要先将标准微导管送入目标位置，然后利用长 300 cm、0.010 in 交换导丝（X-Celerator，eV3）交换置入球囊导管。球囊可通过这一导丝安全地充盈，该导丝是 X-Pedion 导丝的可交换版本。

## 器材选择

- 球囊与微导管之间的摩擦可能会阻碍远端血管的导管超选，并导致导管无法稳定在瘤颈部。通常情况下，内径为 0.70 in 或更大的导引导管可轻松容纳这些器械，并在弹簧圈栓塞过程中进行造影剂注射。常规使用的 6F（0.70 in）导管即可通过所有 HyperGlide 系列球囊，或HyperForm 4×7 球囊加一根 SL-10（Stryker Neurovascular）或 Echelon 10（eV3）或 Prowler 10（Cordis Neurovascular Inc.，Miami Lakes，FL）微导管。若选择 HyperForm 7×7 球囊，则需要更大管径的导引导管（0.78 in）。

- 选择合适的球囊直径对于安全有效的弹簧圈栓塞至关重要。每一种球囊的型号都有不同的充盈容积，在材料包装上可被查到；为防止过度充盈，必须遵照这个设定容积。每种球囊都各有以下优点：

  - HyperGlide 球囊呈椭圆形，可被拉伸（适宜覆盖宽颈动脉瘤侧壁），并具有充分顺应性，可轻微疝入动脉瘤内，从而重建瘤颈，并为弹簧圈提供足够的支撑（图

18-1）。这种顺应性也使其能够在血管转折处，如颈内动脉虹吸部充盈。对于虹吸部动脉瘤，由于颈动脉血流易将球囊冲击至远处，因此最好将球囊置于动脉瘤稍近处。选择较长的球囊（20~30 mm）更容易将其固定于虹吸部，避免移位。而选择较短的 HyperGlide 球囊，则有利于保护动脉瘤近端的穿支动脉（图 18-2）。

  - HyperForm 球囊呈椭圆形，顺应性较HyperGlide 球囊更高，适合应对复杂解剖特点时所需要的不规则充盈。在动脉瘤栓塞治疗中如果需要将球囊疝入动脉分支及瘤颈内（图 18-3 和图 18-4），如基底动脉分叉部动脉瘤或颈动脉末端宽颈动脉瘤，HyperForm 球囊是理想的选择。

## 球囊组装及使用

- 未破裂动脉瘤患者在微导管置入及球囊充盈过程中必须充分肝素化。但对于蛛网膜下腔出血患者，最好在将 1~2 枚弹簧圈送入动脉瘤后再使用肝素。

- 将双腔 RHV、三通阀或 W 形转换头连接于导引导管近端，从而可同时输送微导管及球囊导管。由于球囊直径更大，因此应从其中央腔道输送，先输送球囊导管可使器械间的摩擦力更小。然后，在放大路径图的显示下将微导管从侧方腔道输送入动脉瘤内。如果器材之间的阻力较大，各自的推进或回撤都可能导致另一方的意外移动，这时需考虑使用更大尺寸的导引导管。

- 当弹簧圈输送接近动脉瘤时，就应用 1 ml 注射器抽取 100% 造影剂将球囊充盈至合适容积。如果存在足够的侧支血流，可在球囊充盈状态下送入多枚弹簧圈。识别"独立半球"至关重要，此时必须尽可能缩短球囊闭塞的时间。躯干诱发电位（SSEP）及脑电监测在这一过程中十分重要，侧支循环不足时诱发电位可下降，这时

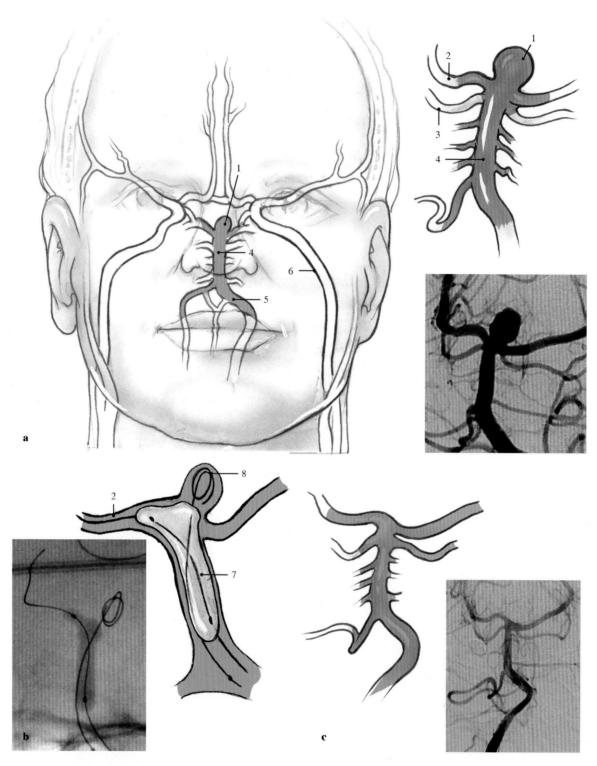

图 18-1　a. 数字减影血管造影显示基底动脉宽颈动脉瘤，患者为Ⅳ级蛛网膜下腔出血。b.HyperGlide（eV3）4×20 球囊从基底动脉进入右侧大脑后动脉。注意疝入动脉瘤部分重建瘤颈部。c. 一年后复查显示动脉瘤无复发或残留。1. 基底动脉尖端宽颈动脉瘤；2. 大脑后动脉；3. 小脑上动脉；4. 基底动脉；5. 椎动脉；6. 颈内动脉；7.HyperGlide 4×20 球囊；8. 弹簧圈位于基底动脉尖端动脉瘤内

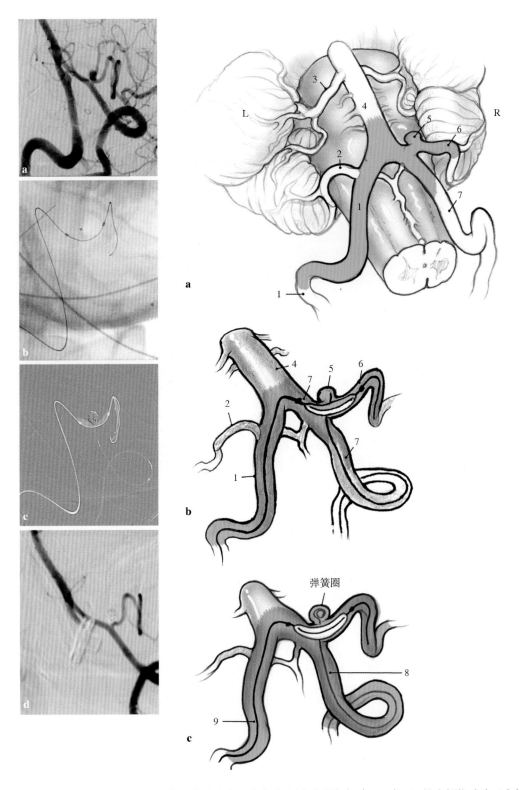

图 18-2　a. 数字减影血管造影显示Ⅲ级蛛网膜下腔出血患者小脑后下动脉瘤（PICA）。b. 从右侧椎动脉至左侧椎动脉沿 PICA 走行建立跨循环入路，使用 HyperGlide（eV3）3×10 球囊保护 PICA，同时通过左侧椎动脉进行动脉瘤栓塞。c. 路径图显示球囊跨越动脉瘤颈部，并从对侧放置弹簧圈。d. 一年后复查动脉瘤不显影，PICA 得以保留。1. 左侧椎动脉；2. 左侧 PICA；3. 右侧小脑前下动脉；4. 基底动脉；5. 右侧 PICA 动脉瘤；6. 右侧 PICA；7. 右侧椎动脉；8. 弹簧圈从病变侧进入动脉瘤；9. 对侧（跨循环）入路（即球囊）

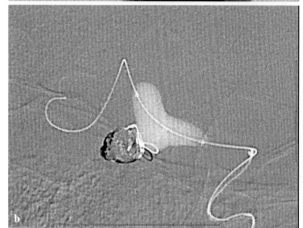

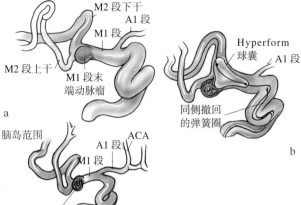

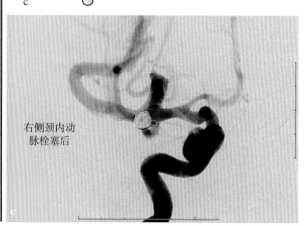

图18-3　a.前后位造影显示一例大型Ⅳ级动静脉畸形患者合并供血动脉形成的右侧大脑中动脉（MCA）宽颈动脉瘤。b. Hyperform（eV3）球囊不对称充盈并疝入动脉瘤，对 MCA 下干形成保护。c.最终结果

需立即将球囊泄去直至 SSEP 恢复正常。缩短球囊充盈时间还有利于消除血液进入球囊的潜在可能，减少其显影延迟以及反复充盈可能导致的血管破裂或夹层风险。

• 球囊通常只在前两枚弹簧圈成篮时需要。一旦动脉瘤内弹簧圈框架形成，就可将后续弹簧圈用类似俄罗斯套娃的方式依次填入动脉瘤。此时将球囊跨越瘤颈部，无须充盈，从而不影响远端血流，在必要时再充盈使用。

• 一旦弹簧圈填充完毕，在空白路径图下通过抽吸泄空球囊。如果弹簧圈在动脉瘤内稳定，再次缓慢充盈球囊，并将微导管从动脉瘤内撤出。这一方式可确保弹簧圈不会在移除微导管的过程中意外脱出动脉瘤。如果在一开始泄去球囊时发生弹簧圈脱出，应考虑放置支架以保持载瘤动脉通畅。在弹簧圈稳定成形后，移除球囊导丝可以完全泄去球囊。然后将球囊装置从导引导管中撤出。对于小动脉瘤，应在最后一枚弹簧圈释放前在空白路径图下部分泄去球囊，以检查弹簧圈的稳定性。如果稳定性不佳，弹簧圈就存在潜在移位的可能性，此时术者应当考虑在可能的情况下填塞更多的弹簧圈或置入支架。

## 应用要点

• 球囊能够提供对弹簧圈的支撑，保护载瘤血管，防止弹簧圈脱出。这在治疗诸如颈内动脉虹吸部侧壁动脉瘤中尤其有效。

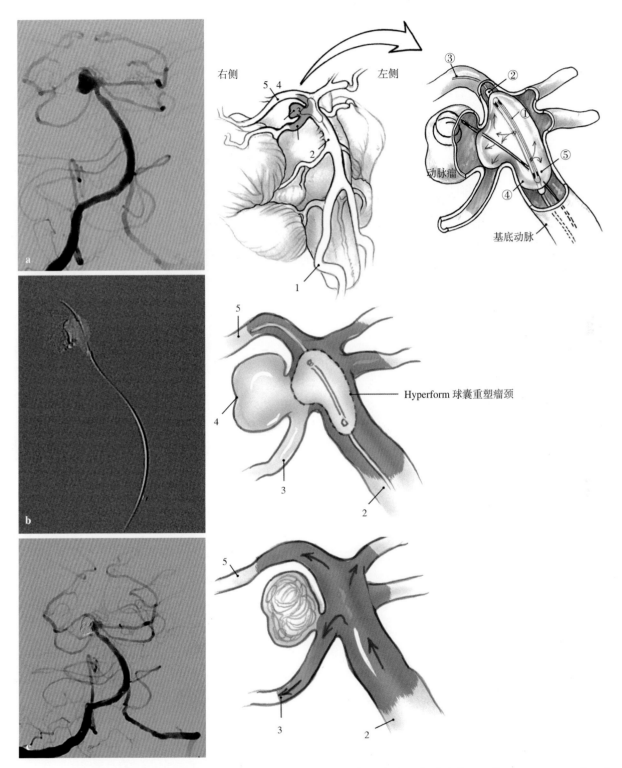

**图 18-4**　a. 汤氏位造影发现Ⅳ级蛛网膜下腔出血患者小脑上动脉（SCA）起始部动脉瘤。b. 使用 HyperForm（eV3）4×7 球囊不规则充盈重建瘤颈，并同时保护 SCA。c. 最后显示 SCA 通畅。1. 右侧椎动脉；2. 基底动脉；3. 右侧 SCA；4. 动脉瘤；5. 右侧大脑后动脉；①球囊导管导丝腔；②球囊导管头端；③球囊导管导丝；④充盈的球囊；⑤球囊近端标记

• 当侧支血管从瘤颈部发出时，将 HyperForm 球囊跨越瘤颈并在充盈时不规则疝入动脉瘤颈部，有助于动脉瘤栓塞时的瘤颈保护（图 18-4）。

• 球囊能够更好地勾画出环形、梭状或宽颈动脉瘤中往往模糊不清的载瘤血管的解剖结构（图 18-5），从而增强了对载瘤血管壁的保护，并使弹簧圈栓塞能够更加主动。在梭形动脉瘤中，可通过支架引导置入球囊（支架内球囊技术），保护因填塞弹簧圈而显示不清的血管结构。

• 球囊可作为即刻临时闭塞装置，从而将术中破裂的后果降至最低。

• 某些宽颈动脉瘤患者不适合接受抗血小板药物治疗，或者存在难治性血小板减少症，从而无法接受外科手术。此外，如果 HyperForm 球囊的不规则充盈无法完全保护瘤颈时可采用"接触球囊"的方法，通过两枚 HyperGlide 球囊使其侧面依靠，以提供宽颈支撑力，从而保护双侧大脑后动脉（图 18-6）。

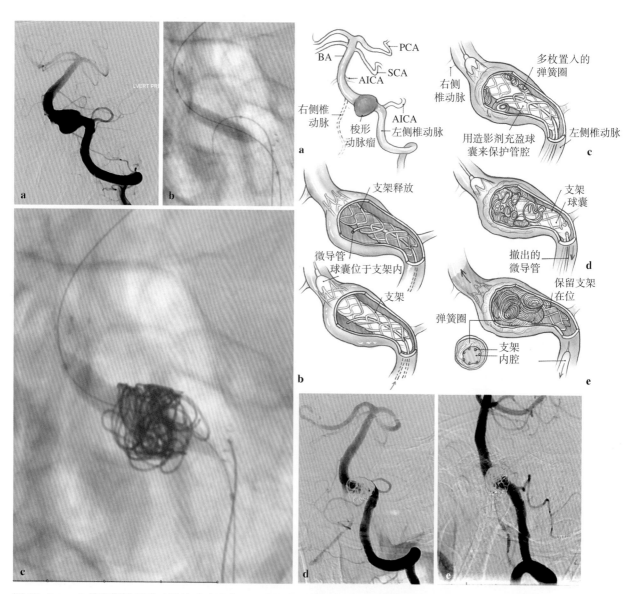

图 18-5　a. 血管造影显示椎动脉梭形动脉瘤。b. 动脉瘤覆盖多孔支架后的原始图像，显示采用支架内球囊技术在栓塞时可定位显示。c. 椎动脉全程。d. 最终的前后位造影显示弹簧圈体，椎动脉通畅。e. 最终的侧位造影显示椎动脉畅通，通过弹簧圈。AICA：小脑前下动脉；BA：基底动脉；PCA：大脑后动脉；SCA：小脑上动脉

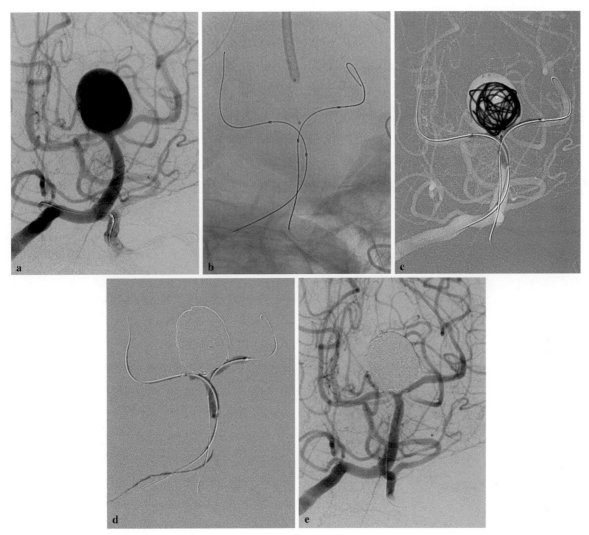

图 18-6　一例血小板减少症患者，无法接受抗血小板药物治疗或进行外科手术。a. 前后位造影显示基底动脉分叉部巨大宽颈动脉瘤。b. 非减影片显示两根球囊导管。注意 HyperGlide 球囊和微导管位于右侧椎动脉，而左侧椎动脉则通过另一根 HyperGlide 球囊。c. 球囊间断充盈下不断地填充弹簧圈。d. 泄去球囊前最终造影。e. 球囊移除后再次造影，显示双侧大脑后动脉（PCA）通畅

## 替代技术

- 对于宽颈动脉瘤，通过支架辅助弹簧圈栓塞可获得类似的效果，但后续必须进行抗血小板治疗，因而具有其固有风险。

- 当支架无法保护自瘤颈部发出的穿支血管如眼动脉或小脑上动脉瘤时，开颅夹闭是唯一的选择。

- 对于梭形动脉瘤，球囊可保护载瘤动脉管腔，同时有助于显示其解剖结构，其替代技术是使用血流导向装置（见第 21 章，血流导向治疗动脉瘤：Pipeline 装置）或外科重建，甚至包裹。

## 风险防范

- 防范并发症的最好办法就是小心避免，并且有序地执行每一个步骤，了解器材的固有特性。

- 为避免过度充盈，需严格遵照包装上的标示注入合适容量的造影剂，并且不可使球囊充盈超过动态造影时可见的动脉管径。通常这一容积低于球囊的最大容量。

- 确保球囊准备充分。注意球囊内导丝可能

扭曲。如果在充盈过程中造影剂未按预期显现，则可能发生血液进入球囊，妨碍其可视性。这时应当将导丝回撤至近端标记处以近，使得球囊完全泄空。然后，在空白路径图下注入造影剂重新冲洗球囊，直至屏幕上造影剂显影，随后才能重新使用球囊。

• 在放置多枚弹簧圈后，通常不再需要使用球囊辅助后续填充，此时应通过抽吸泄去球囊，并保留导丝在位，防止血液进入球囊，并在再次需要使用球囊时可快速充盈。

• 经常需要完全或部分泄去球囊，以使微导管重新超选进入动脉瘤内。回撤导丝至近端标记以近，可快速泄空球囊。然后快速将导丝通过球囊，以防止血液逆流进入导管系统。

• 在再次充盈的过程中球囊内的血液可能妨碍其可视性，并导致球囊过度充盈，甚至血管破裂。如果担心球囊充盈不佳或有较多血液进入导管，应通过将导丝回拉至近端标记以近来重新冲洗球囊。在放大路径图下仔细观察造影剂，可见其自导管顶端流出。

• 在发生术中动脉瘤破裂时，球囊应保持充盈，同时迅速栓塞动脉瘤。在放置更多弹簧圈后，应通过抽吸逐步泄去球囊并进行动态造影。如果仍有造影剂持续外溢，则应再次充盈球囊，并继续放置弹簧圈。如果后续弹簧圈无法继续放置，可将球囊在原处维持充盈数分钟，有时可能有效。

# 第 19 章
# 双腔球囊辅助弹簧圈栓塞（Ascent 球囊）

Double-Lumen Balloon-Assisted Coil Embolization(Ascent Balloon)

Bryan A. Pukenas and Michael Stiefel

## 概　述

血管内弹簧圈栓塞颅内宽颈动脉瘤和位于血管分叉部位的动脉瘤具有一定挑战性。自 Moret 等首先描述以来，球囊重塑形技术已逐步成为针对复杂动脉瘤的一种有效的治疗手段。根据传统，这一技术的使用需要两根微导管，即一根"栓塞"导管和一根球囊闭塞导管，因此可能使血栓栓塞并发症的发生率增加。Ascent 双腔球囊导管（Codman & Shurtleff,Inc., Raynham, MA）的问世使得通过单一颅内微导管同时进行弹簧圈栓塞和球囊颈部重塑成为可能。

## 治疗原则

使用 Ascent 球囊导管由于可以通过单一颅内导管同时进行球囊重塑形和弹簧圈栓塞，因此可降低血栓栓塞并发症的发生率。该导管内部导丝腔能够容纳最大为 0.014 in 的微导丝，有利于超选，特别是能非常便利地通过颈动脉虹吸部。球囊规格包括 4 mm×7 mm 及 6 mm×9 mm，标记点位于近端 3 cm 处，适合于颅内栓塞。Ascent 球囊导管的天然顺应性使其能够封堵动脉瘤颈部，而通过在动脉瘤腔内的导管头端能够方便地进行弹簧圈栓塞（图 19-1）。但由于导管头端可超过远端不透射线标记点 3.0~5.5 mm，因此

在将导管送入动脉瘤的过程中需要十分小心。

## 预期和潜在并发症

Ascent 同轴双腔系统避免了需要使用另外的微导管及微导丝，从而减少了操作时间及降低了费用。但早期有报道称，因其需要较强的导引导管远端支撑，因此增加了腹股沟穿刺部位相关潜在并发症和载瘤动脉夹层等的发生率。另外，也有报道描述该系统也可用于小动脉，这在理论上增加了血栓栓塞并发症及夹层的风险。

## 技术要点

### 器材准备

• 球囊在从包装中取出前必须用盐水充分冲洗包装鞘，进行水化。

• 在导丝进入前用盐水冲洗导管的导丝腔。

• 将三通接在充满 3 ml 造影剂的 20 ml 注射器上。

• 球囊端准备：将注射器垂直向下抽吸形成负压，关闭三通旋塞阀门。然后竖起注射器，将气泡从开放的三通旋塞阀出口端排出。打开旋塞阀的充盈腔道，再次将注射器向下抽吸形成负压。为使造影剂能够进入充盈腔道，在造影剂进入时应缓慢下降活塞。

• 球囊远端具有通气口，因此在缓慢注射造

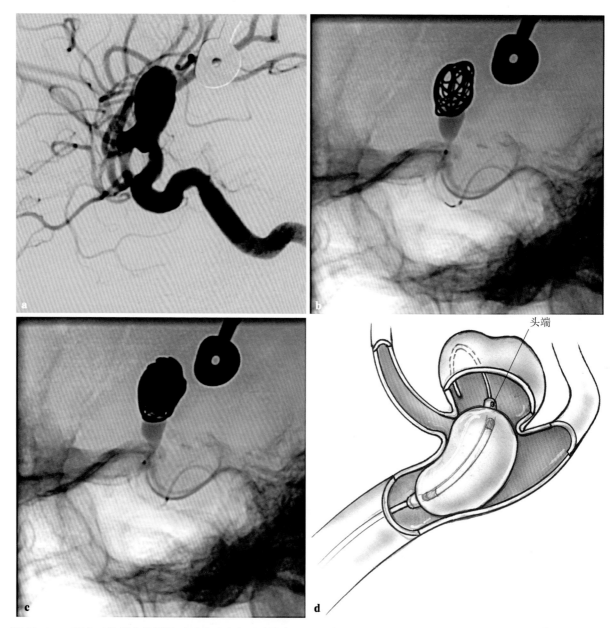

图 19-1　a. 颈内动脉侧位造影显示颈内动脉宽颈动脉瘤。b. 非减影片显示充满造影剂的球囊跨越动脉瘤颈部的同时放置弹簧圈。c. 非减影片显示球囊充盈下动脉瘤被逐步填充。使用该图已获得 Neurosurgery 2011;69:8−12 的允许。d.Ascent 球囊导管治疗基底动脉尖端动脉瘤示意图。注意球囊闭塞了动脉瘤颈部，弹簧圈在动脉瘤内释放

影剂冲洗导管（无效腔大小 =0.45 ml）时，必须竖起球囊以使气泡排出，并观察造影剂自导管头端流出。

•将导管头端浸入造影剂后再泄去球囊。关闭旋塞阀门，更换为充满造影剂的 1 ml 注射器。球囊泄空的时间长短取决于造影剂：盐水比例及球囊大小。在使用说明书（IFU）中可以查找其预计的泄空时间。

## 器材选择

•由于通过迂曲血管较困难，因此经常需要中间导管的支撑。要求导引导管的最小内径为 0.05 in。在超选前循环时，常需要将导引导管放置于颅内，必须使用 0.014 in 导丝协助球囊导管通过。

•选择合适的球囊尺寸十分重要，必须避免球囊的尺寸超过载瘤动脉及动脉瘤颈的大小。球

囊充盈后的直径取决于所注入的造影剂：盐水的容量（可在 IFU 中找到）。

### 装配及使用

- 未破裂动脉瘤患者必须充分肝素化，使活化凝血时间（ACT）>250 s。对于可能采用颅内支架进行治疗的病例，需考虑在术前对患者进行抗血小板药物的准备。

- 将 RHV 连接在导引导管上，并对整个系统进行持续肝素化冲洗，从而润滑球囊导管，利于球囊导管的操作，并能够在栓塞过程中进行对照造影。同时，应在 Ascent 球囊导管的导丝端口连接 RHV，以减少血栓形成的风险，并提供对导丝的润滑作用。

- 利用路径图技术小心地将球囊导管置于动脉瘤颈部。在球囊充盈前需移除导丝，并准备合适大小的弹簧圈通过导丝端口，并送入导管。应将弹簧圈远端置入导管头部的稍近处，随后充盈球囊并进行栓塞。

- 随后将球囊泄去，再充盈数次，这取决于动脉瘤的大小、期望填塞的密度以及对侧循环的条件。一旦弹簧圈被释放，就应在空白路径图下泄去球囊，使术者能够观察到球囊操作过程中弹簧圈的位移。

### 应用要点

- 球囊能够支撑弹簧圈体，特别是在瘤颈部，以防止弹簧圈移位进入载瘤动脉。由于球囊与导管的导丝段并行，因此在治疗颈内动脉末端及基底动脉尖端动脉瘤时使用 Ascent 球囊尤其有效。同时，也有使用 Ascent 球囊治疗对侧大脑前动脉 A1 段缺如的前交通动脉瘤的报道。

- 球囊可作为发生术中破裂事件时的临时阻断装置。

- 可在需要或不需要即刻牺牲血管时行球囊闭塞试验。

- Ascent 球囊与液态栓塞剂的相容性目前尚无试验的报道。

## 替代技术

- 使用单腔球囊导管及栓塞导管的传统球囊重塑技术可作为 Ascent 导管的替代。

- 支架辅助弹簧圈栓塞是球囊重塑形技术的另一种替代方案。但是，在治疗急性蛛网膜下腔出血时使用支架会增加后续使用抗血小板药物所带来的风险。

- 当动脉瘤可能出现明显残留时，外科夹闭可能是更好的及更持久的治疗选择。

- 对于梭形及宽颈动脉瘤，也可使用血流导向装置进行治疗（见第 21 章，血流导向装置治疗动脉瘤：Pipeline 装置）。

## 风险防范

- 仔细准备球囊可降低空气栓塞的风险，持续肝素化冲洗能降低导管内微粒形成的可能。

- 在填塞最初数枚弹簧圈后，无须一定要泄去球囊，才能降低瘤颈破裂及载瘤血管损伤的风险。

- 由于球囊充盈将阻断血流，因此应当持续进行躯体感觉诱发电位监测及脑电监测。在处理后循环时可另外监测脑干听觉诱发电位。

- 在发生术中破裂时，应保持球囊充盈并持续栓塞动脉瘤。球囊泄去后进行对照造影，如果仍有持续出血，应再次充盈球囊并继续填塞，直至出血得到控制。

# 第 20 章
# 支架辅助栓塞脑动脉瘤
Stent-Assisted Coiling of Cerebral Aneurysms

M. Yashar S. Kalani, Adib A. Abla, and Felipe C. Albuquerque

## 概　述

使用支架辅助使得治疗复杂颅内动脉瘤更加便捷。早期，支架主要用于治疗宽颈动脉瘤，预防弹簧圈疝入载瘤动脉。近来，密网支架如 Pipeline 装置已被作为一种动脉瘤 – 载瘤血管接触面的内皮愈合装置在使用。本章我们将回顾支架辅助技术在栓塞复杂颅内动脉瘤中的应用。

## 治疗原则

弹簧圈进入动脉瘤后即启动了一系列级联反应，并最终导致动脉瘤内血栓形成，从而预防动脉瘤破裂。而弹簧圈环凸入载瘤血管则可诱发血栓栓塞并发症。弹簧圈的凸出问题在宽颈（>4 mm）动脉瘤栓塞时尤为棘手。放置支架跨越瘤颈，并限制栓塞微导管，可降低弹簧圈疝入载瘤血管的可能性。

## 预期和潜在并发症

放置支架的一些相对禁忌证包括急性蛛网膜下腔出血（SAH）、抗血小板药物不耐受以及缺乏合适路径。对 SAH 患者放置支架目前尚存争议，支架使用后必须对患者进行双重抗血小板治疗，从而增加了潜在的出血并发症。有时，动脉瘤颈部过宽无法跨越支架。另外，一些梭形动脉瘤大于支架的最大直径，使得支架难以紧贴，不能避免其发生意外移位。

这种技术最主要的并发症是支架内血栓形成，合适的抗血小板方案能够预防。同时也要注意发生支架内狭窄的可能性。

## 技术要点

美国目前允许使用的支架是 Enterprise（Codman & Shurleff, Inc., Raynham, MA）和 Neuroform（Stryker Neurovascular, Fremont CA）。Enterprise 支架是一种柔软的闭环、自膨式镍钛合金支架，其末端外展，有利于固定于血管壁。它有不同的长度（14、22、28 及 37 mm），但直径只有 4.5 mm 一种。Neuroform 支架则是一种杂合（开环设计并在特定间隔桥连）、自膨式支架，有不同的直径和长度。Neuroform 支架已发布数代，包括 Neurofrom II 和 Neuroform III /EZ。

## 总　则

在使用支架治疗未破裂动脉瘤时，应在术前给予所有患者阿司匹林 325 mg 及氯吡格雷 75 mg（Plavix, Sanofi–Aventis, Bridgewater, NJ）5~7 天。所有操作应在患者接受全身麻醉及电生理监测状态下进行。在股动脉置管后应对患者充分抗凝治疗，使得活化凝血时间 >200 s。在临时使用支架时，可在术中给予患者静脉用阿昔单抗（ReoPro），作为术后阿司匹林（ASA）和氯吡格雷抗凝的桥接治疗。

在进行诊断性造影检查包括三维显像后，应记录下输送支架及栓塞动脉瘤所需的合适工作角度；测量载瘤血管远、近端直径；选择合适规格的支架，使其直径大于载瘤血管 0.5~1.0 mm，长度则应保证动脉瘤两侧有 5 mm 的支架着陆区，以提供对血管壁足够的支撑力。

我们喜欢采用限制技术，即将栓塞微导管同非支架辅助栓塞一样超选进入动脉瘤后，将微导管留在原处，再把支架输送系统作为第二根导管推进，支架释放后限制了动脉瘤内的第一根微导管。

当然，微导管也可在支架释放后穿越其支架网孔放置（但风险是弹出或损坏）。通过使用 W 形转换头及多路肝素盐水滴注，利用 0.014 in 微导丝操作另一根微导管，使其超过支架的目标着陆区，并进入载瘤血管更远处的分支。然后在微导管内移除原导丝，并交换一根长 300 cm 的微导丝。

因支架的构造不同而放置方式也有所差异。对于 Neuroform 支架输送系统，支架预装在一根 3F 递送导管内，该递送导管内包含一根 0.025 in 的导丝稳定导管。冲洗该递送导管并组装。然后将输送系统通过交换导丝推送，并在对照路径图下使其进入载瘤血管，到达瘤颈远端。然后推送稳定导管将支架推向递送导管远端的不透射线标记点。当支架在递送导管内移动至距远端标记点 2 mm 以内时，将整个输送系统回撤至着陆区。到达跨越瘤颈合适位置后，即可将递送导管沿稳定导管回撤，使得支架离开鞘管。一旦支架的近端标记离开微导管头端，即代表支架已被完全释放。在释放支架后，就可通过限制在动脉瘤体内的栓塞微导管填塞弹簧圈。

Enterprise 支架则在 Prowler Plus Select 导管（Cordis Neurovascular，Miami Lakes，FL）到达目标区域后进行装载，并在预定位置离鞘。

动脉闭合器用于手术结束阶段在穿刺处止血。手术完成后，不中和肝素化。对于未破裂动脉瘤患者维持服用阿司匹林及氯吡格雷 3~6 个月，随后调整为长期单独使用阿司匹林。在破裂动脉瘤患者中，术后可经口或直肠立即给予阿司匹林 650 mg，次日晨给予氯吡格雷 75 mg。随后给予与未破裂动脉瘤患者相同的抗血小板方案治疗。

## 适应证

- 宽颈动脉瘤　治疗颈部弹簧圈体无法限制的宽颈动脉瘤（图 20-1），可避免弹簧圈凸入载瘤血管。
- 补救/紧急挽救　在部分弹簧圈体脱入载瘤血管时（图 20-2），可使用支架将其限制在血管内。
- 巨大动脉瘤　支架技术可用于辅助栓塞巨大动脉瘤（图 20-1），如颈内动脉海绵窦段动脉瘤（这一治疗方式已受益于近来血流导向装置的应用；见第 21 章，血流导向装置治疗动脉瘤：Pipeline 栓塞装置）。
- 夹层或梭形动脉瘤　在不明确瘤颈可供弹簧圈放置的情况下可使用支架（图 20-3）。
- 血泡样动脉瘤　治疗在急性期已行夹闭-包裹的破裂血泡样动脉瘤。对这些患者分期进行支架置入可加强动脉壁的结构。

## 替代技术

- 球囊辅助技术可作为支架置入的替代办法。
- 近年来，血流导向装置（密网支架）已被作为可改变动脉瘤顶部血流动力学的方法引入，

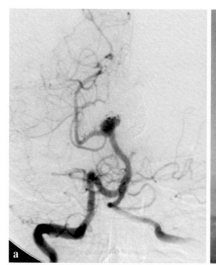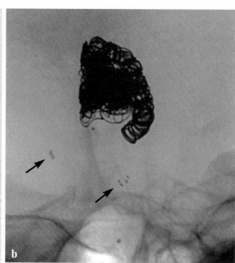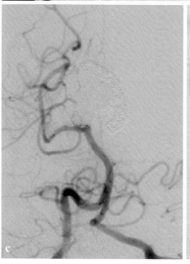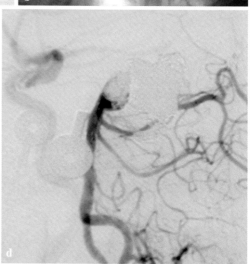

图20-1 56岁女性，基底动脉尖端巨大动脉瘤，一期行左侧颞浅动脉-小脑浅动脉搭桥后进行动脉瘤弹簧圈栓塞。一年后发现残余动脉瘤沿颈部右侧再生长，原先的弹簧圈被压缩。随后再次通过球囊辅助进行动脉瘤栓塞，将瘤颈部更加致密填塞。a.球囊辅助再次栓塞后1年行数字减影造影（DSA），正位投影显示瘤颈部右侧部分有9.5mm大小的残余动脉瘤生长，弹簧圈被压缩进入大的动脉瘤内血栓中。b.将一枚3.5mm×20mm的Neuroform（Stryker Neurovascular）支架从基底动脉远端跨越瘤颈置于右侧大脑后动脉（箭头所示）。术后正位（c）及侧位（d）DSA显示残余动脉瘤近全闭塞。侧位投影图像显示右侧大脑后动脉置入支架后呈"枪管样"，其周边近270°范围均有弹簧圈填充。e.示意图显示微导管固定于巨大动脉瘤内，用以输送弹簧圈进入动脉瘤腔，并置入支架覆盖瘤颈部。f.示意图显示弹簧圈依靠支架填充，并被支架推入动脉瘤顶端。AICA：小脑前下动脉；BA：基底动脉；PCA：大脑后动脉；SCA：小脑上动脉；VA：椎动脉（引自Fiorella D，et al. Preliminary experience using the Neuroform stent for the treatment of cerebral aneurysms. Neurosurg 2004;54:Fig. 5，并获得许可）

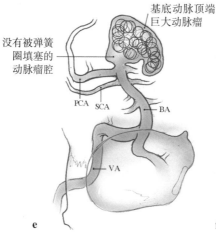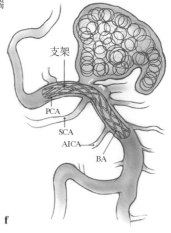

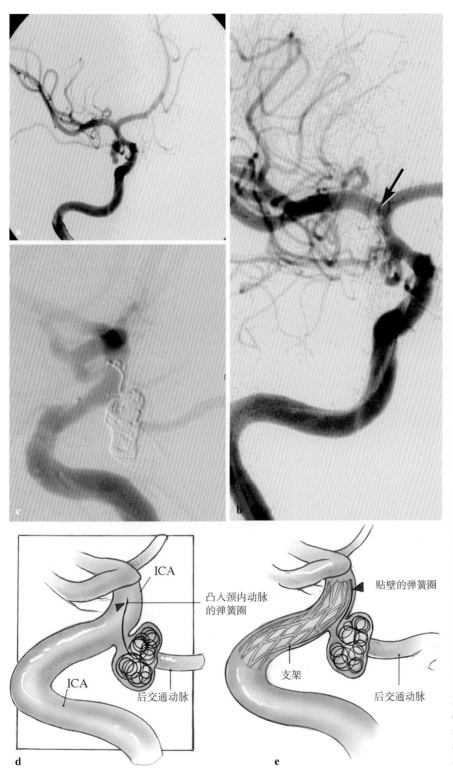

图 20-2 一例 56 岁女性急性后交通（PcomA）动脉瘤的救治。a. 经右侧眼眶斜位数字减影造影（DSA）显示自 PcomA 起始部发出的分叶状动脉瘤。在弹簧圈栓塞过程中，弹簧圈尾部凸入颈内动脉（ICA）。b. 经右侧眶斜位 DSA 投影见凸出的弹簧圈环，其顶端周围有血栓聚集（箭头所示）。给予患者静脉注射阿昔单抗 0.25 mg/kg。定时血管造影显示血栓溶解，无分支血管闭塞，术中电生理监测正常。放置一枚 4.0 mm×15 mm 的 Neuroform（Stryker Neurovascular）支架使其跨越脱出的弹簧圈环，并将弹簧圈固定于 ICA 管壁。支架在动脉瘤栓塞中起到了支撑作用，最终达到动脉瘤完全闭塞。c. 术后 DSA 侧位投影显示支架内血流畅通，并将挤出的弹簧圈环固定于血管壁。动脉瘤内无残余血流，后交通动脉完全通畅。术后患者无神经功能缺损，并于术后 5 天出院。d. 示意图显示弹簧圈体的尾端游离并凸入载瘤血管。e. 通过放置支架将弹簧圈体固定于血管壁（引自 Fiorella D, et al. Preliminary experience using the Neuroform stent for the treatment of cerebral aneurysms. Neurosurg 2004; 54:Fig. 4，并获得许可）

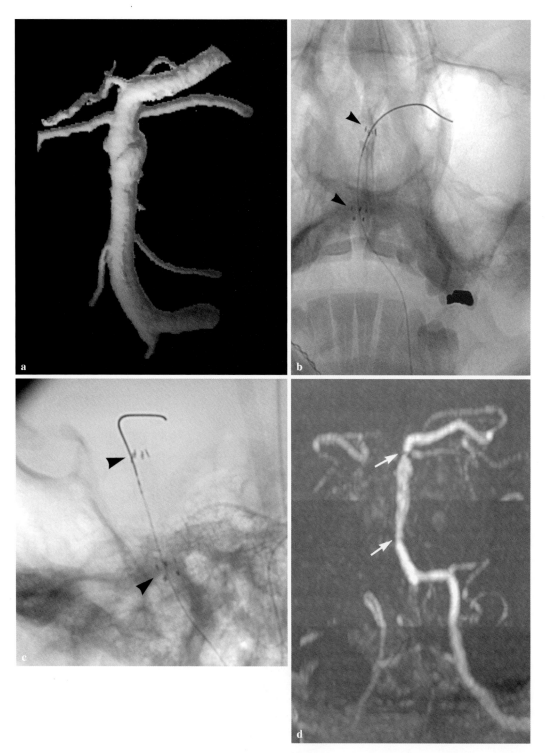

**图 20-3** 42 岁女性梭形夹层动脉瘤病例，表现为急性蛛网膜下腔出血。a. 三维旋转造影重建图像显示基底动脉远端环形夹层动脉瘤。非减影（b）及侧位（c）影像显示跨越动脉瘤放置两枚 Neuroform（Stryker Neurovascular）支架（内侧 4.0 mm×15 mm；外侧为 3.5 mm×15 mm）。箭头所示的是支架不透射线标记。d. 术后磁共振血管成像检查见支架畅通，基底动脉腔内血流增强显示良好。支架远、近端（箭头所示）血流缺损是由于不透射线支架标记的敏感伪影所致。术后 2 天患者突发神经功能障碍，检查发现支架"闭锁"

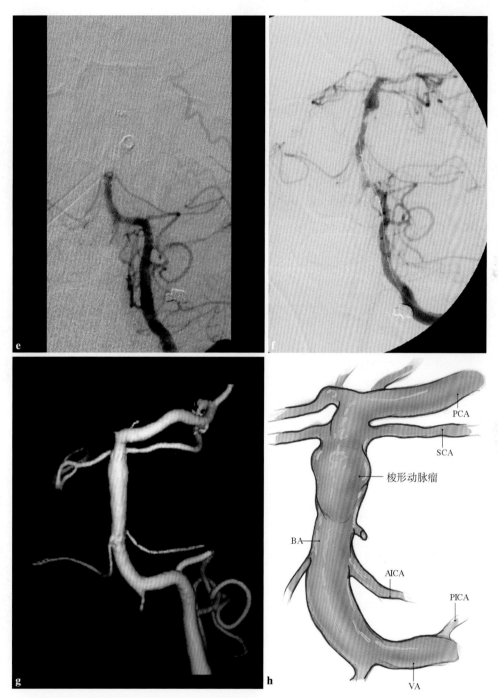

图 20-3　（续）e. 数字减影造影正位投影显示基底动脉支架完全闭塞。f. 动脉内注射阿昔单抗 9 mg 及阿替普酶 2 mg 后血流恢复，使用 3.5 mm×15 mm 的 Sentry 球囊导管（Boston Scientific/Target）进行血管成形。患者神经功能恢复良好并于术后 18 天出院。g. 支架置入后 7 周复查三维旋转造影见基底动脉动脉瘤段几乎完全重建。h. 示意图显示梭形动脉瘤并不适于单纯弹簧圈治疗。支架置入能够为病变血管段内皮化及愈合提供坚实和平顺的表面（引自 Fiorella D，et al. Preliminary experience using the Neuroform stent for the treatment of cerebral aneurysms. Neurosurg 2004;54:Fig.2，并获得许可）

并可在导向装置 – 血管接触面使内皮愈合。

• 在宽颈动脉瘤的 SAH 期行不完全栓塞，瘤颈残留。当患者自 SAH 期恢复后延期放置支架或血流导向装置，行支架辅助弹簧圈栓塞。

## 风险防范

• 患者的选择是关键。在替代技术如显微外科夹闭或使用血流导向装置较放置支架的风险更低时应选择前者。

• 抗凝治疗的使用至关重要。在急性 SAH 时使用双重抗血小板治疗仍属相对禁忌。对患者持续进行抗血小板药物治疗十分重要，直至支架实现内皮化。通常我们把 6 个月作为后治疗期，随后终身使用阿司匹林。对于高风险患者可将后治疗期延长至 1 年。在复查造影显示无支架狭窄后，通常不需要继续使用氯吡格雷。

• 这些技术常常需要进行微导管交换。在进行交换时需全神贯注，每一个步骤都可能增加患者血管损伤的风险。简单即最佳，交换越少越好。

• 出现血栓栓塞并发症或穿支闭塞时，通常可进行动脉内给予可抑制血小板活性的糖蛋白 Ⅱb/ Ⅲa 抑制剂阿昔单抗（ReoPro）或替罗非班（Integrilin）治疗。

# 第 21 章
# 血流导向治疗动脉瘤：Pipeline 栓塞装置
## Flow Diverter Treatment for Aneurysms: The Pipeline Embolization Device

R. Webster Crowley, L. Fernando Gonzalez, and Felipe C. Albuquerque

## 概　述

脑动脉瘤的血管内治疗一般包括弹簧圈栓塞伴（或不伴）支架或球囊辅助。近年来血流导向（密网）支架的发展为血管内治疗增加了另一种选择。目前可选择的血流导向装置包括 Pipeline 栓塞装置（PED，eV3，Irvine，CA）和 Silk 支架（Balt, Montmorency, France）。但目前在美国唯一可用的是 PED，2011 年 4 月经食品和药品管理局（FDA）批准用于颈内动脉岩段至垂体上段大型或宽颈动脉瘤的治疗。由于这是当今唯一通过 FDA 许可的装置，因此本章主要讨论 PED 相关的治疗原则及技术。

## 治疗原则

血流导向装置治疗动脉瘤的指导原则是通过改变血流方向而使其离开动脉瘤，从而使动脉瘤即使在没有弹簧圈时也能够形成血栓（图 21-1）。PED 是一种由铂和镍钴铬合金编织而成的自膨式支架，与其他用于辅助弹簧圈栓塞治疗动脉瘤的颅内支架（Enterprise, Codman & Shurtleff, Inc., Raynham, MA；Neuroform, Stryker Neurovascular, Fremont, CA）相比，PED 的网孔大幅缩小，密度更高（低孔隙），其网孔直径为

0.02~0.05 mm。在理想状态下，可覆盖 30% 的动脉壁表面，并使血流沿载瘤动脉的长轴方向离开所覆盖的动脉瘤。

## 预期和潜在并发症

与弹簧圈栓塞动脉瘤相比，弹簧圈栓塞治疗的目的是为了术后达到动脉瘤闭塞，而血流导向装置则是通过更延迟的方式诱导血栓形成。因此，PED 栓塞的预期目标是在放置 PED 后增加动脉瘤内的血液淤滞；但只有在少数情况下可将动脉瘤迅速隔绝于血液循环以外。我们现在越来越多地在 PED 治疗的同时进行疏松的弹簧圈栓塞，特别是在大型动脉瘤的治疗中（图 21-2）。我们相信这一方式可以增加动脉瘤的闭塞率。但是一旦 PED 放置到位，由于其网孔太小，使得微导管无法通过，因此只能在放置 PED 之前填充弹簧圈。

由于血流导向装置发生血栓并发症的风险高于其他颅内支架，因此必须严格进行双重抗血小板治疗。患者一般在术前 3~7 天开始使用阿司匹林和氯吡格雷，但对某些患者，PED 治疗并非预定方案，因而患者术前并未接受抗血小板的准备。对于这些患者，我们习惯在放置第一枚 PED 后立即给予阿昔单抗，术后给予氯吡格雷 450 mg 及阿司匹林 325 mg。

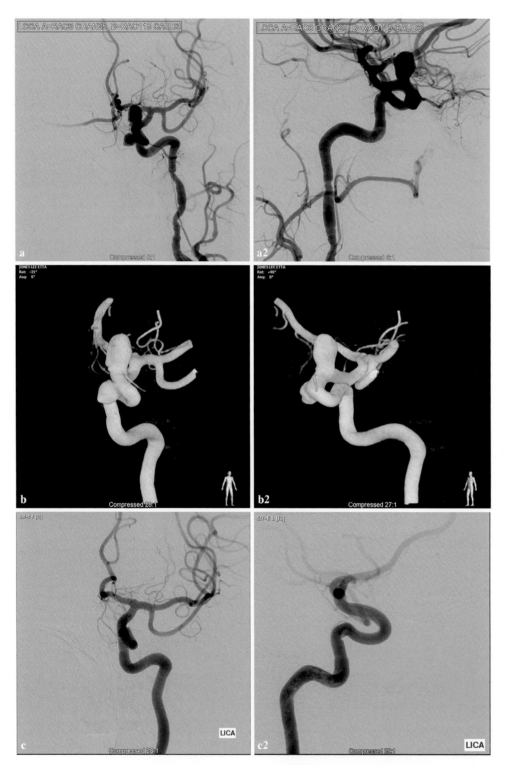

图 21-1　一例 54 岁剧烈头痛女性患者的造影图像。a. 治疗前造影图像显示眼动脉旁及颈动脉窝动脉瘤。b. 三维造影图像进一步区分这些病变。给该患者放置了两枚 Pipeline 栓塞装置以重叠覆盖这两处动脉瘤。c. 术后复查造影显示动脉瘤无残余，动脉完全重建

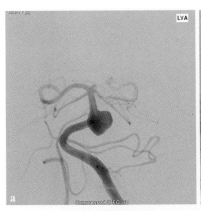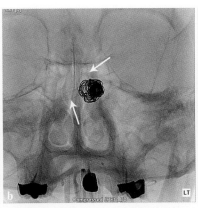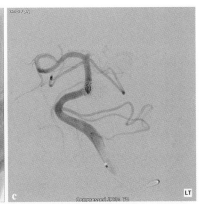

图 21-2　一例 67 岁女性基底动脉干大动脉瘤患者的造影图像。a. 置入 Pipeline 栓塞装置前将微导管固定于动脉瘤内。在放置 PED 后，用弹簧圈栓塞填塞，以利于动脉瘤内血栓形成。b. 治疗后非减影片可见 PED 的远、近端（箭头所示）。c. 术后复查造影显示动脉瘤完全闭塞

## 技术要点

### 器材准备

• 放置 PED 需要使用 0.027 in 微导管，可以选择 Marksman（eV3）、Headway 27（Micro-Vention Inc., Tustin, CA）及 Excelsior XT-27（Stryker Neurovascular）。将微导管通过微导丝跨越动脉瘤进入远端血管。对于 ICA 动脉瘤，通常将微导管放入大脑中动脉（MCA）的 M2 分支；对于后循环动脉瘤，则可能需要将 Marksman 输送至大脑后动脉（PCA）的 P2 或 P3 段。由于 PED 的输送系统较硬，在经过迂曲血管结构时导管的位置容易发生改变，因此通常需要并建议将其远端放置在目标点以远至少 2 cm。

• 对于特别迂曲的血管或动脉瘤，普通导引导管对导管的支撑可能不足。在这种情况下，可能需要使用远端进入导管（distal access catheter, DAC）（中间导管），经过导引导管推送至尽可能远处，然后通过 DAC 输送微导管。在一些特定病例中，甚至可以将 DAC 跨越动脉瘤颈部。

• 如果准备同时采用弹簧圈栓塞，必须在放置 PED 前将栓塞微导管置于动脉瘤内。如果使用 Marksman 微导管，标准的 0.070 in 导引导管（如 Neuron，Penumbra，Inc.，Alameda，CA 和 Envoy）的内径无法同时容纳 Marksman 微导管及另一根 0.017 in 的栓塞微导管。因此，这时就必须使用更大的导引导管，如 0.088 in Neuron MAX（Penumbra）。Excelsior XT-27 微导管在 0.070 in 导引导管中可与 0.017 in 的栓塞微导管同时使用。

### 器材选择

• 器材选择在使用 PED 治疗动脉瘤时十分重要。首先的一步就是判定并精确测量目标着陆区。测量血管必须在工作角度位造影图像上进行。我们习惯使支架的远、近端位于相对正常的动脉段内。尽管并非总是可行，特别是在血管延长扩张的情况下，但一般均较易实现。虽然我们也尽可能避免覆盖血管穿支或小分支动脉，如眼动脉或小脑动脉，但必要时也可让支架跨越这些血管。对于特别迂曲的动脉瘤，经常需要使 PED 超过动脉瘤颈部 1 cm 甚至更多来释放，以确保其不会凸入动脉瘤。

• PED 的直径从 2.5~5.0 mm 不等，长度为 10~35 mm。但当其被完全释放时，直径则较所标示的直径大 0.25 mm。PED 在扩张至标示的直径时达到最大覆盖面积，因此通常选择与预期着陆

区动脉直径相当或小 0.25 mm 规格的 PED。

• 我们倾向于尽可能只用一个支架，因而通常所选择的 PED 的长度要确保足以覆盖动脉瘤。但有时正常动脉远、近端的直径相差较大，这时选择单一的 PED 可导致在较细段动脉内支架无法充分展开，从而造成覆盖不良。对于这种情况，可采用套叠技术放置不同直径的支架。治疗时首先应放置较小的支架，这一点很重要，较大的支架就可在小支架中展开，通常操作由远而近地进行。不能将 PED 在更大直径的支架内释放。在一枚 PED 无法完全覆盖的大动脉瘤中也应采用这一原则。

## 装配及使用

• 在微导管到位后，将 PED 从包装中取出，将其鞘管一半置入 RHV，使得肝素盐水可通过 PED 鞘管回流。一旦看到盐水自鞘管近端滴出，就可将鞘管完全推送进入 RHV，然后锁紧 RHV 并送入 PED。

• 将 PED 送至输送系统头端，与微导管头端齐平，然后将导管及 PED 一起回撤，直至 PED 的远端到达预期位置。

• 然后保持 PED 不动，通过回撤微导管（PED 离鞘）释放 PED。离鞘后，PED 由于仍连接于远端导丝，因而会形成"雪茄"形状（图 21-3）。有两种将 PED 远端从输送导丝上解脱的方法。第一种方法是顺时针旋转导丝数次，输送系统的远端可实现解脱，但如果旋转超过 10 次则可能使其移位至更远处，因此应当避免这一情况。这一技术的另一缺陷是可能导致 PED 的短缩（图 21-4a、图 21-4b），如 PED 的远端跨越动脉瘤不足，就可能使其过于接近动脉瘤颈部。第二种办法是在慢慢回撤 PED 鞘管时推送导丝，这可以减少 PED 的短缩（图 21-4c），即使未成功释放 PED 还可以进一步旋转导丝释放。

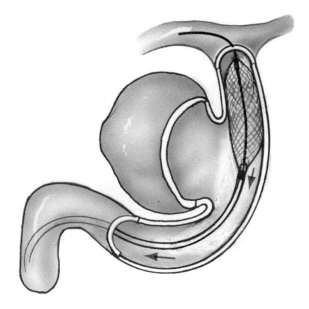

图 21-3 离鞘后装置仍连于远端导丝，形成"雪茄"形状

• 一旦 PED 的远端部分释放，其剩余部分可通过推送 PED 导丝及回撤微导管来进一步释放。在弯曲部位释放支架时，常常需要推挤 PED 使其紧贴弯曲管壁（图 21-5b），只有在确保已紧贴近端管壁时才能将微导管逐步撤回。有时当系统位于弯曲管腔的内侧部分时会遇到相反状况（图 21-5a）。正确的方式是推送导丝使系统"着陆"，并将导管沿导丝推进。应尽可能地将输送系统保持沿动脉的中心轴线放置（图 21-5c）。通过这些技术最终可将 PED 完全释放。

• 将微导管沿已放置的 PED 推进至输送系统头端然后撤出输送导丝。由于输送导丝头端较硬，因此可能的话最好在较直的动脉段进行操作。撤除输送导丝后，保留微导管在位，以便术者判断是否需要使用另外的支架。如果需要可将后续的 PED 通过微导管再次输送释放，而不必再次跨越动脉瘤及通过已释放的支架。尽管对于多数动脉瘤来说无此必要，但对于一些栓塞困难的动脉瘤来说这一方法可节约大量时间和精力。

• 通过工作角度进行造影。观察减影及非减

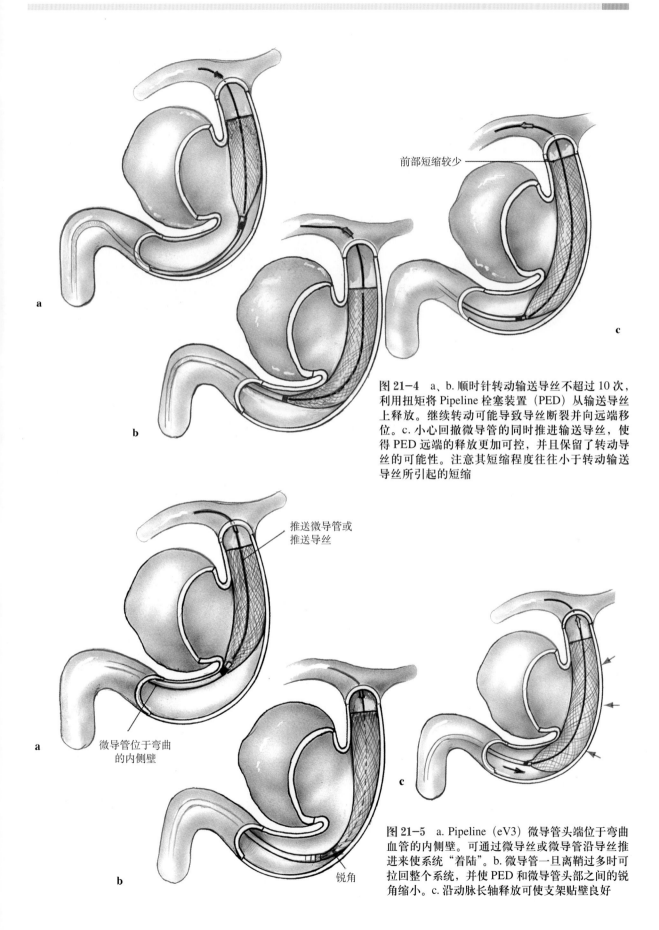

前部短缩较少

图 21-4　a、b. 顺时针转动输送导丝不超过 10 次，利用扭矩将 Pipeline 栓塞装置（PED）从输送导丝上释放。继续转动可能导致导丝断裂并向远端移位。c. 小心回撤微导管的同时推进输送导丝，使得 PED 远端的释放更加可控，并且保留了转动导丝的可能性。注意其短缩程度往往小于转动输送导丝所引起的短缩

推送微导管或
推送导丝

微导管位于弯曲
的内侧壁

锐角

图 21-5　a. Pipeline（eV3）微导管头端位于弯曲血管的内侧壁。可通过微导丝或微导管沿导丝推进来使系统"着陆"。b. 微导管一旦离鞘过多时可拉回整个系统，并使 PED 和微导管头部之间的锐角缩小。c. 沿动脉长轴释放可使支架贴壁良好

影图像都很重要。非减影片可较好地显示 PED，从而使术者能够判断该装置的位置是否良好、展开是否完全以及贴壁性如何（动脉壁与装置之间没有空隙）。如果支架没有完全覆盖动脉瘤，可再放置另一枚相同或更大直径的支架。通过造影检查发现支架的狭窄部位，这通常与其展开不完全有关；狭窄可以通过球囊成形或仅将微导丝塑为 J 形通过该部位进行矫正。

## 应用要点

• 将血流导向支架跨越动脉瘤颈部置于载瘤动脉内，从而改变进入动脉瘤内的血流，诱导动脉瘤内血栓形成。

• FDA 将 PED 的应用指征定义为治疗颈内动脉岩段至垂体上段（图 21-1）的宽颈或大动脉瘤。但 PED 目前在美国也已被成功应用于其他部位的指征以外的动脉瘤（图 21-2）。在决定每个动脉瘤的最佳治疗选择时应当考虑到双重抗血小板治疗的因素。

## 替代技术

• 对颈动脉海绵窦段大型或宽颈动脉瘤而言，另一种可供选择的治疗方式是载瘤血管闭塞伴或不伴颅内外搭桥。

• 对于其他部位的动脉瘤，根据动脉瘤的形态，也可选择球囊或支架辅助弹簧圈栓塞治疗。显微外科处理则包括直接外科夹闭或包裹，同时进行或不进行颅内外搭桥。

• 对于所有颅内动脉瘤，观察也是一种潜在的选择。

## 风险防范

• 并发症可发生于使用血流导向装置治疗动脉瘤的任何一个步骤中。正如所有血管内治疗一样，在使用前选择导管的直径和长度十分重要，从而确保其合适并能够到达目标。后续的补救都势必耗时并且具有潜在损害，这在使用中间导管或放置 PED 并进行弹簧圈栓塞时尤其重要。

• 使导管具有足够的支撑力十分重要，必须在 PED 释放前尽可能优化。有时可能需要使用长鞘或大管径导管（Neuron MAX 0.88）以形成"三轴"系统。尽管增加了额外的步骤，但在遇到困难时可节约后续的许多操作。

• 确保将 PED 装置通过鞘管完整置于 RHV 内，并将 RHV 锁紧，以预防 PED 在 RHV 内的不可逆释放。

• 缓慢而小心地释放 PED，保证其离鞘后能紧贴动脉壁。释放过快可导致贴壁不完全或支架的展开部分与未展开部分弓形交错。支架未展开可能引起血流的机械堵塞，必须迅速开放支架，必要时可能需要球囊成形。

• 即使支架已释放也应当保持微导管在位，直至通过工作角度位造影检查确认无须进一步使用其他装置，从而可避免反复操作远端导管。

• PED 系统无法重新入鞘，因此如果动脉瘤颈未被覆盖完全，经常需要放置第二套装置。这使得在移除输送系统后保留微导管在位更加重要，通过这种方法可以确保装置位于血管真腔，并避免了跨越已释放的 PED 超选的操作。如果无法确保其保持在真腔内，则可能需要从近到远放置其他装置。如果在完全释放 PED 前发现其放置不当，可将远端导丝回撤至 PED 内，将导丝锁紧于 RHV，"封堵"系统，并将微导管连同 PED 一并撤出，并重新开始（图 21-6）。

• 在准备同时使用弹簧圈栓塞时，置入弹簧圈前应使 PED 充分覆盖动脉瘤颈部。

• 有时，PED 可能出现短缩并凸入动脉瘤内，同样，保持微导管位置于动脉瘤以远十分重要，一旦失去该通路，在已释放装置内探查真腔即使可能成功也会十分困难。如果确实无法从近端血管再次进入，则可能必须通过前交通或后交通动脉跨循环从远端接近 PED。在从上方进入支架内腔后，可用导丝或微导管拉直支架，从而使从下方通过 PED 微导管成为可能。相反，术者也可利用圈套器将 PED 微导管通过装置拉出。无论用何种办法，都必须检查确保后续装置全部在载瘤血管内套叠。

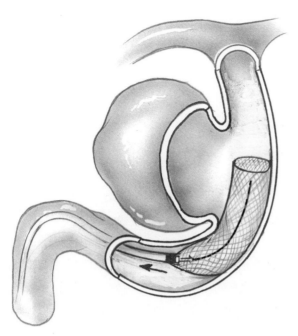

图 21-6　"封堵" Pipeline 栓塞装置（PED）。一旦明确情况无法补救时，应将远端导丝回撤进入装置，锁紧 RHV，将微导管连同微导丝以及部分释放的 PED 一同撤出

# 第 22 章
# Onyx HD-500 栓塞
## Onyx HD-500 Embolization

Nohra Chalouhi, Stavropoula I. Tjoumakaris, L, Fernando Gonzalez, Aaron S. Dumont, Robert H. Rosenwasser, and Pascal Jabbour

## 概　述

Onyx HD-500 (eV3, Irvine, CA) 是目前美国食品和药品管理局 (FDA) 唯一批准可用于颅内动脉瘤治疗的液态栓塞剂, 尤其应用于宽颈 ($\geq 4$ mm) 或体 / 颈比 < 2 的不适宜显微外科夹闭术的动脉瘤 (图 22-1)。它是由 20% 的乙烯基－乙烯乙醇 (EVOH) 聚合物溶解于二甲亚砜 (DMSO) 并与透视下可见的钽粉相混合而成。与弹簧圈相比, Onyx 可近乎 100% 填充动脉瘤囊, 完美地重建瘤颈及载瘤动脉 (通过球囊重塑

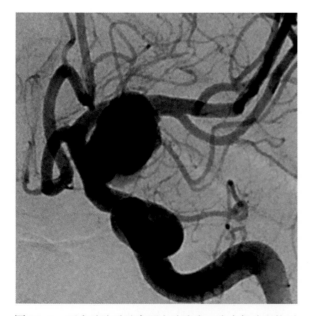

图 22-1　颈内动脉后壁宽颈大动脉瘤, 瘤内部分血栓形成, 患者为一合并多种疾病的 85 岁女性

形), 并诱导动脉瘤颈部显著内皮化。因此, 与传统栓塞相比 Onyx HD-500 被认为是动脉瘤再通率更低的方法。

## 治疗原则

Onyx 液态栓塞系统的治疗的目的是重建载瘤动脉壁并使动脉瘤永久闭塞。实际上, Onyx HD-500 的高度黏性可减少其反流进入载瘤血管的可能, 因此十分适合治疗动脉瘤。操作技术包括将具有高顺应性且与 DMSO 相容的闭塞球囊置于瘤颈部, 实现血管壁的重建, 从而防止载瘤动脉的意外栓塞。DMSO 在被注入含水溶剂后开始弥散, 最终通过肺泡呼出。在这一过程中, EVOH/ 钽混合物发生沉淀从而闭塞动脉瘤腔。沉淀的发生由外向内, 形成一种含液体内核的柔软团块。通过注射每次可填充动脉瘤腔的一部分 (瑞士奶酪式填充), 最终流至球囊边缘并闭塞动脉瘤颈部。Onyx HD-500 可单独治疗或在必要时结合弹簧圈或支架使用。

## 预期和潜在并发症

操作技术的难点主要与重塑形球囊跨越瘤颈部的放置相关, 尤其在瘤颈部很宽或位于血管弯曲处时, 如眼动脉起始部。在血管迂曲的

解剖情况下球囊超选同样十分困难，并且在球囊充盈治疗位于 Willis 环远端动脉瘤时发生载瘤血管破裂的风险也较高。在 Onyx 注射时可出现各种严重并发症，包括血栓事件及动脉栓塞，特别是眼动脉。因其固有的液体特性，Onyx HD-500 有溢出的不稳定倾向，从而增加了患者发生血栓栓塞的风险。目前已有两种溢出的不稳定类型的报道。第一种表现为整个 Onyx 团块移动进入载瘤血管，这种情况容易发生在瘤颈极宽的动脉瘤中。第二种不稳定类型是一小部分 Onyx 呈线形或"拖尾"式凸入载瘤血管，并随着每次心跳而搏动。除此以外，还有术中破裂出血的风险，特别是在微导管超选进入小动脉瘤的过程中。

# 技术要点

## 器材准备

• 将 Onyx HD-500 在 70℃（158° F）干燥加热 5 min，并摇晃至少 20 min（以确保与钽粉充分混合），在通过微导管注射前再次加热 5 min。

• 用卡式注射器精确抽取 1.0 ml Onyx HD-500。注意不要过度抽取，否则可能在第一次注射 Onyx 后，泄球囊时就过早地固化。

## 器械选择

• 应使用与 DMSO 相容的微导管。我们喜欢用 Rebar-14 和 Echelon-10（均为 eV3）。Rebar-14 由钢丝加强，相对较硬；Echelon-10 则较软，由镍钛合金加强，更加容易操作。Rebar-14 所需的解脱力更小，适宜进行液态栓塞，但其坚硬性在迂曲血管解剖中可能妨碍其通过，因而不太适合用于小动脉瘤。在这种情况下，Echelon-10 微导管可能是更好的选择。如果使用 Rebar-14 导管，就必须使用 8F 导引导管；而对于 Echelon-10 导管，6F 导引导管即已足够。

• HyperGlide 4 mm×30 mm（eV3）是最常用于 Onyx 栓塞的球囊。由于其尺寸较长，因此可以更好地保护动脉瘤颈远、近端的载瘤动脉，并使得在颈内动脉高流量血流下进行充盈及泄空操作时更加稳定，也有利于远端超选。HyperForm（eV3）也是一种高顺应性球囊，特别适合分叉部动脉瘤的栓塞。

## 操作过程

• 未破裂动脉瘤患者应在治疗前 10 天起口服氯吡格雷（75 mg）及阿司匹林（81 mg）。而急性蛛网膜下腔出血患者应在术前给予 600 mg 负荷剂量的氯吡格雷。

• 手术应在全麻下进行，并持续电生理监测，包括躯体感觉诱发电位、脑干听觉诱发反应及脑电监测。手术开始时给予肝素 100 U/kg 的初始剂量，术中使患者活化凝血时间维持在其基础水平的 2.0~2.5 倍。

• 将 6F 或 8F 导引导管（见上文）通过 0.038 in 导丝置于颈内动脉近端。准备稀释后的肝素化造影剂与 DMSO 相容的球囊，球囊充盈时应保持让中部覆盖动脉瘤颈部。

• 动脉瘤显影：微导管头端置于动脉瘤的中部。保持球囊持续充盈的情况下，通过微导管缓慢注射造影剂以确认密闭性（图 22-2）。这一关键步骤旨在证实造影剂在动脉瘤内淤滞（即颈部完全闭塞），并确认附近无侧支充盈，同时用以估测动脉瘤完全闭塞，没有栓塞剂泄露时所需要的球囊容量。

• 泄去球囊。盐水冲洗微导管后，用 DMSO 充满无效腔。随后以 0.2 ml/2 min 的速度缓慢注射 Onyx 直至其接近微导管末端。注射速度若超过推荐速度具有一定危险性，可能导致压力超过爆破范围。在注入 0.15 ml Onyx 置换 DMSO 后，充盈球囊使得栓塞剂充满部分无效腔。

• 在双向透视下，将 Onyx 充满动脉瘤囊，同时保持球囊充盈。在神经监测结果稳定的情况下，重复充盈球囊，持续注入 Onyx。可使 Onyx 在球囊附近聚集以保证动脉瘤完全而持久闭塞，并降低动脉瘤再通的风险（图 22-3）。在栓塞过程中应避免微导管头部过度塑形或弯曲。持续注入 Onyx HD-500 2 min 或在动脉瘤已完全闭塞后，等待 3 min，保持球囊充盈以便 Onyx 固化（"2×3 原则"）。

• 泄去球囊，维持 10 min，等待 Onyx 完全固化及脑血管灌注恢复。

• 然后部分充盈球囊，以减小阻力，然后在空白路径图下持续缓慢地移除微导管。

## 适应证

• 分叉部位分叶状动脉瘤。

• 不适合外科手术，瘤颈直径小于 10 mm 的宽颈动脉瘤。

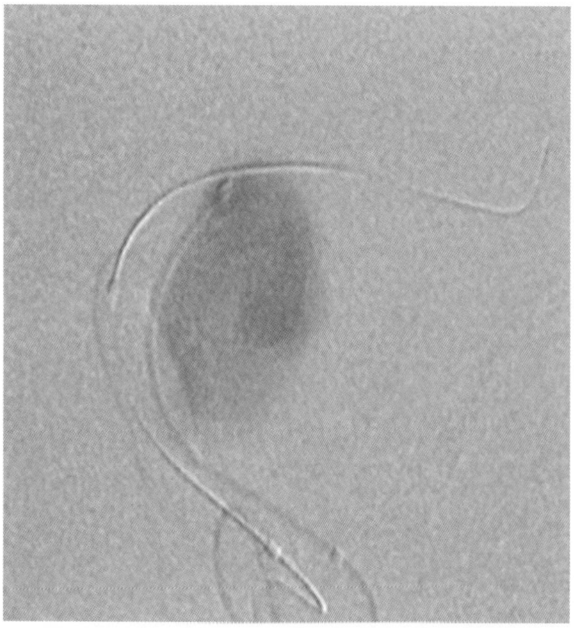

• 弹簧圈栓塞后轻度复发时可用以保护瘤颈。

• 小而不规则的床突旁动脉瘤。

## 替代技术

• 血流导向装置　对于大型、复杂的动脉瘤栓塞十分有效，但闭塞较延迟，在 SAH 期发生再出血的风险高。

• 外科夹闭 / 重建　避免了对破裂动脉瘤患者进行双重抗血小板治疗的需要。但在大型、复杂的动脉瘤患者，手术并发症可能较高。

• 支架辅助栓塞　对于宽颈动脉瘤仍为理想的替代技术，但需要双重抗血小板治疗。

## 风险防范

• 密闭试验是预防栓塞剂意外进入载瘤血管或侧支血管的关键。通过该试验测定球囊容积，

图 22-2　密闭试验（动脉瘤显影）。注意 HyperGlide（eV3）球囊跨越了瘤颈并将微导管限制在动脉瘤囊内

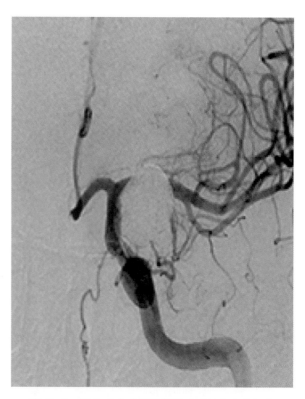

图 22-3　最终数字减影造影显示动脉瘤完全闭塞

然后使用相同容量的栓塞剂充盈球囊，这一点至关重要。

• 发生 Onyx 溢入血管或整体移位影响载瘤血管时可放置 Neuroform 或 Enterprise 支架，将 Onyx 贴附于血管壁。对于瘤颈部过宽的动脉瘤，可预先放置支架。

• 如果需要使用支架，可将球囊导丝（X-Pedion，eV3）交换为 0.010 in 的交换导丝，如 X-Celerator（eV3）或 Synchro 10（Boston Scientific Corp.，Mountain View，CA）。然后通过该导丝置入 Prowler Select Plus 导管（Cordis Neurovascular，Miami Lakes，FL），再放置 Enterprise 支架。

• 如果在栓塞过程中 Onyx 过早弥散至动脉瘤颈部（增加溢出风险），可暂停注射 10~20 s，使 Onyx 流向动脉瘤内其他腔隙。

# 第 23 章
# 复发动脉瘤的治疗：决定策略

Treatment of Recurrent Aneurysms: Decision Paradigm

Stephen J. Monteith, Asterios Tsimpas, Pascal Jabbour, and L. Fernando Gonzalez

## 概　述

在制订复发动脉瘤治疗策略时，第一步应识别复发原因。首先必须判别究竟是复发还是治疗后的动脉瘤残余。在首次血管内治疗后出现的动脉瘤残余若未发生改变通常无须处理，这时判断原发症状是否为蛛网膜下腔出血（SAH）非常重要；对于蛛网膜下腔出血后的复发，治疗的适应证相对较宽，甚至在一些 SAH 病例中，可在动脉瘤栓塞后二期充分抗血小板治疗时行支架或血流导向治疗。有时首次治疗成功，早期造影复查也未见复发，但由于血流动力学的压力作用后续仍会复发。了解首次治疗使用何种器材也很重要，已发现一些具有生物活性的弹簧圈其再通的可能性高于裸铂金弹簧圈。应当花时间对患者所有的神经血管影像（包括术前）以及所有可提供的检查报告进行全面评估。动脉瘤的大小、颈宽、SAH、初期次全闭塞以及复查期限等因素都可增加不完全栓塞后再次治疗的可能性。

## 治疗原则

治疗动脉瘤时，应当尽可能致密地填充动脉瘤，借此减少进入动脉瘤的血流，从而促进囊内血栓形成。目前有关增加填充密度及使用多维弹簧圈是否可作为持久闭塞预测指标的研究数据尚有争议。但在使用了高孔隙率支架（Enterprise, Codman Neurovascular and Surtleff, Miami, FL; Neuroform, Boston Scientific Corp., Fremont, CA）的病例中发现，治疗后动脉瘤内血栓也在不断增加，因此认为动脉瘤填充无须十分紧密。在使用了低孔隙血流导向装置的病例中，如 Pipeline（eV3，Irvine，CA），尽管在治疗结束时动脉瘤即刻闭塞率较低，但后续仍会发生进展性闭塞。基于此点，在判断治疗失败前必须有 6~12 个月的等待时间。如果希望达到即刻更加显著的效果，可在使用 Pipeline 的同时使用弹簧圈辅助动脉瘤栓塞。

## 预期及潜在并发症

如今治疗器材众多，治疗的目标是闭塞动脉瘤，但再次栓塞动脉瘤仍有发生严重并发症的风险，特别是当动脉瘤的大小 / 复发病变的比值较小时，出现动脉瘤破裂的风险较高。必须了解复发动脉瘤的大小以判断是否有容纳更多弹簧圈的空间；如果没有，则应当选择其他的治疗策略，如血流导向装置或外科夹闭。

对于动脉瘤较大（> 10 mm）或呈宽颈（> 4 mm）时，复发的可能较高，需要采用血流导向装置来治疗。治疗前应预先与患者及其亲属讨论，如使用支架后必须进行抗血小板药物治疗及术后因其他外科行为（如牙科治疗、活检及肠镜检查）

而不得不中止使用这些药物。如果准备使用低孔隙支架或血流导向装置，则必须充分研究动脉瘤的特征，判断有无重要分支临近动脉瘤，这些分支来源的血流可能导致动脉瘤无法完全闭塞。

使用液态栓塞剂如 Onyx HD-500 (eV3) 时，需要保证球囊在注射 Onyx 时能够跨越瘤颈部充盈，使之封闭。

如果 SAH 治疗后复发，由于大部分瘤顶部已得到保护，因而再次治疗选择的余地将更广，可在开始时就进行充分的抗凝甚至联合抗血小板药物治疗。

在血管内技术不可行而考虑外科手段时，应当确保瘤颈部复发部位有充足空间适于外科夹闭。如果瘤颈部空间不足，必要时可能需要阻断动脉瘤远、近端后打开瘤囊，取出弹簧圈。取出弹簧圈常导致弹簧圈解旋，并使得弹簧圈的锐利边缘或细丝残留在手术区域而难以操作。有时甚至可以等待弹簧圈进一步被压缩，从而为外科夹闭手术创造瘤颈。

# 技术要点

## 再次栓塞

神经外科医师首先必须评估是破裂风险较高的残留或复发动脉瘤，还是生长或破裂可能性较低的颈部残余。对曾栓塞的动脉瘤再次栓塞存在一定风险，其严重并发症，如死亡、永久残疾、腹股沟区假性动脉瘤及血栓栓塞事件的发生率为 1.13%~11%（Ringre 等）。在弹簧圈被压缩或 SAH 后仅动脉瘤基底部无弹簧圈保护时，再次进入动脉瘤并常规进行弹簧圈栓塞则相对较简单。使用球囊辅助弹簧圈栓塞（BACE）有助于达到瘤颈部的塑形闭塞。完全肝素化能够降低栓塞并发症的风险，但在 SAH 后的急性期可能无法实行。在路径图以及栓塞过程中通过 X 线观察原弹簧圈体有助于识别原先放置的弹簧圈潜在的脱出部分。

在急性期后进行栓塞治疗可以对宽颈动脉瘤患者使用支架辅助弹簧圈栓塞。分期治疗可使操作过程在充分肝素化后进行，处理瘤体部较安全的动脉瘤。

## 球囊辅助弹簧圈栓塞

新的球囊辅助栓塞技术（图 23-1）并发症的发生率较低（瞬时血栓栓塞的发生率为 5.2%，再出血率为 1.3%），而动脉瘤闭塞率则较高（7.8 个月时达 95.7%）。在一项对 800 例患者的统计中，使用 HyperForm 球囊（eV3）后复查发现 82% 的患者达到动脉瘤完全闭塞。我们通常在必须保护分支或需要高度塑形栓塞时使用 HyperForm 球囊，而在侧壁动脉瘤中则使用 HyperGlide 球囊（eV3）。我们喜欢用 100% 造影剂准备球囊（可视性最佳），而不需要混合肝素。在 HyperGlide 球囊位于较平直的血管时，可能会在充盈过程中随着血流而向前移动。为应对这种"前跳"的情况，我们通常将球囊置于目标位置的近端，以便其在充盈前移时能够跨越瘤颈到达所希望的位置。如果球囊导管与微导管之间存在摩擦，或担心球囊操作过程中微导管发生意外移动，有时可在球囊充盈前提前推送弹簧圈一环或两环。即使微导管在球囊充盈时出现跳跃，也能够沿着所释放的弹簧圈环在动脉瘤内轻柔而安全地调整移动，从而避免了瘤顶部被微导管穿通的可能。

对复发动脉瘤，双导管技术同样有效，特别是在治疗宽颈动脉瘤或不希望使用球囊时（见第 17 章，弹簧圈栓塞的双导管技术）。

## 支架辅助栓塞

在许多病例中，由于担心弹簧圈凸入载瘤血管而发生瘤颈部残余，对宽颈动脉瘤，使用支架作为一种有效的辅助治疗手段已被广泛接受（图 23-2）。也有报道放置支架还有额外改变血流的

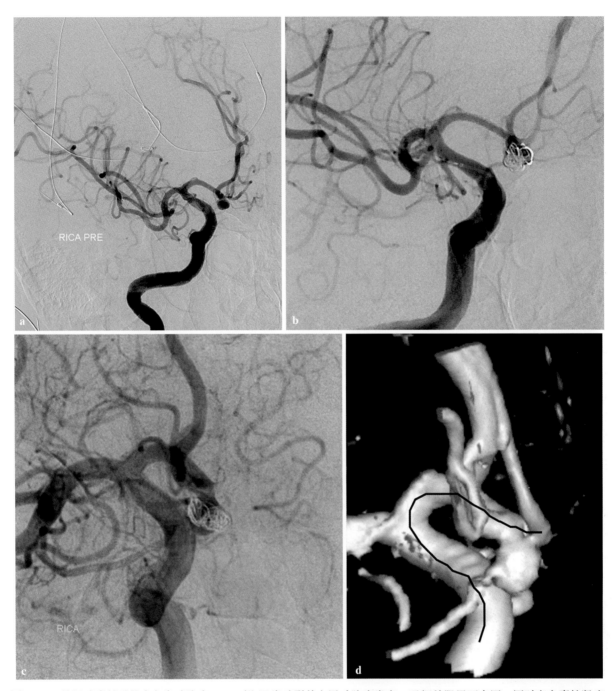

**图 23-1** 使用球囊辅助栓塞复发动脉瘤。a. 一例 47 岁破裂前交通动脉瘤患者，吸烟并服用可卡因，同时有多囊性肾病。b. 栓塞后。c. 患者动脉瘤复发后发生第二次蛛网膜下腔出血，弹簧圈空间疏松，呈明显"瑞士奶酪"样，可以进行更加致密的填充。d. 三维造影显示球囊导丝进入对侧 A2 段的路径

作用，从而可增加动脉瘤闭塞率。一些术者喜欢先放置支架，随后择期通过支架网孔进行弹簧圈栓塞，但我们更喜欢在放置支架跨越瘤颈的同时将微导管固定于动脉瘤内进行再次栓塞。虽然支架辅助栓塞很有效，但也有报道支架内发生狭窄

的风险在 4%~10%。我们习惯于在计划改变血流方向的病例中使用闭环设计的支架，如 Enterprise 支架（Codman Neurovascular, Inc., Miami Lakes, FL）。对于基底动脉顶端动脉瘤或颈内动脉分叉部复发动脉瘤，我们常放置 Y 形

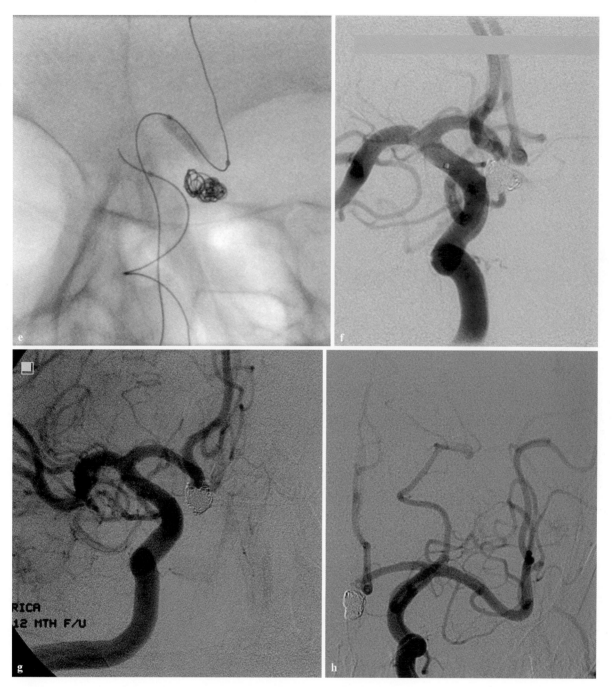

图 23-1 （续）e. 非减影 X 线片显示球囊在瘤颈处充盈。f. 继续球囊辅助栓塞。g. 12 个月后复查右侧颈内动脉（ICA），造影显示无明显复发。h. 左侧颈内动脉复查造影显示动脉瘤内无充盈

支架，即先使用一枚开环或杂合设计的支架如 Neuroform（Stryker Neurovascular, Freemont, CA），再通过其中一处网孔输送释放另一枚闭环设计的支架。

有些动脉瘤即使在支架在位的情况下仍会复发。通过跨越前一个支架放置弹簧圈和（或）必要时放置另一个支架，一般都可能成功。对于小动脉瘤，尝试在动脉瘤内置入微导管填充更多的弹簧圈往往较危险。这时可考虑采用重叠支架的方式或考虑使用血流导向装置进行治疗。使用锥

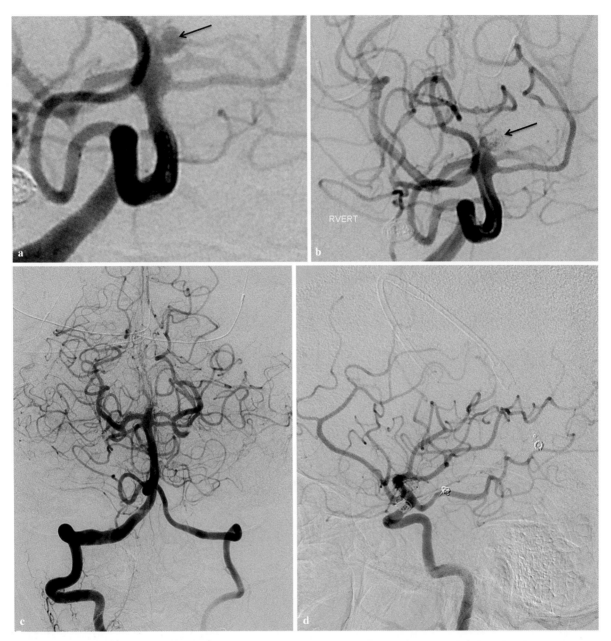

**图 23-2** 使用支架辅助栓塞治疗残余动脉瘤。a. 一例 55 岁的蛛网膜下腔出血患者，发现基底动脉尖端双瓣形动脉瘤。b. 栓塞动脉瘤其中的一瓣。c.7 个月后复查造影显示动脉瘤残余。d. 可利用后交通动脉（PCoA）进行跨循环入路

形 微 导 管 如 Headway（MicroVention, Inc., Tustin，CA）能够使通过前一个支架向动脉瘤内进行导管置入变得更加容易。

## 液态栓塞剂（Onyx HD-500）

　　血流导向装置的应用使得 Onyx HD-500（eV3）用于治疗动脉瘤减少。一项治疗宽颈动脉瘤的大型研究发现，通过 Onyx HD-500 治疗

的病例 90% 得以完全闭塞，该方法能够有效治疗弹簧圈栓塞失败后的复发。尽管这一治疗的闭塞率很高，但其学习曲线仍显得不十分合理，这与技术上的细微差别有关（图 23-3）。例如，能够进行抗血小板治疗固然最好，但并非必须，这可能会给 SAH 期使用 Onyx HD-500 带来麻烦；在微导管撤出时如果 Onyx 胶移位进入血管腔，就需要使用支架来进行"贴附"；透视时间长于

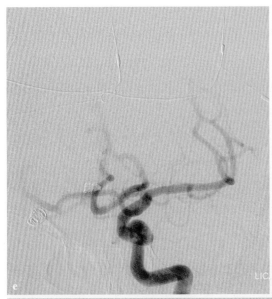
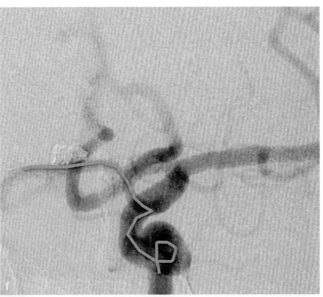
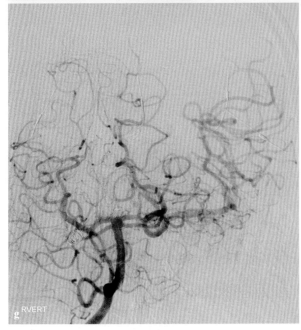

图 23-2　（续）e. 左侧颈内动脉造影显示左侧后交通动脉和 P1 段适合 Enterprise 支架（Codman Neurovascular）。f. 显示 Enterprise 支架跨循环置入，经后交通动脉从一侧 P1 段放置到对侧 P1 段。g. 6 个月复查显示没有复发

一般的栓塞治疗。在考虑使用 Onyx HD-500 时，应当提前计划并使用合适的导引导管，其内径需足以同时容纳球囊和与二甲亚砜相容的微导管，从而可以灵活地使用弹簧圈或 Onyx HD-500。

尽管血流导向支架的使用已成为治疗许多复发动脉瘤的常规方式，液态栓塞剂如 Onyx HD-500 仍不失为神经外科医师手中一种有效的辅助手段。

## 血流导向装置

目前血流导向技术已迅速成为治疗宽颈、大型及复杂动脉瘤的有效方法。对于复发动脉瘤，血流导向支架，如 Pipeline 栓塞装置（PED，eV3），是处理颈动脉床突旁段复发病变的理想选择（图 23-4）。对于大型动脉瘤及较大的复发病变，我们通过与支架辅助栓塞类似的微导管限

制技术，在 PED 治疗中进行弹簧圈栓塞。必须选择合适规格的导引导管，以容纳栓塞微导管和 0.27 in 的 Pipeline 输送系统。

在 PED 也无法有效达到动脉瘤完全闭塞时，就永久丧失了血管内治疗动脉瘤的途径。进一步治疗的剩余选择就是开放手术、放置其他 PED 或闭塞载瘤血管。

### 显微手术

对于复发动脉瘤，医师通常也可选择传统显微外科的方式进行治疗（图 23-5）。从血管内途径到夹闭动脉瘤，治疗决定的改变往往有许多原因，如弹簧圈被压缩、移位，尝试多次栓塞后动脉瘤仍持续增大，缺乏合适的血管内治疗选择，患者的意愿及病变对脑神经造成压迫等。在计划进行外科手术时，应意识到手术处理栓塞过的动脉瘤远较处理未栓塞过的动脉瘤困难。必须首先分析复发的位置。由于复发通常与弹簧圈被压缩有关，因此动脉瘤顶部通常已得到保护，常存在适合夹闭的瘤颈位置。在这样的病例中，尽管有

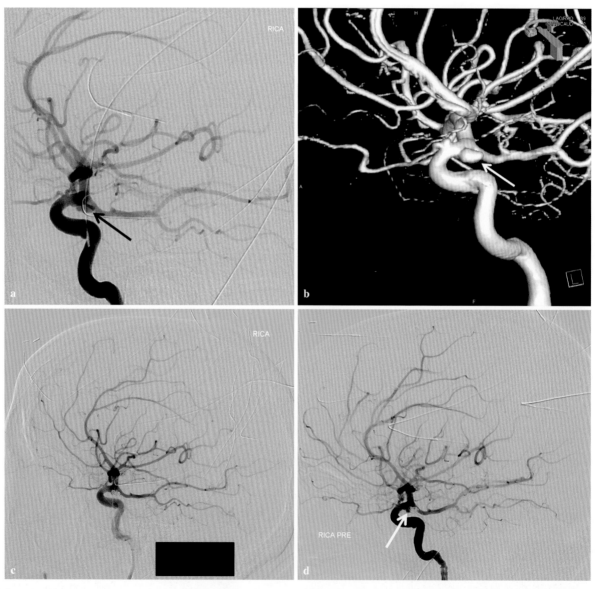

图 23-3　使用 Onyx HD-500（eV3）完全闭塞残余动脉瘤。a. 造影显示一后交通动脉（PCoA）动脉瘤在连续复查时增大。b. 三维造影显示左侧后交通动脉动脉瘤。c. 栓塞后图像显示动脉瘤少许残余。d. 9 个月后复查显示瘤颈部复发（箭头所示）

些动脉瘤，即使是发生过 SAH 的动脉瘤，可能复发发生在同一动脉段的不同位置，但仍可以认为是"安全的"。

如果瘤顶部无保护则发生术中破裂的风险增高，需要临时使用动脉瘤夹阻断，同时可能需要取出弹簧圈，以便重建瘤颈或进行搭桥。一些作者主张对复杂病变提前进行搭桥和阻断。复发动脉瘤的病变部位由于填充的弹簧圈、粥样硬化斑块及血栓等因素导致的瘤颈部改变可能给手术带来很多困难，通过搭桥和阻断这种可控方式才得

以克服。导致夹闭更加困难的因素还包括距离栓塞的时间较长（弹簧圈与动脉瘤之间组织瘢痕化增加）、缺乏放置动脉瘤夹的残余瘤颈、大动脉瘤及需要移除弹簧圈。据我们的经验，弹簧圈的取出可能十分困难，在取出的过程中由于解旋后的弹簧圈类似导丝在脆弱组织上拉锯，从而瘤颈部可能碎裂。只有经验丰富的医师才能进行弹簧圈取出的操作。另一些介入方式如血管内球囊临时阻断及采用腺苷停搏的方式，可用以协助处理这些复杂病变。

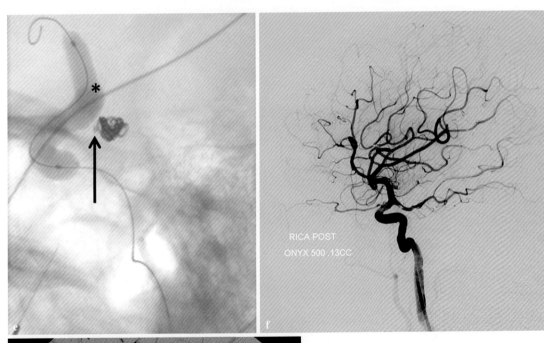

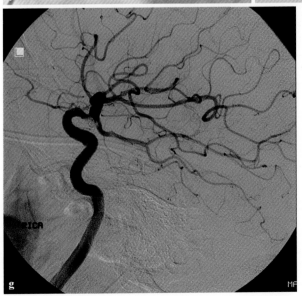

图 23-3 （续）e. 将微导管置入动脉瘤囊内（箭头所示），球囊（＊标记）充盈后完全覆盖瘤颈部以便进行 Onyx HD-500 注射。f. 用 Onyx HD-500 闭塞动脉瘤。g. 11 个月后复查显示无复发

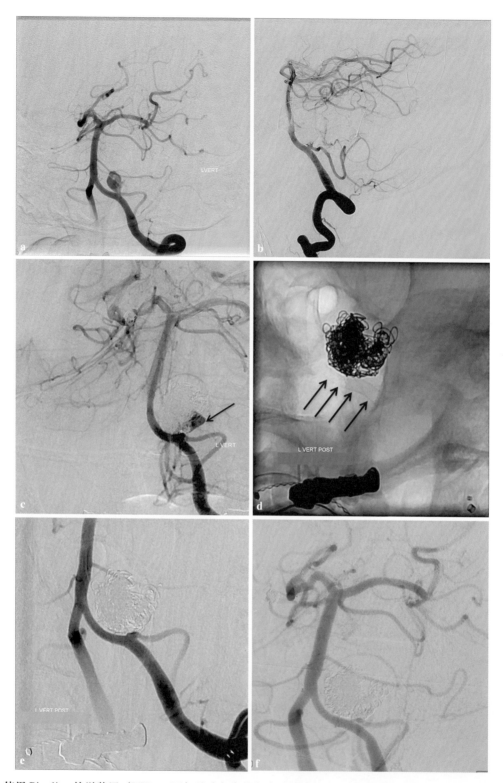

**图 23-4** 使用 Pipeline 输送装置（PED，eV3）治疗复发的复杂动脉瘤。a. 一例 66 岁女性患者，显示左侧小脑后下动脉（PICA）动脉瘤。b. 弹簧圈栓塞动脉瘤，为保持 PICA 通畅，瘤颈少许残留。c. 患者失访 3 年，复查显示动脉瘤复发（箭头所示）。d. 非减影 X 线片。该患者通过弹簧圈栓塞及左侧椎动脉内放置 PED（箭头所示）进行治疗。e. 放置弹簧圈及 PED 治疗后造影。f. 术后 6 个月复查显示无复发

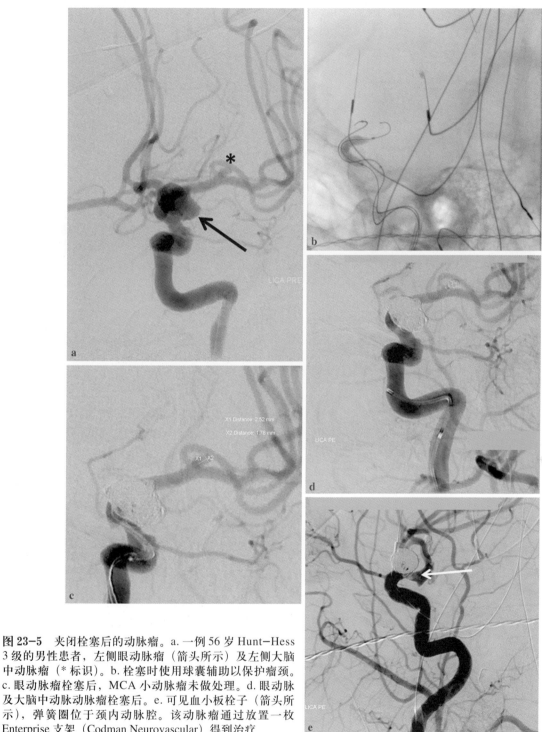

**图 23-5**　夹闭栓塞后的动脉瘤。a. 一例 56 岁 Hunt-Hess 3 级的男性患者，左侧眼动脉瘤（箭头所示）及左侧大脑中动脉瘤（* 标识）。b. 栓塞时使用球囊辅助以保护瘤颈。c. 眼动脉瘤栓塞后，MCA 小动脉瘤未做处理。d. 眼动脉及大脑中动脉动脉瘤栓塞后。e. 可见血小板栓子（箭头所示），弹簧圈位于颈内动脉腔。该动脉瘤通过放置一枚 Enterprise 支架（Codman Neurovascular）得到治疗

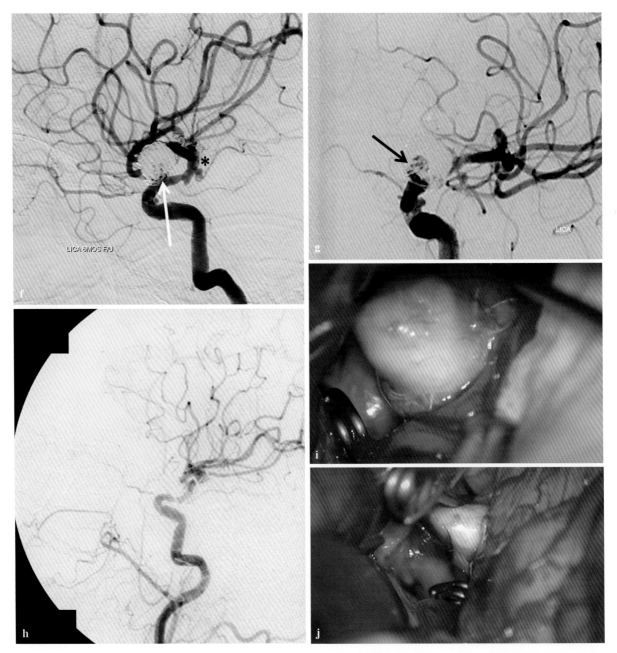

图 23-5 （续）f.6 个月后复查显示眼动脉瘤复发（箭头所示）。MCA 动脉瘤未见复发。新见一枚脉络膜前动脉动脉瘤，认为不适合血管内治疗。g.6 个月后复查显示栓塞后眼动脉瘤内有充盈（箭头所示）。h. 夹闭后术中造影显示眼动脉瘤及脉络膜前动脉动脉瘤完全闭塞，脉络膜前动脉畅通。i. 术中照片显示眼动脉瘤内的弹簧圈和粥样硬化斑块。脉络膜前动脉动脉瘤已被夹闭。j. 继续夹闭眼动脉瘤。注意由于粥样硬化斑块及邻近弹簧圈给完整夹闭带来困难，可能需要使用另一个动脉瘤夹或窗式动脉瘤夹来完全夹闭瘤颈深部

在考虑手术夹闭时，应当中止支架治疗后特别是 PED 使用后的抗血小板治疗。停止抗血小板治疗可能导致 PED 内延迟血栓形成，尽管少见但也可引起致命性并发症。另外，由于 PED 装置一旦受到钳夹，即出现了不可逆的损坏，故只有在 PED 近端才能使用动脉瘤夹进行近端控制。

## 载瘤血管闭塞

无论是通过血管内技术还是开放手术，近端闭塞都会导致动脉瘤的最终闭塞。如果计划进行

载瘤动脉闭塞，就必须在闭塞血管前充分评估侧支循环血流（见第 49 章）。另外，由于颈动脉闭塞可能导致对侧动脉瘤破裂，因此在术前必须排除对侧存在动脉瘤的可能（图 23-6）。

对于大脑后动脉动脉瘤，在评估来自大脑中动脉或软脑膜分支的侧支循环后可采用血管闭塞的方式进行治疗。通常这样的评估过程是可以耐受的，但还是应与患者及其家属进行充分细致的讨论，因为有发生视野缺损、偏瘫及对侧感觉障碍的可能。

## 应用要点

- 由于弹簧圈被压缩导致的动脉瘤复发，形成残余基底，而非"犬耳"样残留。
- 填充动脉瘤的密度有限，可通过使用球囊或支架支撑弹簧圈体来增加填充密度。
- 因动脉瘤所在部位存在锐角、血流动力学压力过高，从而导致动脉瘤复发，可通过血流导向装置进行治疗。
- 显微外科始终是一项选择，特别对于年轻患者或先前治疗失败的患者。

## 替代技术

参见以上不同技术的详细描述。

## 风险防范

首先要从不同角度，包括原始及复查的图像，全面分析血管造影片，从而判断治疗的必要性。另外，对所有资料的充分分析也助于解释动脉瘤复发的原因及制订再次治疗计划。

在需要再次栓塞的动脉瘤的治疗中，需保证复发动脉瘤内有足够的体积容纳另外的弹簧圈，以降低破裂的风险。在可能使用支架时，应在术前给予必要的抗血小板治疗，以预防血栓栓塞并发症（见第 15 章）。如果计划使用另外的支架，则应使其跨越原支架，进行远、近端定位，整体跨越覆盖原支架。

使用血流导向装置需要更加严格的抗血小板治疗，以预防缺血事件及潜在的出血风险。尽管尚存争议，但我们仍使用 VerifyNow 监测仪（Accumetrics，Inc.，San Diego，CA）进行床旁检测，确保治疗前患者的血小板抑制率在 50%~60%。在使用 PED 治疗已置入支架（高孔隙支架）动脉瘤时，应将其置于原支架以远，并选择相应规格（指该装置的长度必须使其能固定于原支架远、近端的正常血管）。由于 PED 远端可能会"抓住"原已放置的支架，并导致装置的锚定和拉伸，因此使用 PED 所采用的放置技术也不同于一般情况下的 PED 放置。如果 PED 被锚定在弯曲处释放，可导致整个装置发生扭曲，在这种情况下极难挽救，并可能需要牺牲血管。一旦跨越原支架，应将装置从微导管上离鞘，并推进导丝来尽量减少对整个装置的"牵拉"，从而实现其进一步的释放。牵拉系统时由于 PED 远端固定于原支架，可导致 PED 被拉伸。必要时可通过球囊成形来使其紧贴于血管壁。据我们的经验，通过 PED 成功闭塞已置入支架（高孔隙支架）动脉瘤的可能性低于未处理的病变。

## 结　论

处理原先栓塞过的动脉瘤具有一定的挑战性。神经外科医师必须熟悉许多不同的技术从而通过血管内途径再次治疗动脉瘤。由于许多病变是已经过前期处理的复杂动脉瘤，因此熟练掌握开放手术仍然十分重要。在穷尽了所有方法后，神经外科医师必须熟悉技术上的细微差别，从而能安全、有效地治疗这些复杂病变。

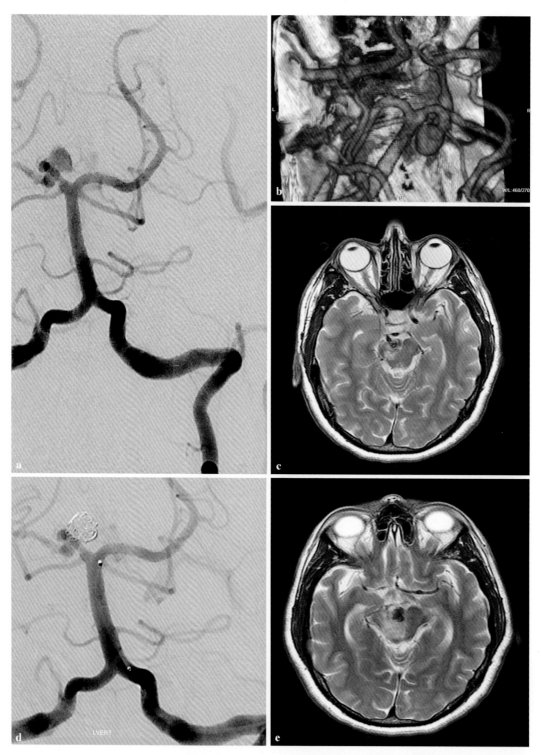

图 23-6　通过载瘤血管闭塞治疗动脉瘤。a. 一例 54 岁患者，表现为动眼神经麻痹。造影显示有囊状结构的大脑后动脉梭形动脉瘤。b. CT 血管成像显示动脉瘤不规则的囊状部分。c. MRI T2 加权显示中脑明显水肿。d. 动脉瘤的囊状部分栓塞后动眼神经麻痹获得改善。e. 6 个月后复查 MRI 显示中脑水肿加重，神经功能检查稳定

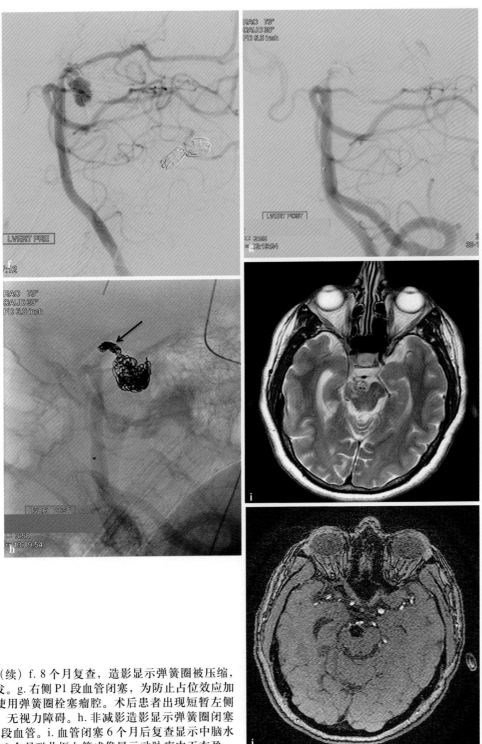

图 23-6　（续）f. 8 个月复查，造影显示弹簧圈被压缩，动脉瘤复发。g. 右侧 P1 段血管闭塞，为防止占位效应加重，未再使用弹簧圈栓塞瘤腔。术后患者出现短暂左侧轻度偏瘫，无视力障碍。h. 非减影造影显示弹簧圈闭塞了右侧 P1 段血管。i. 血管闭塞 6 个月后复查显示中脑水肿改善。j. 6 个月磁共振血管成像显示动脉瘤内无充盈

# 第 24 章
# "瘤顶跨越"：动脉瘤内导管超选在支架辅助弹簧圈栓塞宽颈动脉瘤的应用

"Going over the Dome"：Intra-Aneurysmal Catheter Navigation for Stent-Assisted Coil Embolization of Wide-Neck Aneurysms

Michael T. Koltz, David L. Penn, L. Fernando Gonzalez, and Aaron S. Dumont

## 概　述

通常，瘤颈较宽（＞4 mm）的大型或巨大动脉瘤无论是进行血管内治疗还是显微外科技术都较困难。血管内治疗通常需要使用支架或球囊进行瘤颈部保护，以防止弹簧圈疝入载瘤血管，因而必须跨越瘤颈部。

由于通常的血流动力学特点（图 24-1），要将微导管超选到动脉瘤远端进行支架放置，在技术上经常十分困难。在脑血管造影中，常常可以见到造影剂喷射进入动脉瘤，形成涡流后最终通过流出道消散。这一血流方式在基底动脉顶端或颈动脉远端动脉瘤如眼动脉段动脉瘤中，由于导丝和微导管容易陷入动脉瘤内而常妨碍其进入远端血管。

本章讨论一种瘤颈跨越技术，通过这一技术能够在复杂解剖结构的情况下放置支架。简单地说，就是将一根微导丝（0.008、0.010 或 0.014 in）利用自然的血流动力学特点在瘤顶部成襻，从而为进入远端血流获得更好的工作角度。然后将输送支架所用的合适的微导管沿微导丝小心地送入远端血管，并将多余的成襻微导丝从微导管中撤出，随后以常规方式置入支架（图 24-2）。

## 治疗原则

• 在术前 5~7 天常规给予双重抗血小板治疗。血管鞘置入后再予以肝素抗凝。

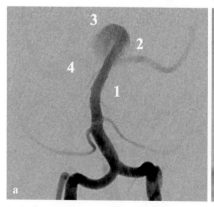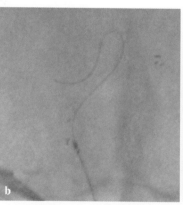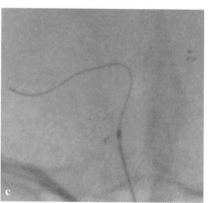

图 24-1　利用正常血流动力学协助动脉瘤内微导管超选。a. 基底动脉尖端动脉瘤的造影显示造影剂喷射进入瘤腔，使得进入右侧大脑后动脉（PCA）非常困难：1. 流入血管；2. "喷射"血流；3. 动脉瘤内形成涡流；4. 远端血管。在这一自然的血流方式下将支架置入左侧（标记处）较为"简单"。b. 但使得直接超选进入右侧 PCA 极为困难。将导丝顺喷射血流送入动脉瘤并进入右侧 PCA。c. 撤回导丝，使右侧 PCA 形成相对较直的形态

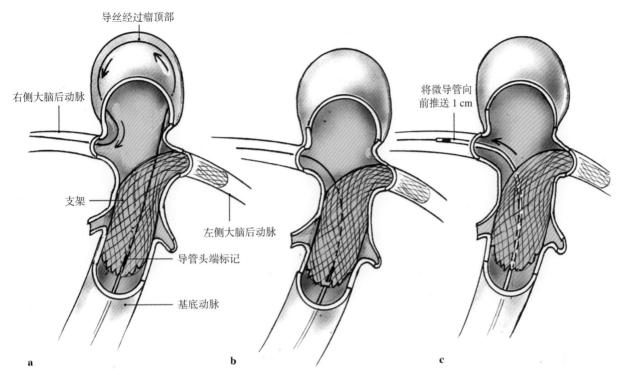

**图 24-2** 示意图显示在基底动脉顶端的动脉瘤中利用 Y 形支架结构将导丝在动脉瘤内超选，从而使得微导管能够前进至远端。a.微导丝随着自然血流从基底动脉干流入道进入动脉瘤囊内，并最终进入大脑后动脉（PCA）流出道。b.在获得足够长度的远端路径后，回撤多余的微导丝成襻部分。c.微导管沿导丝被平滑推进，并放置支架形成 Y 形结构

• 首先用传统方法对微导丝／导管进行塑形，以适应血管解剖。一般情况下可使其成功跨越瘤颈，只有在尝试失败后再考虑动脉瘤内微导丝／导管超选技术。

• 外周入路及导引导管的选择根据患者的解剖特点及治疗目标而有所不同。

• 在可能的情况下，更应选择较细的微导丝（0.008 或 0.010 in）而非较粗的导丝（0.014 in）在动脉瘤内成襻。

• 将导丝沿瘤颈部成襻，并输送进入远端血管，位置应远越好（图 24-3 和图 24-2a）。

• 建议将微导丝输送至远端二级或三级分支，从而提供微导管沿瘤内成襻导丝输送时的足够支撑力。

• 根据所需支架选择微导管。

• 在微导管沿导丝输送的过程中应避免阻力。

• 通过小心回拉导丝来消除动脉瘤内成襻，在这一过程中需保持导丝头端可被看见，以防止远端路径丢失（图 24-4 和图 24-2b）。良好的远端路径（远端二级或三级分支）有助于避免脱出。

• 一旦将动脉瘤中多余的导丝部分撤出，微导管就可沿较直的导丝进行输送（图 24-2c）。

• 有时无法将导丝输送至足够远处使微导管通过，这时可使用小球囊如 4 mm × 15 mm 的 HyperGlide（eV3, Irvine, CA）充盈后提供强力支撑，使得导丝的多余部分能被撤出，并输送至更远处（图 24-5 和图 24-6）。

## 预期和潜在并发症

操作目标是跨越瘤颈安全到达远端，从而在复杂的病理结构下能够进行血管内治疗。潜在的并发症包括术中动脉瘤破裂、血管穿通、支架移

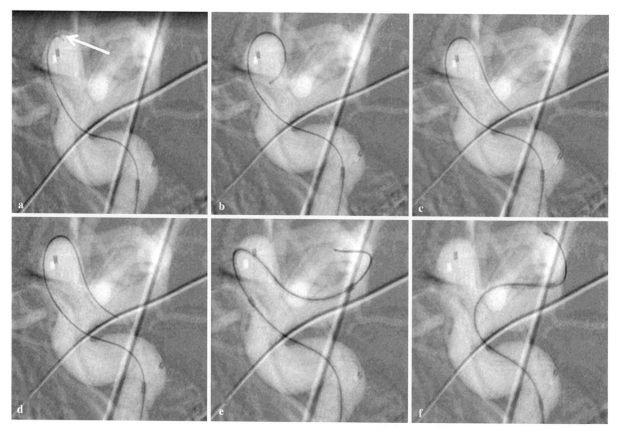

图 24-3  眼动脉段动脉瘤，血流将导丝推入动脉瘤内，从而使远端颈动脉置管十分困难。图中显示微导管操作的主要步骤。a. 微导丝在瘤顶部转折。箭头所示为导丝头端。b、c. 微导丝在瘤内成襻并到达载瘤血管的远端部分。d、e. 微导管进入并被输送至载瘤血管的远端。f. 回拉微导管的成襻部分，松解张力，并将导管头端留在血管远端

位及无法获得远端路径。

## 特殊技术及关键操作步骤

• 血管鞘的尺寸取决于近端支撑的需要及支架辅助栓塞技术的需要（表 24-1）。对近端迂曲血管可能需要使用三轴系统，包括 6F 长鞘（Cook Medical Inc., Bloomington, IN），以获得足够支撑。在放置血管鞘后置入导引导管，通常使用 6F 0.58 或 0.72 in 的 Reflex 导管（Reverse Medical Corp., Irvine,CA）或 6F 0.70 in 的 Neuron 导管（Penumbra Inc., Alameda, CA）。也可使用影响活化凝血时间（ACT）的 6F 鞘管，利用"限制"技术进行支架辅助栓塞。

• 在股动脉置管后应检测 ACT 基础值。给予负荷量肝素 70~100 U/kg 使 ACT 目标值达到基础水平的 2~3 倍。随后每 30 min 复查 ACT 一次，直至操作完成，并重复给予肝素，结束时无须中和。

• 将 6F 导引导管连接三通 RHV 转换头，在处理前循环病变时置于颈内动脉岩段近侧，处理后循环病变时置于 V3 段近侧。

• 在传统方法尝试进入动脉瘤远端血管失败后，可考虑进行动脉瘤内超选。

• 将 0.008 in 的 Mirage 导丝（eV3）或 0.010 in 的 Synchro 10 导丝（Stryker Neurovascular, Fremont, CA）在瘤顶部弯曲成襻。通常动脉瘤内的血流动力学压力能够协助导丝从瘤顶部进入

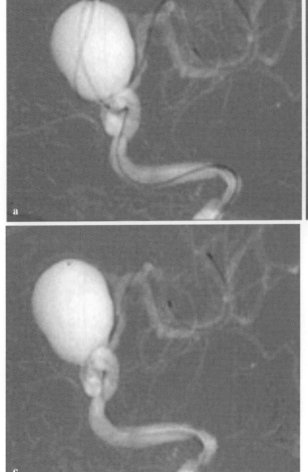

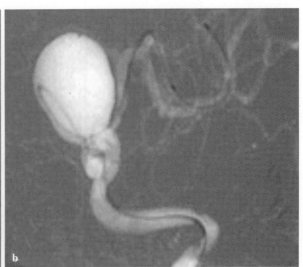

图 24-4 移除成襻微导管内的多余部分。a. 动脉瘤内微导管成襻形成环状。b. 回拉该环, 松解张力。c. 导管的最终位置, 冗余的成襻部分消失, 并成功将微导管置于载瘤血管的远端部分

远端血管。然后将导丝小心输送至远端二级或三级血管, 以获得足够的远端支撑力 (图 24-1、图 24-2、图 24-3 及图 24-4)。如果患者的解剖特点不利于较细微导丝的超选, 则可以考虑 0.014 in 导丝 (表 24-1)。

•有时无法将导丝输送至足够远处。在微导管推进时会陷入动脉瘤内, 或微导丝会被弹回导致远端路径丢失。

•这种情况发生时, 可以使用一根 0.010 in 长度的交换导丝, 使其跨越瘤顶并置于流出血管的近端。然后, 通过该导丝送入一枚 3 mm × 10 mm 的 HyperGlide 小球囊, 经过动脉瘤进入流出血管 (图 24-5 和图 24-6a)。

•充盈球囊并将其作为固定点, 从而安全撤回多余导丝。然后通过导丝移除球囊, 通常可获得更好的路径, 利于导丝超选至更远处 (图 24-6b)。

•将适合输送支架的微导管通过导丝进行超选, 如果感觉到任何阻力则立即停止输送。

•缓慢回拉微导管, 消除多余成襻 (图 24-3 和图 24-4)。然后将微导管置于瘤颈部原成襻的近端处, 便于稳定地进行后续操作。

•常规跨越瘤颈部放置支架。

•常规进行弹簧圈填充。

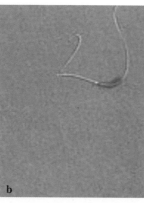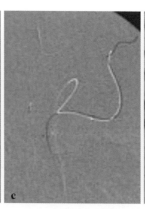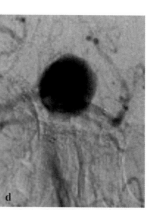

图 24-5　球囊锚定技术应用于 Y 形支架辅助治疗基底动脉尖端动脉瘤时的远端路径。a. 从左侧大脑后动脉（PCA）至基底动脉中部成功释放 Neuroform 支架（Stryker Neurovascular, Mountain View, CA）。在反复使用不同的常规导丝及塑形置管于左侧 PCA 后，最终利用 4 mm×15 mm 的 HyperGlide（eV3）球囊导管将 X-Pedion 微导丝在动脉瘤内成功地超选。b. 路径图显示动脉瘤内微导管成襻完成，以及之后的远端 PCA 通路和球囊充盈固定。c. 一旦球囊充盈，即可移除多余的成襻。然后将 X-Pedion 导丝交换为 0.010 in 导丝，之后再交换为 0.014 in 导丝，使术者能够通过其送入 Enterprise 支架输送系统（Cordis Neurovascular, Inc., Miami Lakes, FL）。d. 成功形成 Y 形支架结构，便于弹簧圈栓塞

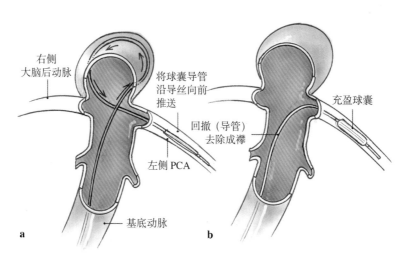

图 24-6　示意图表示在支架辅助栓塞治疗基底动脉尖端动脉瘤时使用动脉瘤内超选及固定球囊的办法获得适合微导管前进的远端路径。a. 微导丝和球囊导管随自然血流从基底动脉干流入道进入动脉瘤囊内，最后至大脑后动脉（PCA）流出道。b. 球囊充盈至合适压力，移除多余的成襻，撤出球囊导丝（X-Pedion），交换为 X-Celerator（交换长度）导丝；然后通过 X-Celerator 导丝输送 Prowler Select Plus 导管来释放 Enterprise 支架。如果需要额外支撑，可将 0.014 in 导管（SL-10，Echelon 10 等）通过 X-Celerator 导丝输送。然后移除 X-Celerator 导丝，送入更硬的 0.014 in 导丝（如 Transend 0.014 交换长度导丝）。之后移除微导管，通过 Transend 导丝送入 Prowler Select Plues 导管，再常规放置 Enterprise 支架

## 器材准备

需要常规肝素盐水冲洗。

## 适应证

用于跨越难以将导管置入流出道或远端血管的宽颈动脉瘤或基底动脉尖端动脉瘤的瘤颈。

## 替代技术

传统技术如将微导丝塑形或将导丝直径从 0.010 in 增至 0.014 或 0.016 in，甚至 0.018 in 和（或）增加微导管直径，通常可成功跨越动脉瘤颈。

其他可替代技术还包括在动脉瘤内充盈球囊，使导丝从球囊上"弹回"并进入远端血管，

以及将球囊超选通过动脉瘤，充盈后拉直导丝，然后交换支架系统后置入支架。

# 风险防范

可能导致风险的因素有：患者已发生了蛛网膜下腔出血；假性动脉瘤缺乏适合微导丝成襻的真性瘤顶；夹层 / 梭形动脉瘤缺乏适于微导丝成襻的囊状结构；以及部分血栓形成的动脉瘤，在导丝导管通过时可能导致血栓崩解。

## 远端路径丢失

将微导丝及微导管置入到远端足够长度非常重要，有利于在移除微导管多余成襻的同时避免远端路径的丢失。如果无法置远，可考虑使用 X-Celerator (eV3) 导丝在动脉瘤内超选，随后输送小的 HyperGlide 球囊导管。充盈球囊，"锚定"球囊导管，同时拉回成襻（图 24-6a 和图 24-6b）。一旦多余的成襻被消除，就可以使导丝前进。然后术者可交换使用各自的支架系统。

**表 24-1 支架放置系统进行动脉瘤内超选的器械选择**

| 患者特点 | 血管鞘 | 导引导管 | 微导丝 | 微导管 |
|---|---|---|---|---|
| 非迁曲 | 6 F ACT 或 7 F | 6F Neuron 或 0.058 或 0.072 in Navien | 0.008 in（Mirage）或 0.010 in（Synchro 或 Transend） | * |
| 近端血管迁曲 | 8F | 0.088 in Neuron Max 或 6F 鞘 +6F 导引导管 | 0.014 in（Synchro 或 Transend）Xpedian | * |

注：* 根据所使用的支架选择。ACT：活化凝血时间。

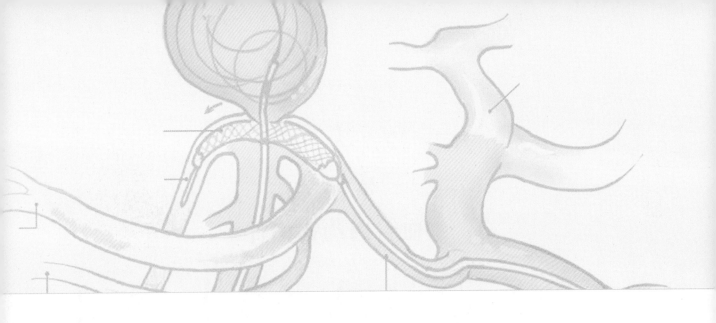

# 第 3 篇
# 血管痉挛的处理
Management of Vasospasm

# 第 25 章
# 血管内药物治疗

Pharmacological Angioplasty

Christopher P. Kellner, Samuel Clark, and Philip M. Meyers

## 概　述

目前出血后脑血管痉挛 (posthemorrhagic cerebral vasospasm，PHCV) 仍然是动脉瘤性蛛网膜下腔出血的常见并发症，其机制仍知之甚少。30%~70% 的患者发生血管造影相关的血管痉挛，而迟发性脑缺血 (delayed cerebral ischemia, DCI) 的发生率在 20%~30%，其中有一半患者需要血管内介入治疗。出血后脑血管痉挛通常具有多病灶性，影响范围可同时波及近端和远端血管，往往同时影响多根血管的供血区域。研究证实，DCI 的严重性与脑血管造影显示的痉挛程度有直接关系，故主张早期积极进行血管内介入治疗。

动脉内血管扩张药物治疗 (intra-arterial vasodilator therapy，IAVT) 与血管内球囊成形术 (transluminal balloon angioplasty, TBA) 是目前针对 PHCV 介入管理的两种主要的治疗方式。近来，神经重症监护学会将以下两种情况纳入了有创治疗的适应证：即使用了最大剂量的药物仍然出现新发的神经功能缺损；药物治疗引起相关并发症。一旦发现 PHCV 所致的神经功能缺损，应当立即进行药物治疗。如果在一小时内药物治疗没有完全逆转 PHCV 相关的神经功能缺损，应考虑有创治疗。证据表明，在 PHCV 发生两小时内进行血管内介入治疗是最有利的。对于高级别动脉瘤性蛛网膜下腔出血的患者，通过经颅多普勒、CT 血管造影 (CTA)、灌注成像技术、脑实质内监测等手段，可以发现 PHCV 发病的早期征象。对于那些中、重度血管痉挛的昏迷患者应该考虑血管内介入治疗。

## 治疗原则

尽管一些小样本研究发现许多血管舒张药物可用于 PHCV 的经动脉灌注治疗，但严格意义上说，还没有一种药物通过了临床试验。钙通道阻滞剂如维拉帕米和尼卡地平被认为最有研究前景，并得到广泛应用。不管受累血管处于远端还是近端，最好的方式是通过导管超选技术插管，这样可以更有效地注入最大剂量的血管舒张药物，并且能尽可能地降低系统性低血压发生。然而，顺着血流方向的血管舒张药物更倾向于进入非痉挛血管，因其横断面积相对较大，导致灌注的药物更多地聚集在痉挛程度相对较轻的血管内。故将灌注微导管放置在尽可能离痉挛血管近的位置可以克服这点。即使如此，IAVT 相对于 TBA 在疗效方面仍具有优势，它能够通过放置在近端血管的导管将药物弥散至末梢痉挛血管。另外，血管舒张药物治疗几乎没有血管破裂的风险，只是单纯血管内的药物相互作用。目前还未证实可在未经处理的动脉瘤中进行 IAVT、TBA 或 "3H" 治疗 (高血压、高血容量和高血液稀释)，因其再出血率将升高。由于 IAVT 并不是依赖于血管壁上的介入操作或介入装置的释放，故患者在操作的全程可处于清醒状态，并且能够自主呼吸。这种药物灌注方式及持续时间取决于已用药情况，其剂量还未明确规定。一般来说，灌注方式有重复团注给药（每次 5~10 min）或短时持续灌注给药（持续 30~90 min）。由于层流关系，持续灌注血管舒张药物将使药物不均匀分布在末梢血管内。因此，大多数血管介入医师倾向于多次短时团注给药，以确保药物均匀分布在末梢血管内。

# 预期与潜在并发症

IAVT 与 TBA 经常被并用，作为相互补救策略，称为有创介入治疗（invasive interventional therapy，IIT）（TBA 将在第 26 章血管内球囊成形术中详细讨论）。IAVT 的风险包括脑血管造影诊断相关风险，如动脉夹层、血栓或气泡引起的脑栓塞和动脉破裂。除此之外，还有 IAVT 相关特异性风险，其发生频率和严重程度取决于药剂本身。低血压是钙通道阻滞剂最常见的并发症，其次是癫痫和颅内压增高，较常见于有药物服用史者，如罂粟碱。

## 磷酸二酯酶抑制剂

罂粟碱具有神经毒性，已不再常规使用。灌注至眼动脉的近端可能有单眼失明的风险。除了神经毒性外，罂粟碱相对于其他溶剂其溶解度较低，若没有充分稀释易形成结晶栓子，从而导致脑栓塞。基于此，罂粟碱通常用生理盐水配成 0.3% 溶液，300 mg 剂量在动脉内输注超过 30 min。

尽管个案研究和前瞻性研究表明罂粟碱或甲氰吡酮可使 60%~90% 的血管痉挛患者在血管造影影像学上得到改善，25%~50% 患者在临床上有好转，但是仍没有强有力的证据明确规定其剂量。近期的研究表明，循证医学 Ⅱ b 级推荐，并获得美国心脏学会（American Heart Association，AHA）指南 B 级证据支持，罂粟碱不能用于治疗 PHCV。

## 钙通道阻滞剂

尼莫地平、尼卡地平和维拉帕米是目前用于 IAVT 最常用的钙通道阻滞剂。不同于维拉帕米以团注形式给药，尼卡地平通常通过脑动脉内留置的微导管匀速缓慢地输注，因此存在血栓栓塞相关风险。尼卡地平的钙通道阻滞作用较维拉帕米更强，如果尼卡地平在短时间内快速输注，就会有明显的低血压风险，从而对脑血流灌注有害无益。尼卡地平的常用剂量为每支血管 0.5~0.6 mg。使用维拉帕米时通常将 5 mg 药量溶解于 5 ml 生理盐水中，注射时间不短于 5 min，最大剂量每支血管 15 mg。有报道称每支血管剂量维拉帕米 > 15 mg 时可能出现癫痫发作。

研究表明用钙通道阻滞剂治疗 IAVT 大多可以在短时间内改善血管造影影像，临床症状也会有所好转（图 25-1 和图 25-2）。欧洲的一项研

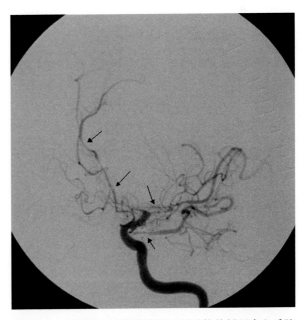

图 25-1　左侧颈内动脉造影显示严重的前循环出血后脑血管痉挛，箭头所示为整根大脑前动脉、M1 段以及后交通动脉近端明显痉挛收缩

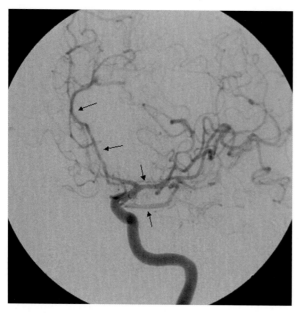

**图 25-2** 经动脉注射维拉帕米后，血管管径明显增粗，末梢血管较前更清晰显影，延迟时间变短，充盈明显改善

究显示，尼莫地平在脑血管造影影像学上的好转率为 43%，在临床上的好转率为 76%。在美国，目前还没有尼莫地平制剂。文献证实维拉帕米能使 29% 患者的临床状态得到好转。有报道显示尼卡地平在脑血管造影影像学上的好转率达 100%，在临床上的好转率为 42%。根据 AHA 指南，最新的文献回顾显示，对难治型 PHCV 应当考虑使用钙通道阻滞剂，为 AHA 指南 B 级证据支持，循证医学 Ⅱ b 级推荐。

# 技术要点

## 患者体位

• 蛛网膜下腔出血患者如果发生脑血管痉挛往往可能有意识障碍，需进行气管插管，可能还需进行脑室外引流术。引流装置应固定在手术台上，与患者保持相对稳定的高度，在一定的高度保持引流通畅，这样才符合患者神经重症监护管理。

• 搬动患者上下介入手术台时，需格外注意颅内压监护及脑室外引流管，确保其安全。

• 手术过程中可能会发生血管舒张药物所致的低血压，持续血压监测必不可少。如果无法行桡动脉血压监测，可以考虑使用较粗大的鞘进行持续动脉血压监测。

• 体格检查结果对于判断 PHCV 患者的病情变化非常敏感，因此神经介入医师应当在操作前充分评估患者的体征，以便随时评估术后病情变化。

## 材料和器械

• 鞘　运用改良 Seldinger 技术放置 5F 或 6F 动脉鞘。如果术前没有经动脉血压监测而术中又需要，可以使用更粗大的鞘。对于主动脉瘤样扩张、腹主动脉与髂动脉狭窄或血管扭曲的患者，建议使用长鞘（35 cm）。如果考虑可能进行 TBA，可以用更长的鞘。

• 诊断导管和导引导管　一般来说，对于 IAVT 和 TBA，5F 导管就足够了。我们经常使用 5F 诊断导管在行血管造影的同时注入血管扩张药物。在血管舒张药物灌注治疗同时进行 TBA 时，需要 5F 或 6F 导引导管，连接 RHV（Y 阀）接合器，进行肝素化盐水持续冲洗。

• 导丝　我们通常使用特氟龙涂层的 0.035 in Bentson 导丝进行大血管选择性插管。对于较扭曲的血管，可选用 0.035 in Terumo 亲水导丝（Terumo Medical Corp.,Somerset,NJ），当然还有多种导丝供选择。

• 微导管　单纯进行 IAVT 时，往往不需要微导管，只要通过颈内动脉或椎动脉近端注入药物即可。若需要超选灌注，有许多微导管可供选用。我们倾向于 Prowler-14（Codman Neurovascular, Rayham, MA）、SL-10, Excelsior 10/18、Echelon-14 等。柔软的微导管都能满足要求。

• 微导丝　有多种 0.014 in 微导丝可供选用，而我们会选用相对简单、经济且无损伤的导丝，如 0.014 in Transend Platinum（Boston Scientific

Corp., Natick, MA）。此外还有多种微导丝供选择，而且几乎所有的导引导丝都能达到目的。

- 血管舒张药物的选择与准备 （文献记载的剂量不同，这里提供团注技术最常用的给药方案）
  - 维拉帕米：与肝素化盐水混合配制成 1 mg/ml 浓度，按 1 mg/min 的速度注射 5 min，暂停 5 min，评估低血压程度。可重复操作，每支血管的最大剂量可达 15 mg。
  - 尼卡地平：与肝素化盐水混合配制成 0.1 mg/ml 浓度，按 1 ml/min 的速度注射。每支血管的最大剂量可达 5 mg。该剂量可能使患者出现短时系统性低血压，但一般在 10~15 min 后恢复。
  - 尼莫地平 （美国范围除外）：在肝素化盐水中稀释，按 1.0~1.5 mg/30 min 的速度注射。
  - 甲氰吡酮：用肝素化盐水稀释至 0.1 mg/ml 浓度，按 0.25 mg/min 的速度注射，剂量为每支血管 4.0~5.0 mg。
- 缝合　由于患者在治疗过程中大多需要进行高血压治疗，因此最好使用血管闭合器封堵穿刺点，如 Angio-Seal （St. Jude Medical, Inc., St. Paul, MN） 或 StarClose （Abbott Vascular Devices, Redwood City, CA）。已经证实，所有这些已有的闭合器都可以进行重复操作。

## 应用要点

- 如果痉挛发生在近端血管，应将导管或微导管放置在邻近痉挛段的近端。当放置在近端血管进行团注时，血管舒张药物不仅分布至痉挛血管近端，还能分布到末梢血管。
- 微导管不需要穿过颅内痉挛血管段，除非需要行血管内球囊成形术。
- 每次团注之间留出足够时间充分评估血压，必要时准备血管升压药以维持全身血压稳定。切记，如果扩血管药物导致全身血压明显下降，会使脑血流灌注的弊大于利。

## 替代技术

- 对有些严重血管痉挛的患者进行药物治疗、IAVT 和 TBA 无效，可在气管插管、镇静的状态下行持续血管舒张药物灌注。需将微导管放置在脑循环近端，将药物缓慢持续灌注。研究最多的是尼卡地平和甲氰吡酮，发现它们有一定疗效。这一技术具有一定风险，即由动脉导管所致的动脉夹层和血栓栓塞，以及灌注血管舒张药物所致的低血压。
- 进行 IAVT 治疗，必要时还可进行 TBA 治疗，这是非常有效的附加治疗方式。两种治疗方式可以交替使用，都是有创介入治疗（详见第 26 章）。

## 风险防范

- 为了避免不必要的麻烦，尽可能地将导管放置在痉挛血管的近端即可。如果需要进行 TBA，那么在血管内操作的风险会增加，将导管超选到需要的位置即可，不必要将导管放置在很远，否则动脉夹层、操作激惹导致的更严重的血管痉挛、动脉瘤破裂的风险将升高。
- IAVT 相关的主要风险在于操作过程中的血压过低。以下方案可以避免发生：按规定的低剂量缓慢注射 5~10 min、团注后的间隙进行短暂的血管评估、准备好血管升压药、在每次注射开始与结束时与麻醉医师保持有效的沟通。

# 第 26 章
# 血管内球囊成形术

Balloon Angioplasty

Christopher P. Kellner, Michael McDowell, and Philip M. Meyers

## 概　述

血管内球囊成形术（TBA）经常与经动脉血管舒张药物治疗（IAVT）联合应用来治疗药物难治型脑血管痉挛。相对于 IAVT，TBA 在血管造影影像上和临床上的治疗效果更持久，但是 TBA 会增加操作相关的风险。在第 25 章中我们讨论了 IAVT 的适应证，已经指出：在出血后脑血管痉挛（PHCV）的时间窗内，患者若出现新的神经症状，且经过 1 个小时的最大化药物治疗症状仍然不能逆转时，建议采取有创治疗。对于昏迷患者，无创影像诊断方法起着重要作用，包括颅内压监测、经颅多普勒超声、CT 灌注成像及 CT 血管成像。

## 治疗原则

1984 年，Zubkov 首次报道了 TBA，此后，这种技术成为血管痉挛的主要治疗方式。起初使用一端固定的不可脱硅胶球囊，到 20 世纪 90 年代后期逐渐发展成导丝跨越引导的球囊导管，用于血管成形，这种球囊导管具有固定的径向扩张力。

尽管已经充分阐明了 IAVT 逆转血管痉挛的机制，然而 TBA 的生理学疗效仍不明确。动物模型和尸检研究揭示，对处于收缩状态的血管平滑肌进行扩张，将拉伸并破坏血管壁平滑肌细胞外基质中的结缔组织纤维。因此，有人认为在 IAVT 前进行 TBA 会更加有效，球囊扩张可以对抗收缩了的动脉管壁。

## 预期与潜在并发症

尽管还没有随机对照试验来评估 TBA，但是已经有大量的病例分析报道 TBA 可以在临床上和血管造影影像上使血管痉挛得到改善。多项病例分析显示 TBA 在血管造影影像上的好转率为 82%~100%（图 26-1 和图 26-2），在临床上的好转率达 31%~77%。从出现神经症状到进行 TBA 治疗的时间非常重要。

另外，当 CT 影像显示微小低密度灶时，提示早期脑卒中，这种情况可以被 TBA 逆转。然而，当 CT 或 MRI 影像明确提示出现脑卒中时，由于存在再灌注出血的风险，此时的脑卒中成为 TBA 的禁忌证。

TBA 的并发症主要为球囊过度扩张及对发育不良血管扩张所致的动脉破裂。导丝穿孔也是出血的因素，但较少见。有研究报道称出血率在 4%~5%。

## 技术要点

### 患者准备

• TBA 主要用于高级别动脉瘤性蛛网膜下腔

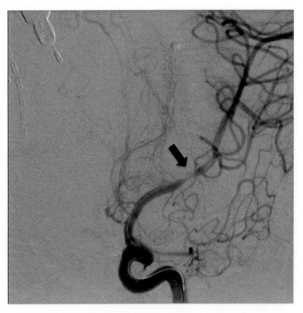

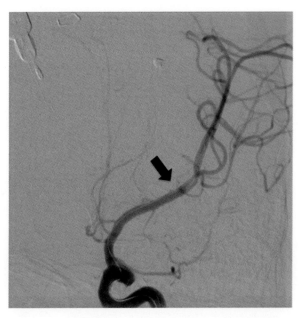

图 26-1　左侧颈内动脉造影显示左侧大脑中动脉 M1 段末端（箭头所示）发生严重血管痉挛。在显示屏直视下，0.010 in X-Pedion 微导丝引导 3 mm×15 mm HyperGlide (eV3) 球囊导管放置在血管痉挛段

图 26-2　球囊膨胀后，经导引导管进行血管造影来观察血管成形术的效果

出血，患者往往伴有意识障碍，还可能需要气管插管。与其他球囊成形术一样，为保证手术全程患者处于绝对静止状态，需要进行麻醉。根据患者的配合程度使用镇静剂，有时需要气管插管。

• 在这些高级别的患者中，有相当高比例的患者有脑积水，并且已行脑室外引流术，因此我们要注意合适的引流高度。我们建议把引流固定在介入手术台上，以保证整个手术过程中引流瓶与头部保持一定的相对高度。引流要保持通畅，防止颅内压持续增高，特别是对于平卧在手术台上的患者。

## 材料选择

• 术中使用的是颅内血管专用软球囊。这些球囊通常分为顺应性、半顺应性及非顺应球囊，各有优缺点。非顺应性球囊跨越不同直径的动脉段时，较小直径的动脉段会不成比例地被拉伸，增加破裂的风险。如果选用非顺应性球囊，就要选择直径较小的，以防止动脉撕裂。一般情况下，我们会根据动脉直径选用顺应性球囊。

• 目前可选用的球囊包括 HyperGlide (eV3, Irvine, CA)、Codman/Micrus Ascent、Scepter C (MicroVention,Inc., Tustin, CA)、Hyperform (eV3)、Stryker (Mountain View, CA)。eV3 Hyperform 球囊的顺应性极好，非常适合球囊辅助弹簧圈栓塞，但我们发现这种球囊过于柔软，不适合用于脑血管痉挛球囊成形术。另外，Stryker Gateway 球囊属于非顺应性球囊，更加适合用于颅内动脉粥样硬化。

• 球囊大小也许是材料选择中最重要的一点。球囊的膨胀体积需根据痉挛血管的口径进行估算。远端血管要求球囊充盈直径在 1.5~2.0 mm。Willis 动脉环的血管要求球囊充盈直径在 2.0~3.0 mm。Willis 环的近端血管要求球囊充盈直径在 2.5~3.5 mm。建议按正常血管直径的 80%~85% 选择球囊。球囊长度估算也很重要，应按照痉挛血管段的拉直长度进行测量。

## 球囊准备

• 用于球囊成形术中的亲水导丝在使用前需

要浸润在生理盐水中足够时间，以减少导丝与球囊导管之间的摩擦。

- 将球囊连接在单向阀门和旋转止血阀上，用装有造影剂的 10 ml 注射器冲洗整个系统，包括旋转止血阀，确保没有残留气泡。

- 将球囊导管引导至痉挛动脉的近端，然后用球囊导管专用导丝跨越球囊导管，到达痉挛血管段的远端。在操作过程中，有时由于血管扭曲，有时需采用其他导丝导向。因为在导丝交换退出的过程中可能有血液进入球囊导管，因此在更换为专用导丝前，需要将球囊导管重新用造影剂冲洗，以防球囊扩张过程中显影不充分。

### 球囊应用

- 超选球囊导管，使其远端标记到达痉挛动脉段的最远端。球囊扩张应该从远端向近端依次进行，这样每次扩张时球囊可以避免接触之前被扩张拉伸的动脉管壁，以减少动脉穿孔和动脉夹层的风险。

- 当球囊超选到合适位置时，用 1 ml 注射器，可以缓慢、可控地注射。

- 每次球囊扩张后都要重新做路径图，以评估整根动脉残留的痉挛情况，并且确保没有发生动脉穿孔和动脉夹层。

## 应用要点

- 主要用于治疗 Willis 动脉环近端血管、Willis 动脉环及 Willis 动脉环稍远端的血管痉挛，包括硬膜下颈内动脉、硬膜下椎动脉、基底动脉、M1 段、A1 段、P1 段和后交通动脉。最近也有研究报道称 TBA 用于 A2 段、M2 段和 P2 段这些远端血管也有较好的疗效，并发症的发生率不高。

- 对先天发育不良的动脉进行扩张时，可能导致血管破裂，为避免这一风险，只有当动脉发

生严重痉挛，其管腔直径小于其正常直径 50% 时才考虑使用 TBA。如果无法测到正常管径，就不要使用 TBA。

- 由于 TBA 相对于 IAVT 具有较高的风险，所以许多学者建议 TBA 只用于 IAVT 治疗无效的血管痉挛患者。

## 替代技术

- 相对于 TBA，用于治疗 PHCV 的主要替代方式当然是药物治疗。当蛛网膜下腔出血所致血管痉挛新发神经功能症状时，其急诊处理方案包括：扩容，输液速度可达 150 ml/h；使用血管活性药物，使收缩压 >200 mmHg。

- 相对于 TBA 的另一种选择是经动脉血管舒张药物灌注，如维拉帕米、尼卡地平和罂粟碱（见第 25 章，血管内药物治疗）。

## 风险防范

- 避免风险的最好方式是远离风险。事先必须仔细研读血管造影影像，明确区分发育不全血管和痉挛血管。在先天发育不全的血管里扩张球囊将导致血管破裂（最常见于 A1 段和硬膜内椎动脉）。

- 虽然 TBA 较 IAVT 具有更持久的疗效，但也伴随动脉破裂的风险。因此应该严格掌握其适应证。当患者的脑动脉近端有明显痉挛，对药物治疗无效，对 IAVT 也效果不佳时才考虑 TBA。

- 出现 PHCV 后的血管造影影像应当与之前的血管造影影像仔细对比，排除动脉发育不全和动脉开窗畸形等情况，确定治疗后预期达到的血管直径。

- 在较细小的动脉（如 Willis 动脉环和其稍远端的小动脉）进行球囊充盈时，需要先在近端大血管中进行球囊扩张，以核实球囊扩张率。如

果预期血管直径 <1.5 mm，则不要进行扩张。在使用顺应性球囊时尤其要注意，它的直径更大，可高达 4.0 mm。

• 在已经做了动脉瘤夹闭或栓塞的血管上不要行 TBA。已有报道证实，这样操作会增加动脉瘤破裂的风险。

• 如果血管过窄，导丝通过困难或有风险，可以考虑先使用小剂量血管舒张药物进行灌注，如维拉帕米，以增加血管内径，便于超选。

• 要当心在球囊充盈过程中造影剂不显影这种情况，可能会有血液进入球囊，阻碍造影剂流入，从而导致充盈的球囊显影不全，这会造成球囊过度充盈甚至血管破裂。如果怀疑这种情况，应该重新冲洗球囊，并且在高倍放大的路径图下操作。

• 回撤球囊之前必须彻底泄空球囊，只要回撤导丝至球囊近端标记点的近端，就可以确保泄空（这种方式只适用于单腔球囊导管，如 HyperGlide）。

• 当发生血管破裂时，应立刻重新充盈球囊阻塞破裂口，中和肝素，必要时尝试用弹簧圈或液态栓塞剂 [NBCA 或 Onyx（eV3）] 闭塞动脉。毋庸置疑，这种情况下患者的死亡率较高。

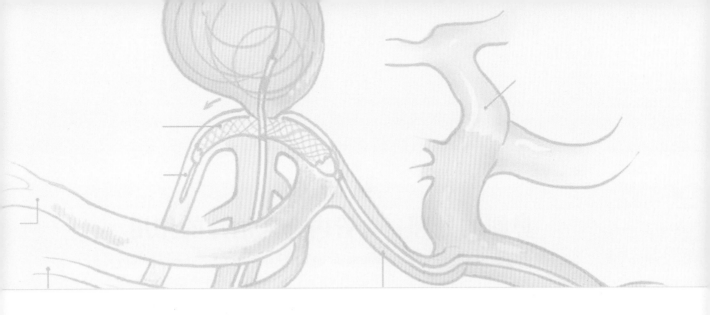

# 第 4 篇

# 鼻衄、动静脉畸形、瘘、肿瘤的栓塞治疗

Embolization of Epistaxis, Arteriovenous Malformations, Fistulas, and Tumors

# 第 27 章
## 鼻衄的处理：血管内介入治疗的作用

Management of Epistaxis：Emphasis on the Role of Endovascular Therapy

Abhishek Agrawal, Andrew S. Ferrell, Anushree Agrawal, and Gavin W. Britz

## 概　述

鼻衄，即鼻出血，是临床上最常遇到的问题之一，大约占急诊就诊患者的 0.46%。其发病率因年龄变化而呈现双峰现象，20 岁之前有一个小高峰，另一个主要的高峰在 40 岁以后，似乎也反映了相关致病因素随年龄增长而增加的趋势，这些致病因素包括高血压、血管性疾病及外伤。发病率还存在季节性波动，冬天会明显增多。

鼻衄的发病原因很多，大部分是特发性的，6%~7% 是外伤性的，1.4% 可能是先天性疾病导致的，4%~11% 是医源性的。还有一小部分鼻衄（占 2%~4%）的病因可能是由遗传性出血性毛细血管扩张症（hereditary hemorrhagic telangiectasia，HHT）或称为 Osler–Weber–Rendu 综合征引起的，但这是反复发作鼻衄较常见的原因之一。相关的危险因素包括高血压、吸烟、抗凝治疗及放射治疗。

鼻中隔前下部，也称为 Little 区（Little area），有丰富的血管吻合，构成所谓的"克氏血管丛"（Kiesselbach plexus），这是大部分鼻衄的出血来源。这种血管结构呈现为一个由大量粗大、壁薄的由颈内、外动脉的终末分支供血的血管网。来自颈外动脉的分支包括蝶腭动脉、颚降动脉及唇上动脉；来自颈内动脉的主要分支有从眼动脉发

出的筛前动脉、筛后动脉（图 27-1）。鼻前方的血管破裂造成的出血多能通过简单的治疗控制住，包括直接压迫外鼻道、化学制剂外用止血、电凝、局部使用止血药及血管收缩药物、冷冻治疗、热水灌洗及鼻腔前部填塞。同时需要对高血压及持续口服抗凝药等危险因素适当进行干预。

鼻后方血管破裂造成的鼻衄约占所有病例的 5%，这时上述那些简单的治疗措施往往都难以控制出血。出血主要是由蝶腭动脉引起的，蝶腭动脉是颌内动脉的一根终末分支。大部分这样的病例（48%~83%）可以通过用棉条从里到外逐步填塞鼻腔（AP Pack）来控制出血，但仍有高达 52% 的概率还是不能控制出血。也有文献报道有高达 69% 的并发症发生率，包括鼻部创伤、血管迷走神经反应、感染及中毒性休克综合征。

如果遇到持续后鼻腔出血或经鼻腔填塞后仍然反复出血的患者，可能需要进行动脉血管结扎、内镜下直接电凝止血或介入栓塞治疗。1974年 Sokoloff 等最先报道了介入栓塞治疗，1979年 Lasjaunias 等进一步改良了这种技术。从此，介入治疗越来越成为一种被广泛接受的治疗方式。了解鼻腔的相关解剖非常重要，鼻腔内的供血一部分来源于颈内动脉的眼动脉发出的分支，如筛前动脉和筛后动脉；另一部分来源于颈外动脉发出的面动脉及颌内动脉分支。

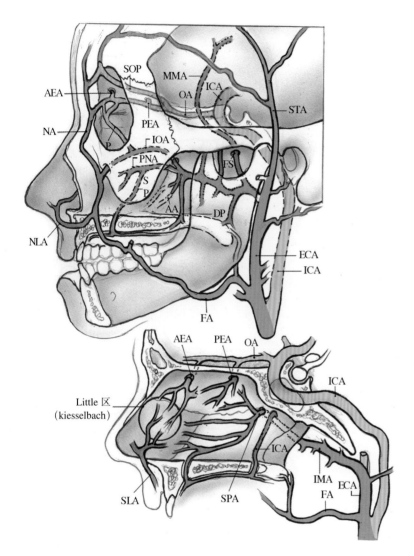

图 27-1　颈外、颈内动脉发出的供应头面部的主要功能性血管吻合的侧位示意图。插图：克氏静脉丛（Kiesselbach plexus），位于克氏三角，或称 Little 区，是位于鼻中隔前下部，许多动脉吻合支形成的一片富血管区域。这是最容易出现鼻衄的部位。AA：角动脉；AEA：筛前动脉；DP：颚降动脉；FA：面动脉；FS：棘孔；IMA：颌内动脉；IOA：眶上动脉；MMA：脑膜中动脉；NA：鼻 - 角动脉；NLA：鼻唇动脉；OA：眼静脉主干；PEA：筛后动脉；PNA：后鼻动脉；SLA：唇上动脉；SOA：眶上动脉；SPA：蝶腭动脉；STA：颞浅动脉

## 颈内动脉的分支

筛前动脉及筛后动脉均起自眼动脉的眶内段，有时候与眶上动脉共干（图 27-2）。它向内走行，穿过筛管供应同侧海绵窦及周围的硬脑膜，同时也可通过侧支参与鼻甲及鼻中隔的血供。眼动脉发出的鼻 - 眶分支可以通过与面动脉、上颌动脉及面横动脉之间的侧支吻合，而向鼻翼周围的脸颊部供血（图 27-3）。当颌上动脉近端阻塞时，圆孔动脉能够成为代偿侧支。

## 颈外动脉的分支

上颌动脉发出内侧及外侧鼻腔分支走行于鼻腔内，是鼻甲及鼻中隔的主要供血动脉。腭降动脉的前支也可给后部鼻中隔及鼻甲供血。牙槽窦动脉及眶下动脉的分支供应上颌窦（图 27-1）。鼻翼及外鼻的血供主要来源于面动脉，在面动脉与其他供应颊部区域的动脉之间存在着一种血流动力学的平衡。其他的供血来源包括颌上动脉的分支、面横动脉，以及从眼动脉发出的鼻 - 角动脉或鼻眶动脉的分支。栓塞治疗后对同侧面动脉复查造影非常重要，因为这是不完全或完全堵塞的上颌动脉发生再通的一条重要通路，会导致鼻衄复发。咽升动脉分出上、中、下 3 个咽部分支，向鼻咽部供血。中部分支又发出腭升动脉和脑膜副动脉。只有当鼻衄由幼稚型鼻咽血管纤维瘤或 HHT 引起时，才需要栓塞这些动脉。

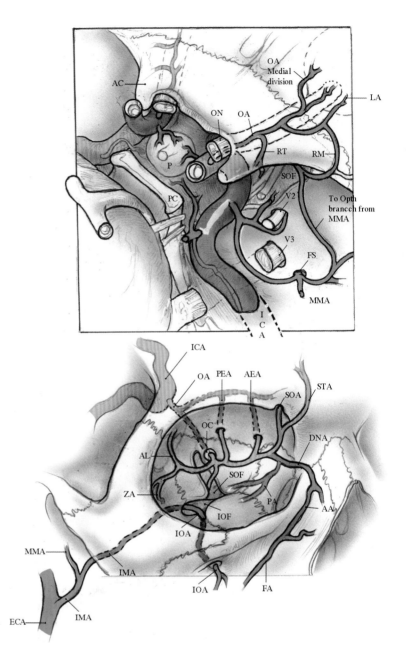

图27-2 颈外动脉和颈内动脉发出侧支吻合的眼眶部示意图。需要注意颈外动脉的分支（眼睑动脉、鼻背侧动脉）和颈内动脉的分支（眼上动脉、筛前动脉、筛后动脉）。这些细小的动脉吻合可能在常规血管造影时不显影。AA：角动脉；AEA：筛前动脉；DNA：鼻背部动脉；ECA：颈外动脉；FA：面动脉；ICA：颈内动脉；IMA：颌内动脉；IOA：眶下动脉；IOF：眶下裂；LA：泪腺动脉；MMA：脑膜中动脉；OA：眼动脉；OC：视神经管；PA：眼睑动脉；PEA：筛后动脉；RM：泪腺动脉发出的脑膜回返支；RT：眼动脉发出的小脑幕回返支；SOA：眼上动脉；SOF：眶上裂；STA：颞浅动脉；ZA：颧动脉

## 典型病例

65 岁男性，既往有多次右侧鼻衄史，保守治疗无效，予以选择性介入栓塞治疗。右侧颈外动脉的选择性造影（图 27-4）及微导管超选右侧颌内动脉后的造影（图 27-5）提示鼻窦内血管中度增生，没有活动性出血或假性动脉瘤。在排除了颈内、外动脉之间的吻合是向眼动脉或颅内血管系统的供血以后，将微导管超选到颌内动脉的远端，然后把栓塞颗粒（直径 250~350 μm）通过微导管注射到蝶腭动脉内。栓塞术后行右侧颌内动脉微导管造影（图 27-6）及右侧颈外动脉造影（图 27-7），显示蝶腭动脉远端向血管增生的鼻窦黏膜的供血分支基本消失，未见其他颈外动脉分支的堵塞或即刻发生的血栓栓塞并发症。中线部位的鼻黏膜仍然可见从面动脉分支来源的血液供应。

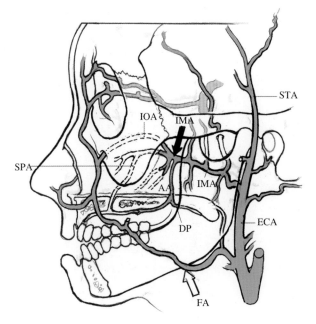

图 27-3　前、中颅窝示意图说明脑膜中动脉（MMA）从棘孔发出，它的分支向眶内走行，与眼动脉吻合。在栓塞脑膜中动脉时要特别注意，需要从它自棘孔发出以远进行栓塞。AA：角动脉；DP：腭降动脉；ECA：颈外动脉；FA：面动脉；IMA：颌内动脉；IOA：眶下动脉；SPA：蝶腭动脉；STA：颞浅动脉

## 治疗原则

对后部鼻衄血管内治疗的主要原则总结如下：①掌握全面的解剖学知识，并通过治疗前的造影检查，充分了解鼻部的血管结构。②注意辨认是否存在潜在的危险侧支吻合，避免并发症的发生。③仔细选择合适的栓塞材料类别和型号，最大限度地提高治愈率。④准备并摆放好合适的导管，优化整个手术过程。

## 预期和潜在并发症

对鼻衄患者治疗的终极目标是确切地控制出

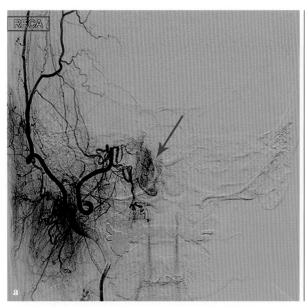
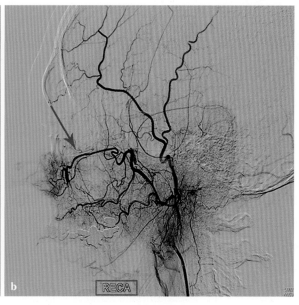

图 27-4　右侧颈外动脉选择性血管造影显示其通过蝶腭动脉（箭头所示）和面动脉向鼻腔的血供。a. 正位片。b. 侧位片

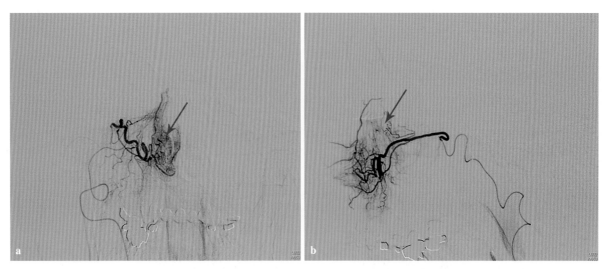

图 27-5　右侧颌内动脉的选择性血管造影显示鼻窦中度血管增生，主要血供来自蝶腭动脉。栓塞前需要先排除颈内、外动脉之间的侧支吻合。a. 正位片。b. 侧位片

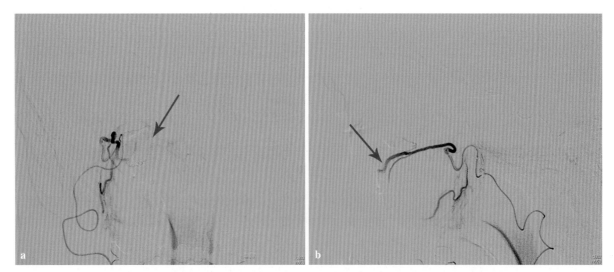

图 27-6　栓塞后右侧颌内动脉的超选造影显示蝶腭动脉远端完全被栓塞而不显影，同时鼻黏膜的血管显影也随之减少。用聚乙烯醇（PVA）颗粒（250~350 μm）进行栓塞。a. 正位片。b. 侧位片

血。总体的并发症发生率从 6% 到 45% 不等。其中几个主要的病例研究组报道，较轻的暂时性的并发症发生率在 25%~60%，永久并发症发生率在 0.8%~1.7%。轻微的并发症包括轻到中度的头痛、脸部疼痛、麻木、水肿、冷刺激过敏、偏瘫、轻度上腭黏膜溃疡及开口受限。开口受限被认为是由于对颞深动脉的误栓塞造成的。其他的较严重但可逆的并发症包括暂时性偏瘫、视力下降、黏膜坏死、上唇缺血坏死，以及缺血性唾液

腺炎，考虑是由于面动脉堵塞引起的。严重而永久的并发症包括舌黏膜坏死或溃疡、不可逆的面神经麻痹、脑梗死、半身疼痛，以及单眼盲。

### 介入操作技巧

•麻醉　在选择全麻还是局麻的问题上主要的决定因素是气道保护。大多数鼻衄患者是非常合作的，局麻或静脉给予镇静是可行的。而对于无法配合的患者及存在难以控制的出血、血流动

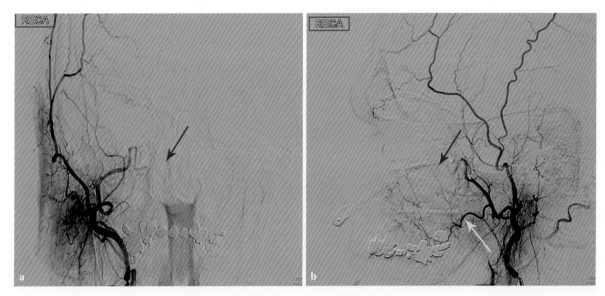

图 27-7 右侧颈外动脉（ECA）栓塞术后超选造影显示从颌内动脉向鼻腔黏膜的供血减少（红色箭头所示）。很重要的是在术后要看到颈外动脉的正常分支结构，这样才能排除栓塞颗粒反流至相邻的动脉分支。鼻中隔仍可见由面动脉（黄色箭头所示）的分支供血。a. 正位片。b. 侧位片

力学不稳及有其他合并症的患者则可以考虑全麻。由于全麻带来的便利，有的介入医师会常规选择在全麻下进行栓塞手术。

• 术前造影　常用的是经右侧股动脉穿刺途径，穿刺到股动脉后置入 5F 或 6F 血管鞘。使用合适的 5F 导管完成诊断性血管造影，包括对双侧颈内动脉及颈外动脉分别进行选择性造影。在此过程中看到造影剂渗出、肿瘤被染色、血管畸形或创伤性假性动脉瘤即提示出血的来源。

选择性颈外动脉及颈内动脉造影有助于了解这些血循环系统之间的侧支吻合，这种吻合可能会导致远端血管栓塞。这些侧支循环通道包括圆孔动脉、翼管动脉、脑膜中动脉、脑膜副动脉、咽升动脉、下外侧干、脑膜垂体干，有时候还包括面动脉、蝶腭动脉及眼动脉之间的侧支吻合（图 27-1 和图 27-2）。从颈外动脉到眼动脉最常见的侧支循环路径是通过脑膜中动脉（MMA）（图 27-2）。在这种情况下，通过颈内动脉造影，眼动脉通常不显影，而颈外动脉造影时则脉络膜会显影。

有两个重要的理由要求仔细辨认侧支循环：

第一，栓塞后会增加侧支中的血流，这些侧支会逐渐增粗，导致持续鼻出血。第二，如果经这些血管通道不慎将颈内动脉或眼动脉栓塞后，可能会导致失明或脑缺血。

因此，栓塞有两个绝对禁忌证：第一，在最初的诊断性血管造影中，颈内、外系统之间有大的血管吻合支显影，这会增加颈内动脉微血栓栓塞发生的风险；第二，当筛动脉为直接出血来源时，会增加视网膜动脉被栓塞的风险，因为这两个动脉都起源于眼动脉。

• 入路　术中常规通过放置在颈外动脉起始段的 6F 导引导管进行栓塞。或者，也可以通过标准的 5F 造影导管进行操作，但是这会使导管内腔除了微导管之外几乎没有多余的空隙，从而不能进行有效的生理盐水灌洗及注射造影剂进行术中造影。

可选用 1.3F~1.8F 的微导管超选到血供出血点的颌内动脉（蝶腭动脉）（图 27-5）或面动脉分支，进行各种标准的栓塞治疗。微导管头应尽可能地被放到最靠近栓塞目标的血管，并且在开始栓塞前先进行经微导管的超选造影，因为有

时颈内、外动脉之间的侧支吻合可能只在这时才显影。

• 栓塞剂 选择何种栓塞材料取决于原发病灶的类型、严重程度、出血位点，以及是否存在危险吻合。目前最被广泛使用的栓塞材料是聚乙烯醇（polyvinyl alcohol，PVA）颗粒在显影介质中的混悬剂。最佳颗粒直径应该为 250~500 μm。不建议使用更小直径的颗粒，因为它们更容易通过"危险"吻合弥散而造成脑梗死或失明。它们还可能增加栓塞术后鼻黏膜坏死的发生率。大直径的颗粒（> 500 μm）也不被常用，因为会造成病变动脉过于近端的堵塞，从而增加通过侧支血管供血引起持续出血的风险。

明胶海绵也可以作为栓塞材料，并且能够起到临时阻塞血管的作用，又能够使黏膜得到修复。但是在几周内，它就会被重吸收，从而可能使已经栓塞的血管再通。有时也将明胶粉末（40~60 μm）和 PVA 颗粒混合在一起进行栓塞。NBCA（n-Butyl-cynoacrylate）混合剂一般不常用，会用于筛动脉（眼动脉的分支）供血的持续鼻衄患者的栓塞中。

Onyx（eV3，Irvine，CA）的优势在于缓慢沉积的特性，这使得它能够向远端的肿瘤内血管充分弥散。Onyx 在注射时可以中途中断，从而便于对栓塞过程进行阶段性评估，并发现相关的危险吻合。另外只有一些个案报道了栓塞后会引起缺血性并发症。Onyx 是治疗鼻衄较理想的栓塞材料，因为它结合了其他栓塞材料的各种优点：既可以像 PVA 颗粒一样，很好地弥散至远端血管，又可以像 NBCA 胶一样，对靶血管实现永久性栓塞。最近有报道用 Onyx 进行术前辅助栓塞来帮助控制幼稚型鼻咽纤维血管瘤手术中的顽固性出血。

在少数情况下，我们也用珀金弹簧圈，弹簧圈可以单独使用，也可以与上述被提及的栓塞材料联合使用。用弹簧圈栓塞的主要缺点存在于由

侧支吻合造成复发出血的病例中，它会阻挡后续栓塞的通路。弹簧圈栓塞主要应用于创伤后由于血管破裂或假性动脉瘤形成而导致的鼻衄。

• 治疗的终点和随访 在栓塞手术中需要通过观察透视显示屏和不断重复造影，来仔细监测手术过程。当看到出血明显减少、停止，或者毛细血管床和所栓塞动脉远端分支的血流都消失的时候，就可以结束手术了。目前对于栓塞后什么时候可以取掉鼻腔填塞物还没有达成共识，有学者提出需要继续保持填塞 12~24 h，而也有学者提出应该在介入手术台上就取出鼻腔内填塞物，从而判断是否需要继续栓塞。

## 应用要点

血管内介入对于治疗特发性鼻腔后部鼻出血有着无法替代的作用。栓塞前进行的血管造影在一些病例中会发现具体的病因，可指导使用相应的特殊治疗技术（如假性动脉瘤、颈动脉破裂、穿通性创伤等）。

• 出血性毛细血管扩张症（HHT），又称为 Osler-Weber-Rendu 综合征，其特点是分布于皮肤、鼻黏膜、肺部、消化道及中枢神经系统的各种各样的血管畸形。复发性鼻衄也是 HHT 常见的特征性表现之一，目前还没有一种治疗方式能使其完全治愈，治疗的目标是降低和减轻鼻衄的发生次数和程度。介入治疗 HHT 需要完全栓塞供应鼻黏膜的颈外动脉分支，这样就存在出现黏膜和皮肤坏死的风险。文献报道的手术成功率差异很大，这可通过以下两点来解释：①不建议在血管近端进行永久性栓塞，因为这样会在远端建立侧支循环而无法对目标血管再次栓塞。②大部分 HHT 患者，鼻咽部的血供都来源于眼动脉发出的筛动脉分支，所以很难做到安全栓塞，因为会有较高的引起失明的风险。

• 颌面部外伤，有极少数会出现严重的鼻衄，

需要急诊闭塞整条颈外动脉。还有少数病例会在后期出现假性动脉瘤，并造成鼻衄复发，出血程度会随着时间进行性加重。血管内治疗需根据涉及的血管来具体计划，可以使用可脱性球囊和弹簧圈来达到永久栓塞。

• 最易引起鼻衄并需要栓塞治疗的鼻窦肿瘤是鼻咽血管纤维瘤。需要使用较小的 PVA 颗粒（50 μm）栓塞颌内动脉或咽升动脉及肿瘤内血管。

• 鼻窦内动静脉畸形（arteriovenous malfor-mations，AVM）也可以出现鼻衄症状，还有一些罕见的颅底 AVM 及由咽部静脉引流的颅内 AVM 也可出现鼻衄。伴有皮质静脉反流的前颅窝硬脑膜动静脉瘘也是造成大量鼻衄的少见原因之一，用 NBCA 进行血管内栓塞是非常有效的。

# 替代技术

大多数研究表明栓塞治疗的成功率较高，数据显示成功率在 86.0%~95.8%。总体来说，使用 PVA 栓塞可达到很好的效果。在一部分病例中，需要使用其他的技术，如 NBCA、Onyx 或弹簧圈栓塞（见上文）。

鼻衄的病因会影响远期的治疗成功率，比如，HHT 患者的治疗成功率就较低。有些采用栓塞难治的病例可以通过手术电凝筛动脉、鼻中隔成形术及内镜下电凝来治疗。

# 风险防范

深入了解鼻腔的血管结构及重要的颈内－颈外动脉的侧支吻合非常关键（表 27-1，图 27-1），由此可了解患者个体化的鼻腔血管情况，并选择最合适的栓塞位置和栓塞材料。在栓塞之前最好先做颈外动脉和颈内动脉的单独造影，可以避免一些不必要的风险和并发症。需要注意的是，最常见的颈内－颈外动脉之间的侧支吻合是从脑膜中动脉发出的眼动脉。所以当颈内动脉造影未见眼动脉显影时就需要考虑可能存在这类异常吻合。在栓塞过程中，要将微导管放置在尽可能靠近靶血管的位置，这对防止栓塞材料反流非常重要。同时要选择合适的栓塞材料，特别是 PVA 颗粒的大小。如果没有看到侧支血管或侧支血管不明显，建议使用明胶海绵进行临时性栓塞，而不是使用其他材料进行永久性栓塞。栓塞过程中需要进行谨慎、严密的监测来避免发生远端栓塞或栓塞剂反流进入颅内血管。

**表 27-1　鼻衄：相关鼻部血管及主要"危险"吻合**

| 动脉 | 供血区域 | 吻合支 |
| --- | --- | --- |
| 蝶腭动脉（鼻内侧及鼻外侧分支）/ 颈外动脉 | 鼻中隔及鼻甲 | 来自眼动脉的筛前、筛后动脉（颈内动脉） |
| 眶下动脉（上颌动脉分支）/ 颈外动脉 | 上颌窦 | 眼动脉发出的鼻－角动脉（颈内动脉）和面动脉（颈外动脉） |
| 面动脉（颈外动脉分支）/ 颈外动脉 | 上颌远端区域 | 上颌动脉近端阻塞后再通的重要因素（颈外动脉） |
| 筛前、筛后动脉（眼动脉分支）/ 颈内动脉 | 筛窦、鼻中隔、鼻甲 | 面动脉、面横动脉和上颌动脉（颈外动脉） |
| 眼动脉的鼻－角和鼻－眶分支 / 颈内动脉 | 颧骨区域 | 面动脉、面横动脉和上颌动脉（颈外动脉） |
| 圆孔动脉 / 颈内动脉 | 上颌远端区域 | 上颌动脉近端阻塞后再通的重要因素（颈外动脉） |

# 第 28 章
# 使用 Onyx 栓塞

Onyx Embolization

M. Yashar S. Kalani and Felipe C. Albuquerque

## 概　述

Onyx（eV3，Irvine，CA）的使用给动静脉血管畸形（arteriovenous malformation，AVM）的治疗带来了革命性的改变。Onyx 是一种安全的可凝聚的粒子，通过向 AVM 的供血动脉注射可达到栓塞血管的效果。多数病例中，Onyx 可以大幅度降低后期手术中的出血风险，利于手术切除畸形的血管。少数情况下，介入栓塞能完全治愈 AVM，避免了进一步的开颅手术。近来，Onyx 介入栓塞也常结合放射治疗对 AVM 进一步处理，但是其远期结果和有效性仍有待研究。

## 治疗原则

AVM 的治疗需要神经外科医师及神经介入医师多学科团队的合作。AVM 的治疗目标是避免出血，但目前的数据显示 AVM 的部分治疗未能带来保护作用，所以 AVM 的治疗目标应该是要达到完全治愈。对 AVM 的治疗决策及采取怎样的治疗方式取决于对 AVM 自然病程及各种治疗方法的安全性和死亡率的理解和评估。而血管内栓塞治疗的作用取决于整体的治疗安排。介入栓塞可用于这些情况：①为达到彻底治愈的手术切除而进行的辅助性术前栓塞。②针对出血倾向结构的栓塞治疗。③放疗前进行的栓塞治疗。④对于小 AVM 的彻底栓塞治疗。⑤为了缓解血管畸形相关症状的针对性栓塞治疗。

## 禁忌证和潜在并发症

Spetzler-Martin I~II 级的 AVM 很少需要栓塞治疗。大型的病例研究结果提示这类 AVM 通常可以比较安全地通过开颅手术切除。栓塞治疗的相关并发症的风险反而可能大于其所带来的获益。我们一般不建议对这些小的病变采取栓塞治疗。

对于这类 AVM，栓塞常导致畸形团内血流动力学改变，从而可能引起术后出血或缺血事件。

栓塞治疗可能引起由于栓塞剂向远端血管弥散或过早意外将静脉流出道栓塞而造成的栓塞不良事件。在 1969~1993 年接受栓塞治疗的 1 246 例病例中，调查显示有 10% 的暂时性残疾率、8% 的永久残疾率及 1% 的死亡率。尽管 Onyx 被认为具有更好的操作性，可以做更复杂而困难的栓塞治疗，但它的使用仍伴随着一定比例的栓塞不良事件。

## 技术要点

• 我们对所有 AVM 患者的栓塞均于全麻下进行，并监测体感诱发电位及脑电图，在术中严格控制血压，因为血压的波动可能造成不必要的血流动力学改变，并可能导致出血。

• 常规采用股动脉入路，使用 6F 鞘。

• 对于未破裂 AVM，我们将在手术过程中给予肝素化，至活化凝血时间（ACT）延长至 200~250 s。对于破裂出血的 AVM，根据不同病例个体化选择抗凝治疗。

• 用一根 90 cm 的 6F 导引导管（Envoy 导引导管；Cordis Endovascular, Miami Lakes, FL）就可以到达颈内动脉的颈段，在此部位进行造影检查来辨别 AVM 的供血动脉来源。选用 Marason 导管或 eV3 的 Echelon 微导管，利用导丝导引置入供血动脉。常用直径 0.014 in 的微导丝配 Echelon 微导管，或者用 eV3 的 0.010 in X-Pedion 或 0.008 in Mirage 微导丝来配 Marason 微导管。偶尔在一段比较粗又比较直的血管里，我们也可以通过顺血流方向漂浮的技术将微导管到位。

• 当微导管头已被放置到邻近畸形血管团位置时，常规我们要进行超选造影检查来进一步明确 AVM 的血管构成和供血动脉的具体情况（图 28-1）。如果 AVM 的畸形血管团内血流速度很快，则可以提高每秒的造影帧数。仔细回顾造影图像辨清正常的血管（包括那些看似是供应 AVM 的过路血管）、AVM 的供血动脉、造影剂在血管团内通过的速度，以及引流静脉的结构。

• 造影剂在血管团内通过的速度决定了使用 Onyx 胶的浓度。对大多数病例而言，6% 的 Onyx-18 混合剂是比较合适的，但对于血流快的 AVM 来说，可以使用更浓稠的混合剂。

• 需要特别注意引流静脉的结构和显影时间，避免栓塞剂弥散到引流静脉内，引起引流静脉堵塞。

• 根据 Onyx 的特性，可以边栓塞边定时造影来查看 Onyx 胶的弥散情况。在显示屏空白路径图的指引下慢慢注射胶体，如果微导管头被胶体堵住的话，可以用二甲基乙砜溶液溶解（速度为 0.25 ml/90 s）。

• 接着，通过微导管缓慢注射 Onyx 直到在导管头出现反流，这时可暂停栓塞最长达 2 min，

重新做路径图来判断栓塞剂弥散程度。在每次胶体注射前要确保 Onyx 在 AVM 的畸形血管团内一直保持前向流动。术中的暂停可以使 Onyx 胶沉积在导管头周围，从而促进 Onyx 保持在血管内向前流动而不反流（所谓的堵塞推进技术）。

• 当 Onyx 胶被完全注射后，轻轻抽吸注射器，然后慢慢轻柔地将微导管拉出。

## 应用要点

• 作为完全切除畸形血管的开颅手术前的辅助栓塞。Onyx 可以用在 AVM 切除手术前栓塞供血动脉，可以减少术中出血，并使 AVM 更易被切除。

• 作为一种靶向治疗栓塞 AVM 中一些出血风险高的危险结构。AVM 常伴发脑动脉瘤，这常常是导致 AVM 出血的原因，可以通过栓塞来治疗 AVM 中伴发的动脉瘤。

• 作为放疗前的辅助栓塞，可以栓塞 AVM 中的危险结构。

• 对于小的 AVM 来说，可以通过栓塞实现治愈。但是我们很少这么做，因为用这种方式去治愈小 AVM 造成功能障碍并发症的比率可能比单独 AVM 切除手术要高。用 Onyx 栓塞 AVM 是否能够维持持久尚不清楚。有些被 Onyx 栓塞的部分血管可能发生迟发性再通。

• 作为缓解动静脉短路相关症状的标准治疗。

## 替代技术

• 替代治疗的方法包括使用其他栓塞剂进行栓塞，如 NBCA（见第 30、31 章）、无水乙醇、凝胶颗粒或弹簧圈。这些技术可用来辅助或替代 Onyx 栓塞。

• 另一个替代疗法就是完全不进行介入栓塞而通过开颅手术切除病变。而栓塞治疗已被证明

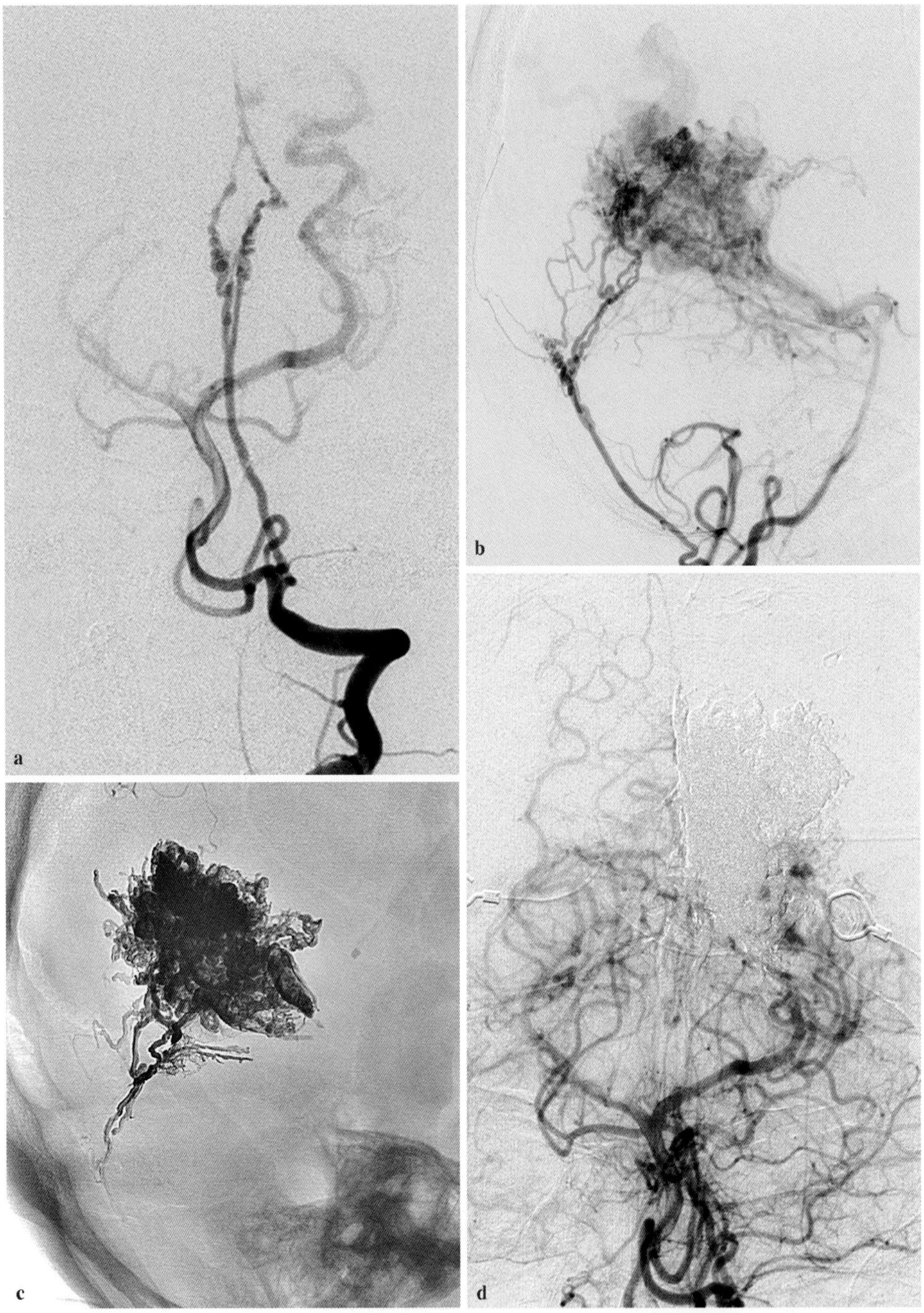

**图 28-1** 一个脑室及脑内出血的 19 岁女患者，用 Onyx（eV3）对其顶枕叶的大型 AVM 进行栓塞。a. 左侧椎动脉正位造影显示 AVM 通过脑膜后动脉的一根粗大分支供血。b. 在侧位片上也可被证实。c. 在栓塞了来自脑膜后动脉的单一供血动脉后，在畸形血管团内可以看见大量 Onyx 胶的弥散影。d. 在栓塞结束后，正位造影显示超过 90% 的 AVM 已经消失

可以有效地辅助手术及放射治疗。

# 风险防范

· 选择合适的患者及充分了解 AVM 的自然

病程及每种治疗方法的并发症概率对于成功治疗 AVM 是十分关键的。如果能够通过手术方式安全有效地治疗 AVM，就不应该去做栓塞。

· 介入医师需要知道自己的能力，过于冒险的栓塞可能导致不必要的严重并发症。对供血动

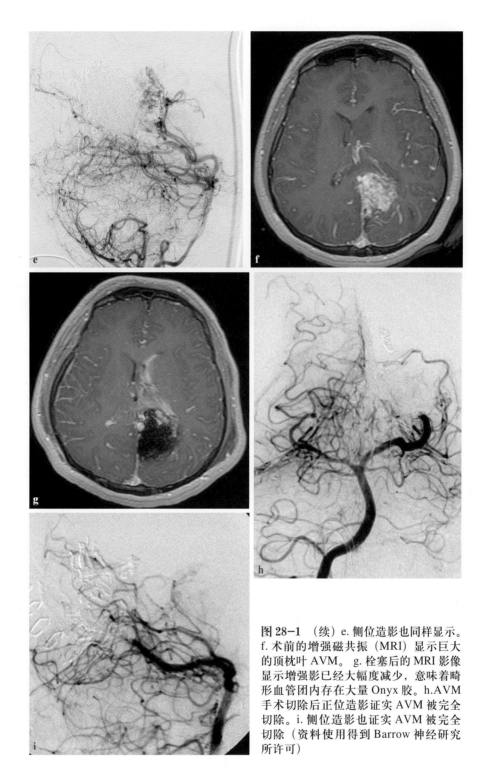

图 28-1　（续）e. 侧位造影也同样显示。f. 术前的增强磁共振（MRI）显示巨大的顶枕叶 AVM。g. 栓塞后的 MRI 影像显示增强影已经大幅度减少，意味着畸形血管团内存在大量 Onyx 胶。h.AVM 手术切除后正位造影证实 AVM 被完全切除。i. 侧位造影也证实 AVM 被完全切除（资料使用得到 Barrow 神经研究所许可）

脉要进行安全栓塞，如果不能彻底治愈，则剩余的病变应留待手术切除或进行放射治疗。

• Onyx 或其他栓塞剂会改变 AVM 的血流动力学特性，故在术前、术后严格控制血压是十分关键的。建议将患者安置在 ICU 进行密切监测。

• 介入栓塞治疗可能导致相关的血栓栓塞并发症，栓塞过程中必须特别注意避免栓塞剂弥散进入静脉流出道。我们一般常规在屏幕上用记号标示主要的静脉流出道走行，以便于在手术过程中密切观察。

# 第 29 章

# Onyx 栓塞过程中远近端导管结合技术（双导管技术）

## Proximal and Distal（Combined Catheter）Techniques During Onyx Embolization

Avery J. Evans

## 概　述

动静脉血管畸形（AVM）在成人中的总体发生率约为 18/10 万。50% 以出血起病，25% 以癫痫起病。回顾来看，通过显微手术切除 AVM，治愈率可接近 100%，对于小于 3 cm 的 AVM，单独放疗可以达到 70% 的治愈率，如果结合术前辅助栓塞，可以达到 86%。对于大型 AVM，或者伴有深部静脉引流的 AVM，或者位于功能区的小 AVM，治疗的致死率、致残率将明显增加。

AVM 需要栓塞治疗的最常见情况是在手术前和放疗前。术前栓塞常被作为一种阶段性治疗，主要为了减少 AVM 的血流量。在开颅手术前进行栓塞治疗的目标是在安全的前提下尽可能多地栓塞 AVM。在放疗前进行栓塞治疗的主要意义在于缩小 AVM 的体积，以利于进一步的放疗。有时候，栓塞的目的是处理放疗治疗效果不佳的一些 AVM 内的血管结构，如畸形血管团周边的动脉瘤和动静脉瘘。

## 治疗原则

在 Onyx 胶面世之前，单纯介入治疗的治愈率非常低，在大多数病例，介入栓塞都作为术前准备或术前辅助的治疗方式。自从 Onyx 胶被引入临床应用后，介入治疗技术有了显著发展，大大提高了单纯栓塞对 AVM 病变的治愈率。此后文献报道的对筛选的 AVM 的治愈率高达 50%~90%。

Onyx 是商业化生产的一种非黏性的液态栓塞剂 [ 乙烯 – 乙烯醇共聚物（EVOH）与钽粉的混悬液 ]，生产及销售公司为 eV3 公司（Irvine，CA）。有两种浓度的 Onyx 胶可供选择，分别是 Onyx-18 和 Onyx-34。

Onyx 最主要的优点是它的聚合性——它只有在压力推进时才会流动。这种特性与其他栓塞材料相比，给介入医师带来了更多的手术可控性。Onyx 最主要的缺点是可能造成微导管头的包埋，以至于在回撤微导管时可能造成血管损伤，甚至血管破裂。本章的目的主要是介绍一种注射胶的方法，可以使 Onyx 胶在畸形血管团内尽量达到良好的弥散，同时又最大限度地减少微导管头被包埋的风险。实际操作时，我们可以通过单一微导管或双微导管来实现。

## 预期和潜在并发症

对于绝大多数的 AVM，治疗的目标都是获得彻底治愈。如果治疗计划无法实现在保持可接受范围的并发症率的同时达到合理的预期治愈率，那么就不应该治疗 AVM。这里所谓的"合理的预期治愈率"和"可接受范围的并发症率"

没有绝对的定义，类似于风险 / 收益之比，并且需要根据每个患者相关的临床病情及社会需求做个体化评估。一般来说，AVM 越危险，患者越年轻，则治疗风险显然就越大。少数情况下，我们不是为了治愈 AVM 而进行手术治疗。比如，如果术者有合理的证据证明患者的症状是因动脉偷流或静脉高压产生的，则有理由进行非治愈性栓塞，作为一种对症治疗。或者，当 AVM 存在危险结构时（如在畸形血管团周围或内部伴有动脉瘤），可以进行针对性栓塞，以达到仅仅去除这些危险结构的目的。

这种栓塞技术的局限性表现在所有与 Onyx 栓塞 AVM 相关的并发症上，包括梗死、出血、正常灌注压突破综合征、导管头被包埋造成的血管损伤及破裂。

## 技术要点："堵塞后推进技术"

随着技术的发展以及对 Onyx 胶栓塞特性的深入了解，我们越来越有把握通过 Onyx 胶栓塞治疗来彻底治愈 AVM。对如何选择适于 Onyx 栓塞治疗的患者，以及是进行分期治疗还是一期治疗，大家尚未达成共识。但"堵塞后推进"（plug then push）或"堵塞 – 推进"（plug–push）技术适用于任何一种治疗策略。为了便于理解，先从双导管的"堵塞 – 推进"技术讲起。虽然基本原则是一样的，但是根据不同的 AVM 血管解剖和不同的栓塞目标，技术也会发生一定的变化。

### 双导管技术

#### 双导管"堵塞 – 推进"技术

这种技术最适合于当 AVM 的供血动脉比较粗大又比较靠近近端主干时，这样可以比较安全也比较容易地向血管内置入两根微导管。

•到位　向颈内动脉或椎动脉内置入一根 6F 导引导管，然后进行标准正、侧位造影检查，选择最合适治疗的供血动脉路径。进一步在各个角度进行造影来寻找合适的投射角度，以显示微导管超选进入需要栓塞的供血动脉的最佳通路。

•造影　影像要同时显示 AVM 以及微导管的位置。要分析清楚 AVM 结构，使供血动脉垂直进入 AVM，并且使 AVM 与供血动脉尽量少发生重叠。找到这个合适的投射角度非常关键。如果图像上 AVM 与供血动脉有很多重叠，则当 AVM 被 Onyx 填充时，在供血动脉里的微导管就会被遮住，那么介入医师就无法观察微导管管头的 Onyx 是否开始反流。一旦投射角度确定了，我们就可通过导引导管而不是微导管注射药物，做一次造影。通过导引导管造影可以显现整个 AVM 的轮廓和构造，而通过微导管造影只能显示 AVM 的一小部分。通过这个造影图像可以看到 AVM 的边界，在我们中心，会在显示屏上放一张干净的塑料膜，然后用油性笔在双向透视屏中标示整个 AVM 的轮廓，通过一根供血动脉可能达到对整个 AVM 的栓塞。当持续注射 Onyx 时，只要在双向透视屏中 Onyx 的投影都在 AVM 范围内，就可以继续注射。标示 AVM 的轮廓后，我们还要在塑料膜上标出引流静脉，这样就能辨别和避免引流静脉被堵塞。

•置管　第一根导管选用 Marason（eV3，Irvine，CA）导管，利用导丝引导将其超选进入供血动脉蒂，并保持持续灌注。第二根导管常选用 Echelon 10（eV3），也将其置入供血动脉中，与第一根导管并行，但置于第一根的稍近端。要保证两个导管都可以注射 Onyx 胶，并且都能通过 6F 导引导管。比如，一根 Echelon 和一根 Marason 导管就可以，但是不能两根 Marason 导管，因为 Marason 导管的近端直径太粗，导致两根 Marason 导管无法并排一起进入 6F 导引导管。

•制作"塞子"　当选好合适的工作角度并画出 AVM 轮廓后，将 Echelon 导管放在 Marason

导管头的稍近端。向 Echelon 10 微导管内注射 Onyx-34 胶，让胶沉积在 Marason 导管头近端，而保持 Marason 导管头干净。最好选择 Onyx-34 胶（8%EVOH 和 92%EMSO 并混合入钽粉），因为它黏性更大，更易在显示屏上显示，并形成一个更紧实的"塞子"结构。当这个"塞子"逐渐变长变粗后，就可以把 Echelon 导管慢慢撤回，避免导管被包埋在 Onyx 凝固形成的塞子里。塞子必须完全包围 Marason 微导管，并完全填充血管内腔，这样就形成了一个封堵物，防止开始注射时 Onyx 胶反流到近端（图 29-1）。"塞子"的合适长度由介入医师来判断。长的"塞子"可以减少反流的风险，但是在栓塞结束时将 Marason 导管拔出会比较困难。一般来说，"塞子"的长度在 1~2 cm 是比较合适的。供血动脉的直径是另一个重要参考因素。如果供血动脉直径比较大或走行比较直，可以做长塞子，栓塞结束将导管撤回也不会很困难。但供血动脉比较细或很迂曲的话，则需要做短小的"塞子"，以防止手术结束拉导管时发生并发症。总体来说，AVM 越大，预计的注胶时间越长，"塞子"就需要做得越长。一旦"塞子"形成，Echelon 导管就可被撤下。

• 栓塞 AVM　撤掉 Echelon 导管后，在 Marason 导管内先注入 DMSO 做准备，然后再注入 Onyx-18 或 Onyx-34。注胶的开始阶段是保证整个手术成功的最关键阶段。一旦看到 Onyx 胶冒出导管头，就可将最大剂量的胶快速注入导管，这非常关键。我们的目的是用液体的 Onyx 胶完全取代供血动脉内的血流。快速注射 Onyx 胶可以将一管 Onyx 胶完全填满整个供血动脉管腔。接着这部分 Onyx 胶就像蓄水池和导水管一样逐渐弥散渗入 AVM 畸形团内。举例来说，大概需要 20~30 s 可将一管注射器的 Onyx 胶完全注入 AVM。接下来的一管胶就不用注得那么快了。但是，由于我们在栓塞前就做好了一

个防反流的"塞子"，栓塞过程就比采用标准的"堵塞 - 推进技术"要快得多，因为反流的风险已被缓解，或者说大大降低了。如果顺利的话，可在整个栓塞过程中做到完全不出现向供血动脉近端反流的情况。

• 撤管　栓塞完毕，因为塞子相对较短，Marason 导管就可以相对容易地撤出。

### 单导管"堵塞推进"技术

如果碰到较细小的或迂曲的供血动脉，常出现在远端 AVM 中，用双导管技术不太可行也比较冒失。这时候可以用单导管来完成"堵塞 - 推进"技术。

这和上文所描述的双导管技术的主要区别在于如何做"塞子"。

• 做"塞子"　将 Marason 微导管置入供血动脉并以 DMSO 做准备后，向导管内注射 Onyx-34，当看到 Onyx 胶刚刚冒出导管头时，介入医师暂停注胶。接着术者一手握紧注射器，另一手用手掌用力快速推注射器的活塞。这个操作结束，会有一小部分 Onyx 胶（大概 0.01 ml 或更少）从导管头涌出并停留在头端。每隔 30~60 s 重复这个动作。目的是恰好在导管头端做一个小的塞子。如果这个塞子做成，则 Onyx 胶就可能从导管头冒出，以后反流至导管头端周围形成一个更紧的塞子。正确操作的话，Onyx 胶会在导管周围形成一个较短而紧实的塞子，但基本不会在导管前方的供血动脉内堆积。这个短而紧实的塞子可防止反流，而导管前方血管的通畅性可允许 Onyx 胶无阻碍地被注射进入 AVM 内。

• 注射 Onyx　一旦做好塞子，就可以注胶了。注胶的具体方式和前面双导管技术中所描述的类似。特别要注意起初要快速注射 Onyx 胶，原因见前文所述。

### 单导管堵塞推进技术中的特殊问题

我们总是用 Onyx-34 来做塞子，因为它比较容易显影，并能够做成一个更好的塞子。当

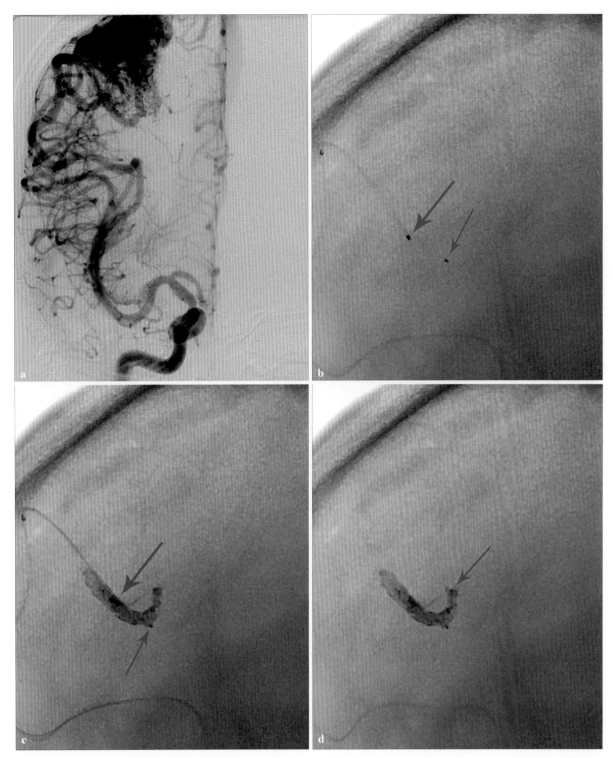

图 29-1　a. 一个诉头痛但无既往出血史的患者，正位造影显示右侧顶叶脑动静脉畸形（AVM）。b. 将两个导管放在最粗的一根供血动脉中。一根是 Marathon 导管（小箭头所示）；短的一根是 Echelon 10 (eV3) 导管。c. 通过 Echelon 10（大箭头所示）注射 Onyx-34，在 Marathon (eV3)（小箭头所示）导管周围形成一个短而紧实的塞子，Marathon 导管的头端比塞子稍远，周围没有 Onyx 胶。d. 撤出 Echelon 导管，只留下 Marathon 导管（小箭头所示）

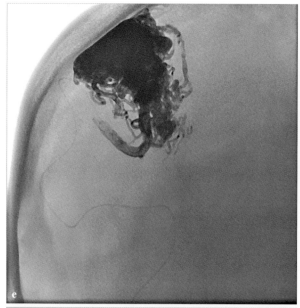

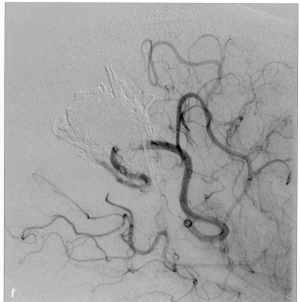

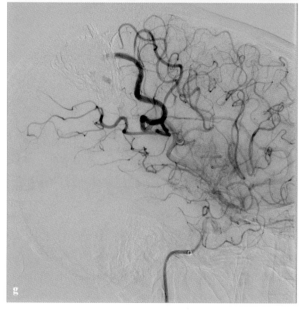

图 29-1 （续）e. 在 49 min 内推注 9 ml Onyx-18。注意没有发生额外的反流。f. 毫无困难地拔出导管，血管畸形没有残留。g. 术后造影对比，可见 AVM 完全消失

塞子即将做成时，就换成 Onyx-18，因为它能更容易地被注射入 AVM。在形成塞子的早期，要快速推注。一旦早期的塞子已经成形，就可以用常规的方式推注少量 Onyx 胶，只要 Onyx 胶有反流，就可以继续形成塞子结构。一旦塞子做好，就换用 Onyx-18 灌注导管。当术者认为已经合适将 Onyx 胶注入 AVM 时，就要换另一种注射方式。为了促使 Onyx 胶向前流动而不是继续反流，要非常轻柔地推注射器的活塞，直到 Onyx 胶在供血动脉中找到前向流动的路径。在 Onyx 胶开始向前流动之前，可能需要多次反复尝试缓慢轻柔地推注 Onyx 胶。一旦 Onyx 胶开始向前流动，则快速注胶，就像在双导管技术中讲到的那样。

利用这些技术，可以将 AVM 的一部分从血循环中完全孤立开来，或者作为手术前的辅助栓塞，或者就是为了进行治愈性介入治疗。

## 应用要点

双导管"堵塞 – 推进"技术对有较大的并且相对靠近端血循环供血动脉蒂的 AVM 比较合适，这样可以比较安全和容易地在供血动脉中放置两根导管。而对供血动脉比较细小、迂曲的，特别是靠近血管结构远端的 AVM 来说，使用双导管就不利于操作而且不明智。对于这些病例，需要使用单导管"堵塞 – 推进"技术。

## 替代技术

目前使用的栓塞剂包括聚乙烯醇颗粒（PVA）、弹簧圈、丝线、α – 氰基丙烯酸丁酯（NBCA），以及乙烯 – 乙烯醇共聚物（Onyx），没有哪种是完全理想的。液体栓塞剂被认为是永久的，但存在很高的风险性。而弹簧圈、丝线及 PVA 可能更安全，但有很高的再通概率。

标准的 Onyx 栓塞技术是在供血动脉中放置单根微导管，然后慢慢向前注射 Onyx 胶，直到将供血动脉堵住。如果供血动脉已被堵塞，术者要尝试向 AVM 内部注射 Onyx。这个方法看起来比较有效，但在实际操作中，Onyx 并不总是向前流动进入 AVM，它也会向供血动脉近端反流，并包围导管头造成拔管困难。如果反流量很大，拔出导管就会很困难，而且很危险（会造成血管破裂）。用这种方式注入 Onyx 胶的量常常是有限的，因为在注射过程中总有反流的胶堆积在导管头周围，造成包埋管头的危险。于是在 AVM 还没有被完全填塞时就不得不提前终止了。

我们在这章所讲的技术在一个至关重要的方面有显著区别。用这种技术，术者在将胶注入 AVM 之前，先利用反流在导管头端形成一个塞子结构，从而有效地阻挡了后续的反流，但不阻挡导管前方进入 AVM 的血管通路。一旦做好了塞子，Onyx 会被持续地推注进畸形团内。我们将这一技术冠名为"堵塞 – 推进"技术。顺利的话，这种方式可以减少反流及埋管的风险，并使大剂量的 Onyx 能够被快速地注射进入 AVM。可以通过单导管或双导管实现这项技术。

## 风险防范

用 Onyx 进行脑 AVM 栓塞最常见问题的是管头被黏管包埋（恰是这项技术想要避免的）。我们总是更倾向于避免碰到麻烦，而不是在麻烦的时候想办法摆脱。以这个思路来说，就需要先意识到哪种血管解剖结构是易于出现导黏粘管的。一般来说，供血动脉越细小，动脉途径就越迂曲，反流的节段越长，就越难拔出导管。特别危险的是，在弯曲血管内出现沿着导管较长一段的反流。只要可能，胶的反流要尽量限制在一段直的供血动脉内。相反，如果导管头端位于一根大的较直的供血动脉内，允许反流的长度可长些。

如果真的出现了导管头黏管情况，可进行以下操作：通过导引导管向动脉内注入维拉帕米 10 mg 来缓解血管痉挛。从马拉松微导管外去掉止血阀，从打开的微导管末端放入尾端为 0.014 in 的微导丝，如 Transend 14 (Boston Scientific Corp., Mountain View, CA)。通过这种类似于交换导丝的技术，在微导管外面再置入一个中间导管，如直径 0.038 in 的 Distal Access Catheter (Stryker, MountainView, CA)，直到管头接触到前面所做的塞子。然后拉出微导管并同时拔出中间导管。不要用中间导管进行用手推注造影剂的血管造影检查，因为中间导管腔内可能有 Onyx 胶。

# 第 30 章
## 使用 NBCA 栓塞
Embolization with NBCA Glue

Philippe Gailloud

## 概　述

N− 羟丁基 2− 氰基丙烯酸酯（n−Butyl cyanoacrylate，NBCA）是一种无色透明的液体胶，可以在离子环境发生快速聚合。Harry W. Coover 作为氰基丙烯酸酯黏合剂的发明者，早在 20 世纪 50 年代初就发现其潜在的医疗应用价值。最初这种氰基丙烯酸酯黏合剂作为开放伤口的快速密封剂使用，特别是在越战时期。它作为手术材料应用于神经介入领域也有 30 余年历史了。有趣的是，氰基丙烯酸酯类化合物还具有抑菌的特质。NBCA (Trufill, Codman Neurovascular, Raynham, MA) 和乙烯 – 乙烯醇共聚物（EVOH，Onyx，eV3，Irvine, CA）是美国被允许在介入手术中使用的两种液体栓塞剂，规定仅限用于脑动静脉畸形的术前栓塞。

## 治疗原则

NBCA 是一种可注射的栓塞剂，主要用于介入治疗血管畸形。但是，它自身灵活的特性使其具有很广泛的应用价值，比如，肿瘤、外伤病灶的栓塞，还可以通过其他方式使用，如直接穿刺。

## 预期及潜在并发症

NBCA 栓塞是利用其接触离子物质如血液后发生的聚合反应，而实现对目标血管或结构即刻和永久的堵塞。NBCA 栓塞的非特异性并发症包括：正常血管闭塞造成的脑或脊髓梗死、回流的静脉堵塞、肺动脉栓塞，以及手术通路相关的并发症，包括股动脉局部问题、动脉夹层、血管痉挛及血管穿通。介入医师过去会担心的导管留滞或所谓的"粘管"问题，现在由于亲水性微导管的使用以及新的丙烯酸酯黏合剂更好的稳定性及可操控性而变得较少见了。事实上，在针对 Onyx 栓塞剂的准入进行的多中心 RCT 研究中发现，使用 NBCA (Trufill) 栓塞比使用 EVOH (Onyx) 栓塞更少出现粘管现象（1.6% vs 9.3%）。过敏反应也很少发生。虽然在注射丙烯酸酯类化合物的大鼠中发现其可能存在潜在致癌风险，但作者也提到迄今为止文献上还未有报道人类因其致癌的病例。

## 技术要点

### 器材准备

为避免受到离子介质的污染（如盐水、血液），准备 NBCA 时最好换新手套，并单独在另一个操作台面操作。用原厂配的穿刺针或 16 号针头的注射器从 1 g 装的玻璃小瓶中抽取 NBCA

1 ml，再将一定量的套装所配的乙碘油（10 ml）倒入玻璃烧杯中，然后将 NBCA 加入乙碘油中，并用 1 ml 注射器活塞的橡胶头完全混匀。当使用钽粉时，钽粉必须在 NBCA 之前加入乙碘油使之结合，从而使混合后的胶有均匀的不透光性，然后将 NBCA 的乙碘油混合剂放在玻璃烧杯中待用，需要栓塞时用注射器抽取使用（我们中心的习惯是使用 1 ml 注射器）。每次栓塞后，将残余的栓塞剂倒回烧杯中，下次使用前稍微摇匀即可。NBCA 胶混合物的配置比例取决于栓塞目标的血流动力学特征。NBCA 与乙碘油以 1:4~1:2 的比例混合是最常用的方案。在配比中随着乙碘油的增加，栓塞混合物的黏度会随之增大，所以在动脉栓塞中，碘油在配比中的含量不能太高。乙碘油因为能阻隔外部的离子环境而可以间接延迟 NBCA 的聚合反应。只有加入了冰醋酸（GAA，无水醋酸）才能真正改变聚合反应速度（见下文"替代技术"）。近乎纯的 NBCA 可用于血流速度非常快的动静脉瘘。这种情况下，钽粉只需与几滴乙碘油混合，再加入 NBCA 中使胶能在透射中显影。低比例的 NBCA 胶混合剂（如 1:7 或更低配比）可用于不需要考虑胶弥散作用的情况，如直接穿刺栓塞较大病变时。

### 器材选择

NBCA 不能用含聚碳酸酯材料的注射器抽取，不然也就不需要一个特殊的操作平台了。术者可根据个人情况选用合适的微导管 – 微导丝组合。

### 操作过程

在用 NBCA 栓塞前必须以 5% 葡萄糖（D5）冲洗微导管，其重要性怎么强调都不为过。葡萄糖不仅避免 NBCA 在微导管内发生早期聚合，而且使目标血管内充满非离子液体，使 NBCA 易在血管内弥散，特别是当微导管头像楔子嵌入一样在一个逐渐变细的血管中时。当微导管内径

较大时（如 2.3F），血液会反流进入微导管，所以在冲管后要尽快将充满 NBCA 的注射器接上微导管。如果在微导管连接处已看到明显的血液反流而出，千万不要接上充满 NBCA 的注射器。

在进行栓塞之前，很重要的一点是要排除在远端超选后的微导管松弛情况。导致微导管粘管的一个重要因素是摩擦力，有时候还包括沿着各级动脉发生的血管痉挛，尤其是当微导管超选到细小的远端分支的时候。另外，NBCA 沿微导管头端反流的量、NBCA 的混合物配比及栓塞的位置也是一些关键因素。例如，在颈外动脉分支中栓塞时，作者在持续 3~4 min 的注胶过程中常规允许 2~3 cm 的反流，NBCA 和乙碘油的配比浓度是 1:3。而在对脑内远端分支栓塞时，仅允许发生极少的反流（大约 5 mm），这时候 NBCA 和乙碘油的配比浓度是 1:1，或者说一旦发现有反流微导管就要被快速撤回（约 30 s 内）。为保证脱离时导管头端尽可能的干净，作者建议在后一种情况中拔管要轻柔快速（而不是像以前说的一个夸张的挥鞭样动作），保持持续的张力缓慢拔出。最后，作者建议在用近乎纯的 NBCA 胶栓塞高流量的瘘时要保证不能有一点反流。

所以，注胶的持续时间、NBCA 胶的配比、回撤微导管的方式，都是与栓塞的目标相匹配的：在栓塞高流量的瘘时，需要在动脉内形成一个塞子，而不需要胶的弥散和渗透，所以要快速注射几乎纯的 NBCA 胶，减少反流，并轻柔快速地拔管（图 30-1）；在栓塞如硬脑膜动静脉瘘或肿瘤血管时，需要胶向远端弥散、渗透，所以要缓慢注射配比较稀的 NBCA 胶，可以允许少量反流，并慢慢拔出微导管（图 30-2）。

## 应用要点

NBCA 一直被超出说明书范围广泛地使用于各类快速及慢速流量的血管及非血管性疾病中，

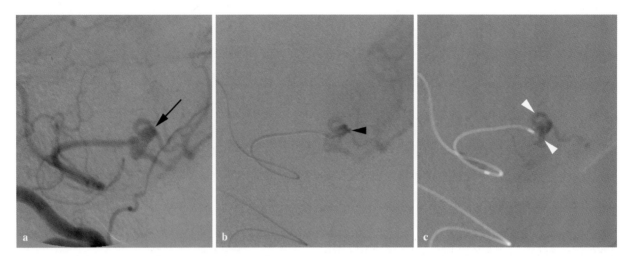

**图 30-1** 快速聚合的高浓度 NBCA 混合剂的应用。 a. 一个 64 岁老年女性，右侧小脑后下动脉 (PICA，箭头所示) 上破裂的假性动脉瘤。治疗目标是栓塞假动脉瘤，同时不让 NBCA 胶向远处弥散。b. 超选造影确认破裂出血的位置 (黑色三角所示)。c. 为了预防经远端分支供血再通，关键是要让 NBCA 胶的铸形范围是一段从动脉瘤 (白色三角所示) 近端到远端的载瘤动脉。我们选用了一种较快速聚合的高比例 NBCA 混合剂 (NBCA/乙碘油配比为 1:1)，注射时间约为 10 s

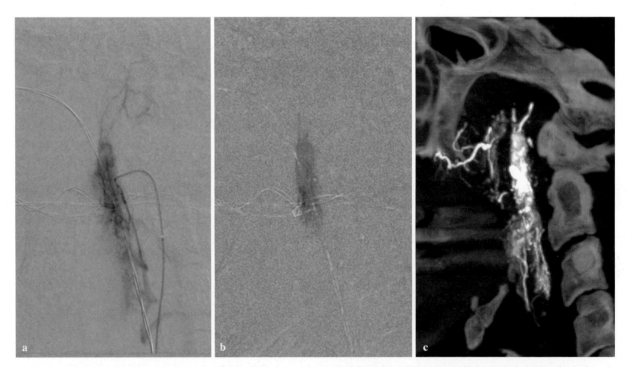

**图 30-2** 慢速聚合的低浓度 NBCA 混合剂的应用。a. 一个 41 岁中年女性，造影示广泛的但总体稳定的咽部肉瘤。有一个新出现的并且快速增大的咽腔内结节状物。治疗目标是姑息性阻断血供以控制肿瘤生长。通过左侧咽升动脉一个分支的超选造影可显示病变的上半部分。b. 我们选用了慢速聚合的低浓度配比的 NBCA 胶 (NBCA/乙碘油之比为 1:3) 栓塞了 3 支供血动脉。这个影像显示了通过 a 图中的动脉分支进行栓塞后 NBCA 胶的弥散分布 (动态造影中的截图，7.5 帧/s)。每次 NBCA 栓塞过程持续 45~90 s，总的注胶时间大约为 3 min。c. 在低剂量旋转造影图像 (Dyna-CT) 上显示的最终的 NBCA 胶铸形图像

包括脑的、脊髓的及外周血管的畸形，富含血管的肿瘤，以及外伤性病变。它可以通过介入在血管内使用，也可以通过直接穿刺病灶注射，后者可以是高流量的也可以是低流量的血管病灶（图30-3）。

# 替代技术

增加 NBCA 胶的弥散性可以有两种不同的方式。用葡萄糖预冲洗技术已在第 3 章中阐述，另外向 NBCA/ 乙碘油混合剂内加入冰醋酸也可以延长胶发生聚合的时间。虽然加入的醋酸量需要精确测量（以 μl 为单位），但这个技术可以延长聚合反应的时间，而不带来胶黏性的增加。在由较粗动脉供血的直接的动静脉瘘的栓塞过程中，在液体栓塞前将可解离的弹簧圈释放到栓塞部位，可以帮助胶聚合在最合适的位置（图20-4）。

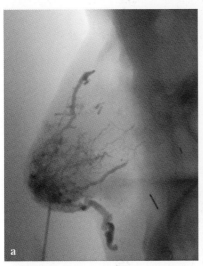
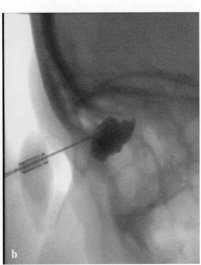

图 30-3　直接穿刺下使用 NBCA 栓塞。直接穿刺方式栓塞是对于无论高流量还是低流量的浅表病变的一种安全、快速的入路方式。NBCA 特别适合于这种方式下的栓塞手术。这是一个 28 岁的年轻女性，鼻部的动静脉畸形经多次手术及栓塞治疗。之前的治疗过程中，已经用弹簧圈堵塞或夹闭了多根颈外动脉分支，所以不能从动脉途径进行治疗。a. NBCA 铸形影，显示通过直接穿刺后使用 NBCA 达到完全栓塞，以便进行下一步手术切除及鼻部重建。b. 超声引导下眶内静脉穿刺治疗一个 17 岁女性患者的眼眶内静脉畸形，以便进一步手术切除。NBCA 完全填充病变，使后期得以被完整地切除

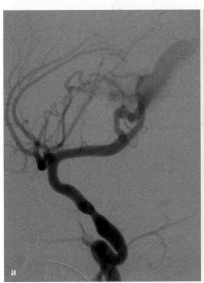
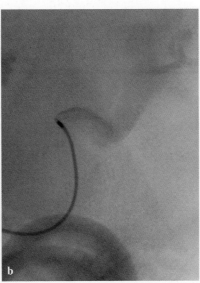
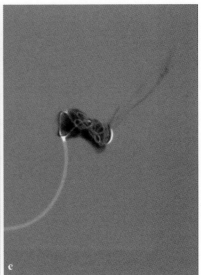

图 30-4　弹簧圈辅助的 NBCA 栓塞。a. 一个 4 个月大男孩的左侧颈总动脉造影，显示 Galen 静脉区动静脉畸形。b. 左侧后外侧脉络膜动脉的超选造影显示粗大的供血动脉分支，且流速较快。c. 使用 NBCA 胶栓塞前，先将弹簧圈在瘘口位置释放成篮

# 风险防范

### 分期栓塞

可能的情况下，当使用液体栓塞材料时，将手术分期进行是有益的，特别是对于脑内 AVM 及 Galen 静脉区的动脉瘤来说，可以避免如灌注压突破等不良反应的发生（图 30-5）。

### 误栓

栓塞前务必仔细确认微导管头的位置，常用 3 ml 和 1 ml 注射器来连续超选注射。1 ml 的注射器配合较细的微导管能够进行快速团注，从而更好地勾勒出血管的结构，特别是在血流速度快的病灶中。但如果不慎超选到一根错误的动脉小分支时，就容易造成血管破裂。而使用 3 ml 注射器，注射压力较低，目的是为了防止此类情况。

### 微导管粘管

虽然在 NBCA 栓塞的病例中微导管粘管比较少见，但是这种并发症如果不适当处理将是非常危险的。如果术者觉得用上述的撤管技术不能安全地撤出微导管，最好就让它留在那里，

而不是用更大力拖拽。因为使劲拖拽可能引起灾难性的血管损伤，如血管分支撕裂及颅内出血。如果微导管断裂在血管内，其断裂远端蜷曲后若阻塞了非病灶血管的血流，就可能发生脑缺血病灶。可以切断微导管连接阀，让留置在血管内的微导管漂浮在主动脉内，或者包埋在腹股沟处（虽然后一种情况下，在微导管穿进股动脉壁的地方有发生假性动脉瘤的风险）。如果栓塞后很快计划手术切除目标病灶，那么可以顺便在术中取出微导管。单轨套圈技术可用于取出留置的微导管，似乎在颅外血管中应用比较成功，但在脑血管远端分支中进行这种操作的风险 / 收益比值尚不清楚。

### 总结

作者建议随着病例数的积累逐渐提高用液体胶栓塞血管病变的技术，建议使用保守的方式建立通路。例如，当一开始进行脑动静脉畸形栓塞时，选用稍快的聚合胶的配比浓度，尽量不要出现反流。虽然栓塞结果可能在胶的弥散效果上不甚满意，但总比静脉阻塞后马上造成颅内出血好。介入医师需要记住，任何液体的栓塞材料都是有风险的，需要足够的培训和练习。

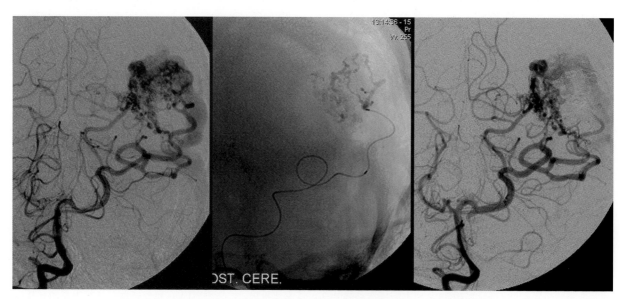

**图 30-5** 给一个 31 岁女患者进行暂时性动静脉畸形栓塞，实施分阶段治疗

# 第 31 章
# 5% 葡萄糖推注技术辅助 NBCA 栓塞
## The 5% Dextrose Push Technique for use with NBCA Glue

Philippe Gailloud

## 概　述

5% 的葡萄糖推注技术是在 2006 年被提出的，作为当微导管头端还不在非常合适位置时，用来提高 NBCA 胶远端弥散效果的一种辅助技术。

## 治疗原则

用 NBCA 胶进行栓塞治疗一般需要利用目标结构中合适的血流模式，如在动静脉畸形中利用合适的供血动脉进行栓塞。但是很多用 NBCA 胶栓塞治疗的病变并没有理想的血流条件（血流缓慢或瘀滞）或理想的栓塞通路（供血分支又长、又窄或存在扭曲），想要用 NBCA 胶栓塞这类病变可能会让人非常沮丧，因为栓塞剂可能常常会沿着微导管反流，而不是向远端弥散到达病灶内部。一种解决办法是将微导管头楔形嵌入供血动脉管腔。当不能楔形嵌入时，葡萄糖辅助推注技术可以作为一种备选方案。这不同于以前所说的"三明治"技术，即将 NBCA 胶与葡萄糖一起推注入微导管，这种技术现在已很少被使用，因为并不能促进 NBCA 胶向远端弥散。

## 预期与潜在并发症

葡萄糖辅助推注技术需要术者和助手协作配合完成。控制 NBCA 胶向远端弥散更多地是依靠葡萄糖的持续灌注而不是注射 NBCA 胶本身的过程。大多数情况下，葡萄糖注射中断后，NBCA 胶也停止继续流动。所以，葡萄糖不能用自动泵注射，否则控制 NBCA 胶沉积的作用就会失去。用力手动推注葡萄糖也存在同样问题，特别是当导引导管头端楔形嵌入预栓塞分支的母血管时。在楔形嵌入的情况下，如果施加太大的压力，即使是一长段已经稳定沉积的 NBCA 胶也可能通过动静脉瘘口被冲向远端血管。

## 技术要点

### 器械选择

葡萄糖辅助推注技术可以使用任何一种微导管和导引导管的组合。但是这些同轴器械间的相对大小会影响葡萄糖推注中的难易程度。比如，从通过了 1.9F 微导管的 5F 导引导管注射葡萄糖，即使用 60 ml 的注射器推注都会比较容易。而同样是 1.9F 微导管，如果穿过 4F 导引导管，从中推注葡萄糖就比较难。在这种情况下，用 30 ml 的注射器代替 60 ml 的注射器才能维持比较好的远端血流。

### 设备组装和使用

NBCA 胶以标准方式备置（见第 30 章，使用 NBCA 栓塞）。应用葡萄糖辅助推注技术还需要一些简单而便宜的装置：30 ml 或 60 ml 注射器，一个三通开关，以及一个延长管。将 60 ml 注射器抽满葡萄糖溶液，连接于三通开关，再接上导引导管口的止血阀门（图 31-1）。

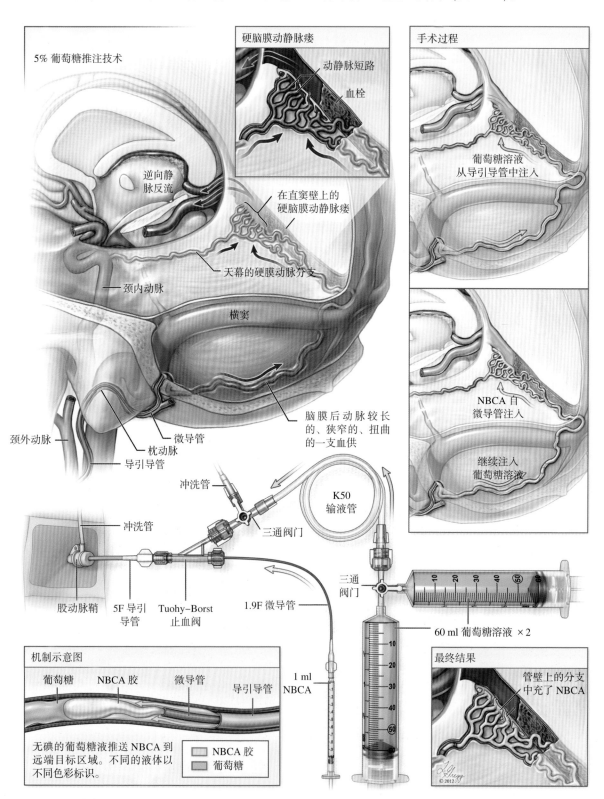

**5% 葡萄糖推注技术**

硬脑膜动静脉瘘
动静脉短路
血栓

手术过程
葡萄糖溶液从导引导管中注入

逆向静脉反流
在直窦壁上的硬脑膜动静脉瘘
天幕的硬膜动脉分支
颈内动脉
横窦
颈外动脉
枕动脉
导引导管
微导管
脑膜后动脉较长的、狭窄的、扭曲的一支血供

NBCA 自微导管注入
继续注入葡萄糖溶液

冲洗管
三通阀门
K50 输液管
冲洗管
股动脉鞘
5F 导引导管
Tuohy-Borst 止血阀
1.9F 微导管
三通阀门
60 ml 葡萄糖溶液 ×2

**机制示意图**
葡萄糖　NBCA 胶　微导管　导引导管
1 ml NBCA
无碘的葡萄糖液推送 NBCA 到远端目标区域。不同的液体以不同色彩标识。
NBCA 胶
葡萄糖

**最终结果**
管壁上的分支中充了 NBCA

**图 31-1　一例小脑幕硬脑膜动静脉瘘病例，使用 5% 葡萄糖推注技术辅助栓塞的示意图**

## 特殊技术

在 NBCA 栓塞前短时间内注射葡萄糖溶液，以保证在 NBCA 胶弥散时葡萄糖溶液已完全充盈目标血管。注射葡萄糖溶液的力度需根据以下情况调整：目标血管的大小、血流速度及导引导管头是否在楔形变细的血管结构处（此点最重要）。如果引导导管头处在楔形变细的血管中，要特别小心，因为葡萄糖溶液的注射会很容易地推着 NBCA 胶越过病变部位而漂到远处。其他方面，只需遵循标准的栓塞原则即可，如透视监测、微导管撤管等。

## 应用要点

根据作者的经验，葡萄糖溶液辅助推注技术主要用于栓塞低流量的病变，或者当微导管头端不在最佳位置的时候。可能使用这种技术辅助栓塞的疾病包括颅内外的肿瘤病变（如脑膜瘤、转移瘤、幼稚型鼻部血管纤维瘤及血管球瘤）、脑和脊髓的动静脉瘘，以及出血（创伤性或肿瘤性出血和鼻衄）。在动静脉畸形中还未曾使用（图 31-2）。

## 替代技术

NBCA 的聚合时间和弥散程度可以通过加入冰醋酸（GAA）来增加。虽然冰醋酸的使用量需要严格测量（以 μl 计量），但这种方式能在不改变胶黏度的情况下延长其聚合时间。

## 风险防范

葡萄糖推注技术辅助栓塞和一般的 NBCA 栓塞都遵循同样的原则，也会有同样的不良事件发生，如不慎堵塞非目标血管，或者极少发生的导管粘管留置的情况（详见第 30 章）。

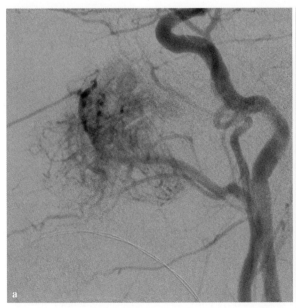
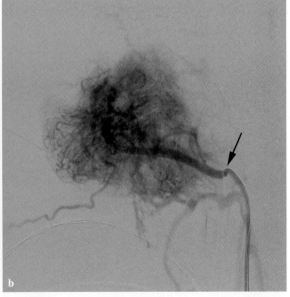

图 31-2　一个患有侵及颅底并伴颅内浸润的幼稚型鼻部血管纤维瘤（Juvenile nasal angiofibroma，JNA）的 17 岁男性患者，行 5% 葡萄糖（D5）推注技术辅助栓塞治疗。在栓塞 72 h 后，进行内镜鼻腔内肿瘤切除术，估计失血量仅约 300 ml。a. 数字减影血管造影（DSA），右侧颈总动脉侧位造影，显示 JNA 的肿瘤染色。b.DSA，右侧上颌动脉侧位造影。注意导引导管的位置，在本病例中使用了 4F 的 DAV，置于上颌动脉近端（黑色箭头所示）

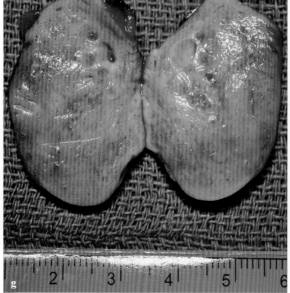

图 31-2 （续）c.DSA，经 JNA 的一根供血分支进行超选造影。微导管头（白色箭头所示）被置于一处非楔形缩窄的位置，在供血动脉分成 3 根更细的小分支的分叉处。d. 使用葡萄糖辅助技术栓塞后显示屏上的截图（7.5 帧 /s，儿童的低剂量造影方案）。注意 NBCA 胶前向流动，在微导管头周围未出现胶的反流（白色箭头所示为导管头）。e. 连续 4 次注射 NBCA 胶，每次注胶持续约 1 min，总共栓塞透视的时间约 4 min，栓塞后行侧位 X 线摄片。另一个图显示了每一次注射后 NBCA 的弥散。f. 栓塞后行 Dyna-CT 检查，轴位重建后可显示栓塞的范围和程度，并且帮助引导后续的内镜下手术切除。g. 刚切下的标本，从中间剖成两半，注意那些粉红色的、干性的肿瘤部分（外科手术标本照片来自 Drs. Reh and Gallia, The John Hopkins Hospital, Baltimore，MD）

# 第 32 章
# 颈动脉海绵窦瘘：经动脉入路和经静脉入路

Carotid-Cavernous Fistulas: Transarterial and Transvenous Approaches

Albert Schuette, Mark J. Dannenbaum, C. Michael Cawley, and Jaques E. Dion

## 概　述

颈动脉海绵窦瘘（carotid-cavernous fistulas，CCFs）是一种特殊类型的动静脉瘘，包含了颈内动脉或颈外动脉与海绵窦之间的直接或间接的连接。这种病变可表现为球结膜水肿、眼球凸出、眼眶青紫、视力减退、头痛、鼻衄，以及脑神经麻痹症状。分类系统大致将 CCF 分为直接和间接两种类型。直接型 CCF 是颈内动脉海绵窦段的血管壁上有一个破口直接与海绵窦相通，这种情况可能由外伤、颈内动脉海绵窦段动脉瘤破裂或颈内动脉壁先天薄弱造成。间接型 CCF 指颈内动脉或颈外动脉发出的硬脑膜分支（或者两者都有）与海绵窦之间形成了动静脉短路。这

种病变一般是特发性的，虽然有时候这种病变会自己消失或通过按压颈动脉消失，但大多数情况下都是通过介入方式治疗的。对于直接型 CCF，可经动脉栓塞；对于间接型 CCF，常需要经静脉入路，也就是通过岩下窦、眼上静脉，或者直接穿刺（在第 31 章讨论过），达到栓塞治疗目的（图 32-1）。

## 治疗原则

间接型 CCF 病例，无论是否压迫颈动脉，50% 可能发生自发性血栓形成而闭合瘘口。所以，CCF 在以下情况是可以观察随访的：

- 视力正常。
- 眼内压 <25 cmH₂O。

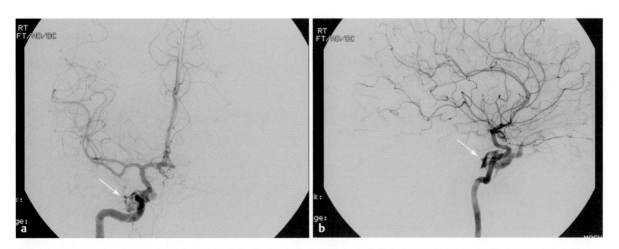

**图 32-1**　造影显示一例间接型颈内动脉海绵窦瘘，栓塞术前见供血动脉来自右侧下外侧干及脑膜垂体干（箭头所示）。a. 正位片。b. 侧位片

• 没有向皮质静脉引流。

直接型高流量的瘘常规都是需要治疗的。

最终目标是要通过静脉通路或动脉通路将瘘口阻断。对于直接型 CCF，以前都采用可脱球囊来治疗。这个产品现已停产，现在的球囊一般在弹簧圈栓塞海绵窦时用来保护颈内动脉海绵窦段。其他经动脉途径的治疗方式有用高黏度的液体栓塞剂，如 Onyx HD-500（eV3，Irvine，CA）栓塞，或者用覆膜支架治疗。在某些直接型 CCF 病例中，如果通过了球囊闭塞试验，可能需要牺牲颈内动脉。

在间接型 CCF 病例中，治疗通常经静脉途径。推荐从静脉端向海绵窦的路径是岩下窦（IPS）。岩下窦如果在造影时未显影，但仍可能被导丝探及。其他可能的静脉途径有基底静脉丛、面静脉或角静脉，但这些都比岩下窦途径要困难得多。最常见的方式是用弹簧圈将海绵窦完全填塞，也可使用液体栓塞剂，如果经静脉途径无法成功栓塞，则可能需要通过眼上静脉穿刺或眼眶穿刺直接到达海绵窦。

## 预期及潜在并发症

治疗 CCF 需要了解全面的动、静脉解剖知识，栓塞过程可能需要结合各种复杂的路径，以及需要较长时间和大量弹簧圈，才能达到较满意的结果。最重要的是，第一次尝试是最可能成功的机会。一旦入路建立，术者需要持续地栓塞直到瘘口不再显影。

颈动脉途径的并发症包括远端血管栓塞，如果使用液体栓塞剂可能导致脑神经损伤，造成症状进一步加重。经静脉途径的并发症包括过度填塞后导致的脑神经麻痹、血管穿孔、血管夹层，以及远端栓子相关的并发症。入路丧失而导致瘘口无法栓塞是最麻烦的问题，可能导致引流方式转变为皮质静脉引流。

## 经动脉途径技术要点

### 准备

• 治疗这类疾病的第一步是获取高质量的血管造影图像，并了解清楚瘘的解剖结构。

• 经动脉途径栓塞最适合于直接型 CCF。

• 在计划栓塞所采用的路径之前，建议做球囊闭塞试验，这样，当入路无法成功或栓塞失败时，可以把闭塞颈内动脉作为备选方案。

• 如果通过股动脉穿刺，则至少要用 6F 鞘。

• 患者应该预先肝素化，使 ACT 时间维持在 250~300 s。

### 器材选择

• 对于直接型 CCF，通常术中需要使用球囊来保护颈内动脉。一般选用低顺应性球囊，如 HyperGlide（eV3）。通常使用的大小在 4 mm × 15 mm 到 4 mm × 20 mm 之间，这样可以达到合适的覆盖效果，又恰能卡在虹吸段。

• 导引导管的内径最小为 0.70 in，这样才能允许球囊和一根微导管同时通过。

• 球囊还有助于判断瘘口位置，当球囊阻断颈内动脉后，可以做微导管造影来寻找瘘口。

• 如果需要使用 Onyx 液体栓塞剂，就需要准备一根兼容的微导管。

• 可以考虑使用生物活性的弹簧圈，如有聚羟基乙酸或聚乳酸涂层的弹簧圈，有助于海绵窦被完全堵死。

### 操作过程

• 导引导管头应该被完全置于颈内动脉近端。

• 使用微导丝和微导管来寻找瘘口位置。

• 应该从海绵窦最深处开始填塞，建议在栓塞时使用球囊来保护颈内动脉。

• 如果弹簧圈栓塞后瘘口还持续显影，在颈内动脉保护完好的情况下，可以用液体栓塞剂如

Onyx HD-500 来栓塞（图 32-2）。

# 经静脉途径的技术要点

## 准备

• 和经动脉途径栓塞一样，第一步也是要有 CCF 清晰的造影图像，并掌握瘘的解剖结构。

• 静脉途径栓塞常用于间接型 CCF。但在治疗直接型 CCF 时，也可作为一个选项。

## 器材选择

• 我们推荐在左侧股动脉放置一个 5F 鞘，而在右侧股静脉放置至少 6F 鞘。通常我们用 Shuttle 鞘（Cook Medical Inc.，Bloomington，IN）或 Arrow 鞘（Teleflex Inc.，Limerick，PA）放置在静脉内。

• 导引导管最小的内径需要 0.70 in，才可以允许球囊和微导管同时通过。

• 如果需要用到液体栓塞剂如 Onyx，则微导管要选用适配的。

• 在栓塞静脉窦时，可考虑使用具有生物活性的弹簧圈，如 PGLA。

## 操作过程

• 在病变一侧的颈总动脉 / 颈内动脉 / 颈外动脉放置一根做诊断性造影的导管，一方面可以用来做路径图以达到导航的目的，另一方面在瘘口栓塞后还可以用来确认瘘是否不再显影。

• 选择插管需要沿着静脉通路越过心脏，并继续向上进入病变侧的颈内静脉。

• 这时候可以使用一套柔软的微导管、微导丝系统慢慢探入岩下窦，即使当岩下窦不显影的时候，这个方法也可以试一试。如果还是无法进入岩下窦，则可考虑其他选择，如基底静脉丛或面静脉或角静脉。在有些病例，手术医师还可以从对侧岩下窦进入，通过海绵间窦，再到达病侧

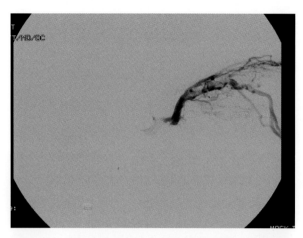

**图 32-2　超选的静脉造影显示右侧海绵窦及右侧眼上静脉**

血管位置。

• 我们建议在眼上静脉的起始部开始放置弹簧圈，然后逐渐向后方延伸直到瘘口被完全堵住。

• 如果这时瘘口还显影，可用 Oynx 一类的液体栓塞剂来达到完全阻塞。有的医师还会选择用 Onyx 完全代替弹簧圈栓塞。

# 应用要点

• 治疗 CCF，从而解决球结膜水肿、眼球凸出、眶周杂音、视力减退、头痛、鼻衄及脑神经麻痹等症状。

• 减轻上述症状。

• 减少逆向的向皮质静脉的引流。

# 替代技术

CCF 治疗的金标准是介入治疗。

• 对于经动脉途径及经静脉途径都无法到达病变处的病例，可以通过直接穿刺治疗。

• 对于直接型 CCF，当前述的经动脉途径栓塞无法成功时，可以通过牺牲这根颈内动脉来治疗。

## 风险防范

•如果 CCF 持续显影，术者可以尝试使用液体栓塞剂。

•如果经动脉途径及经静脉途径都不成功的话，可用直接穿刺治疗。

•术者要在致密填塞静脉窦以栓塞瘘口与过度填塞之间找到一个平衡，因为过度填塞可能会造成脑神经麻痹（图 32-3）。

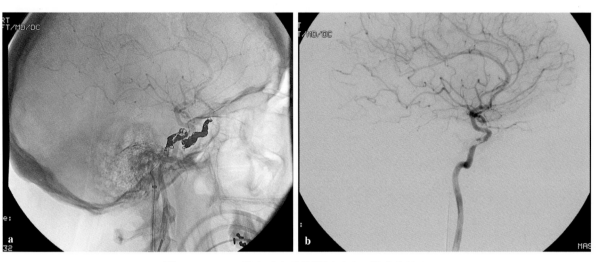

图 32-3　a、b. 栓塞后血管造影显示瘘口被完全堵塞

# 第 33 章
# 经眼上静脉途径栓塞颈内动脉海绵窦瘘

The Superior Ophthalmic Vein Approach for Carotid-Cavernous Fistulas

Jurij R. Bilyk

## 概　述

经眼上静脉（superior ophthalmic vein, SOV）途径栓塞颈内动脉海绵窦瘘（CCFs）最早是由 Hannekan 和他的同事在 1989 年提出的。从那以后，许多临床病例组的研究陆续发表，进一步证实了这种技术的有效性。随着手术医师经验的积累，提示了一些手术注意事项。

## 治疗原则

CCF 的手术指征不是本章要讲的内容。大多数专家认为，Barrow A 型的病变以及任何表现出向后方皮质静脉引流的 CCF，都需要栓塞。对于 Barrow B、C 和 D 型病变，只要没有后方皮质静脉引流以及由于眼眶周围充血造成继发的视力下降、高眼内压（IOP）、视网膜缺血或视网膜血管问题（视网膜动脉或静脉发生堵塞），都可以保守观察。

在所有病例中，为了了解视神经功能，有必要一开始就做一个全面的眼科检查，包括散瞳后眼底镜检查来排除视网膜缺血情况、血管闭塞情况及脉络膜或视网膜剥离。关于眼内压的问题存在一定争议。总的来说，如果眼压在平均 30 mmHg 左右或以下维持数周，绝大部分患者都可以耐受并且不会有任何永久的视力后遗症。

但是，如果患者本来就有明确的青光眼基础疾病伴显著的视力减退，更提示需要对 CCF 采取积极的救治。局部的抗青光眼治疗可能在一定程度上降低眼压，但对这种原因导致的青光眼远没有对原发的开角型青光眼的治疗效果好。这是由于眶周充血导致的巩膜外层静脉压力增高，使得滴眼液都无法有效地起作用。

前面已经提到，对于 CCF 患者，导管到位后先进行造影检查很重要，这样可以精确了解 CCF 的解剖构筑以及评估眼上静脉情况。简单地说，不是所有的 CCF 患者都能经眼上静脉途径治疗的。

## 预期与潜在并发症

如果考虑需要经眼上静脉途径治疗，关键的是要与家属就治疗风险、收益及替代治疗方式进行诚恳的沟通。患者及家属必须了解这一手术途径的相关缺陷。前面已提到，即使眼上静脉看上去可被探及并且血管造影显现足够粗的管径，通过眼上静脉途径的栓塞治疗也很难完全封闭瘘口。除了常规的颅内并发症风险，还存在严重的眼眶内并发症风险，包括出血、视神经缺血、复视、眼睑下垂及血管堵塞。就像任何一种眼眶内操作一样，患者及家属必须了解。经眼上静脉途径栓塞在极少部分病例可能会引起术侧眼睛永久性失明。

## 技术要点

• 全麻后将患者以常规体位置于介入手术台上。如果在带双 C 臂造影系统及手术台装置的手术室，充足的设备条件以及眼眶手术中经验丰富的器械护士，都会有助于这一入路的操作。

• 在考虑用眼上静脉途径之前，都要常规行股动脉穿刺造影。一些低流量的 CCF 患者，可能发生眼上静脉慢性血栓形成，这有效地解决了眼部症状，但也阻断了从眼上静脉到达海绵窦的途径。有时，暂时的眶内神经功能障碍加重是低流量的眼上静脉出现自发性闭塞的表现。虽然 MRI 影像上可以看到血栓，但显示这种闭塞最好的方式还是通过介入血管造影。

• 血管造影还可以让眼科医师在切开眼眶之前了解眼上静脉的走行、管径大小及可及性。我们推测有四个因素可能在这种入路中增加并发症率，其中两个因素是可以通过血管造影来评估的：①眼上静脉的前部必须在血管造影时显影，通过眼上静脉的后部穿刺从技术上来讲很困难并且充满风险，包括出现无法控制的眼眶内出血及大量失血可能。②如果眼上静脉的前部血管直径太细，导管将无法顺利通过。简单地说，如果要做经眼眶内穿刺途径，眼上静脉的前部必须造影显示比较粗大，否则就不应该考虑这种途径。

• 一旦确认眼上静脉比较粗大，并且其他经腹股沟穿刺的途径都已被证明无法成功时，先需要用常规浓度的聚维酮碘溶液对术侧眼眶进行消毒。聚维酮碘可能造成暂时性角膜病变，但一般都不会留下明显的后遗症，在眼周使用是安全的。相反，要避免使用含聚维酮碘的肥皂。除非严重的眶内充血造成球结膜水肿，术前可在眼球表面放置角膜保护镜（巩膜镜）。

• 术者需要沿着上睑缘轻轻提起上眼睑来找到上睑褶皱位置，并做好标记（图 33-1）。在一些病例中，由于眼眶充血完成这一步骤可能会比较困难，这时只能估计上睑褶皱的位置了。以利多卡因配少量肾上腺素进行皮下注射局部麻醉，可减少出血。

• 用 15 号 Bard-Parker 刀片沿上睑褶皱做一个切口。为了最大限度地暴露，最好沿着上睑褶皱全长切开，使得切口非常充裕。如果是一个小切口，则可能影响眼眶深部的解剖分离。切开上睑皮肤时要小心，不要切得太深，否则可能造成提上睑肌腱膜断裂。辨认眼轮匝肌，并以 Westcott 剪刀剪断。用双击电凝止血。

• 用 Westcott 剪刀仔细分离解剖眼轮匝肌下、眶隔前的软组织，一直分到上内侧眶缘。如果露出眼眶内腱膜前脂肪，说明解剖得太深了，已经突破了眶隔，需要向更浅一层次分离解剖。

• 切开皮肌瓣后，用 Desmarres 眼睑拉钩向上拉开皮肌瓣，或者将其用针缝于表皮进行牵拉。

• 在眼睑褶皱上方 15 mm 左右的中间位置切开眶隔，这会使腱膜前脂肪立刻向前翻出。眶隔由多层薄层组成，术者需要继续逐层切开，直到脂肪层可以无障碍地膨出。然后向内侧延长眶隔切口，直至看到内侧脂肪垫。内侧脂肪垫比腱膜前脂肪要明显苍白一些，可以借此辨认。

• 一旦辨清内侧脂肪垫，就可以将两根棉签放在脂肪板中间，然后在深部眼眶内解剖分离。这时的目标是找到上斜肌及其滑车。在大多数患

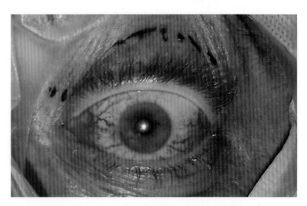

图 33-1　在上睑的褶皱处标记手术切口

者中（并不是全部），眼上静脉就在上斜肌滑车侧方，由两个静脉分支汇合而成，这两个静脉分支分别从前、后方包绕滑车（图 33-2）。辨清后，直接用止血弯钳分离出眼上静脉，脂肪垫会遮挡视野，特别在充血的眼眶内，可以用 0.5 in × 3 in 的长条脑棉片垫开，用橡皮条环绕眼上静脉以备牵开。

• 轻轻地用橡皮条向前方牵拉眼上静脉，并用棉签及脑棉片向后方眶内追踪，暴露眼上静脉。有时眼上静脉会在眶内前部迂曲成襻，导致难以判断血流的方向。但继续分离解剖，一般都能清晰显示血管走行及血流方向。在眶内追踪分离出 10~15 mm 长的一段眼上静脉就够了，避免向更深部解剖和分离。这时候在靠后方放置第二根橡皮条，以及用一根 4-0 丝线松松地绕眼上静脉打个结。在靠前方位置绕眼上静脉再打两个结，一个用来做紧急结扎，一个在放置导管后用于固定导管（图 33-3）。

• 解剖和分离出眼上静脉后，眼科医师轻轻地向前牵拉靠前方的橡皮条，使眼上静脉位置保持稳定并被拉直。这时神经外科医师向眼上静脉

穿刺置入 2 in 血管造影鞘，注意要平行于静脉走行方向（图 33-4）。眼上静脉是一根典型的薄壁血管，很容易被透壁穿通。

• 置入鞘后（静脉血流出以确认），将前面绕眼上静脉打结的丝线缝于眉间皮肤，用以固定眼上静脉。然后神经外科医师就可进行 CCF 栓塞了（图 33-5）。

• 栓塞结束后，可拆掉眉间皮肤的缝线，拉直预先打在眼上静脉靠后方的线结，然后拔出导管。前方的丝线同样打结结扎。一些外科医师推荐只用双击电凝烧灼眼上静脉止血，认为只要确切电凝眼上静脉就可以预防任何可能的出血。我们一般都用双线结扎，严格预防术后眼眶出血。因为由 CCF 造成的长期慢性眶内静脉回流不畅可导致其他面部及眶内静脉充血，所以要警惕术后出血问题。

• 要仔细检查眼眶，确认没有活动性出血。另外，要注意不要过度使用双击电凝，因为这可能损伤重要的眶内软组织结构。要限制使用高频电凝。

• 用可吸收线缝合（6-0 普通的或铬制肠线）

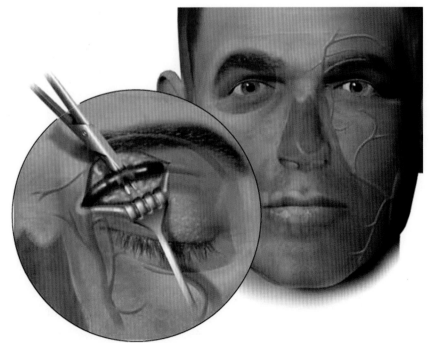

图 33-2　面静脉的解剖。面静脉走行为斜穿面部，在内眦处移行为角静脉。角静脉与眶上静脉及眼肌滑车附近的小静脉汇合，共同流入眼上静脉（SOV）的终点。插图：以一个止血钳分离眼上静脉的终点，恰好在眼肌滑车的外侧

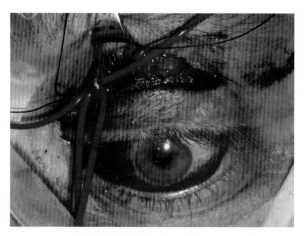

**图 33-3** 先解剖出眼眶前方的眼上静脉，在两个牵拉血管的橡皮条之间孤立出一段眼上静脉；准备用来结扎的 4-0 丝线

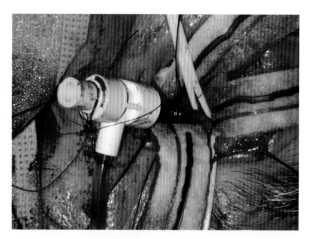

**图 33-4** 在眼上静脉（SOV）内放置导管并进行栓塞。注意用神经外科的脑棉片将眶内脂肪从眼上静脉旁垫开

皮肤切口。不需要缝合其他组织，不然可能导致术后眼睑被牵拉。

• 去掉角膜保护器，在眼睛及眼睑部位涂常规剂量的抗生素眼膏。

• 术后患者入重症监护室治疗。一旦患者能配合，尽快行视力及眼内压检查。眼眶可能水肿，但触诊皮肤表面应该还是松软的。在栓塞 CCF 后 6 h 内需频繁进行眶内及眼内压检查。因为随着自发性眼上静脉内血栓形成，在术后急性期，通常在最初的几小时内，可能出现眶内充血及眼内压升高。

## 应用要点

一般来说，经眼上静脉途径治疗 CCF 是对那些相对更传统的经股静脉途径介入治疗都失败的患者才考虑的方式。另外，这种手术方式必须同时配合经股动脉血管造影。

## 替代技术

如前所述，经眼上静脉途径的治疗方式是在经静脉途径的其他方式都试过并且不成功后才考虑的方式。其他的选择包括面静脉切开置管、在血管造影及透视引导下眼上静脉或海绵窦直接穿刺，以及经岩枕静脉途径。

## 风险防范

眼上静脉途径有两个主要问题。第一，由于眼上静脉自身存在的眶内走行变异、CCF 造成的眼眶充血以及眶内脂肪持续不断地向表浅层次疝出，可能会造成找不到眼上静脉。辨认上斜肌及滑车是关键。一旦找到了这些眼眶内的恒定结构，就可以很顺利地向外侧解剖分离出眼上静脉。如果在滑车位置没有看到眼上静脉，则需要在眶前部从内侧向外侧系统地解剖，查找眼上静脉。第二，眶内出血如果没有得到控制，可能导致视力损伤及严重失血。前面已经提到，需要避免对眼上静脉过度牵拉和操作。一般来说，向深部游离眼上静脉不应超过后方巩膜水平。由于眼上静脉已经动脉化，出血后止血会比较困难。如果无法结扎或电凝眼上静脉，要用脑棉轻轻填塞该区域，然后需要寻找其他办法来封闭瘘口，包括开颅手术。眶尖紧密填塞不能超过 1~2 min，否则会造成视神经受压进而导致失明。如果眼眶压力高，则需要行外眦切开或下眦切开减压术，极少需要去骨减压。

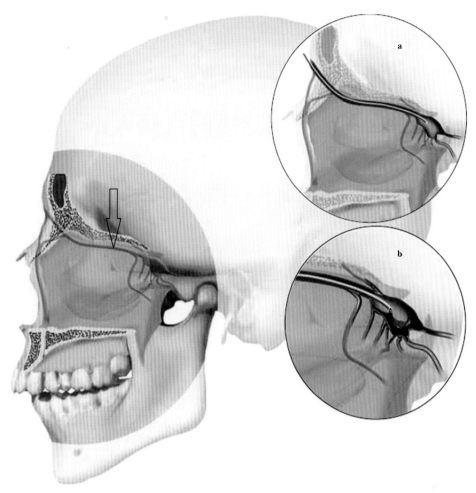

**图 33-5**　矢状位显示眼上静脉的解剖。注意眼肌滑车附近静脉的汇集，以及较细小的眼后下静脉与翼腭窝静脉丛相吻合。a. 导管顺利穿入海绵窦。b. 瘘口的栓塞，本病例中使用的是 Onyx（eV3）

　　与其他所有外科手术一样，经眼上静脉途径手术的关键是要选择合适的患者。前面提到的四个因素会导致手术并发症风险的增高。我们已经讨论过细小的或有血栓形成的眼上静脉会使手术比较困难。常规禁止穿刺眼上静脉的后方。患者年龄大也是一个增加风险的因素，因为会出现年龄相关的软组织包括眼上静脉的退行性改变。最后，对于急性的 CCF 患者进行眼上静脉穿刺置管可能更危险。在瘘发展的慢性过程中，眼上静脉壁经过数周至数月时间可能出现增生性变化，相比于急性期瘘导致的扩张且薄壁的眼上静脉，可使手术操作及穿刺置管更安全一些。

# 第 34 章
# 硬脑膜动静脉瘘的直接入路
Direct Access for Dural Arteriovenous Fistulas

Anthony M. Burrows and Giuseppe Lanzino

## 概　述

成功治愈硬脑膜动静脉瘘（dural arteriovenous fistulas，DAVFs）的关键在于阻断动脉化的引流静脉的近端部分，可以通过经动脉途径或经静脉逆行的途径达到治疗目的。在一些病例中，当选择经静脉入路时，到达瘘口及引流静脉的通路可能会因为静脉窦发育不全、血栓形成或血管狭窄而受到限制。虽然这种情况正变得越来越少，但仍然有这样一些患者，对他们来说，直接暴露动脉化的引流静脉可能是到达目标病变部位最好的手术入路。当考虑手术入路时，应该把途经血管的迂曲程度、疾病特点及结构变异等因素都考虑到。

## 治疗原则

到达瘘引流静脉的直接通路可以通过直接穿刺相关的静脉窦或静脉湖来实现。已有文献报道在矢状窦、乙状窦、横窦及窦汇的上方行开颅或颅骨切开术（直接入路），也有报道经皮质引流静脉的入路。建议使用影像导航及术中路径图辅助，以精确计划合适的开颅位置。配置完备的手术室可能更便于开颅和血管入路手术的序贯进行。在这种手术中，可利用路径图技术实现精准定位直接穿刺血管的最佳位置。在暴露静脉窦或引流静脉后，可通过细针穿刺及后续的扩张来建立手术通路，然后在透视下顺着导丝向内置入微导管，并到达瘘口及引流静脉位置。通常使用可解脱弹簧圈或弹簧圈结合液体栓塞剂来栓塞引流静脉。眼上静脉直接穿刺可以到达海绵窦、颈内动脉海绵窦瘘口以及周围的硬脑膜动静脉瘘瘘口。这部分已在第 33 章中阐述。

## 手术预期与潜在并发症

经静脉系统的手术途径需要留出足够的空间来置入导管导丝。这要求开颅或颅骨切开足够范围，以便导管导丝能以 45° 角进入血管，从而防止微导管在血管内前行时发生扭结。导管置入和拔出都需要注意避免大量出血，开颅过程中可能发生过度出血，所以我们不建议使用开颅器（铣刀），而建议使用高速磨钻来切开合适大小的骨瓣，同时注意涂抹骨蜡，以控制颅骨来源的出血。高速磨钻的发热效应也可以起额外的止血作用。

## 技术要点

### 直接静脉窦穿刺的开颅准备
· 穿刺相应静脉窦之前的颅骨切开准备应该在影像导航或路径图的辅助下进行，开颅范围要足够大，以便微导管以 45° 角进入血管。3~5 cm

的骨瓣比较合适，既可以提供穿刺血管的足够空间，又容易止血（图 34-1）。

- 皮肤切口应该既考虑到血管走行，又考虑到将来可能手术干预的需要。

- 开颅需要使用高速磨钻在硬脑膜静脉窦或皮质引流静脉上方切开颅骨。如果要进行分期手术，则一旦暴露静脉窦，就可以缝合帽状腱膜和皮肤切口了。

- 在脑血管的路径图下操作。

- 静脉窦可以用 18-22 G 的穿刺针穿刺置管（图 34-2）。

- 置入导引导丝，并在路径图的指引下推送到引流静脉位置，然后沿着导引导丝置入导管。

- 在导管末端接旋钮止血阀接头，在微导丝的引导下从这个接头置入微导管，进入静脉窦。

- 在病变位置的静脉窦内填入可解脱的弹簧圈和（或）可推送的弹簧圈，并可用液体栓塞剂来进一步加固。

- 从股动脉途径进行血管造影，记录静脉窦闭塞后动静脉瘘的逐步消失过程。

- 轻柔地拔出导管，如果瘘已被完全治愈，这个过程一般不会发生明显出血。但是如果还看到残余的动静脉瘘显影，则需要在直视下拔出导管，并做好止血的准备。如果在穿刺部位有出

血，使用止血纱等材料辅助，并轻轻按压止血。

- 可用钛板或甲基丙烯酸甲酯材料（有机玻璃材料）覆盖硬膜暴露部分，进行颅骨缺损修补。

## 经颅暴露和穿刺动脉化的静脉

- 在有些病例，可以通过在动脉化的皮质静脉穿刺置管到达动脉化的静脉窦。例如，间接型 CCF 中，侧裂静脉及颞叶静脉参与了反向的皮质静脉引流，如果其他穿刺置管方式都无法到达瘘口位置的话，可以直接于颞叶静脉穿刺置管到达间接型 CCF 瘘口（图 34-3）。

- 目标静脉需要通过开颅来暴露，并通过经股动脉造影做的路径图来辨认。

- 以直接和锐性分离方式将静脉从周围包绕的蛛网膜中孤立出来，用两根结扎线置于静脉周围，但不打结。

- 为了防止插管时出血，可于静脉靠近瘘口侧上一把临时阻断夹。然后在显微镜下用 11 号刀片或显微剪刀沿血管长轴做一个很小的切口，用一根细的导管插入静脉管腔，然后将分别位于血管切口远、近端的预置结扎线打结。如果在静脉远端（静脉内流动的逆向静脉血流的远端）出现渗血，可在这一位置上一把临时阻断夹，在导管末端连接一个旋钮止血阀，静脉穿刺就完成

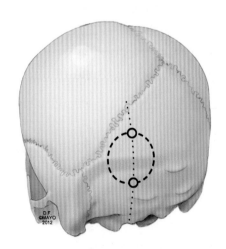

图 34-1　到达左侧横窦的颅骨切除方式。这个皮肤切口可以便于将来需要时进行开颅

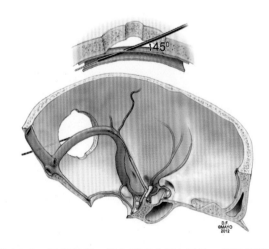

图 34-2　显微穿刺，并向横窦内置入导丝。微导管进入动静脉瘘静脉流出道的位置，以弹簧圈栓塞引流静脉

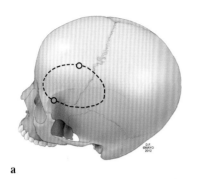
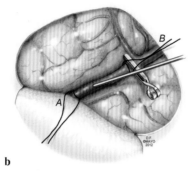

a

b

图 34-3　a.进行额颞骨板瓣开颅，以到达一根动脉化的皮质静脉。b.将硬脑膜翻开，从软膜上分离出静脉，在其近端和远端分别结扎。A.静脉切开后插入一根导管，以近端的结扎线套在导管外面扎紧。B.如果出现渗血，则在血管远端（引流端）上一把临时阻断夹

了。这时在路径图的引导下，可将导管逆行到达瘘的位置（图 34-3）。

· 栓塞结束后，拔出导管，穿刺后的静脉由预留的用来固定导管的结扎线结扎。关颅过程同前。

### 颈静脉或其他血管的切开

· 沿着胸锁乳突肌内侧缘做一个皮肤切口，必须辨清颈阔肌，然后沿长轴钝性分离颈阔肌。沿着胸锁乳突肌内侧缘锐性分离找到颈内静脉（图 34-4）。有时候为了从动脉端栓塞 DAVF，

还需要直接切开并穿刺其他血管。在这种情况下，后续的步骤与下述步骤类似（图 34-5）。

· 静脉要用 18-22 G 的针头以 45° 角穿刺置管。

· 置入导丝并在路径图的指引下前行到引流静脉的位置。然后沿着导丝插入导管。

· 将旋钮止血阀连接于导管末端。通过这个阀，以微导丝辅助置入微导管。

· 用可解脱弹簧圈栓塞目标引流静脉，并可用液体栓塞剂加固。

· 撤出导管系统，止血，并按常规缝合切口。

## 主要用途

· 经静脉窦入路可以直接到达瘘的静脉引流端，主要用于解剖比较复杂的患者。对于这类患者，传统的血管通路往往无法到达病变部位，或者极其困难。

· 直接穿刺引流静脉的方式可以很好地治愈动静脉瘘，特别是对于复发的或较困难的瘘。

## 替代技术

介入治疗的其他方法包括传统的经腹股沟或经前臂血管穿刺的方式，但是当这些方式无法成功时就应该考虑采用直接切开穿刺的方式。除了介入方式栓塞引流静脉之外，其他治疗方式还包

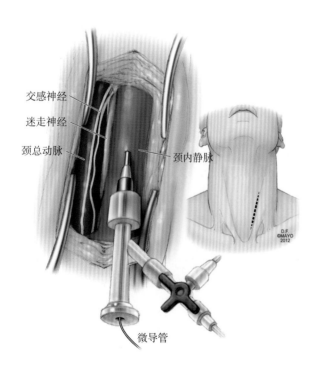

交感神经

迷走神经

颈总动脉

颈内静脉

微导管

图 34-4　直接切开并暴露颈内静脉

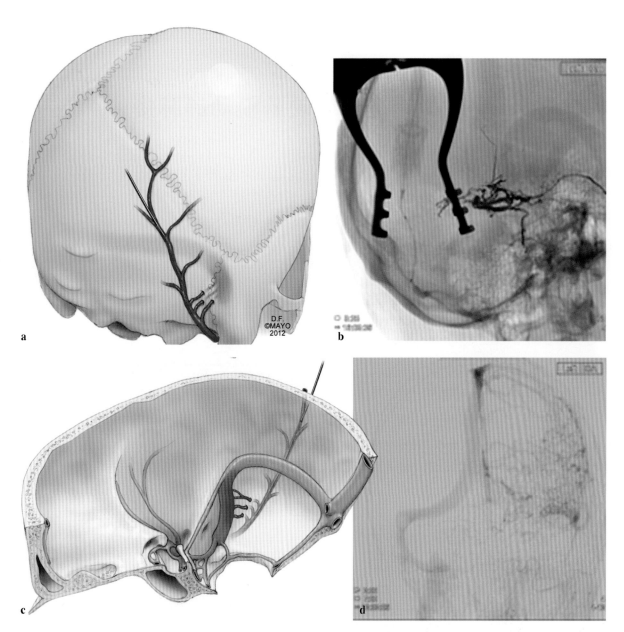

图 34-5　a. 直接切开到达右侧枕动脉。枕动脉部分参与了栓塞后横窦区硬脑膜动静脉瘘（DAVF）的供血。b. 栓塞前完成枕动脉内置管。c. 栓塞目标是要堵塞动脉与静脉窦之间的异常短路。d. 最终的血管造影显示 DAVF 完全栓塞

括开颅手术治疗、放疗或联合治疗。

## 风险防范

如果开颅范围不够充分的话，缓慢置入微导管可以防止其在血管内扭结。

穿刺置管部位出血需要以控制静脉出血的标准方法处理，包括用脑棉、明胶海绵压迫填塞，有时可能需要进行硬膜切开及皮瓣填塞静脉窦。

# 第35章
## 经动脉途径栓塞硬脑膜动静脉瘘
### Dural Arteriovenous Fistula Arterial Embolization

Richard W. Williamson and Felipe C. Albuquerque

## 概　述

硬脑膜动静脉瘘（DAVF）的治疗方式包括介入栓塞、显微手术切除、立体定向放疗，或者是这些方式的联合治疗。对大多数 DAVF 来说，介入栓塞治疗仍是目前首选治疗方案。虽然经静脉途径还不最常用，但是经动脉途径使用 Onyx（eV3，Irvine，CA）或 NBCA（Trufill，Cordis Neurovascular，Miami Lakes，FL）栓塞 DAVF，或者有时联合静脉途径一起栓塞，都可以对 DAVF 实现影像学上的治愈。

## 治疗原则

过去经动脉途径栓塞 DAVF 常常属于姑息性治疗，因为供血动脉阻断后总会伴随其他动脉重新形成新的供血来源。经动脉途径栓塞时，只有当微导管足够靠近瘘口，栓塞剂同时堵塞瘘口及静脉引流通道的近端（图 35-1），才可能达到治愈效果。因为大多数颅内 DAVF 的供血动脉都是颈外动脉的远端分支，其管径细而且迂曲，导管进入远端往往比较困难。

目前绝大多数经动脉途径栓塞 DAVF 的手术都使用 Onyx 或 NBCA。曾有报道使用微粒的栓塞材料，但总是导致再通，所以我们不予讨论。栓塞材料的选择取决于手术的目的。由于

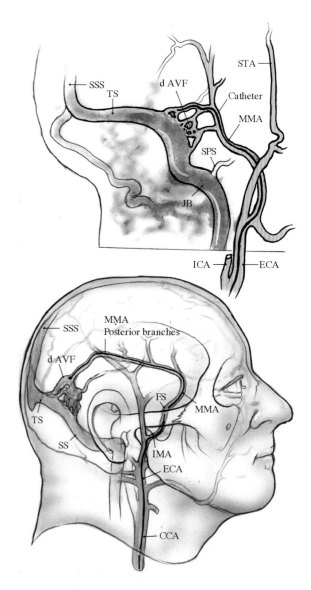

图 35-1　示意图说明超选置管进入脑膜中动脉后支，到达位于横窦－乙状窦结合部的 DAVF 的瘘口

NBCA 的聚合时间变数很大，并且持续注射时更容易引起微导管粘管滞留的风险，因此使用 Onyx 栓塞成为经动脉途径栓塞 DAVF 更安全有效的方式。

## 预期和潜在并发症

因为颅内 DAVF 从定义上来看，就知道是由硬脑膜动脉供血的，所以在插管和栓塞过程中引起血栓栓塞而导致血管供血不足，造成脑功能区损伤的风险较小。但是，如果栓塞剂意外阻塞了正常的引流静脉，或者颈外动脉和颈内动脉或椎动脉之间的侧支吻合未被注意，也会造成神经功能损伤。另外，如果神经滋养血管不小心被栓塞，可能造成脑神经功能障碍。

## 技术要点

### 器材准备

要仔细分析术前的血管造影，判断 DAVF 的供血动脉来源、瘘口所在的位置、DAVF 的静脉流出道、是否伴有静脉畸形（如静脉湖）、正常静脉窦的解剖结构、颅内外血管吻合（图 35-2 和图 35-3）以及可能的脑神经吻合。所有这些因素都会影响对导管和栓塞材料的选择，以及选择哪条血管进行栓塞。

### 器材选择

使用 6F 导引导管，最常选用的是 Envoy（Cordis Endovascular, Miami Lakes, FL）或 Neuron（Penumbra, Inc., Almeda, CA）导管，取决于目标血管的迁曲程度。Envoy 导管比 Neuron 导管在远端更硬，并有一层隔水的涂层，可能在血管中会更稳定。Neuron 导管在近端比较硬，但在远端比较柔软，使它能够在目标血管中到达比较远端位置。但是，如果导管不能到目标血管的远端，则其柔软前端部分的支撑力很差。

对 DMSO 兼容的微导管，如 Marathon 或 Echelon（均为 eV3）导管，用于超选置管。Marathon 导管更柔软，比 Echelon 导管更少引起血管壁损伤，可以不需要导丝，直接到达极其远端的、迁曲的、直径 < 2 mm 的血管内。但是它的内径很小，限制了可适配使用的微导丝的直径。Echelon 导管比较硬，更容易对血管壁造成损伤，但它较大的内径可以容许各种微导丝通过。

Onyx 18 [6% 的乙烯 - 乙烯醇共聚物（EVOH）] 最常被使用，因为它可以向深部弥散至 DAVF 的瘘口。但在高流量 DAVF 的治疗中也常用到 Onyx 34（8% 的 EVOH）。

### 操作过程

• 所有手术都在全麻下进行，并需要电生理监测，包括体感诱发电位监测（SSEPs）和脑电图监测（EEG）。给予肝素化使 ACT 时间达到 250~300 s。

• 将 6F 导引导管置于主要靶血管的远端，以微导管超选进入供应瘘口的动脉小分支内。在空白路径图的引导下从微导管内注入少量造影剂，确认血管内有足够的前向血流，然后用微导管行超选造影，以确认此动脉分支仅向瘘口供血，而没有经其他可见的吻合支向非目标区域供血（图 35-2b、图 35-3c 和图 35-3d）。

• 以 10 ml 生理盐水冲洗微导管。用两个适配 DMSO 的 1 ml 注射器分别抽取 DMSO 和 Onyx。微导管内的无效腔（Marathon 有 0.23 ml，Echelon 有 0.34 ml）用 DMSO 以约 0.1 ml/min 的速度缓慢灌洗。灌注速度不能超过 0.25 ml/min，以避免 DMSO 对血管造成潜在的毒性作用。然后在空白路径图下在 90 s 内向微导管注射 Onyx，充盈内腔并替换其中的 DMSO。

• 在 Oynx 控制栓塞的过程中一直需要使用空白路径图技术来仔细监视栓塞物的流动方向。

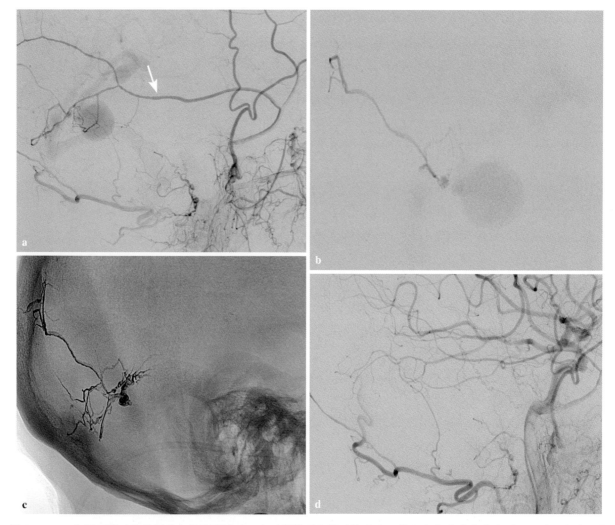

图 35-2　a. 左侧颈外动脉的侧位血管造影显示一个天幕的硬脑膜动静脉瘘,供血来自脑膜中动脉(MMA),向皮质静脉引流,并伴一个大的静脉瘤结构(箭头指向 MMA)。b. 超选左侧 MMA,置管造影显示其直接向瘘口供血。c. 通过一个供血分支注胶栓塞后非剪影片显示 Onyx 胶的铸型。d. 颈总动脉的侧位造影显示动静脉瘘获得影像学上治愈(资料使用获得 Barrow 神经学研究所许可)

当 Onyx 沿着微导管向近端反流,就停止注射约 2 min,以等待 Onyx 充分地沉积聚合,形成微导管头部的塞子样结构,使后续注胶时更易于保持胶在血管内前向流动。如果 Onyx 流入不需要栓塞的血管分支,则停止注射 2 min。每次栓塞暂停后,更换新的空白路径图,以观察 Onyx 弥散的实时路径。这个步骤根据需要可能会重复多次,并且这种方法可用来经单一血管蒂栓塞多根供血动脉,可间断经导引导管行血管造影来评估栓塞的程度(图 35-2c 和图 35-3e)。

• 注胶结束后撤出微导管时需要轻轻抽吸和持续用力牵拉导管。在几分钟内逐渐增加牵拉力量,尽可能减小对 Onyx 铸型的影响。硬脑膜血管如脑膜中动脉的位置相对固定,在出现明显反流时可能需要更用力地牵拉微导管。

## 应用要点

对大多数颅内 DAVF 来说,使用 Onyx 经动脉介入栓塞是常规的首选治疗方式。

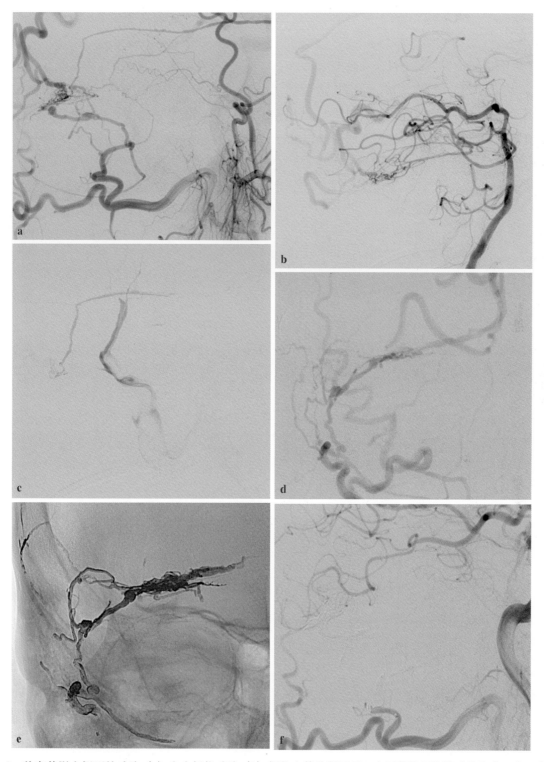

图 35-3 数字剪影右侧颈外动脉（a）和右侧椎动脉（b）侧位血管造影显示一个天幕的硬脑膜动静脉瘘。瘘口由右侧脑膜中动脉及枕动脉供血。右侧脑膜中动脉（c）及右侧枕动脉（d）的超选血管造影均显示瘘口。e. 非剪影的血管造影图像显示通过两根供血动脉栓塞后的 Onyx 胶的铸型。f. 栓塞术后颈总动脉侧位血管造影显示获得了影像学上治愈（资料使用获得巴罗神经学研究所许可）

# 替代技术

• 如果因为导管不能到达供血动脉的远端从而不能实现经动脉途径栓塞的话，可以尝试经静脉途径栓塞 DAVF。

• 如果介入栓塞治疗不能达到彻底治愈，可以尝试使用手术切除和（或）放射治疗。

# 风险防范

注意反流到导管头近端的胶的长度不要超过 1 cm，否则会大大增加粘管的风险。

• 不要停止注胶超过 2 min，因为这样会导致 Onyx 胶在导管内固化。

• 千万不要在阻力很大的情况下注胶，因为很容易发生堵塞的微导管近端破裂而造成 Onyx 胶将正常的血管堵塞。

• 少量 Onyx 胶流入正常静脉窦一般不会有严重后果。

• 需要注意防止胶反流到过路血管内。

• 如果微导管粘于血管壁不能被安全拔出，可在腹股沟动脉鞘的位置剪断并留在原位。

# 第 36 章
# 经静脉途径栓塞硬脑膜动静脉瘘

Dural Arteriovenous Fistula Venous Embolization

Albert Schuette, C. Michael Cawley, and Jaques E. Dion

## 概　述

治疗硬脑膜动静脉瘘（DAVF）的目标是为了阻断动、静脉系统之间的短路连接点。治疗方式包括开颅显微手术结扎、立体定向放疗及血管内治疗。在血管内介入治疗的范畴内，又可分为经动脉途径和经静脉途径的治疗。在第35章已详细讨论了经动脉途径治疗的方法，本章阐述经静脉途径栓塞DAVF（图36-1）。

## 治疗原则

对于所有的病例，术者在手术前一定要详细地了解动静脉瘘的解剖结构。对于DAVF来说，最关键的是它的静脉引流方式，这不仅决定了出血的概率，而且决定了治疗的方案。对于只有前向引流的硬脑膜动静脉瘘来说，疾病的发展往往是偏良性的，可在充分准备的情况下择期手术。

在Borden Ⅲ型DAVF中，静脉窦完全不发挥引流作用，而完全靠皮质静脉引流，在这种患者中，很少有一个单一的静脉靶点被用来做栓塞治疗。

在Borden Ⅱ型DAVF中，可以通过静脉窦到达静脉靶点进行栓塞，从而阻断瘘口。静脉窦通路应作为首选，否则可能损伤正常的静脉引流。

## 预期和潜在并发症

DAVF的治疗常常由于入路和解剖困难而非常复杂。在经静脉途径介入治疗过程中，静脉的解剖走行有时不能使微导管超选到与病变相关的静脉窦位置。在尝试经静脉途径栓塞时，如果栓塞了原来引流的静脉窦，则可能把一个低级别的瘘变成了一个高级别的瘘。请注意，Borden Ⅰ型DAVF是一个良性疾病，可以不治疗。另外，有不到1%的Borden Ⅰ型DAVF会发展形成皮质静脉引流。

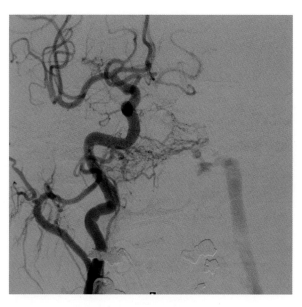

**图 36-1　正位数字剪影血管造影显示一个左侧边缘窦区的硬脑膜动静脉瘘**

虽然经静脉途径栓塞造成的血栓栓塞并发症较少，但还是会有。另外，微导丝或微导管在操作过程中可能会引起静脉窦或引流静脉穿通。

# 技术要点

## 准备

•需要高质量的脑血管造影来准确分析瘘的血管解剖结构。因为有复杂的动脉和静脉，提高帧频可能有助于辨别瘘口位置。

•同时建立动脉和静脉血管通路，推荐采用右侧股静脉通路，同时在左侧股动脉穿刺置鞘。

## 器材选择

•建议使用 Shuttle 鞘（Cook Medical Inc., Bloomington, IN）或 Arrow 鞘（Teleflex Inc., Limerick, PA）置于静脉内来保证最大的支撑力。

•如果使用液体栓塞剂如 Onyx（eV3, Irvine, CA），则需要选用兼容的微导管。

•动脉内导管应放在一根供血动脉内，可持续监视栓塞进程并提供路径图用于导航。

## 操作过程

•用一根柔软的微导丝及微导管超选进入受累的静脉窦。

•推荐先用弹簧圈进行栓塞。

•如果在致密填塞后动静脉瘘仍显影，等待几分钟，可能会逐渐继发血栓形成。

•使用有生物活性的弹簧圈可能有助于加速血栓形成。

•在弹簧圈栓塞后引起持续的血栓形成过程中，也可以使用液体栓塞剂。

•如果在手术完成时动静脉瘘仍持续显影，预计会血栓形成时，应该在较短时间内再次造影复查（图 36-2、图 36-3 和图 36-4）。

# 应用要点

•在瘘口只有单一静脉引流时，可通过经静脉途径栓塞 DAVF。

•可缓解动静脉瘘的相应症状，如搏动性耳鸣。

•可作为经动脉途径治疗 DAVF 的辅助治疗方式。

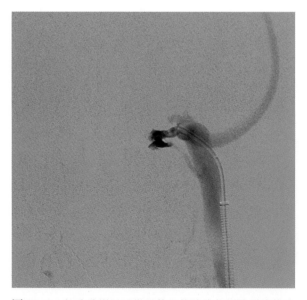

图 36-2　超选造影显示微导管经静脉途径到达引流静脉的静脉瘤位置

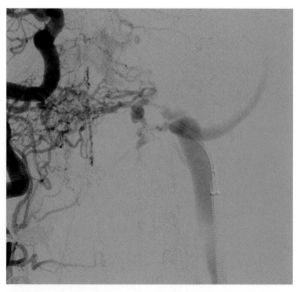

图 36-3　栓塞术后造影显示静脉瘤被堵塞，但仍存在向岩下窦的引流

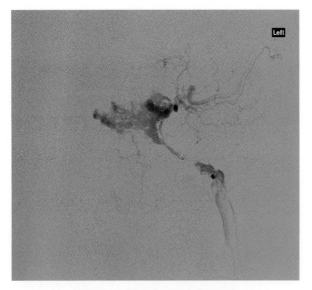

**图 36-4** 左侧岩下窦的超选造影

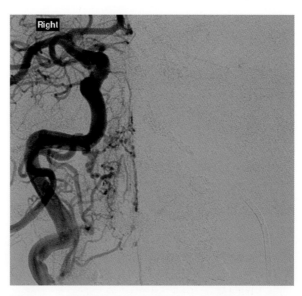

**图 36-5** 弹簧圈栓塞术后造影复查示动静脉瘘被完全堵塞

• DAVF 的供血动脉无法栓塞时，若供血动脉同时还供应脑神经时。

# 替代技术

• 用液体栓塞剂经动脉途经栓塞是治疗 DAVF 的主要方式，尤其是 Borden Ⅲ型瘘。

• 立体定向放疗。

• 开颅手术直视下阻断瘘口。

# 风险防范

• 如果经静脉途径的治疗方式失败，还可能通过动脉途径治疗。

• 静脉窦内常有多个分隔，术者需要使用微导丝探查瘘口的精确位点，并确认正确的静脉引流点（图 36-5）。

# 第 37 章
# 液体栓塞剂栓塞治疗硬脊膜及硬脊膜外动静脉瘘

Endovascular Treatment of Spinal Dural/Epidural Fistulas with a Liquid Embolic Agent

Philippe Gailloud

## 概　述

硬脊膜及硬脊膜外动静脉瘘（spinal dural and epidural arteriovenous fistulas，SDAVFs 及 SEAVFs）的特征性表现为脊髓静脉压力增高（如 Foix-Alajouanine 综合征）导致的渐进性脊髓病变。这类病变较难诊断，因为它们的临床表现及影像学征象都不太有特征性。实际上，很多 SDAVF 或 SEAVF 患者起初都是被当作横断性脊髓炎或退行性脊椎病治疗的。其典型症状包括下肢无力、运动后加重以及括约肌功能障碍。腰部疼痛及神经根痛可能成为持续症状。在使用大剂量激素治疗后造成的症状急性加重有时成为诊断的线索。该病常见脑脊液内蛋白质增高（正如 Foix 和 Alajouanine1926 年在他们的报告中提示的那样）。MRI 检查常发现脊髓水肿（图 37-1a）。脊髓周围明显的匍匐爬行的流空影及增强片上血管影像增强提示存在血管畸形，但是如果没有这些表现也不能完全排除这个诊断。小的病变，特别是骨盆部位的病变，有时候就较难辨认（图 37-1b）。SDAVF 和 SEAVF 都属于相对低流量的血管病变，但是会造成极不成比例的脊髓损伤。这是由于大多数脊髓的动静脉短路是通过一系列慢性的、广泛的脊髓引流静脉的损伤（特别是有功能的根髓静脉）而出现症状的。SDAVF 位于神经根处，由单个根动脉供血；SEAVF 常存在硬脊膜外静脉膨大，由多根同侧的和（或）对侧的根动脉供血。

## 治疗原则

脊髓血管畸形的血管内治疗最早开始于 1968 年。1977 年，Kendall 和 Logue 才　将 SDAVF 列为一类单独的疾病。Merland 及同事在几年以后定义了 SDAVF 和 SEAVF 的差别，并建议用丙烯酸酯来进行栓塞治疗。

对于任何一个动静脉瘘，成功的血管内治疗的关键是不但要清楚识别供血动脉，还要识别瘘口本身及引流静脉的近端。在 SEAVF 中，硬膜外的静脉膨大，如果可能的话，也需要以栓塞剂来栓塞，髓周的静脉系统需要保护好。微导管头只有进入到尽可能靠近动静脉短路的位置，才最有可能使栓塞剂弥散到理想的位置。靠近近端的位置也可被接受，比如，当向更远端的路径比较困难或通过单次注胶无法弥散至多个供血动脉时（图 37-1d 和图 37-1e）。如果微导管头在一个楔形变窄的血管内，则在近端注胶就可获得成功栓塞。当无法找到一个楔形变窄的血管，利用第 31 章所描述的葡萄糖推送技术（对 NBCA 来说）可能有助于避免栓塞剂沿微导管反流及确保栓塞剂向远端尽量弥散。如果反流确实发生了，暂停一会儿注胶过程，让近端的栓塞剂固化并造成一个楔形头端的塞子。

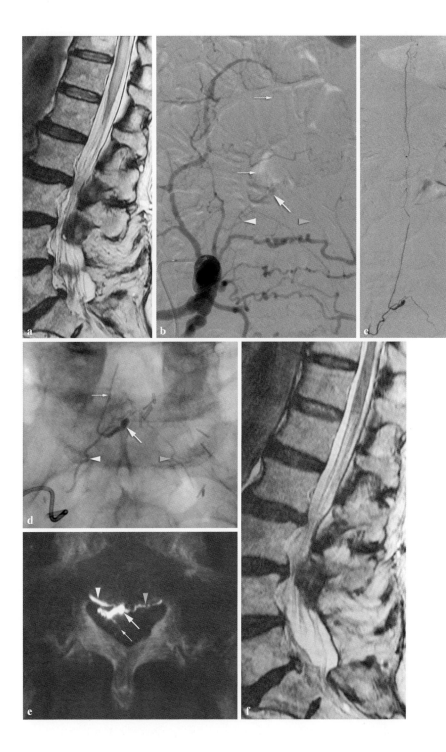

图 37-1　一个 81 岁老年患者，表现为逐渐加重的下肢无力和括约肌障碍。a.T2WI 矢状位片显示增大的脊髓圆锥，并伴有特征性静脉高压导致的脊髓水肿，脊髓中心呈现高信号。注意本病例没有出现髓周的血管流空影。b. 在主动脉分为双侧股动脉的部位，超选右侧髂内动脉造影显示多个侧支连接右侧和左侧的骶外侧动脉。隐约可见一个孤立的硬膜外静脉瘤结构（箭头所示）向右侧 S1 根髓静脉（三角所示）引流。动脉供血来自左右两侧的 S1 返动脉。c. 右侧 S1 根动脉的超选造影显示了动静脉的短路，同时右侧 S1 到 L1 的根髓静脉都逆向显影。在圆锥水平可见髓周静脉网。注意有个小动脉分支与右侧 S1 返动脉平行走行，可能也参与了病变的供血。由于缺乏有功能的根髓静脉，SDAVF 及 SEAVF 的静脉引流常常延伸至头部，有时甚至到达颅内硬膜静脉窦。d. 正位片显示栓塞结束后 NBCA 胶的分布。理想情况下，栓塞剂填满供血动脉、引流静脉的近端，以及在 SEAVF 中，还包括硬膜外静脉湖。e. 术后行 CT，轴位重建后显示动静脉瘘位于靠中线位置，包括一个硬膜外静脉湖结构通过根髓静脉向硬膜下引流。f. 栓塞后 5 个月的 T2 加权矢状位 MRI 片，显示脊髓水肿缓解，同时患者的运动功能和括约肌功能也明显好转

## 预期和潜在并发症

　　栓塞 SDAVF 或 SEAVF 过程中最担心的并发症是栓塞剂意外进入脊髓的供血动脉内。根动脉参与组成了一个复杂的硬脊膜外动脉血管网络，这给形成危险吻合提供了很多的机会。一根脊髓的供血动脉可能由目标根动脉本身发出或由硬膜外血管网间接发出。解剖结构和神经外科医师的经验影响着治疗方法（是手术还是介入栓塞）及栓塞材料的选择（是可解脱弹簧圈还是液体栓塞剂）（图 37-2）。注意供应脊髓小动脉的

可视性会受到呼吸方式的影响。在不同的呼吸状态下（如单纯的屏住呼吸或做 Valsalva 憋气动作）重复地向靶动脉内注射造影剂可以帮助避免在后续栓塞过程中出现意外。

# 技术要点

## 材料准备

用标准方法准备液体栓塞剂（见第 28 章及第 30 章）。当使用 NBCA 时，更稀的（也是聚合更慢的）配置比例（20%~25% 的胶，75%~80% 的乙碘油）可达到向瘘口及引流静脉近端更充分弥散的效果。如果微导管头不在最合适的位置，可利用葡萄糖推送技术达到增加向远端弥散的目的。

## 导管的选择

遵循常规标准选择微导管和微导丝，很大程度上取决于术者的偏好和选用的栓塞材料。栓塞系统的稳定性很大程度上取决于导引导管，根据每个病例不同的目标节段动脉的解剖特点及主动脉的构造特点做选择。通常使用的导管有 Cobra 2、Simmons 1, multipurpose B, 有时候还会用到 Mickelson 或 Amplatz left (AL) 导管。

## 影像技术

监视栓塞剂流动的技术非常重要，并且依赖于多种因素，包括机器设备的质量和类型、患者的特征（体型、肠道伪影及麻醉状态）、病变的特征（动静脉瘘的流速、是否有危险吻合分支）及术者的偏好。在我们的临床实践中，会常规使用空白路径图（不注射造影剂的路径图），对流速快的病变予每秒 7.5~15 次的速度采集图像。当担心显影不充分时，如设备质量不够高或患者体型较大、瘘的血流速度较快或伪影较多时（如腰椎病变及显著的肠道伪影），可将钽粉加入 NBCA 胶中，即使在乙碘油占比较多时也可以。有时（较少见）可能需要在血管造影下注胶，而不仅仅在透视下。建议介入医师在用栓塞剂栓塞之前先用造影剂模拟栓塞来看清楚，既可将期望栓塞剂达到满意弥散的影像存储在显示屏上，也可帮助监控栓塞过程。

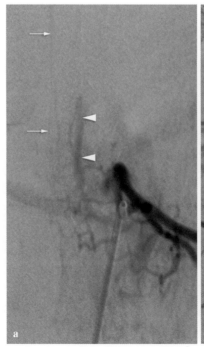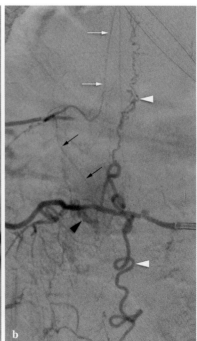

图 37-2　两个进行性加重的脊髓病变患者，开始都被诊断为横断性脊髓炎，在 SEAVF 或 SDAVF 的栓塞过程中见到的危险分支。a.49 岁男性，T9 血管造影显示 SEAVF（三角所示）及由同样一支根动脉供血的一根细小的脊髓前动脉。另一根粗大的脊髓前动脉的供血来源（脊髓 Adamkiewicz 大动脉）在左侧 L1 发出（未显示）。这个患者的病变是使用可解脱的小弹簧圈而不是液体栓塞剂来栓塞治疗的。b. 一个 68 岁老年男性，T9 血管造影显示 SDAVF（黑色三角所示），并伴有较长范围的髓周静脉引流（白色三角所示）。通过细小的返动脉的侧支吻合（黑色箭头所示）可见在此平面以上有一支粗大的脊髓前动脉供血动脉（脊髓 Adamkiewicz 大动脉，白色箭头所示）。在这个病例中，病变离开危险分支的距离足够使用液体栓塞剂来栓塞治疗。所以对这个 SDAVF 患者使用 NBCA 栓塞。这种选择必须根据神经外科医师个人的经验及各种可使用的栓塞材料的特性

# 第38章
## 动脉内化疗治疗视网膜母细胞瘤
### Intra-Arterial Chemotherapy for Retinoblastoma

Nohra Chalouhi, Aaron S. Dumont, Stavropoula I. Tjoumakaris, L. Fernando Gonzalez, Robert H. Rosenwasser, and Pascal Jabbour

## 概　述

动脉内化疗（intra-arterial chemotherapy，IAC）是一种将化疗药物选择性注入眼动脉（图38-1和图38-2）以治疗视网膜母细胞瘤这一致死性儿童眼癌的新型治疗方法。IAC通常适用于难治性视网膜母细胞瘤，并常作为其主要治疗手段，可明显控制肿瘤，显著降低眼球摘除率。该治疗一般需要多个疗程，但对于某些病例也可能仅需要一或两个疗程即可控制肿瘤。

## 治疗原则

IAC需要在透视引导下对眼动脉近端选择性置管，进行局部化疗药物注射，从而减少全身对药物的吸收及药物相关性毒性反应，并且增加肿瘤血管床局部化疗药物的浓度。美法仑（Melphalan）是用于IAC的主要化疗药物，并可与拓扑替康联合使用，增加对高级别视网膜母细胞瘤的控制。使用时将药物溶于30 ml生理盐水，并以1 ml/min的速度缓慢注射30 min以上。注射时应采用脉冲方式给药，以防止药物分散，达到药物的均一释放。

## 预期及潜在并发症

目前尚无IAC相关的脑血管并发症报道。但在血管内操作过程中仍存在发生颈动脉痉挛、动脉夹层、血栓栓塞事件、缺血性或出血性卒中甚至死亡的风险。另一个风险在于因短暂性缺血或眼动脉完全闭塞导致的眼球栓塞事件，以及视网

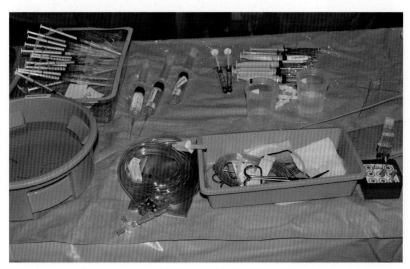

图 38-1　动脉瘤化疗准备

膜动脉及脉络膜血管损害的风险。其他如支气管痉挛、碘过敏及局部并发症如腹股沟血肿、急性肢体缺血都是 IAC 可能发生的并发症。对于 6 个月以下的婴幼儿（血管直径较小）或眼动脉起始部异常的病例进行眼动脉置管可能十分困难，导致手术无法进行。

## 技术要点

手术在气管插管后全麻下进行，并持续进行电生理监测。腹股沟区消毒准备，避免使用普通铺巾或棉质材料。利用细针穿刺技术（见第 3 章）进行股动脉穿刺，将 4F（直径 1.3 mm）儿童动脉鞘置入股动脉。血管鞘及诊断导管用肝素化盐水持续冲洗。将一根 4F 的 Bernstein 2 儿童导管作为指引导管，并通过一根 0.035 in 导丝输送入颈内动脉（ICA）。随后给予普通肝素使患者的

术中活化凝血时间维持在其基础水平的 2.0~2.5 倍。对 ICA 进行造影以显示其影像解剖特点，选取眼动脉避开 ICA 的最佳投影角度。在透视引导下，利用 Synchro 10 微导丝（Boston Scientific Corp.，Fremont，CA）辅助，将一根 Prowler-10 微导管超选进入病眼侧眼动脉开口处（图 38-3）。如果眼动脉角度较大，导管超选可能十分困难，需要反复尝试。在微导管稳定在眼动脉开口后，进行微导管造影确认其位置以及无反流进入 ICA（图 38-4）。如果存在反流，可通过调整注射压力来避免。

在确认导管位置无误后，缓慢注射化疗药物。将药物溶于 30 ml 普通盐水，并以 1 ml/min 的速度缓慢注射 30 min 以上。如需使用两种以上药物，应先注射美法仑，紧接着注射另一种药物。在每种化疗药物注射完毕后，均应行眼球及脑血管造影检查，以排除栓塞及出血并发症。用盐水冲洗造影剂以防止在眼动脉内结晶，然后缓慢回撤微导管。对于儿童患者，如需同期处理双侧，可将导管撤至主动脉弓内，然后重新超选进入对侧颈动脉及眼动脉。最后，移除指引导管，

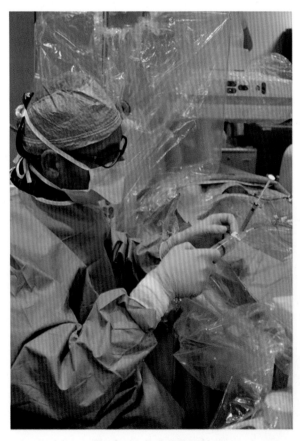

图 38-2　化疗药物注射

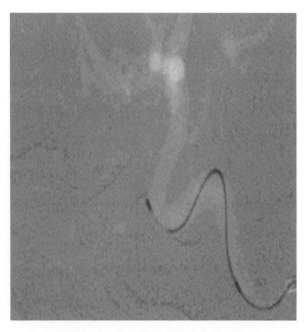

图 38-3　微导管置于眼动脉开口处

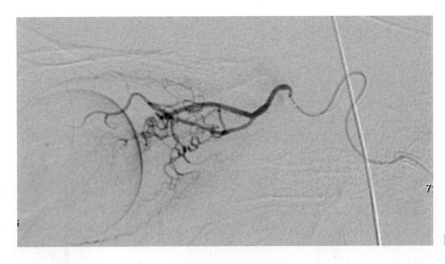

图 38-4　眼动脉超选造影

使用鱼精蛋白中和肝素，用手压迫穿刺区 30 min 止血。术后完全卧床 6 h，穿刺侧下肢伸直，防止出血。给予阿司匹林（1~3 mg/kg）口服 2 周，预防血管栓塞。

## 应用要点

• IAC 尤其适用于传统治疗无效的高级别视网膜母细胞瘤患者，从而避免眼球被摘除。此外，IAC 也成功应用于静脉化疗无效的视网膜母细胞瘤复发患者（图 38-5）。

• IAC 可作为高级别视网膜母细胞瘤或种植病变的主要治疗办法。

## 替代技术

有时，尽管反复尝试，仍难以将导管置入眼动脉。此时利用脑膜中动脉（MMA）的眼支仍可能进行 IAC 操作，即将微导管置入颈外动脉并通过上颌内动脉进入 MMA，随后造影确认 MMA 的眼支是否发育良好，确认后再进行该分支的导管置入及化疗药物注入。

如果眼支发育不佳，采用"日本技术"（部分改进）仍有望继续治疗。这一技术是指在 ICA 的眼上段以远放置并充盈一枚 Hyperform 球囊（eV3，Irvine，CA）以闭塞远端血流。在球囊充盈时注射化疗药物，并间断进行球囊充盈（4~5 min）及泄去（2~3 min），以恢复脑灌注。需注意在使用球囊时，至少需要使用 5F 导引导管。

## 风险防范

如果技术使用恰当，IAC 相关并发症的发生相当罕见。一般来说，由于大多数肿瘤可通过眼球摘除得到治愈，因此在 IAC 操作困难或诸如颈动脉痉挛或夹层发生风险较高时，术者应中止手术以便后续进一步的治疗。

手术室所有空间应覆盖塑料敷料，避免使用亚麻铺巾覆盖操作台及患者，以防止外来材料（棉质纤维）进入眼动脉导致栓塞。

为降低对眼动脉、视网膜动脉及脉络膜血管带来的风险，应仅于眼动脉开口处置入导管，从而避免注射过程中这些动脉内的血流下降甚至被阻断，同时也减少了注射时造成的内膜损伤。

麻醉过程中应密切注意潮气量及吸入压力，特别是在导管进入颈动脉或眼动脉后，以便及早发现气管痉挛，并使用肾上腺素进行逆转。在敏感儿童发生碘过敏时，可使用抗过敏药物预防。

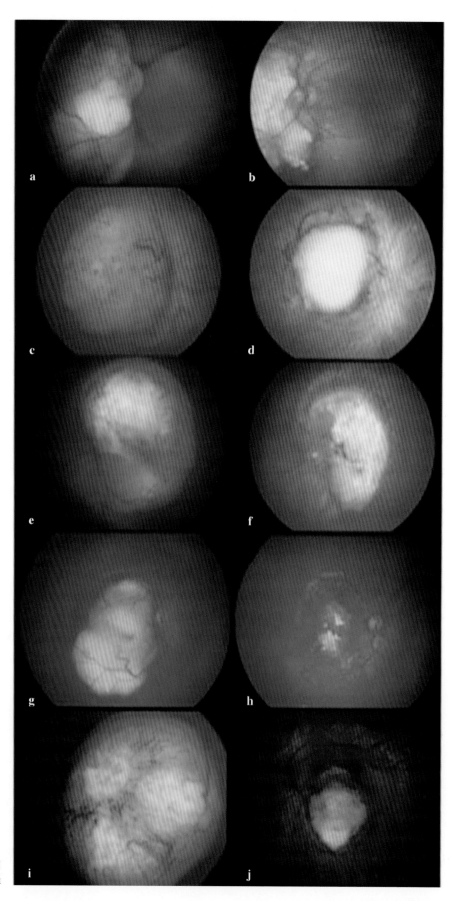

图 38-5 眼底检查显示动脉内化疗后视网膜母细胞瘤缩小过程

# 第 39 章
## 直接穿刺肿瘤栓塞
### Direct Puncture Tumor Embolization

Jeremiah N. Johnson and Mohammad Ali Aziz-Sultan

## 概　述

头颈部血管性肿瘤通常可通过术前栓塞来减少术中出血、缩短手术时间及降低手术并发症。这类肿瘤以往可经动脉使用栓塞颗粒 [ 聚乙烯醇（PVA）或微球 ] 或液体栓塞剂 [ 氰基丙烯酸异丁酯（NBCA）或 Onyx，eV3，Irvine，CA]，但随着液体栓塞材料的问世，另一种肿瘤栓塞方法也逐步发展，即经皮肿瘤穿刺并将栓塞材料直接注入肿瘤血管床。与传统动脉入路（transarterial，TA）肿瘤栓塞相比，直接穿刺肿瘤栓塞（direct puncture tumor embolization，DPTE）具有一定优势，如对肿瘤血管床的渗透性提高、减少术中失血、避免多支血管超选 / 栓塞的需要、操作时间缩短，以及动脉至动脉的栓塞并发症的发生减少。

## 治疗原则

大多数头颈部血管性肿瘤通过经动脉或直接穿刺均可成功栓塞。但对于造影时染色明显、体积较大、位置便于穿刺、供血动脉众多或经动脉超选栓塞困难的肿瘤则更适于进行 DPTE 治疗。

目前已有不同解剖部位及病理类型的头颈部肿瘤通过直接穿刺均得到成功栓塞。颅外肿瘤通常采用直接穿刺进行治疗，但颅内肿瘤经直接穿刺栓塞治疗只有少数病例报道，如蝶鞍区血管外皮瘤、凸面血管外皮瘤、矢状窦旁巨大脑膜瘤。最常报道利用 DPTE 治疗的肿瘤病理类型为血管球瘤，包括颈动脉体瘤、迷走神经球瘤及颈静脉球瘤。其他经 DPTE 治疗的头颈部肿瘤的病理类型还有幼稚型血管纤维瘤、肾细胞癌及一些少见的血管性肿瘤及恶性肿瘤。

目前最适合用于直接穿刺的液体栓塞剂有两种：Trufill NBCA（Cordis Neurovascular Inc.，Miami Lakes，FL）及 Onyx（eV3，Irvine，CA）。Trufill 是一种液态黏性胶，与碘油混合后可在数秒至数分钟内固化。Onyx 则是一种非黏附性液体栓塞剂，由乙烯 – 乙烯醇（EVA）聚合物溶于二甲亚砜（DMSO）组成，凝聚时间较NBCA 长，这一特性使得 Onyx 能够更加缓慢从容地注射，从而更加充分地对肿瘤的血供进行阻断。因此，Onyx 已成为我们常用的直接穿刺栓塞材料。

## 预期及潜在并发症

直接穿刺栓塞能够缩短栓塞操作时间，但对于不熟悉这一技术的操作者来说也增加了额外复杂性。为避免严重并发症，肿瘤穿刺及液体栓塞剂注射均应在双向透视下进行。DPTE 的另一些困难及风险包括穿刺通道邻近重要解剖结构（如颈动脉）、术者需靠近放射源、穿刺过程中移位可能，以及由于栓塞材料从肿瘤毛细血管床溢出进入瘤旁动静脉导致意外栓塞等。对于引流进入重要静脉结构（如上矢状窦或横窦）的病变在采用 DPTE 治疗时应格外小心，注意避免栓塞材料经肿瘤毛细血管床顺向流动至引流静脉并导致重要静脉或静脉窦闭塞的可能。与此类似，栓塞材料也可能逆向弥散至供血动脉及其分支，进而进入吻合动脉，并导致远端血管如眼动脉及颅内循环栓塞。

## 技术要点

### 栓塞前造影评估

- 诊断性造影包括对同侧颈内动脉颈段及颅内段、颈外动脉、椎动脉进行检查，以明确肿瘤供血、评估肿瘤染色、定位肿瘤周围正常结构及了解术前脑的解剖特点。

- 仔细检查瘤周血管结构，明确有无潜在进入颅内循环或重要颈外分支的危险解剖通路（图39-1）。

- 如果肿瘤较小，染色较淡，或存在 1~2 支易进入的供血支，则可能更适宜采用 TA 栓塞方式治疗。

### 肿瘤入路

- 将患者的头部垂直固定于操作台，准备穿刺点周围皮肤区域，并覆盖消毒单。将透视方向置于前后位及侧位，以观察肿瘤并确定标记点。

- 经股动脉置入 5F 诊断导管并靠近目标，以便栓塞过程中间断进行造影检查，观察肿瘤血管床。将肿瘤充盈最明显的造影片作为栓塞过程中确定肿瘤外缘的参照。

- 获取显示肿瘤染色的路径图。将具有 DMSO 相容性的 18-gauge 脊柱穿刺针（Portex Inc., Keene, NH）经皮肤穿刺，并在双向透视指引下进入肿瘤中心。

- 穿刺针在路径图指引下到达肿瘤中心部位后，即可移除针芯。如果穿刺针位于血管性肿瘤内，则可看到血液反流。然后将脊柱穿刺针尾部和与 DMSO 相容的 20 cm Luer 锁接延长管（Luer lock extension tubing）（B. Braun Melsungen AG, Melsungen, Germany）连接。

- 将一个 5 ml 注射器连接于延长管，并通过穿刺针注射造影剂进行肿瘤内造影（图 39-2d 和图 39-1c）。如果见肿瘤染色，则可确认穿刺针位于肿瘤内部。如果发现颅内危险吻合或早期静脉引流，则应调整穿刺针的位置并在新的部位重新注射造影剂。

### 肿瘤栓塞

- 我们通常将 Onyx 作为栓塞剂。对瘤内注射造影剂显示静脉快速引流的肿瘤，通常选用黏附性更高的 Onyx-34，以减少 Onyx 向瘤外的意外移位。但如果没有发现静脉提早引流或危险吻合，则一般使用黏附性较低的 Onyx-18 作为栓塞材料。

- 在注射 Onyx 之前，先获取对照减影路径图。将管路及穿刺针的无效腔（0.32 ml）用 0.4 ml DMSO 缓慢冲洗。DMSO 注射完毕后，立即锁紧 Luer 接口，防止血液反流。

- 然后将充满 Onyx 的 1 ml 液体栓塞系统注射器连接在充满 DMSO 的管路上，松开 Luer 接口，在显示屏减影路径图的指引下注射 Onyx（图 39-1d）。在栓塞过程中，应间断中止注射，并进行动脉造影评估肿瘤血供闭塞程度。

- 其他原则与经动脉注射 Onyx 相同。避免中止注射栓塞材料 2 min 以上。如果栓塞材料进入方向不理想，可暂停等待 30 s 至 2 min 以改变方向。

- 当暂停 Onyx 注射或更换注射器时，必须锁紧 Luer 接口，以防止血液反流引起 Onyx 在穿刺针内沉积。

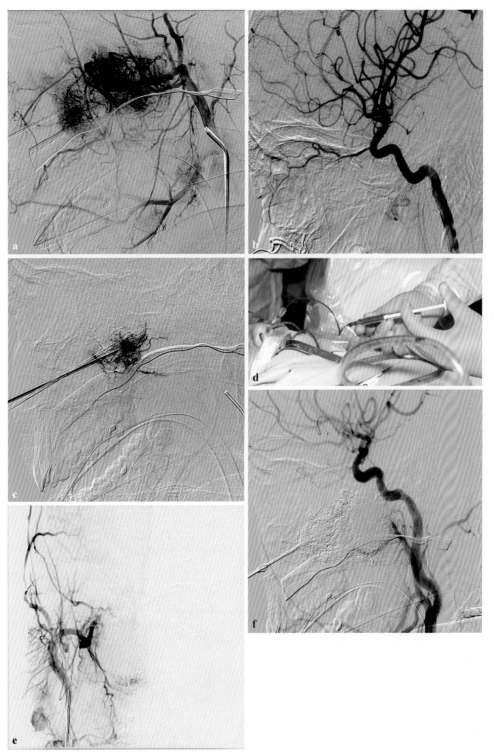

图39-1 a.此患者有一个巨大的幼稚型鼻部血管纤维瘤，颈外动脉侧位造影显示肿瘤主要由双侧颌内动脉的分支供血。b.颈内动脉侧位造影显示翼管动脉也参与肿瘤供血，这是一个潜在的沟通颅内、外血管的危险吻合，可能会导致在肿瘤介入栓塞中发生颅内的血管栓塞。c.在显示屏的指引下以注射器针头做肿瘤穿刺后，幼稚型鼻部血管纤维瘤体的侧位影像。d.通过带螺旋锁紧接头的输液管和脊髓穿刺针向肿瘤内注射 Onyx (eV3)。e、f.栓塞后进行正、侧位血管造影显示仅剩很少部分的残余肿瘤显影

• 当 Onyx 充盈肿瘤并到达其边界时，注射需更加谨慎，密切注意，防止 Onyx 突破肿瘤实质及闭塞非目标血管。

• 如果 Onyx 在肿瘤局部腔隙内滞留时间延长，应移除穿刺针，并放弃该栓塞区域。然后更换新的穿刺针，在肿瘤新的未栓塞区域重复上述栓塞步骤（图 39-2）。

• 当 Onyx 到达肿瘤边界，造影显示肿瘤血供阻断充分时，应停止栓塞。在肿瘤边界继续注射 Onyx 可增加栓塞材料进入周围血管的风险，并可能导致缺血并发症。另外，过度栓塞可导致肿瘤过硬，使得术中难以操作。

• 术后应对目标区域及脑血流循环进行正、侧位造影，以评估肿瘤最终的血供阻断情况，并排除脑栓塞事件（图 39-1e、图 39-1f 和图 39-2f）。

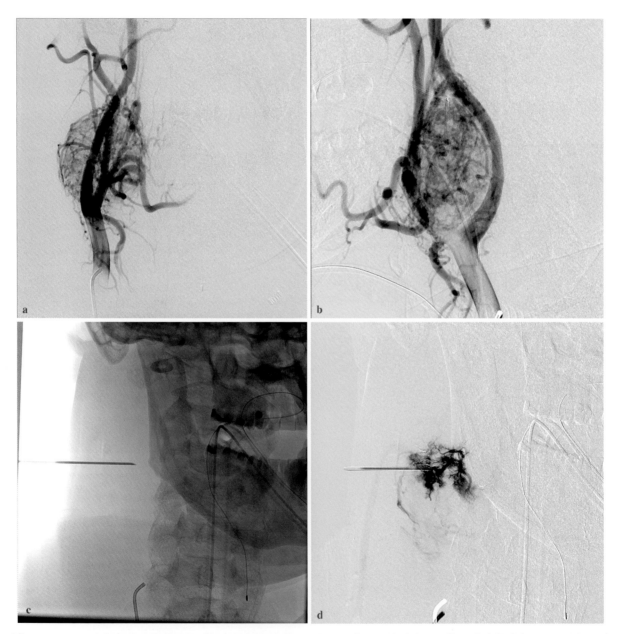

**图 39-2** a、b. 右侧颈总动脉前后位（AP）及侧位造影显示位于颈内及颈外动脉周围的颈动脉体肿瘤。c. 通过位于肿瘤内部的穿刺针进行的非减影前后位造影图像

• 在穿刺针拔除后，应在注射部位轻轻压迫 2 min 或直至渗出停止。在穿刺区覆盖小纱布。

## 应用要点

• 对于供血动脉丰富的血管性肿瘤，DPTE 有利于减少反复导管超选栓塞的需要。

• 直接穿刺栓塞尤其适合经动脉栓塞困难（如高度血管化、体积较大、供血动脉众多或远端供血）或位置表浅的目标肿瘤。

• 直接穿刺栓塞可直接充盈肿瘤血管床，能更有效地阻断肿瘤血供，减少术中出血。

• 对肿瘤实质部分进行栓塞能够减少闭塞供血血管及动脉至动脉栓塞造成的局部缺血并发症的风险。

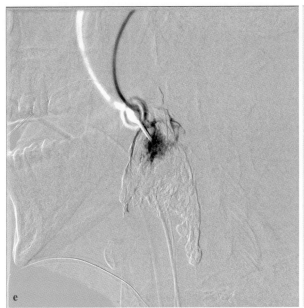

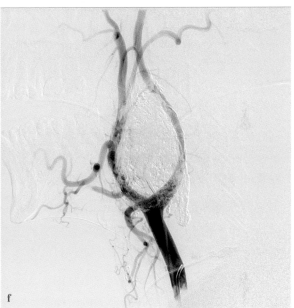

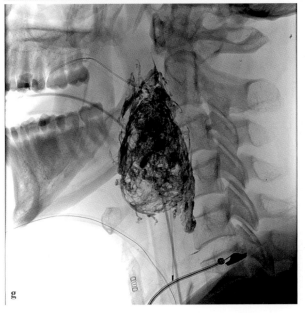

图 39-2 （续）e. 再次穿刺肿瘤注射造影剂后，侧位片显示另一部分肿瘤实质。f. 最后的颈总动脉造影侧位片显示肿瘤的血供几乎被完全栓塞。g. 最后的颈部侧位造影剪影片显示的 Onyx 铸型

# 替代技术

• 在肿瘤位置解剖或其他因素导致直接穿刺风险较高时可选择经动脉进行栓塞。

• NBCA 可用于替代 Onyx 进行 DPTE 治疗。使用时需要考虑的因素包括：NBCA 在数秒至数分钟内固化从而导致栓塞时间缩短；根据肿瘤血供情况确定碘油与 NBCA 的合适比例；通过优化与碘油或钽粉的比例增强其不透射线的能力，从而达到更好的可视性。

# 风险防范

• 为避免液体栓塞并发症，必须保持警惕，防止栓塞材料超过肿瘤边界。以下方式有利于防止栓塞并发症：使用双向透视；在空白路径图下注射以增加可视性；间断造影评估肿瘤栓塞进程，警惕栓塞剂超出肿瘤边界。如果栓塞材料进入脑血液循环，应小心尝试回收栓塞材料，在受影响的动脉或回收失败后闭塞的大血管内行支架贴附，以及考虑急诊进行开颅手术取出栓子。

• 在栓塞颈动脉体瘤或迷走神经球瘤时，穿刺不当可导致颈动脉直接损伤。一般情况下，由于穿刺针很细，单纯用手压迫即可处理。但在极少情况下动脉撕裂严重时，神经外科医师应拔出穿刺针，在损伤部位持续用手压迫，并对受累血管进行造影，如果发现持续造影剂外溢或形成假性动脉瘤，可使用 4 mm×7 mm 的 Hyperform 球囊（eV3），并将其输送至血管穿通部位进行充盈封堵。如果损伤严重，必须考虑牺牲该侧颈动脉时，应仔细研究对侧循环，通过临床试验观察患者是否能够耐受颈动脉闭塞。如果代偿充分，可通过血管内技术、手术结扎来牺牲血管，或放置覆膜支架。

• 如果肿瘤有来自不同血管区域的供血而高度血管化或紧邻重要动脉结构时，我们建议使用球囊保护附近重要血管。这样可预防邻近动脉因潜在吻合通路或逆向动脉供血所造成的意外栓塞。将球囊输送至目标血管，并在栓塞时充盈，停止栓塞后泄空。但由于每一次球囊充盈均可能增加阻断时间，导致脑缺血，因此在使用球囊前应充分了解血流代偿情况或进行体感诱发电位监测。

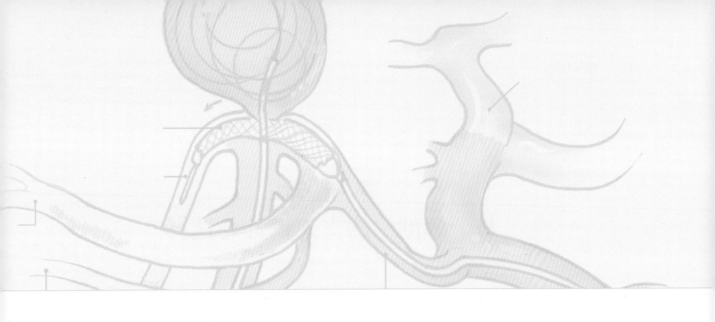

# 第 5 篇

# 颅外血管病变

Extracranial Vascular Disease

# 第 40 章
# 基于解剖学的支架设计与选择
Stent Design Choice Based on Anatomy

Jorge L. Eller and Adnan H. Siddiqui

## 概　述

支架作为血管内使用的材料，早期主要用于处理和预防血管再狭窄，随着介入技术的发展，其临床应用的领域不断拓展（见"应用要点"部分）。

可用于血管的支架种类繁多，临床上应根据病变基础及解剖特点进行选择。在支架分类方面，根据网孔设计，分为开环支架和闭环支架；根据打开方式，分为自膨式支架和球扩支架；而根据制造工艺，则分为激光雕刻支架和编织支架。另外，根据材料不同，有不锈钢支架、镍钛合金支架和钴铬合金支架之分；根据支架的结构，有标准单腔支架、分叉支架和开口支架之分。临床上还有一些根据特殊需要设计的支架，如药物涂层支架、覆膜支架等。

支架是由金属丝构成的网格状结构，金属丝围成的空间成为网孔。闭环支架，顾名思义，指支架的网孔是完全闭合的，而开环支架，则指支架的网孔非完全闭合。金属丝围成的最大区域称为网孔游离区，在闭环支架，网孔游离区为单个网孔，而在开环支架，网孔游离区则由多个网孔围绕而成。正由于这种设计的差异，闭环支架和开环支架相比具有网孔小、径向支撑力大的优点，但血管贴壁性较差，尤其在迂曲的血管。另外，闭环支架比开环支架更容易释放和回收。

了解不同支架的特点在临床上非常重要，对于症状性颈动脉狭窄的患者，使用闭环支架时，斑块通过网孔凸至管腔，进而脱落造成缺血事件的风险较低。而对于迂曲的血管，选择开环支架比较合理，因为它具有较好的贴壁性和柔顺性，不易造成支架远端或近端血管折弯。

一项纳入 3 179 例颈动脉支架置入术的回顾性研究发现，在症状性颈动脉狭窄患者，迟发性脑栓塞的发生率在开环支架组明显高于闭环支架组，这提示，对于症状性颈动脉狭窄的患者，应尽可能选择闭环支架。

如前所述，根据支架的释放方式，有自膨式支架和球扩支架之分。球扩支架被安装在非顺应性球囊的外面，通过压力泵加压释放。球扩支架的材质通常是不锈钢或铬。释放了的球扩支架如果受到压迫或折屈，容易折弯。球扩支架的径向支撑力较好，因此对于钙化严重的开口处狭窄比较合适。自膨式支架一般是镍钛合金材质，具有记忆属性，通常安装在输送鞘内，释放时通过后撤输送导管即可释放。自膨式支架具有良好的抗折性，因此对于易扭曲、受压的血管如颈动脉、椎动脉比较合适。

## 治疗原则

### 开环支架与闭环支架

上文介绍了不同支架的特点，在临床上，

我们可以根据血管的解剖与病变性质选择合适的支架。对于粥样硬化斑块导致的颅外段颈动脉狭窄，支架选择主要基于以下两点：①血管的迂曲程度；②是否为高风险的症状性狭窄。如果血管高度迂曲，建议选择贴壁性较好的开环支架，如 Precise 支架（Cordis Corp.，Bridgewater，NJ），这类支架在迂曲的血管内容易通过和释放。对于高风险的症状性狭窄病例，如溃疡性伴出血的斑块，最好选择闭环支架，如 Wallstent 支架（Boston Scientific Corp.，Natick，MA）。

## 锥形支架与直形支架

在颈动脉狭窄患者进行支架置入时，还需要考虑颈内动脉与颈总动脉的管径差异，如果两者相差较大，建议选择锥形支架，如 Xact 支架和 Acculink 支架（Abbott Vascular, Abbot Park, IL），锥形支架能较好地克服管径差异问题（图 40-1 和表 40-1）。

表 40-1　不同设计支架的性能特征

| 开环支架 | 闭环支架 |
| --- | --- |
| 高柔韧性 | 柔韧性较差 |
| 高顺应性 | 低顺应性 |
| 斑块颗粒容易凸入血管腔 | 斑块颗粒不易凸入血管腔 |
| 支架的金属丝可能凸向管腔 | 可致血管折弯 |
| 导致血栓发生的可能性大 | 游离网孔区少 |
| | 能更好地防止斑块碎片脱落 |

## 自膨式支架与球扩支架

由于颅外颈动脉和椎动脉容易受到外来压迫或因颈部活动发生扭曲，因此，这一部位的狭窄通常选择抗压性能较好的自膨式支架。相反，对于开口部位的狭窄，尤其是椎动脉开口，因一般不会受到外力的压迫，所以多选择球扩支架。

球扩支架最初设计用于冠状动脉狭窄，其优点是定位准确、径向支撑力大，且短缩率小。当然，球扩支架也存在不足，主要是容易发生内膜过度增生，从而导致支架内狭窄。椎动脉越细小，这种情况就越容易发生。为解决内膜过度增生导致的支架内狭窄问题，人们尝试在支架上涂抗细胞增生药物（paclitaxel）或抗肿瘤药物（everolimus），这类支架称为药物涂层支架。迄今为止，只有球扩型涂层支架在市场上有售（图40-2，见第46章）。

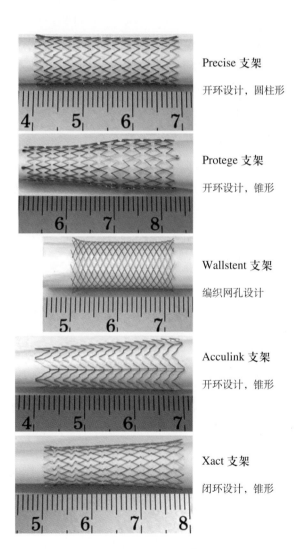

Precise 支架

开环设计，圆柱形

Protege 支架

开环设计，锥形

Wallstent 支架

编织网孔设计

Acculink 支架

开环设计，锥形

Xact 支架

闭环设计，锥形

图40-1　展示不同结构特征的血管内支架：开环 vs 闭环；直形 vs 锥形。临床上可根据不同的病变基础和血管解剖加以选择使用（详见正文）。Precise(Cordis)；Protege(eV3/Covidien Neurovascular)；Wallstent(Boston Scientific)；Acculink(Abbott Vascular)；Xact(Abbott Vascular)

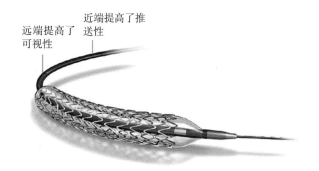

远端提高了推送性
近端提高了推送性
远端提高了可视性

图 40-2　球扩药物涂层支架模型，最初是用以处理冠脉狭窄，现在也开始用于治疗椎动脉开口狭窄

对于粥样硬化斑块（ICAD）导致的颅内动脉狭窄，美国食品与药品管理局（FDA）批准了 Winspan 支架（Stryker Neurovascular, Fremont, CA）作为人道主义豁免设备使用，这也是唯一获 FDA 批准使用的颅内支架（图 40-3）。Winspan 支架尽管属于开环设计，但其金属丝粗且短，因此和用于颅内动脉瘤辅助栓塞的 Neuroform（Boston Scientific Corp., Natick, MA）、Enterprise 支架（Cordis Corp., Bridgewater, NJ）相比，具有更强的径向支撑力。然而，不久前的支架置入术与积极药物治疗预防颅内狭窄患者脑卒中复发的比较（stenting versus aggressive medical management for preventing recurrent stroke in intracranial stenosis, SAMMPRIS）研究认为，对于颅内供血动脉狭窄患者，支架置入和单纯药物治疗相比并发症更高，这一负面结论使得 Winspan 支架的使用受到明显限制。另一项针对颅内动脉狭窄支架置入治疗脑缺血的研究（vitesse intracranial stent study for ischemic therapy, VISSIT），病例入选标准和 SAMMPRIS 研究相同，但支架选择的是 Pharos Vitesse 球扩支架（Micrus Endovascular, Bexhill-on-sea, UK），在实施过程中，由于发现是无效分析，所以提前终止了研究。到目前为止均没有关于该支架安全性和有效性的报道。总的来说，针对颅内支架有如下关注：①栓子脱落导致远端栓塞；②穿支闭塞；③支架内迟发血栓形成。目前，针对颅内供血动脉狭窄，尚不清楚哪一种治疗策略更好。

颅外颈动脉或椎动脉夹层一般没有明显钙化，主要是内膜或中层剥离所致，因此低径向支撑的开环自膨式支架（如 Xpert 支架）即可满足治疗要求。Xpert 支架可通过管径更小的系

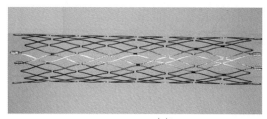

Neuroform 支架

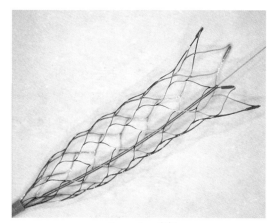

Enterprise 支架

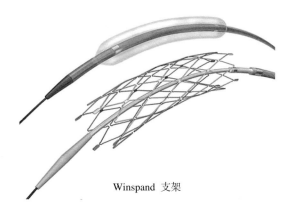

Winspand 支架

图 40-3　批准可用于颅内的支架。Neuroform(Boston, Scientific) 和 Enterprise(Cordis) 支架均被批准用于颅内动脉瘤的栓塞。Neuroform 支架属于开环设计，因此能更好地在迂曲血管段贴壁，更容易经网孔超选动脉瘤；Enterprise 属于闭环设计，因此对弹簧圈具有较强的支撑，在释放不超过 75% 时能够回收。Winspand 支架 (Stryker Neurovascular) 是唯一批准可被用于颅内动脉粥样硬化狭窄的支架

统释放，即使是扭曲、成角的血管也能很好地贴壁。

对于急性大血管闭塞，自膨式支架和球扩支架均可被选择，两种支架术后均保持了较高的通畅率。如果常规方式失败，可选择冠脉支架进行补救，研究表明，置入冠脉支架和自膨式支架均具有满意的疗效。急性脑卒中支架置入是否常规进行双抗治疗，存在不确定性，毕竟存在急性梗死后出血的风险。另外，分支血管是否会受到影响也是担心的问题。

## 开口支架

最新设计的开口支架，在支架凸入亲血管管腔时（即使我们努力避免，但支架经常会这样），球囊也可以顺利通过到达远端，然后进行血管成形，使支架贴合亲血管的管壁。借此技术，当已植入支架的血管远端发生病变时，就可以再次超选，跨越支架到达远端管腔进行血管内治疗。

## 管腔保护

在使用过程中，颅内支架绝大多数用于宽颈动脉瘤的栓塞。支架除防止弹簧圈凸至载瘤动脉外，还发挥如下作用：①改变血流动力学，有助于瘤内血栓形成。②发挥框架作用，有助于内皮覆盖瘤颈。FDA 批准了两种用于颅内动脉瘤栓塞的支架，它们是 Enterprise 支架和 Neuroform 支架。最近，有一批处于临床试验阶段的支架即将推出，包括 LVIS、LVIS Jr (Microvention-Terumo Inc，CA)。另外，在欧洲和亚洲还有一些其他品牌的动脉瘤辅助栓塞支架在使用。

Enterprise 支架和 Neuroform 支架均是镍金属自膨式支架（图 40-3）。Neuroform 支架属于开环设计，柔韧性好，易通过迂曲血管；贴壁性佳，在血管扭曲处不会折弯；而且很容易通过网孔超选动脉瘤。对于分叉部动脉瘤，当两个分支都需要保护时选择 Neuroform 支架最适合。然而开环设计存在支撑性较差的缺点，因此在大型动脉瘤，弹簧圈很容易凸至载瘤动脉。

Enterprise 支架属于闭环支架，设计这款支架的初衷是为了克服开环支架支撑力不足的缺点。Enterprise 支架能提供更强的支撑，以防止弹簧圈凸至载瘤动脉，另外，它可以通过管径较细的导管释放 (2.3F vs 2.7F)，而且释放长度在不超过 75% 的情况下可以被回收。2009 年，一项多中心注册研究报道了 Enterprise 支架用于颅内动脉瘤辅助栓塞的情况，结果表明，和 Neuroform 支架相比，Enterprise 支架的通过性更好，释放更容易，而支架释放带来的风险更低。但是，研究也发现，在高度迂曲的血管，Enterprise 支架的贴壁性不如 Neuroform 支架，而且还可能发生折弯。另外，在载瘤动脉管径较细（管径 2 mm 左右）时，Enterprise 支架的网孔变得更小，通过网孔超选动脉瘤会很困难，在这种情况下，建议先超选动脉瘤，然后再释放支架，即采用后释放技术。

## 血流导向装置

血流导向装置也称为密网支架。密网支架是由镍或铬钴金属丝编织而成的支架，虽然属于闭环支架，但和激光雕刻支架相比，具有更好的顺应性；网孔更小，可有效改变血流方向，显著减少对动脉瘤的冲击，从而促进瘤内血栓形成；更密的网孔还有助于瘤颈内皮化。血流导向装置特别适合用于颈内动脉大型宽颈动脉瘤。最早推出的血流导向装置有 Silk 支架 (BALT, Montmorency, France) 和 Pipeline 支架 (Covidien Neurovascular, Irvine，CA)。最近，Stryker 和 Microvention 也将相继推出他们的同类产品。就血流导向装置在临床应用的情况来看，初步结果令人鼓舞，动脉瘤的治愈率很高。但是也陆续有动脉瘤迟发性破裂、同侧脑实质出血等并发症的报道。这些灾难性并发症的发生原因尚不清楚，但的确在一定程度上削减了推广使用血流导向装置的热情。另外，关于血流导向装置还有一个顾虑，那就是当用于有分支或穿支的血管时，会担心分支或穿支的血流受影响。

### 覆膜支架

覆膜支架主要用于外伤或自发性颈动脉海绵窦瘘、颈动脉破裂后活动性外漏（出血），而很少用于颅内血管。虽然没有系统性的总结分析，但在一些特殊的病变，覆膜支架有显著优势。覆膜支架释放后如果贴壁不理想，则会发生内漏。目前的覆膜支架都是球扩支架。

# 预期和潜在并发症

颈动脉支架置入术后的主要问题之一是内膜过度增生导致的支架内狭窄。2009 年发布的一项研究报告表明，颈动脉支架置入（296 例）术后 6 个月时支架内狭窄的发生率为 8%，其中 2 例出现了颈动脉症状性闭塞。在这 8% 的病例中，5% 超声检查判定为中度狭窄（Doppler 收缩期峰值流速 > 200 cm/s），3% 判定为重度狭窄（Doppler 收缩期峰值流速 > 200 cm/s，舒张末流速 >120 cm/s）。6 个月随访超声检查发现，尽管在重度支架内狭窄的病例中有两例发生支架内血栓导致的脑梗死，但在中度狭窄的病例中没有一例进展为重度狭窄。颈动脉支架置入术后，超声检查随访非常重要，可及时发现是否存在支架内狭窄。如果发现支架内狭窄的程度超过 70%（重度狭窄），则需要再次治疗，以防止发生颈动脉闭塞。

椎动脉开口狭窄支架置入术后再狭窄的发生率，据文献报道为 10%~45%，这和冠脉支架置入术后的情况类似。术前的狭窄病变长度与术后是否发生再狭窄关系密切。为减少再狭窄的发生，可选用药物涂层支架（紫杉醇、西罗莫司、依维莫司）。Buffalo 一所大学的研究表明，药物涂层支架与裸支架相比，可显著降低椎动脉开口支架置入术后再狭窄的发生率。另外，研究报道还强调，为了减少支架内血栓形成及血管闭塞，双抗治疗至关重要，尤其在使用药物涂层支架后。据此，作者建议使用药物涂层支架的患者双抗治疗的时间可延长至一年左右，而传统支架仅需要近 3 个月。

颅内动脉狭窄置入 Winspan 支架后发生支架内狭窄的比例很高，有学者报道，达 34%。然而不同血管的发生率不同，颈内动脉床突上段会高一些，而在椎基底动脉系统相对低一些，这提示血管迂曲程度和（或）支架贴壁状况与支架内狭窄的发生有关。不少患者属于症状性再狭窄。有意思的是，在动脉瘤辅助栓塞中，无论是开环支架还是闭环支架，很少有支架内狭窄的报道，这表明再狭窄的发生与疾病基础相关。

置入血流导向装置后，有少数患者发生迟发性动脉瘤破裂并导致灾难性后果；同时还有更多患者发生脑栓塞，尤其是伴出血转化的脑梗死。为什么会出现这些并发症，目前存在明显争议，分析可能的原因包括：①血流导向致栓塞后诱导的炎性反应；②来自输送系统的栓子；③导向装置释放后，金属丝对血管壁造成剪切损伤，从而激活了血小板。

# 技术要点

自多项临床研究证明保护装置可有效减少栓塞事件发生后，颈动脉支架置入术才真正成熟并成为标准化的临床治疗技术。在这里，我们通过一个普通病例来介绍整个操作过程，至于不同的保护装置，采用近端保护还是远端保护，这里就不展开讨论了。颈动脉支架置入术的主要步骤如下。

• 首先在路径图下将导引导管送至患侧（左或右）的颈总动脉远端并靠近病变处。根据主动脉弓的状况，可直接用 0.035 in 泥鳅导丝超选，也可利用 5F 造影管，尤其是 Vitek 导管（Cook Medical Inc., Bloomington, IN）的同轴技术辅助超选。

• 以颈动脉分叉部为中心，选择合适的工作角度，放大倍数造影。然后测量狭窄程度、狭窄长度、颈总动脉直径、病变远端颈内动脉直径等参数，然后根据测量结果选择支架。如前所述，选择支架时还要考虑血管条件（迂曲程度、管径差异）和病变性质（是否溃疡性）。基本原则如下：①如果颈内动脉和颈总动脉的管径相差较大，选择锥形支架；②钙化严重的病例，选择径向支撑好的支架；③急性症状性颈动脉狭窄，伴有脑卒中高危因素，如出血性斑块、超声探测有栓子脱落、近期曾有同侧 TIA 发作或缺血性卒中等，选择闭环支架。

• 保护装置通过狭窄部，并将其送至颈内动脉颈段远端，定位满意后释放。

• 非顺应性球囊，沿着保护伞导丝将球囊送至病变处，定位满意后加压扩张。

• 撤下球囊，在路径图引导下，将支架输送至病变处，定位准确后释放。释放后根据造影情况决定是否实施后扩，如果有后扩必要，则选择合适的球囊进行后扩。在操作过程中，让血反流或主动抽吸，以防止斑块或其他栓子向远端逃逸。在尺寸选择上，支架直径应比管腔大 1 或 2 mm，而球囊则比远端正常管径小 1 mm 左右。

• 可用超声探测支架内是否有栓子，是否存在明显狭窄，如果没有问题，则回收保护装置。最后分别行颈部及颅内血管造影，确认支架在位情况、颅内血管有无缺失、脑灌注改善程度等。

## 应用要点

• 血流重建。
  ◦ 急性血栓导致的血管闭塞。
  ◦ 急性栓塞性血管闭塞。
  ◦ 动脉粥样硬化性斑块导致的管腔狭窄。
  ◦ 血管夹层。
• 辅助栓塞颅内宽颈动脉瘤。
• 覆膜支架修复破损的动脉管壁。
  ◦ 自发性或继发性（外伤）动静脉瘘。
  ◦ 血管壁损伤导致的破口。
  ◦ 梭形或大型动脉瘤，如主动脉弓动脉瘤。
• 发挥血流导向作用，促使动脉瘤内血栓形成。

## 风险防范

### 典型病例

（该病例经 Kan 等同意引用）男性，46 岁，因醒后出现左上肢无力、失用起病。既往无特殊病史。在随后的数小时，症状进行性加重，出现左侧面瘫和言语不利。患者自行服用了阿司匹林，并至医院急诊室就诊。CT 平扫显示右侧大脑中动脉供血区梗死。患者被送到我们医院时，表现为左侧面瘫，左上肢无力，眼睛向右凝视，左侧同向偏盲，左侧精细感觉缺失。NIHSS 评分（national institutes of health stroke scale）为 14 分，MRI 显示右侧大脑中动脉供血区后半部梗死，CTA 显示右侧颈内动脉起始部斑块形成伴重度狭窄（图 40-4）。

治疗计划：采用近端保护方法，实施右侧颈动脉支架置入术。选用支架：Wallstent 闭环支架；保护装置：Gore Flow Reversal Device（W.L. Gore & Associates, Flagstaff, AZ）。手术过程顺利。在释放支架后，用血管内进行超声探测，结果发现存在支架内血栓。作为补救措施，释放了第二枚 Wallstent 支架，再次超声探测，结果发现第二枚支架内又出现了血栓。于是我们用了 5F 多功能导管抽吸血栓，重复几次后，血栓消失，管腔恢复畅通（图 40-5）。

这个病例告诉我们，尽管采用了近端保护，并按照原则选择了合适的闭环支架，但依然出现了血栓向支架内凸出的情况。由于采用了血管内超声检查，及时发现并处理了这一情况，所以最后结果还是不错的。

理想的颈动脉支架应该同时具有良好的贴壁

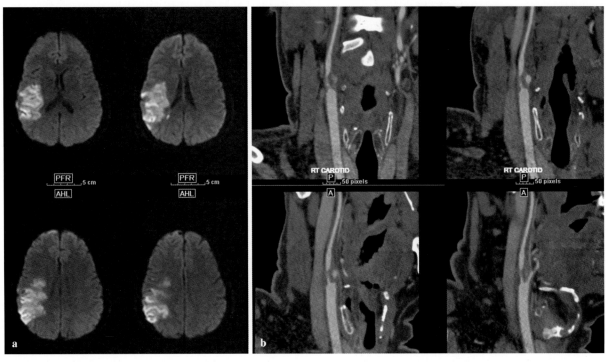

图 40-4　MR（a）和 CTA（b）显示大脑中动脉后部供血区梗死及右侧颈内动脉起始部重度狭窄，需要在近端保护下（血流反流）实施支架置入，以重建血流

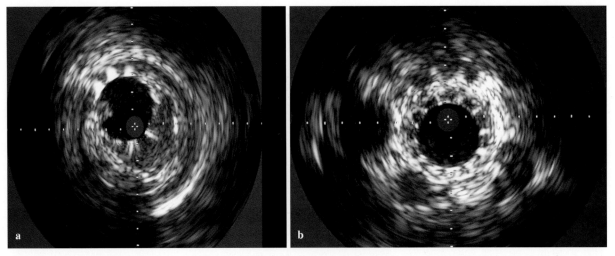

图 40-5　血管内超声检查显示：a. 尽管两枚支架重叠，管腔内仍有残留血栓。b. 经 5F 多功能导管超选抽吸后，血栓最终被清除。经 Kan 等允许采用

性和径向支撑力。最近有一种新型的颈动脉支架正在验证阶段，这种支架采用开环设计，类似于覆膜支架，内衬有一层小网孔的结构以增强径向支撑力，希望这种支架能在安全性和有效性方面有所突破。

根据不同的病理基础设计不同的支架才能更好地满足我们的临床需要，相信不久的将来会有更多、更好的支架问世。

# 致　谢

在此，感谢 Paul H. Dressel，BFA 准备的影像资料，Debra J, Zimmer 在编辑处理方面的帮助。

# 第 41 章
# 颈动脉近端狭窄
## Proximal Carotid Stenosis

Karam Moon, R. Webster Crowley, L. Fernando Gonzalez, and Felipe C. Albuquerque

## 概 述

颈动脉成形术及支架置入术在处理颈动脉分叉部及颈内动脉起始部狭窄时和内膜剥脱术一样有效。颈总动脉近端是颈动脉颅外段发生狭窄的第二个常见部位（图 41-1）。发生狭窄最常见的原因是动脉粥样硬化斑块形成和放射性损伤。另外，大血管动脉炎也是导致这一部位狭窄的原

因。由于广泛纤维化导致解剖分离困难，放射性损伤导致的颈总动脉狭窄不适合行内膜剥脱术，但进行血管内治疗不受影响。虽然颈总动脉血栓的经典处理方式是切开取栓，但在部分患者也可实施支架置入术。

## 治疗原则

和颈内动脉狭窄相比，颈总动脉近端狭窄的治疗指征并不很明确。总的来说，超过 70% 的症状性狭窄或超过 85% 的无症状性狭窄可考虑治疗。是否需要远端保护和双抗治疗，在颈总动脉近端狭窄的处理方面没有太多经验，建议参考颈内动脉狭窄的方案执行。

## 预期和潜在并发症

在颈总动脉近端狭窄的血管成形术中，同样会出现心率减慢、血压降低，但比颈总动脉分叉部出现得少，术中也要准备阿托品及升压药。过度灌注综合征是较常见和重要的并发症，主要表现为同侧搏动性头痛，甚至恶心、呕吐、抽搐和局部神经功能障碍，如果进一步加重，则可能发生脑出血。脑出血的发生率虽然很低，但在口服双抗药物的情况下会显著增加。过度灌注和脑出血的发生与长期脑缺血基础上的血管自动调节功能障碍相关。危险因素包括高血压、对侧脑供血

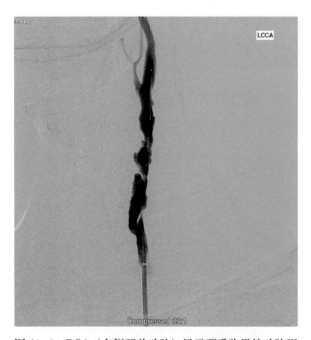

**图 41-1** DSA（左侧颈总动脉）显示严重弥漫性动脉粥样硬化导致颈总动脉多处狭窄。该病例有颈部恶性肿瘤放疗史和颈内动脉狭窄血管成形 + 支架置入史。由于病变没有累及开口，所以可将导管及长鞘送至颈总动脉接近狭窄的位置

动脉重度狭窄。一旦狭窄获得纠正，血流就会明显增加，如果血管自动调节功能受损，就会导致过度灌注，进而发生脑出血。为防止过度灌注，术后早期应将血压控制在偏低水平，这一点十分重要。我们通常在术后 24 h 内将收缩压控制在 120 mmHg 以下。

# 技术要点

## 器材准备

• 和其他血管内治疗一样，器材准备非常重要。在血管成形及支架置入的过程中，需用到多种材料，操作前做好充分准备有助于手术顺利进行。需要准备的材料包括预扩球囊、后扩球囊、支架、远端保护装置等，准备好后将它们按照使用的先后顺序放置。

• 球囊的排气方式都一样，用 50%~66% 的造影剂，通过抽吸方式用造影剂将球囊的空气置换。用生理盐水从球囊头端冲洗导丝通道。

• 支架排气：用生理盐水在支架输送系统的头端和尾端分别进行冲洗，保证支架输送鞘及快速交换导丝通道水化。

• 目前有多种远端保护装置可选择，每种保护装置的准备稍有不同。但总的原则是，按照厂商的指导，保证输送系统用生理盐水充分水化。

## 材料选择

• 鞘的选择，主要取决于主动脉弓和颈动脉的迂曲程度。处理颈总动脉近端病变时保持鞘的稳定十分重要，因为在近端操作时非常容易把鞘顶出靶血管。一般选择 8F 长鞘（65 cm）或 Shuttle 导管（Cook Medical, Bloomington, 80 cm），这样就可使用 6F 或 8F 的导引导管。

• 我们喜欢选择 Wallstent 支架（Boston Scientific Corp., Natick, MA）或 Acculink 支架（Abbott Vascular, Abbott Park, IL）。使用

Wallstent 支架时，选择的远端保护伞是（3.5~5.5）cm×300 cm 的 FilterWire EZ（Boston Scientific）；使用 Acculink 支架时，配合使用的保护伞是 Accunet（Abbott Vascular）。在支架尺寸方面，建议比颈动脉正常处直径大 1~2 mm。如果狭窄从颈总动脉延伸至颈内动脉，也可考虑选择锥形支架。需要提醒的是，同样是颈动脉支架，Acculink 一旦释放是不能回收的，而 Wallstent 支架释放不超过 50% 时可以回收。因此在支架释放后，如果位置不理想时，Acculink 不能调整，而 Wallstent 是可以回收重新调整的（图 41-2 和图 41-3）。

• 关于预扩和后扩，根据测量的正常颈总动脉管径选择球囊，一般直径为 7~9 mm，长度 20~40 cm。由于颈动脉狭窄在术前往往程度很严重，所以一般先采用 4.0 mm ×20 mm 的

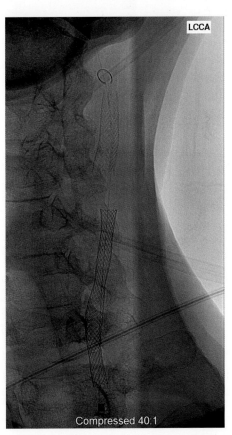

图 41-2 DSA（非减影）显示在近端颈动脉置入 8 mm× 32 mm Wallstent 支架（Boston Scientific），同时也显示了以前放在颈内动脉的支架

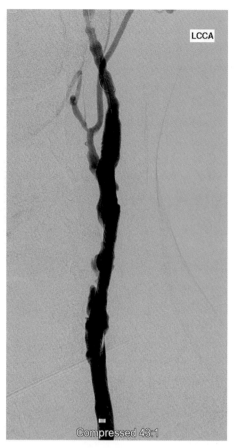

**图 41-3** DSA（左侧颈总动脉）显示近端颈动脉支架置入后，管腔狭窄明显纠正，血流明显改善

Maverick 球囊预扩，选择 Aviator 球囊（Cordis Endovascular）后扩。

### 支架操作过程

• 股动脉穿刺成功后，静脉团注肝素（70 U/kg），整个操作过程要保证 ACT 在 250~300 s。

• 利用同轴导管技术，导引导管在长的 4F 造影管、0.035 in 泥鳅导丝（Meditech Inc., MA）的辅助下被送至主动脉弓，并超选至颈总动脉狭窄近端。和处理颈内动脉狭窄不同，处理右侧颈总动脉开口处狭窄有时需将导引导管先通过头臂干放在锁骨下动脉，否则导管会进入 CCA。撤下造影管和泥鳅导丝，将长鞘放到狭窄病变近端。随后造影检查测量狭窄血管的相关参数，确定保护伞的释放点。

• 将保护伞跨过狭窄部，输送至颈总动脉远端或颈内动脉近端。具体释放点根据颈总动脉的长度及狭窄部位来定，其目的是为支架释放预留安全距离。一旦释放保护伞，即可利用保护伞导丝输送球囊和支架。

• 由于颈总动脉狭窄往往比较严重，所以需要进行预扩。预扩时速度要慢，预扩中往往可清晰地将狭窄情况勾画出来，一旦加压到设定压，即可泄去球囊，并撤回。

• 按照常规操作输送支架，定位并释放。在 Wallstent 支架有一释放标记点，一旦超过标记点释放就不能再回收。

• 支架释放后，撤回输送系统并造影，根据狭窄纠正情况决定是否实施后扩。选择与支架远端正常血管直径一致的球囊进行后扩可以达到比较理想的成形效果。

• 利用回收鞘回收保护伞。

## 应用要点

• 长鞘很重要，配合指引导管，可以提供强有力的支撑，防止导引导管后退并脱落至主动脉弓。

• 如果狭窄距离长，延伸至颈内动脉，可选择锥形支架，相关细节可参照颈内动脉狭窄的处理。

• 远端保护装置的使用同颈内动脉狭窄，但释放的位置可以低一些，如在颈总动脉远端或颈内动脉近端。但是如果要同时处理颈内动脉狭窄，则保护伞需放在岩骨段近端。

• 左侧颈总动脉近端狭窄距离主动脉弓比较近，血管成形 + 支架置入治疗优于外科手术（图 41-4 和图 41-5）。因为外科手术需要切开胸骨，除了创伤大，还要冒随之而来的风险。但是在这一部位进行支架置入对导引导管的稳定性要求更高。另外，病变部位的确认、支架的准确定位都会因呼吸和心搏产生的伪影而增加难度（图

41-6）。

# 替代技术

· 如果血管极度迂曲，导管到位困难，可考虑行内膜剥脱术。

· 联合手术方式。可切开远端颈动脉，在实施内膜剥脱术的同时，为逆行血管成形和支架置入创造条件。

· 采用大血管搭桥的方式。

# 风险防范

· 无论是预扩还是后扩，都要注意球囊压力，谨防球囊破裂。

· 术中可能会发生颈动脉夹层。颈动脉夹层可以程度较轻，血流不受影响，也可以程度严重，血流明显受限，对于前一种情况，观察随访即可，而对于后者，则需要贴支架保护。

· 操作过程中，可因保护伞和（或）指引导管造成血管绷直或折弯，从而发生血管痉挛，处

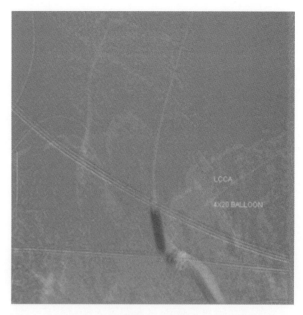

**图 41-5** 路径图显示球囊在左侧颈总动脉近端充盈扩张

理的措施就是将其撤回。

· 术中也可能发生血管闭塞。血管闭塞可清晰地表现为血管中断，此时需立即分析原因，采取果断措施开通。术后需要在 NICU 严密观察大血管闭塞后可能导致的出血并发症、"栓子雨"等。一旦发生脑出血，要立即中和肝素，控制血压，动态复查 CT，了解血肿进展情况。

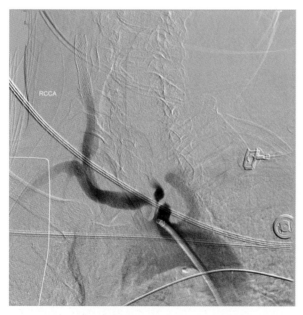

**图 41-4** 59 岁女性的弓上造影显示左侧颈总动脉接近开口的起始部高度狭窄

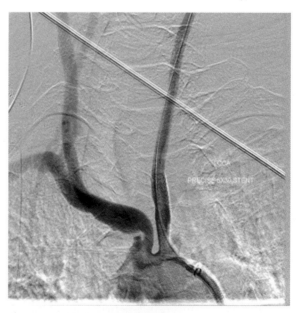

**图 41-6** 在球囊扩张及支架置入后，弓上造影显示左侧颈总动脉近端的狭窄得到明显纠正

# 第 42 章
# 滤网抽吸
Filter Aspiration

Maxim Mokin, Shady Jahshan, Adnan H. Siddiqui, and Elad l. Levy

## 概　述

在颈动脉血管成形及支架置入的过程中，使用远端保护伞可有效地捕获脱落的斑块，减少发生颅内栓塞事件的风险。在手术结束时，可以将保护伞回收，而捕获的斑块连同滤网一并带出。整个过程中，由于滤网网孔的存在，血流没有中断，脑灌注不会受到影响，因此，尽管目前存在多种不同设计理念的保护装置，但滤网保护伞因血流不中断而受到术者的青睐。

在颈动脉支架置入的过程中，有时会出现前向血流减慢，甚至完全中断的情况，发生的原因通常是由于大量斑块脱落，堵塞了保护伞的网孔。在这种情况下，除被滤网拦住的斑块，在滤网近端还存在游离状态的斑块，如果不进行抽吸而草率地回收保护伞，则很可能造成颅内栓塞事件。

## 处理原则

在颈动脉支架置入的过程中，如果发生前向血流减慢或终止情况时，建议在回收保护伞前回抽，以防止脑栓塞。实际上，有学者认为，即使没有发生血流异常，也应该进行回抽，因为血流没有明显减慢时，很难通过造影检查判断。另外，对于小的脱落斑块，常规造影检查也难以觉察。

在支架释放，后扩完成，造影检查证实支架位置满意、贴壁良好后，即可在路径图下将抽吸导管送至保护伞滤网处，用 20 或 30 ml 的注射器回抽 80~100 ml 血。为什么这么做呢？因为研究表明，用 20 ml 的注射器回抽第三或第四次时，仍然可在回抽的血中检测到斑块。另外，我们还会使用血管内超声检查，先将超声导管穿过支架管腔，然后慢慢后撤至导引导管，边撤边采集图像，观察支架内有无斑块凸入，有无漂浮杂物，在确认没有异常后，再将保护伞回收。

## 预期与潜在并发症

进行滤网抽吸 2~3 min，并检查抽出的血液中有无斑块杂质。在抽吸导管沿着保护伞导丝输送的过程中，可能发生滤网远处移位，因此整个操作过程应该在透视下进行。

## 技术要点

### 器材准备

我们一般选择 6F Export AP（Medtronic Cardiovascular, Santa Rosa, CA）作为抽吸导管，其他类似设计的抽吸导管有 Pronto LP（Vascular Solutions, Inc., Minneapolis, MN）、ASAP（Merit Medical Systems, South Jordan, UT）和 Eliminate（Terumo Medical Corp., Tokyo, Japan）。6F Export AP 长 140 cm，可以快速交换，

使用前用生理盐水冲洗导丝通道。

## 材料选择

6F Export AP 可通过 6F 导引导管，导丝可通过 0.014 in 导丝，因此可直接利用保护伞的导丝进行快速交换。

## 操作过程

在支架释放、后扩完成、撤下球囊导管后进行抽吸。在透视下，利用保护伞导丝将抽吸导管送至滤网近端，抽吸导管的标记点距头端 2 mm（图 42-1）。一般用 30 ml 的注射器负压抽吸，每次抽出 20 ml，然后将血样注射通过 40 μm 的滤网（BD Falcon，Becton，Dickinson and Co.，Franklin Lakes，N）。一般连续两管没有阳性发现，才能确认颈动脉内没有游离斑块碎片。在充分抽吸后

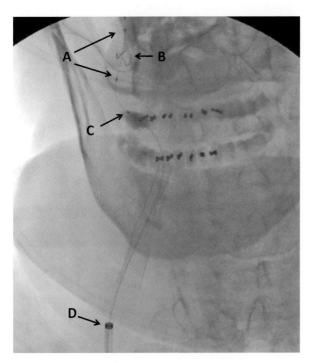

图 42-1　开始滤网抽吸前，应将抽吸导管放在正确位置。对一名右侧颈内动脉 80% 狭窄，且有相应症状的患者成功实施血管成形术并置入 Xact 支架（Abbot Vascular，Abbot Park，IL）后进行的前后位透视图像。A：NAV6 保护伞（Abbot Vascular）的两个放射性标记点。B：保护伞的伞形结构。C：6F Pronto LP 抽吸导管（Vascular Solutions）的头端标记点，表明抽吸导管正位于保护伞的近端。D：6F 长鞘的头端（Cook Medical）

（80~100 ml），撤回抽吸导管，回收保护伞。

## 应用要点

• 回抽 80~100 ml 血，可保证清除保护伞近端游离的斑块碎片。

• 在透视下输送抽吸导管至关重要，可防止抽吸导管在快速交换输送的过程中保护伞移位，而保护伞的移位可能造成斑块脱落，从而造成脑梗死。

## 替代技术

虽然滤网抽吸可显著降低颅内脑梗死的风险，但仍不能完全消除，尤其在存在斑块内出血等不稳定斑块时，可以选择近端保护装置。

## 风险防范

在远端保护下行颈动脉支架置入术时，有一少见但却很危险的并发症，那就是保护伞近端血栓形成，在血流停滞的情况下尤其容易发生。如果血栓负荷量很大，一般的抽吸往往不能解决问题，此时需要求助 Penumbra 抽吸取栓（Penumbra，Inc.，Alameda，CA）。为获得更大的抽吸力，可以将原本放在颈总动脉的 6F 长鞘经支架送至血栓所在部位，然后直接用长鞘抽吸（在颈动脉支架置入术中，我们喜欢使用 Cook 6F 软头长鞘）。在造影和血管内超声检查均证实无斑块碎片或血栓残留时，才能安全地回收保护伞。

## 致　谢

Paul H. Dressel，BFA 为本章节准备了影像资料，Debra J. Zimmer 在编辑方面付出了辛勤的劳动，在此表示感谢！

# 第 43 章
# 颈动脉慢性闭塞的血管内治疗
Endovascular Treatment of Chronic Carotid Occlusion

Rabih G. Tawk, David Chyatte, and Ricardo A, Hanel

## 概 述

慢性颈内动脉闭塞（chronic internal carotid artery occlusion，CICAO）的患者，即使接受了正规药物治疗，一年内同侧脑梗死复发的风险是 6%~20%。虽然复发的风险并不高，但是一过性症状性发作的概率很大。2005 年，Terada 等首次否定过去数十年来的陈旧观念，即慢性颈内动脉闭塞内科药物治疗优于手术干预，而且还证明慢性颈内动脉闭塞的开通是可行的。随后，陆续有支持 Terada 观点的文章发表。

## 治疗原则

通过介入的方式进行血管重建具有独特的优势，并且已被初步证明了短期安全性和有效性。慢性颈内动脉闭塞时，闭塞段通常较长，甚至延伸至颅底，这种情况下，外科手术重建会非常困难，甚至不可行，而血管内治疗则具有独特优势，甚至是唯一可行的方案。

手术过程中，给患者轻度镇静，这样可随时发现病情变化并采取相应措施。在治疗开始时，先进行血管造影，了解闭塞血管特征；在实施开通前，要使用近端或远端保护装置防止栓子进入颅内血管分支。整个过程在全身肝素化状态下进行（ACT>250 s）。择期手术患者，术前给予双抗治疗 5~7 天。选择近端保护时，可用球囊导管，球囊充盈点在颈内闭塞病变近端；如果闭塞始于分叉部，则需同时阻断颈外动脉；如果闭塞延伸至颈总动脉，则球囊只需在颈总动脉阻断。远端保护装置包括球囊和保护伞，使用的前提是保护装置能穿过闭塞病变。少数情况下，颈动脉闭塞病变太近，无法近端保护，只好在无保护状态下穿越闭塞病变（图 43-1）。

一旦保护建立，可先用微导管 + 微导丝组合探查并穿过闭塞段，更多的情况是需要用 0.35 in 泥鳅导丝（Terumo Medical Corp.，Tokyo，Japan）+DAV 导管（Cook Medical Inc.，Bloomington，IN）探查。穿过闭塞段后，通过造影检查可了解远端血管结构，如果远端血管多处狭窄，则提示没有必要实施开通。

一旦穿过闭塞段，并且造影检查证实导丝位于真腔内，则可依次行球囊扩张、支架置入和血栓抽吸。

| 手术很困难、开通成功机会小的病变特点和解剖结构 |
| --- |
| • ICA 的闭塞段很长 |
| • 血管严重扭曲，使介入操作不安全 |

| 血管开通成功率高的病变特点和解剖结构 |
| --- |
| • 闭塞血管存在残端，为导丝操作提供了方向 |
| • 有来自远端的逆向血流，且逆向血流到达的位置越低，开通的成功率就越高 |

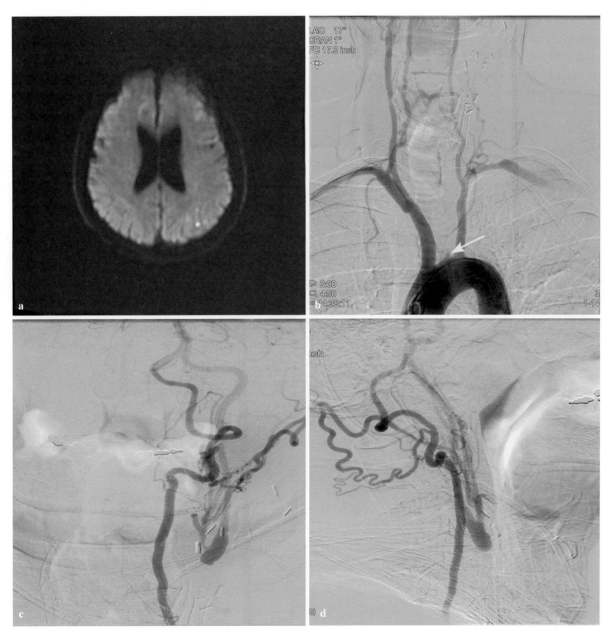

**图 43-1**　一例 59 岁男性病例，尽管已强化了对其进行内科药物治疗，但 MRI 弥散相表现为左侧半球反复脑梗死（a）；弓上造影显示左侧颈总动脉近端闭塞伴起始部残端（b）；左侧椎动脉造影前后位（c）和侧位（d）显示椎动脉与颈外系统的枕动脉在 C1~C2 水平处吻合，并逆行充盈至颈动脉分叉部（箭头所示）

## 预期与潜在并发症

　　闭塞血管的介入开通术具有相当的挑战性，成功的关键主要取决于导丝能否穿过闭塞段。据统计成功率为 69%~88%。导丝穿越过程中可能发生医源性损伤，包括颈动脉夹层、假性动脉瘤形成等。另外，各种导丝、导管在闭塞段的操作还会导致远端血管的栓塞事件，当然栓塞发生也与闭塞后血流动力学改变有关。由于导丝穿过后建立的血流速度较慢，加上近端保护装置的使用，远端栓塞事件的实际发生率很低，如果使用远端保护装置，则可进一步降低栓塞风险（图 43-2）。据统计，开通术需要的时间平均为

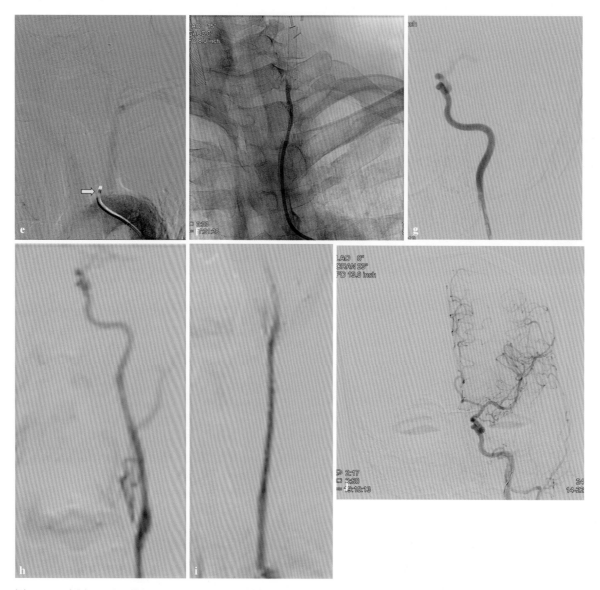

图 43-1 （续）导引导管被送至闭塞段以近后（f），先用造影导管（箭头所示）+泥鳅导丝组合探查并穿过闭塞段（e），一旦穿过闭塞段，即行闭塞段以远的血管造影（g）。随后，在远端保护下，从远（i）到近（j）实施球囊扩张血管成形术及支架置入术（h），最终获得良好的血流重建

220 min（145~290 min）；需要的造影剂平均为245 ml（198~400 ml）。

血管成功开通后，要特别当心过度灌注、脑出血的发生。根据颈动脉内膜剥脱术的经验，术后严密监测并严格控制血压，可显著减少这一并发症的发生。

## 技术要点

• 近端保护（图 43-3）　颈总动脉用 8F 或 9F 的球囊导引导管封堵；若颈外动脉需要封堵，则经导引导管放一枚小球囊至颈外动脉，也可以选用 Moma 装置（Medtronic Inc., Bethlehem,

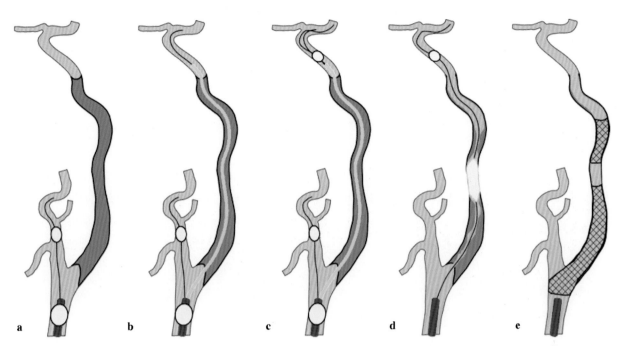

**图 43-2**　球囊分别在颈总动脉（a）和颈外动脉（b）充盈，获得病变血管近端的血流控制，随后进行微导管 + 微导丝组合探查，并建立通道；c. 释放远端血流控制及栓子俘获装置；d. 扩张闭塞段；e. 释放支架

PA）。Moma 装置上有两枚球囊，一枚封堵颈总动脉，另一枚封堵颈外动脉。另外，还可以考虑使用 Gore 血流反流系统（W.L. Gore & Associates, Inc., Flagstaff, AZ），该系统需要 9F 鞘，它通过与导引导管连接将动脉系统的血导流出来，过滤后从对侧股静脉回流至静脉系统。

• **穿过闭塞段**　首先选择 0.014 in 微导丝 + 微导管（Echelon 10；eV3 Neurovascular, Irvine, CA）组合探查。先用微导丝小心探查，随后微导管跟进，一旦顺利穿越闭塞段，经微导管注射造影剂，一方面证实微导管和微导丝在真腔，另一方面了解远端血管情况并判断闭塞段的长度。探查时，可用 5F 造影管加强支撑并稳定微导管。如果微导管 + 微导丝组合探查反复尝试未果，可以用 0.035 in 泥鳅导丝 +4F 或 5F 造影管组合探查，探查时，将造影管顶至闭塞口，然后用泥鳅导丝穿越闭塞病变。

> 为确保导丝在血管真腔，可用血管内超声探测，如果发现导丝在假腔里，可用第二根导丝，即所谓的"平行导丝技术"。

• **获得远端保护**　可以在闭塞病变远端充盈球囊或使用保护伞。如前所述，导丝穿过闭塞段并进入远端真腔是手术成功的关键。导丝成功穿越后，将抽吸导管沿着导丝送至远端管腔，如果有血反流，证明导丝在真腔内，随后将保护球囊送至远端管腔，获得远端保护。有时需先进行小球囊扩张才能帮助保护伞、预扩球囊等通过闭塞段。如果血管条件好，也可采用远端保护装置。所谓的血管条件好是指远端血管相对正常，没有严重迂曲。

• **闭塞病变的扩张**　获得充分保护后，可用 3 或 4 mm 的球囊扩张闭塞段，球囊扩张后务必抽吸可能存在的斑块碎片及血栓，以防止远端栓塞事件发生。

• **支架释放**　在球囊扩张后，斑块破裂，需及时置入自膨式支架（Wallstent RP, Boston, Scientific Corp., Natick MA；或 Precise, Cordis Corp., Bridgewater, NJ）。支架释放后，可经导引导管轻轻推注造影剂，观察管腔内有无血栓。血管内超声检查也有助于发现管腔内有无碎片或血栓。如果发现支架贴壁不理想，可用球囊再次扩张。在抽泄保护远端球囊、恢复血流前，务必充分回抽，防止远端栓塞事件发生。

> 如果发现颅内段动脉夹层，可置入颅内支架。在没有合适的颅内支架时，也可选择冠脉支架。如果判断动脉夹层不会很快导致闭塞时，也可观察随访。

• 术后处理：术后送 NICU 严密监测，患者收缩压维持在 100~140 mmHg。

> 术后双抗治疗至少 1 个月，然后转为单抗治疗。如果发生高灌注现象，则要进一步降低血压。

## 材料选择

• 9F 导管的管腔较大，可同时容纳开通术所需的多根导管、导丝，6F 长鞘（Cook Medical）也能满足这种需求。

• 如果患者的血管迂曲，可考虑使用导引鞘（guide sheath）。如果闭塞病变延伸至颅内或血管极度扭曲，建议使用中间导管。

• 低压 / 顺应性球囊能很好地沿着管腔充盈，因此可以较好地满足血流控制的要求；而闭塞病变的扩张，则需要使用非顺应性球囊。

• 在支架选择方面，除自膨式支架外，球扩支架也可使用。

## 应用要点

虽然没有明确的指南建议，但具有如下特征的患者和病变从介入开通术中的获益较多。

• 在正规药物治疗的情况下，患者依然反复发生缺血性神经功能症状，PET 或 CT 检查证实存在患侧低灌注时。

• 无症状患者，但明显存在同侧卒中风险。判断的主要依据是脑血流（CBF）和氧摄取（OEF）指数。具体地讲，就是脑血管储备下降和 OEF 升高，在 PET 扫描中属于 II 型血流动力学衰竭。研究表明，这类患者在最初的 31.5 个月中，发生脑卒中的风险高达 28.2%。

• 闭塞段短、远端 ICA 通畅的病变容易开通，而且风险也比较小。

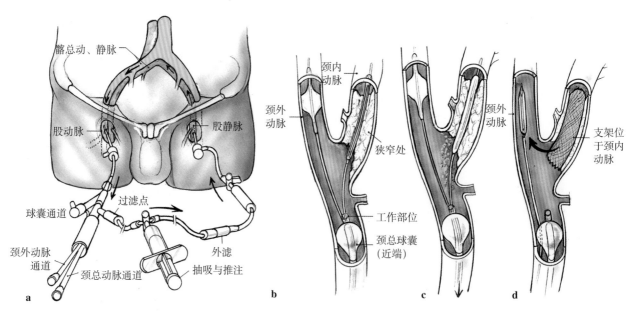

**图 43-3 血流转向装置示意图。** a. 左侧股动脉穿刺，右侧股静脉穿刺，并置入血管鞘。b. 球囊导管到位（CCA 和 ECA）并充盈，获得血流控制后，即可依次实施闭塞段穿越、球囊扩张（c）和支架释放（传统方式）。d. 支架释放后，抽泄 ECA 球囊，而 CCA 的球囊继续保持充盈状态，这时的血流为逆向血流，将颈内动脉中的残渣碎片冲向颈外动脉系统。轻轻手推造影剂或进行超声探测来证实颈内动脉是否通畅。最后，在颈总动脉球囊抽泄前，经导引导管充分回抽。

# 替代技术

• 颅外 – 颅内搭桥术　自颅外 – 颅内搭桥试验得出阴性结论（即该治疗对颈动脉闭塞患者并不能有效预防脑梗死）后，该技术的使用明显减少。最近，颈动脉栓塞手术研究（carotid occlusion surgery study，COSS）的短期结果同样未能证明其比药物治疗更有效。

• 颈动脉内膜剥脱术　虽然 CEA 处理颈动脉狭窄的安全性和有效性不容怀疑，但在颈动脉闭塞（CAO）病变并无优势，主要原因是成功率低而并发症高。虽然在 CAO 处理方面还没有颈动脉内膜剥脱术（CEA）和颈动脉血管成形支架置入（CAS）的比较研究，但在颈动脉狭窄方面，有大量关于两种技术优劣的比较，总的来说，CAS 具有如下优势：

　○有效预防首发和再发脑卒中。

　○减少围手术期心肌梗死的发生。

　○降低手术并发症，包括脑神经损伤。

• 药物保守治疗：目前，对无症状的、具有较好脑血流储备的患者和有症状、但之前没有正规药物治疗的患者建议药物保守治疗。

# 风险防范

• 闭塞血管的介入开通费力而费时，整个过程中造影剂的用量往往比较大，过量的造影剂可导致术后神经系统或全身毒性反应，因此术中要尽可能减少造影剂的使用，控制总量。

• 在整个治疗过程中，最具有挑战性的一步是穿过闭塞段，蛮力操作可致血管壁破损，应前后轻柔地抽动导丝，从而安全地通过闭塞段。

• 所有导管、导丝的操作，均应轻柔、灵巧，以减少医源性损伤。

• 血流导向保护装置可最大限度地减少远处栓塞事件发生，其显著优势在于，不需要穿过闭塞段就可以建立起保护。特别适用于如下情况：完全的假性闭塞、极度扭曲的血管条件、闭塞段位于远端、颈内动脉细小。但这种保护技术的使用比较麻烦，需要股静脉穿刺（如 Gore 血流导向装置），还需要大口径的鞘。

• 如果患者术后出现同侧头痛、恶心、局灶性癫痫、局灶性神经功能障碍而影像上未见明显异常，则要怀疑是否存在过度灌注综合征。发生的机制如前所述，与长期的低灌注及血管自动调节障碍相关。高灌注可发生在术后 4 h 至 4 天，预防的主要措施是严格控制围手术期血压、严密监测生命体征。如果术中采用了球囊阻断血流，则在泄球囊前要适当降低血压。

# 第 44 章
## 颈动脉颈段假性动脉瘤
### Cervical Carotid Pseudoaneurysms

Michael LaBagnara, Ajay S. Hira, Bryan A. Pukenas, and Michael Stiefel

## 概　述

颈动脉假性动脉瘤在临床上不常见，但发生原因却很多，包括钝性损伤、放射性坏死、真菌感染、医源性伤害、肿瘤侵犯等。这一部位的假性动脉瘤，若不及时处理，会进行性增大，导致载瘤动脉闭塞或局部压迫性症状；如果破裂，则导致致命性鼻衄；还会释放栓子，引起脑梗死。颈动脉颈段假性动脉瘤首选血管内治疗，血管内治疗的并发症发生率较低，短期并发症包括内漏、栓塞性脑卒中、脑神经损伤等。其他并发症包括支架闭塞、支架移位、感染和迟发性脑梗死等。

## 治疗原则

治疗的目标是稳定和（或）缩小瘤体，同时减少并发症的发生。无脑梗死、压迫症状等的无症状性假性动脉瘤可予药物治疗，同时定期影像学随访，如果随访过程中发现瘤体增大，即使没有症状也建议治疗（图 44-1）。至于多大时需要治疗，目前没有明确的规定或推荐。

## 预期和潜在并发症

支架置入治疗假性动脉瘤时的主要风险是栓子脱落导致脑梗死、支架在假腔打开，为减少这些并发症的发生，有以下建议。

- 术前充分抗血小板治疗，术中充分肝素化。
- 采用微导管 + 微导丝同轴技术：微导丝跨过瘤体至远端管腔后，微导管沿着微导丝超选至远端管腔，然后经微导管造影，证实微导管在远端真腔时，安全释放支架。
- 微导管造影检查有助于辨别真腔和假腔。

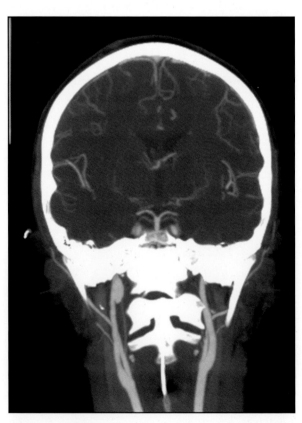

图 44-1　颈部冠状位 CTA 显示右侧颈内动脉假性动脉瘤在 10 天内增大了一倍

# 技术要点

## 器材准备

• Acculink 颈动脉支架系统（Abbott Vascular, Abbot Park, IL）属于自膨式镍钛合金支架，安装在快速交换的支架输送导管上，推送干上的标记点标记了支架的位置。

• 支架推送系统包括回撤鞘、放射性标记头端、导丝通道、安全锁手柄、回拉手柄。当处于解锁状态时，后撤回拉手柄即可释放支架。

• 在使用前，用生理盐水充分冲洗支架系统。当封闭近端孔后冲洗，要看到末端孔有水滴出。

## 器材选择

• 支架的选择取决于动脉瘤的位置（中颈段、高颈段、岩骨段等）。了解支架头端引导段的长度非常重要，尤其是动脉瘤位于高位颈段时，可供选择的支架如下。

　◦ Acculink 支架（Abbott Vascular）。

　◦ Wallstent 支架（Stryker Neurovascular, Fremont, CA）。

　◦ Xpert Self-Expanding 支架（Abbott Vascular, Santa Clara, CA）。

　◦ Precise 支架（Cordis Vascular, Bridgewater, NJ）。

　◦ 基于人道主义豁免批准使用的支架如下。Enterprise（Codman, Raynham, MA），见第 20 章。

Neuroform（Stryker Neurovascular Fremont, CA），见第 20 章。

• 支架的尺寸选择：在长度方面，应该完全覆盖动脉瘤，且远、近端超过瘤体的长度至少 5 mm；在大小方面，建议支架扩张的直径与对应的动脉管径的比值在 1.1~1.4。

## 操作过程

• 6F 的长鞘或 7F 的导引导管超选至假性动脉瘤近端，进行颈段和颅内段颈动脉造影，包括正位、侧位和斜位。需要提醒的是，要根据支架尺寸和品牌，选择能满足要求的导引导管。

• 根据造影检查评估完成后，用 SL-10 微导管（Stryker Neurovascular）＋ 长微导丝（交换用）超选，跨过动脉瘤至颈内动脉岩骨段、床突上段，甚至大脑中动脉。

• 可以选择的微导丝包括 Synchro 0.014 in 微导丝、Transcend 300 Floppy 微导丝（均是 Stryker Neurovascula 产品）。如果在动脉瘤近端存在明显狭窄，Synchro 0.014 in 微导丝更容易通过。

• 撤下微导管，保持微导丝在位，支架沿着微导丝输送，在这一过程中，最重要的是保持微导丝在动脉瘤远端。

• 在输送支架的过程中，保证支架处于锁定状态。

• 在透视下将支架输送至目标位置：支架远、近端标记点在动脉瘤两侧，完全覆盖瘤颈。

• 释放支架，回撤支架输送系统，仍保持微导丝在位，常规复查造影。

# 应用要点

• 支架可发挥血流导向作用，使动脉瘤内血流减慢，逐渐血栓形成，最终使血管壁愈合（图 44-2）。

• 如果单一支架不能有效覆盖病变的血管壁，可采用多支架重叠技术。释放支架的顺序是由远到近，这样更容易释放第二枚支架。

• 如果动脉瘤复发，可再次支架治疗（图 44-3 和图 44-4）。

• 延伸至颈动脉岩骨段的假性动脉瘤，最好

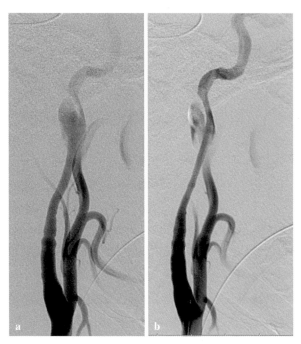

图 44-2　右侧颈动脉造影侧位片。a. 置入支架前。b. 置入支架后

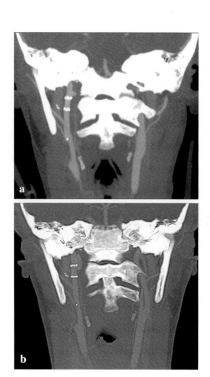

图 44-3　a. 置入支架术后 1 天颈部冠状位 CTA 显示右侧颈动脉假性动脉瘤体积缩小。b. 8 周后复查显示假性动脉瘤又明显增大

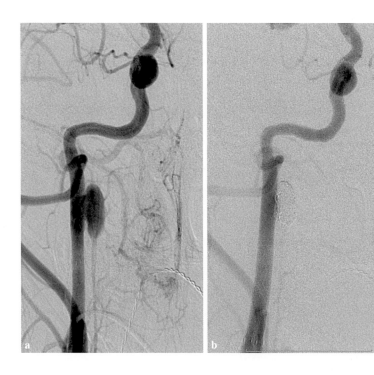

图 44-4　右侧颈动脉造影正位片。a. 支架辅助栓塞前。b. 支架辅助栓塞后

选择 Enterprise 支架（或 Neuroform 支架），但这需要伦理委员会批准。另外，血流导向装置，如 Pipeline，虽然适应证上没被列出，但也可以考虑使用。

• 如果假性动脉瘤伴随较长距离的夹层，建议选择 Xpert 自膨式支架（见第 45 章）。

## 替代技术

• 颅内动脉瘤的治疗通常采用单纯栓塞或支架辅助栓塞，而大多数假性动脉瘤只需要支架贴覆即可获得满意疗效。

• 对于梭形动脉瘤，考虑使用血流导向装置（见第 21 章）。

• 载瘤动脉闭塞也是治疗方案之一，但实施前需要行球囊闭塞试验。

## 风险防范

• 保持微导丝在假性动脉瘤远端的正常管腔内，直至手术结束，否则再次超选已释放支架的管腔会明显增加操作难度和风险。

• 不要试图将部分释放的支架拉回至输送鞘或导引导管内，这样做可能造成支架脱落。

# 第 45 章
# 夹层的支架置入
## Case for Stenting with Dissection

Ajay S. Hira, Michael LaBagmara, Brian A. Pukenas, and Michael Stiefel

## 概　述

　　颈动脉夹层（carotid artery dissection，CAD）在临床上并不多见，却是年轻患者脑梗死的重要原因。CAD 的发生可以是自发性的，也可以是医源性和外伤性的。CAD 的自然病程不一，严重者可发生重度残疾。夹层内血栓形成与脱落是发生脑梗死的主要原因，因此，抗凝或抗血小板是治疗颈脉夹层的主要手段。大多数的 CAD 会在随后的 2~3 个月内被完全修复或明显好转。然而，即使在抗凝治疗下，仍有大约 1% 的患者发生脑梗死，一些患者仍需要血管内治疗。有研究表明，支架治疗可获得良好的疗效，而并发症的发生率很低。

## 治疗原则

　　需要支架治疗的情况包括：药物治疗失败、在药物治疗期间新发脑梗死、神经功能症状进行性加重、影像学上显示存在明显的同侧脑灌注不足（图 45-1）和假性动脉瘤进行性增大。治疗的目的是重建损伤的血管壁，同时恢复正常血流。

## 预期和潜在并发症

　　在颈动脉夹层行支架置入术，目的是修复管腔，改善血流，阻止神经功能障碍进行性加重或新发脑梗死等。手术的风险主要包括血栓脱落导致脑梗死和支架释放在夹层里。为减少这些风险的发生，可实施以下措施。

　　• 术前充分抗血小板治疗，术中充分肝素化。

　　• 微导管 + 微导丝同轴技术：利用微导丝将微导管超选至远端管腔，然后进行微导管造影证实在真腔里。

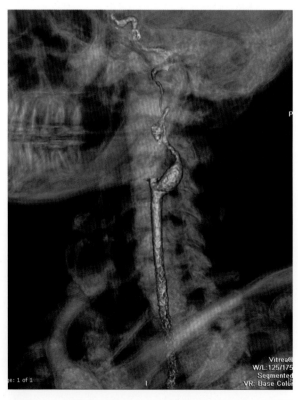

**图 45-1**　颈部及颅内 CTA 三维重建显示左侧颈内动脉夹层

# 技术要点

## 器材准备

- Xpert（Abbott Vascular，Santa Clara，CA）系自膨式镍金属支架，和 Neuroform、Winspan（Stryker Neurovascular，Fremont，CA）类似，被安装在支架输送系统的远端，外套有鞘管，内有含导丝通道的内管，有两个放射标记点标示支架的远、近端。

- 经 RHV 接口和近端的 Luer 旋锁接口充分冲洗支架系统。用针筒抽取生理盐水，在 Touo-Borst 阀锁紧的状态下，经 Y 阀侧管持续用力冲洗，直至生理盐水从支架系统远端外鞘管滴出。经近端 Luer 旋锁接口冲洗中心导丝通道。最后接上支架系统加压滴注。

## 器材选择

- 根据颈动脉夹层发生的位置（中颈段、高颈段和岩骨段等）和夹层累及的血管长度选择支架（图 45-2）。推荐但不仅限于如下支架：
  - 颈动脉支架：Acculink（Abbott Vascular），Wallstent（Stryker Neurovascular）。
  - Xpert 自膨式支架（Abbott Vascular）。

- 支架可选直径范围 2~8 mm，满足 3~8 mm 直径的血管，在长度方面，最长 60 mm。

- 可通过直径更小的导引导管（4F 或 5F）。

- 金属覆盖率可达 20%。

- 不影响做 MRI 检查。

- 支架完全覆盖病灶，且远、近两端覆盖的正常血管在 5 mm 左右，最好使用一枚支架能解决问题（图 45-3）。

## 操作过程

- 导引导管超选至颈总动脉，夹层的近端，行颈段及颅内血管正位、侧位和斜位造影。

- 造影完成后，用 SL-10 微导管 +Synchro 0.014 in 长交换导丝（均为 Stryker Neurovas-

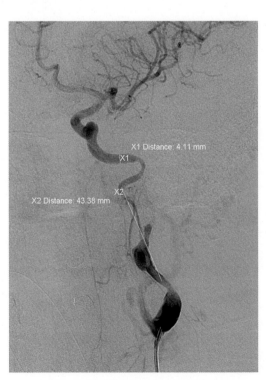

**图 45-2**　造影检查证实颈内动脉夹层伴假性动脉瘤形成，同时测量了病变长度及血管管径，以选择合适的支架

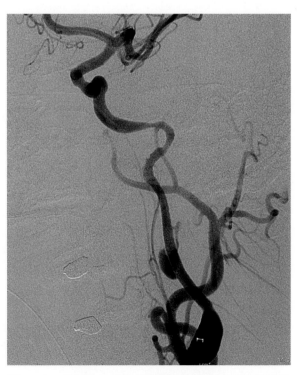

**图 45-3**　支架置入后复查造影，显示颈内动脉管腔通畅，与假性动脉瘤之间存在明显的间隔

cular 产品）探查至颈动脉颅内段，经微导管造影证实其是否在真腔内。

• 证实微导丝在真腔后，撤下微导管，保留微导丝在位。直接透视下，将已排气处理的支架沿着导丝输送至夹层病变处，定位满意后，右手固定推送杆，左手后撤输送鞘，平稳释放支架。当 RHV（止血阀）与支架输送系统近端锁扣相遇时，表明支架已被完全释放。

• 撤下支架输送系统，保持微导丝在位，常规进行术后造影，确定不需要进一步处理后，方可撤回微导丝。

## 应用要点

急性颈动脉夹层支架治疗指征如下：

• 药物治疗无效。

• 新出现脑缺血症状。

• 神经功能症状进行性加重。

• 影像学检查提示存在脑灌注不足（图 45-4）。

支架置入后，有助于改变血流方向，促进血栓形成和血管壁愈合。

## 替代技术

• 在一些特定病例，可选择血流导向装置（见第 21 章）。

• 必要时可考虑闭塞血管，但必须做球囊闭塞试验。

## 风险防范

• 为减少术中困难与意外，最重要的是充分了解相关材料的特性，同时严格遵循操作步骤。

• 永远记住，在介入操作完成前，务必保证微导丝在远端正常管腔内，这样可以避免在新置入的支架内超选，防止支架移位。

• 不要将部分释放的支架尝试后拉至输送鞘或导引导管内，否则易发生支架脱落。

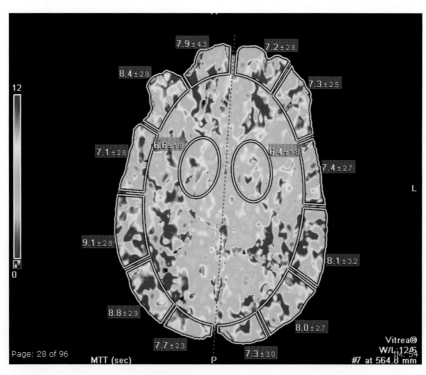

**图 45-4** CT 灌注扫描显示右侧大脑半球大范围的低灌注状态，表现为右侧 MTT 明显延长，脑血流降低，而脑血容量相对正常（未显示），可见这些存活的脑组织处于缺血危险状态

# 第 46 章
## 椎动脉开口处支架置入
### Vertebral Artery Origin Stenting

Min S. Park

## 概　述

　　椎动脉开口狭窄或闭塞是发生后循环缺血性脑卒中十分重要的原因。对于保守治疗（生活方式改变、纠正高危因素、抗凝、抗血小板治疗等）无效的患者，可考虑积极的手术治疗（图46-1）。通过外科手术重建椎动脉开口的病例数虽然非常有限，但显示了效果好、疗效长期稳定的优点。另一种更常见的重要的治疗方式是椎动脉起始部支架置入（veterbral artery origin stenting，VAOS）（图46-2）。

## 治疗原则

　　椎动脉起始部支架置入（VAOS）的目的是通过在狭窄处置入冠脉球扩支架，以纠正狭窄，改善血流。精确测量狭窄的相关参数对于手术的顺利实施非常重要。首先选择合适的工作角度，然后分别测量最狭窄处管径、狭窄以远正常且非迂曲段椎动脉的管径。

　　将导引导管超选到位，然后用长交换导丝（0.014 in）穿过狭窄处，我们一般使用 Transend 300 cm 长的支撑导丝 + 微导管组合（图46-3）。

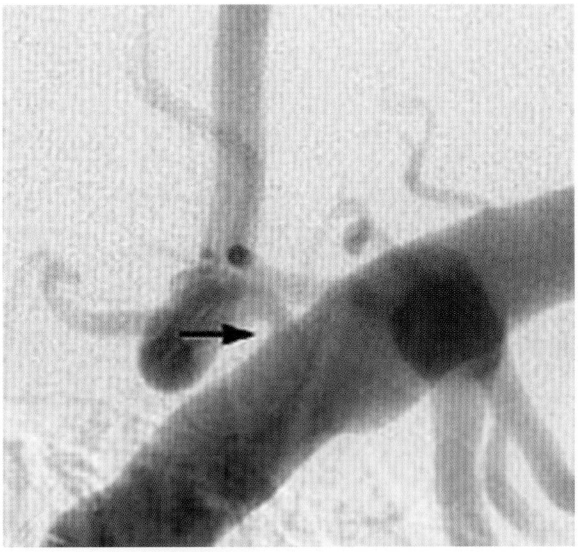

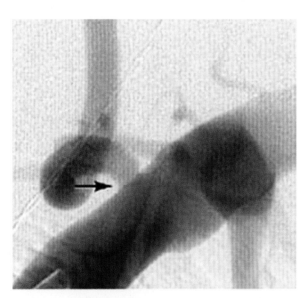

图 46-1　一名 88 岁的患者，表现为后循环短暂性脑缺血发作（TIA），右侧椎动脉已闭塞，DSA 检查显示（箭头所示）左侧椎动脉开口 56% 狭窄

图 46-2　支架置入术后的 DSA 检查结果（与图 46-1 比较）

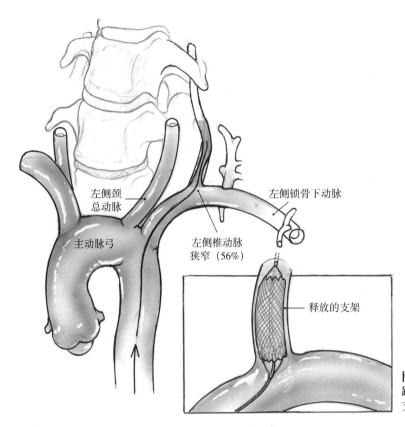

**图 46-3** 左侧椎动脉开口狭窄，微导丝跨过狭窄部至远端的示意图。插图：球扩支架在椎动脉开口狭窄部打开的示意图

左侧颈总动脉

左侧锁骨下动脉

主动脉弓

左侧椎动脉狭窄（56%）

释放的支架

当微导丝在微导管辅助下到达目标位置时，即可撤下微导管，然后将支架导管沿着微导丝输送至病变处。有时为了能顺利穿过狭窄病变，可用半顺应小球囊预扩。不建议选择大球囊扩张，因为过度扩张可导致血管壁损伤，增加术后再狭窄风险。球囊扩张应在路径图 + 透视下进行，加压到正常命名压即可。随后，选择合适尺寸的冠脉支架沿交换导丝输送至狭窄处，定位满意后加压释放（图 46-3 和图 46-4）。

有多种冠脉支架可用于 VAOS。早期多使用裸支架，但有文献报道，置入裸支架后，支架内再狭窄率高达 43%。后来，随着药物涂层支架的使用，再狭窄率有所下降。Taxus Express Paclitaxel-Eluting 冠脉支架（Boston Scientific Corp., Natick, MA）属于药物涂层支架，规格较齐全，最短 8 mm，最长 32 mm；直径最小 2.25 mm，直径最大 4.00 mm。

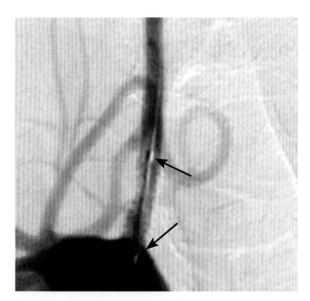

**图 46-4** 支架释放后的造影所见：跨越导丝仍在位，可见球扩支架释放系统的两个放射性定位标记（箭头所示）

## 预期和潜在并发症

椎动脉起始部支架置入术具有一定的挑战性。

因为，这些患者的血管条件往往较差，迂曲的血管条件往往使导引导管不稳定，而微导管和微导丝穿过狭窄病变处容易发生栓子事件。如果正常段管腔测量不准确，则会导致病变段过度扩张。为防止支架内血栓形成，术前、术后均应给予双抗治疗。

## 技术要点

### 支架准备

- Taxus Express 支架属于药物涂层的球扩支架，使用前从鞘管远端移除支架保护装置。
- 旋转止血阀（RHV），连接至支架导丝通道，用肝素化的生理盐水冲洗，接上 RHV 后持续滴注，以减少术中血栓栓塞事件发生。尽可能减少支架与任何液体接触，否则会过早启动药物释放，这一点很重要。
- 加压泵连接三通，抽吸稀释的造影剂（与生理盐水 1:1 稀释），与支架输送导管的扩张通道相接，利用加压泵和三通对支架释放系统的球囊进行气液交换，充分排气后备用。

### 器材选择

- 可用于椎动脉开口狭窄的支架种类很多，包括冠脉用的金属裸支架、药物涂层支架和外周使用的血管支架等。
- 根据测量的血管参数（包括狭窄病变段的长度、远端正常管腔的直径）选择合适的支架。支架直径不应超过远端正常管腔，否则会造成血管损伤，尤其会破坏内皮层，导致支架内狭窄。
- 一般来说，6F 导引导管提供的管腔、支撑力可满足该部位的手术需要。

### 操作过程

- 术前常规进行双重抗血小板治疗，穿刺成功后全身肝素化，检测 ACT。当 ACT > 250 s 时，方可在狭窄部位操作。

- 将 6F 导引导管放在椎动脉开口以近，选择合适的工作角度，能清楚地显示狭窄远、近部位的血管。联合 4F 造影管的同轴技术具有显著优势：除增加稳定性外，4F 造影管头端的 45° 角塑形，可帮助微导管、微导丝穿过狭窄部。
- 300 cm 的长交换导丝（0.014 in）+ 微导管组合穿过狭窄病变段，进入椎动脉远端 V2 段。需提醒的是，在球囊扩张、支架置入的过程中，要保持微导丝的稳定，同时远端要有一定的长度以保证足够的支撑。所有这些操作需在直接透视下进行。
- 如果狭窄非常严重，支架系统无法安全通过，可用半顺应性冠脉球囊预扩。
- 球扩支架沿着事先置入的微导丝被输送至狭窄病变处，根据球囊上的远、近标记点进行支架定位（图 46-4）。
- 定位满意后，即可在透视下充盈球囊，加压至正常命名压，持续 15~30 s，直至支架充分展开。有时需要更大的压力才能使支架展开、贴壁。加压时，切忌压力超过球囊的爆破压。支架释放后，充分抽泄球囊，造影检查狭窄是否明显改善，远端血管有无丢失。在保持负压抽吸状态下，将支架释放系统回撤，在此过程中，依然要保证微导丝在位。

## 应用要点

- 只要病例选择合适，VAOS 比单纯球囊扩张在改善狭窄方面效果更持久。
- VAOS 术后，建议进行包括抗血小板的双抗治疗 6~12 个月。如果复查没有发现支架内狭窄，可改为阿司匹林单抗治疗。

## 替代技术

对于症状性椎动脉狭窄患者，如果药物强化

治疗无效，还可以选择单纯球囊扩张术或颈动脉 – 椎动脉搭桥术。

# 风险防范

- 为避免手术困境，防范并发症发生，最好的措施是：充分理解并明确治疗的目标，然后小心、合理地使用相关技术，以安全释放支架。

- 对支架输送导管充分排气，确保在球囊扩张和支架释放时能够看清楚。在加压释放支架的过程中，术者一方面要关注透视下支架释放情况，同时要知道所加压力的数值。

- 根据椎动脉开口与锁骨下动脉之间的解剖关系，选择合适的入路（经肱动脉入路 vs 经股动脉），以提供更稳定的导引导管支撑。另外，6F 导引导管通常能满足需要，但有时需要更大管径的导引导管或鞘提供稳定的操作支撑。

- 如果需要两枚，甚至多枚支架置入，则需要采取支架重叠技术，以防支架未覆盖部分发生狭窄。

- 如果支架因为尺寸的关系贴壁不良，可将支架释放系统的球囊重新送至支架内，用更大的压力扩张，也可直接选择合适的球囊进行后扩。

- 椎动脉开口狭窄支架置入术后的长期并发症包括支架内狭窄、支架移位、支架变形和（或）断裂，因此需要定期复查并采取补救措施。

# 第 47 章

# 锁骨下动脉支架／无名动脉狭窄与锁骨下动脉盗血

Subclavian Stent/Innominate Stenosis for Subclavian Steal

Michael Stiefel, Bryan A. Pukenas, and Feliple C. Albuquerque

## 概　述

锁骨下动脉（subclavian artery，SA）和无名动脉（innominate artery，IA）狭窄是症状性缺血性脑血管疾病的重要原因，同样可以引起严重的残疾。最常见的症状是锁骨下动脉盗血导致的后循环缺血症状。血管内治疗处理主动脉弓上病变已很成熟，因此是处理头臂干血管狭窄的首选方案。

## 治疗原则

治疗的目的在于改善狭窄或开通闭塞血管，恢复前向血流。

## 预期与潜在并发症

- 血栓栓塞
  - 在锁骨下动脉闭塞（盗血症）病例，同侧椎动脉的逆行血流从理论上避免了治疗过程中后循环栓塞的潜在风险。
  - 术前充分的双抗治疗（阿司匹林＋氯吡格雷），术中充分肝素化可有效防止栓塞事件。
  - 在锁骨下动脉和无名动脉使用保护装置，没有相关经验。当右侧颈动脉开口受累时，可能发生后果严重的栓塞事件。

- 如果误入假腔或不当操作，会造成动脉夹层。在处理高度狭窄的病例时，使用微导管＋微导丝组合，如 SL-10+Synchro 组合（均为 Stryker Neurovascular，Fremont，CA），穿过狭窄病变段可避免这种情况发生。
  - 经肱动脉入路操作时发生的夹层通常不需要处理，因为前向顺行血流可防止夹层加重。

## 技术要点

### 器材准备

- 锁骨下动脉和无名动脉的支架置入有多种入路供选择，包括股动脉、腋动脉、肱动脉和桡动脉，有时，需要采用联合入路。肱动脉入路可提供比股动脉入路更好的导管导丝的稳定性，因此有助于穿过狭窄病变段，临床上经常被采用。长鞘有助于快速更换导管和球囊，并提供更好的支撑，因此，推荐使用长鞘。
- 用肝素生理盐水冲洗支架系统及导丝通道。
- 将加压泵连接三通，抽吸稀释的造影剂（与生理盐水 1:1 稀释），与球扩支架系统的扩张通道相接，球囊远端朝下，利用加压泵和三通对支架释放系统的球囊进行气液交换，充分排气后备用。

### 材料选择

- 在血管成形和支架置入术中，选择尺寸合适的球囊、支架十分重要。推荐但不仅限于如下材料：

- 0.014 或 0.018 in 导丝可通过的球囊与支架：Ultrathin Dimond 球囊（Boston Scientific Corp.，Natick，MA）、Express 球扩支架（Boston Scientific）
- 0.035 in 导丝可通过的球囊与支架：Visi-Pro Balloon-Expandable 球囊（eV3 Neurovascular，Irvine，CA）、Absolute Pro-Vascular 支架（Abbott Vascular，Santa Clara，CA）

- 球囊选择：按照病变远端正常管径的 80% 来确定球囊大小。
- 支架的选择：长度方面，要求能完全覆盖病变，凸入主动脉弓 1~2 mm，以尽可能不影响颈动脉开口为宜；大小方面，要求比病变两端的正常管径大 1~2 mm。

## 操作过程（以 Express 球扩支架为例）

- 诊断用造影管经肱动脉入路超选至狭窄病变段以远（图 47-1），同时经股动脉入路，将第二根造影管超选至主动脉弓（图 47-2）。两根造影管同时造影，可以明确狭窄/闭塞段的真正长度。制作路径图，有助于穿越病变。

- Express SD 支架系统包括半顺应球囊及安装在球囊外面的不锈钢支架。球囊两端各有一个放射性标记点，用于支架定位。

- 造影明确后，在路径图下，将 0.018 in 长交换导丝经肱动脉内的造影管穿越狭窄段，并进入主动脉弓。撤下肱动脉造影管，将 PTA 球囊沿着交换导丝输送至狭窄/闭塞段。

- 按照常规方法，对狭窄/闭塞段行血管成形术（图 47-3），然后撤出扩张球囊。

- 每一个球囊的包装内都有充盈体积与球囊扩张的相关参数，一定要严格遵守，否则会发生过度充盈、球囊破裂的情况。

- 保持导丝在位，在直接透视下将事先备好的支架沿着导丝输送至目标病变处，利用支架系统两端的放射性标记点对支架进行准确定位。

- 缓慢加压至命名压，释放支架，有时为了

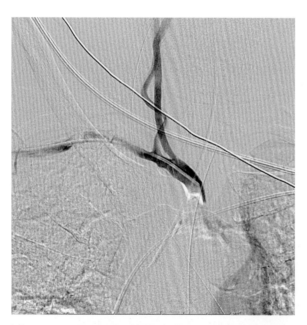

图 47-1　患者有乳腺癌胸部放疗病史，目前表现为锁骨下动脉盗血和右侧大脑中动脉供血区梗死，经肱动脉造影（前后位）显示右侧无名动脉狭窄，近乎完全闭塞

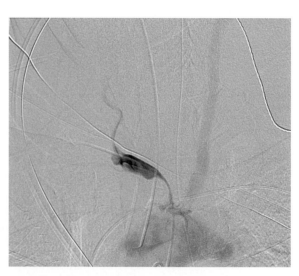

图 47-2　造影管经肱动脉、狭窄的无名动脉至主动脉弓并造影（前后位），显示无名动脉狭窄段，同时也发现左侧颈总动脉起始部狭窄

使支架贴壁更好，需要更高的压力，但不要超过爆破压。支架释放后，利用加压泵缓慢抽泄球囊。

• 造影了解支架展开情况、狭窄改善程度、远端情况，尤其是颅内有无血管丢失（图 47-4 和图 47-5）。

## 应用要点

• 在极度狭窄的病例，如果 PTA 球囊无法通过，可先用更小的球囊扩张，如 Nanocross 或 ProwerCross（均为 eV3）；Maverick 或 Sterling（均为 Boston Scientific）。

• 如果狭窄段较长，一枚支架不能完全覆盖病变时，可用两枚支架处理，原则是第一枚支架覆盖远端，第二枚覆盖近端，这样可以减少第二枚支架对第一枚支架的推移等不利影响。

• 在支架释放后，如果发现展开不满意，可直接利用支架系统的球囊以更高的压力扩张，这样可避免使用另外的球囊，以减少不必要的操作。

## 替代技术

单纯球囊扩张血管成形是一种治疗手段，但长期疗效不清楚。支架置入可显著提高技术的成功率。

## 风险防范

• 仔细分析无创血管影像资料（CTA、MRA），选择合理治疗路径。可供选择的有股动脉入路、肱动脉入路、腋动脉入路，桡动脉入路，根据需要，还可采用联合入路。

• 在操作过程中，务必保持导丝在位，直至手术结束，否则重新超选会增加手术的难度和风险。

• 不要尝试将释放了一半的支架回收至导引导管或长鞘，否则会发生支架移位、脱落。

• 确保导引导管或长鞘的管径足够使球囊导管和支架输送系统通过。

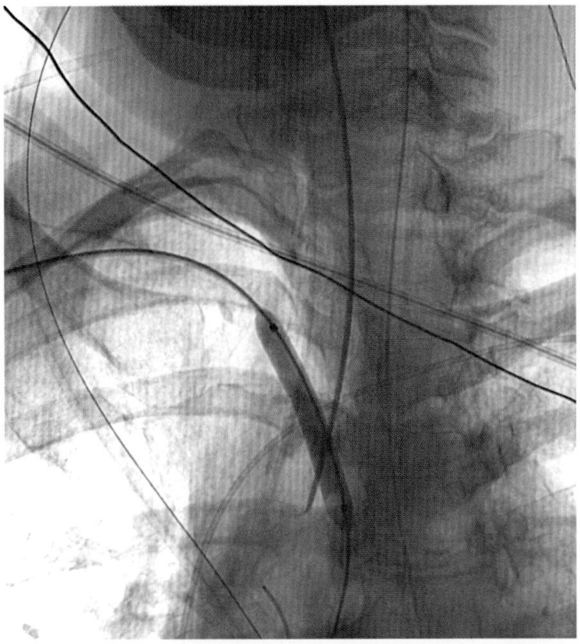

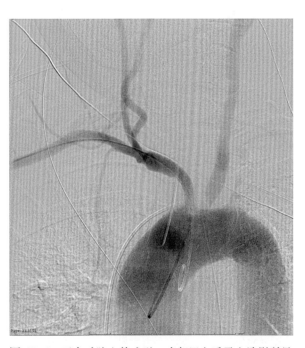

图 47-3　无名动脉起始部狭窄经球囊扩张后所见（前后位）

图 47-4　无名动脉血管成形＋支架置入后弓上造影所见

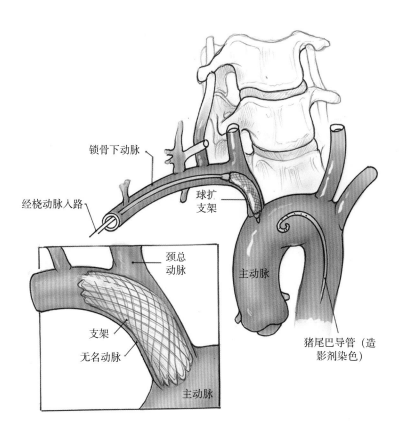

**图 47-5** 示意图显示在无名动脉起始部释放球扩支架（经肱动脉入路），必要时，可用放在主动脉弓的猪尾巴造影管造影。插图：无名动脉置入的支架覆盖了右侧颈总动脉开口

# 第48章
# 颈动脉破裂
## Carotid Blowout

Nohra Chalouhi, L. Fernando Gonzalez, Stavropoula I. Tjoumakaris, Aaron S. Dumont, Robert H. Rosenwasser, and Pascal Jabbour

## 概　述

颈动脉破裂综合征（carotid blowout syndrome，CBS）是颅外段颈动脉或其分支破裂导致的严重威胁生命的急症，临床表现为口、鼻或气管周围出血。CBS 通常继发于头颈部恶性肿瘤，尤其是鳞状细胞癌。颈部放疗和淋巴清扫术是 CBS 的两大高危因素。1996 年，Chaloupka 将 CBS 分为以下 3 种类型：威胁型：暴露在外，根据体检或影像学评估，若不及时处理，将不可避免地发生破裂；紧迫型：已出血，但可自发停止或经压迫包扎后止住（图48-1）；急性型：颈动脉或其分支完全破裂，经压迫或包扎也不能止血。

## 治疗原则

对急性型 CBS 的治疗目的是尽快控制出血；对威胁型和紧迫性 CBS，则要防止发生出血。对 CBS 的血管内治疗，有两种方式：一是将血管永久性闭塞，属于破坏性治疗，在临床上常用；二是支架置入，由于在防止出血的同时保持了颈动脉的通畅，因此被称为重建术，但该方式在临床上并不常用。具体选择哪种方式，主要取决于以下 3 点：①球囊闭塞试验（balloon test occlusion，BOT）的结果；②患者的临床表现；③术者的技术特长。行 BOT 时，将球囊放在颈总动脉或颈内动脉，充盈后评估脑缺血发生的风险。如果患者 BOT 试验不能耐受，则选择重建术。如果是颈外动脉的病变，则不需要做 BOT 试验。如果 CBS 表现为大出血，威胁生命，则应果断地闭塞血管止血，无须行 BOT 试验。

## 预期与潜在并发症

血管内治疗 CBS 存在多种风险。在实施颈动脉闭塞时，可因栓塞材料脱落导致远端血管闭塞，从而发生缺血性脑卒中；另外，由于多种导管、导丝、栓塞材料的使用，存在发生动脉夹层、血栓栓塞的风险。

在实施血管重建治疗时，由于覆膜支架致栓性强，因此，发生支架内血栓的风险较高；覆膜

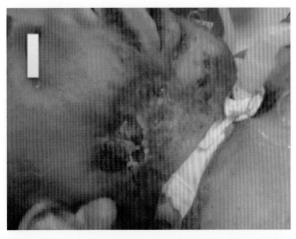

图48-1　一名舌鳞状细胞癌复发患者表现为病灶部间歇性出血。该患者之前曾接受手术切除、放疗和化疗

支架的柔顺性差，在支架输送过程中易发生支架断裂或血管损伤；如果血管扭曲明显，还存在支架无法到位的状况。支架置入进行血管重建时，需要进行抗血小板治疗，如果患者存在活动性出血，则非常不利。

## 技术要点

### 材料选择

• Ascent 球囊导管（Codman Neurovascular, Miami Lakes, FL）非常适合于血管闭塞，它是一种双腔球囊，既可充盈封堵血管，也可经导管头端填塞弹簧圈或注胶。另外一种可以选择的球囊是 Scepter 球囊（Microvention, Tustin, CA）。

• 我们喜欢用 Onyx（eV3, Irvine, CA）进行栓塞，因为这种液体栓塞剂可控性好，可在选定的靶点，以可控的速度进行注射。另外，和弹簧圈相比，经济适用（图 48-2）。

• 颈动脉重建治疗既可选择自膨式支架，也可选择球扩支架。自膨式支架总体上柔顺性好，

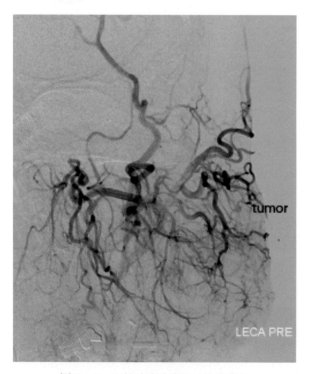

**图 48-2　颈外动脉造影显示肿瘤染色**

通过性佳，对血管壁的机械性损伤较小；球扩支架的径向支撑力更大，具有良好的血管贴壁性，但是两类支架并非针对颈内、颈外动脉设计，因此属于超范围使用。另外，当血管扭曲和管腔不规则时，这两类支架均不能很好地贴壁。

### 操作过程

• **诊断性造影**　对双侧颈总动脉、颈外动脉、颈内动脉和椎动脉分别造影，以确定出血位置，同时评估 Willis 环的代偿潜能，这在准备闭塞血管时尤其重要。如果怀疑是颈外动脉的小分支出血，还需要进一步进行超选造影，确定出血点。如果患者表现为气管周围出血，则需要超选甲状颈干。

• **球囊闭塞试验（BTO）**　破口在颈总动脉、颈内动脉的患者，如果清醒，情况稳定，能够配合，应该行 BTO。BTO 开始前，先进行神经系统检查，然后将 6F 导引导管超选至患侧颈总动脉，充分肝素化（50 U/kg）。我们会选择 Ascent 球囊经导引导管送至颈总动脉，充盈球囊，证实颈动脉被完全阻断后，持续充盈 15 min，每 5 min 对患者进行详细的神经功能检查。如果患者没有异常变化，则降低平均动脉压（降至基础水平的三分之二），再持续观察 15 min，并血管造影检查评价前交通、后交通动脉的代偿状况。如果患者依然没有出现神经功能症状，则表明患者通过了 BTO 测试。如果患者在 BTO 测试中出现了新的神经功能症状，则立即抽泄球囊，放弃血管闭塞方案（BTO 将在第 63 章有详细说明和讨论）。

• **栓塞**　充盈 Ascent 球囊并造影检查证实颈动脉血流被完全阻断，血流被阻断后，可有效防止液体栓塞材料或弹簧圈漂移至颅内血管。先用弹簧圈填塞破口两端的颈动脉，形成一个液体栓塞剂可以黏附的框架，然后经球囊导管注射 Onyx 18 或 Onyx 34，形成"钢筋混凝土"结构，彻底将破

口连同颈动脉一并闭塞（图 48-3）。等待 3 min（使 Onyx 胶充分固化）后，抽泄球囊，造影检查明确血管是否被完全闭塞，有无造影剂渗漏至血管外。如果证实破口和血管已被完全闭塞，还需等待 15 min，复查造影，以证实疗效确实、可靠。

如果出血点位于颈外动脉分支，则用微导管超选至出血处，直接用 Onyx 闭塞。如果栓塞部位靠近颈总动脉分叉，则要格外小心。

• **血管重建**　将覆膜支架（图 48-4）沿着微导丝送至破口附近，定位满意后释放，术后即刻和术后 15 min 进行两次造影，了解支架贴壁情况、有无造影剂外渗、病变血管是否保持通畅等。在整个过程中，充分肝素化，维持患者 ACT 在正常水平的 2.0~2.5 倍。术后给予 600 mg（负荷剂量）氯吡格雷，然后使用常规剂量的阿司匹林和氯吡格雷维持。

## 应用要点

• 选择闭塞血管的 3 种情况：① 破口位于 ECA；② 破口位于 CCA/ICA，且能耐受 BTO；③ CCA/ICA 病变，因大出血来不及行 BTO 时。

• 在以下情况，建议行血管重建术：① 不能耐受 BTO；② 对侧颈动脉已经闭塞；③ 继发于伤口溃烂；④ 继发于放射性损伤的 CBS，而患者头颈部肿瘤被彻底治愈时。需要提醒的是，

覆膜支架重建发生迟发性血栓、血管闭塞和脑脓肿的风险较高。支架置入部位再次出血也是大家所担心的，尤其是原发疾病仍进展时。支架置入后，需要进行充分抗凝及长期血小板双抗治疗，以防止支架内血栓形成，而这无疑增加了再次出血的风险。另外还存在以下不适合支架重建的情况：① 活动性炎症；② 开放性伤口；③ 血管条件限制时。综上所述，覆膜支架置入虽可以保持颈动脉通畅，但受多种不利因素的限制，因此目前直接闭塞颈动脉仍是处理 CBS 的金标准或首选方案。

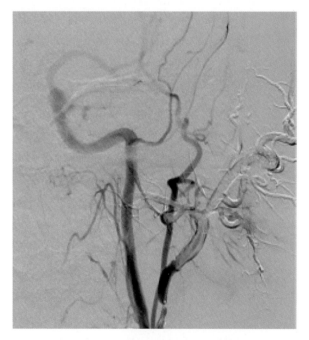

**图 48-3　颈外动脉闭塞术后造影所见**

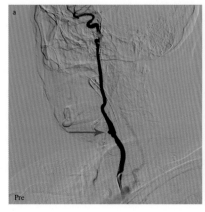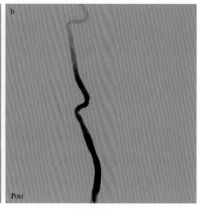

**图 48-4　a. 造影显示颈动脉破裂伴假性动脉瘤（箭头所示），显示没有后交通，A1 不发育，不能通过 Willis 环获得代偿。b. 覆膜支架重建术后所见**

# 替代技术

如果颈动脉闭塞不安全，而支架重建又不合适时，可以考虑行颅外－颅内搭桥术，然后闭塞颈动脉。搭桥＋闭塞的方案虽然很合理，但充满挑战，尤其在患者有颈部淋巴结清扫、放疗、伤口溃烂病史时，据统计，该治疗方案的死亡率高达 40%。

# 风险防范

• 在闭塞颈动脉前，尽可能行 BTO，以降低缺血性脑卒中的发生率。

• 应在近端球囊阻断血流的情况下实施栓塞，以防止弹簧圈脱落或 Onyx 漂移，从而闭塞远端颅内血管。

• 实施闭塞时，应将破口连同两端血管充分闭塞，因为反流血同样可以导致再次出血。

• 在闭塞颈内动脉时，尽量在眼动脉以近闭塞，这样可以保证来自颈外系统的血液代偿进入远端颈动脉的供血分支。

# 第49章
# 栓塞动脉
Arterial Deconstruction

L Fernando Gonzalez, Aaron S. Dumont, Pascal Jabbour, Stavropoula I. Tjoumakaris, Nohra Chalouhi, and Robert H. Rosenwasser

## 概　述

精准的动脉闭塞在如下情况非常有必要：①在明确发生或即将发生颈动脉破裂的患者，为了控制出血（见第48章）；②切除完全包绕动脉血管的肿瘤时（图49-1）；③为彻底治愈颈动脉海绵窦段和椎动脉 V4 段等特定部位的动脉瘤、创伤性假性动脉瘤等特殊类型动脉瘤。

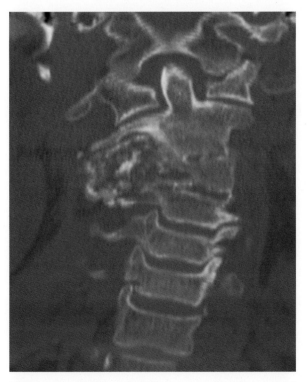

图 49-1　CT 扫描，冠状位显示 C2~C3 骨肿瘤（穿刺活检明确为软骨肉瘤）

## 治疗原则

在决定闭塞某一根主要动脉分支前，需要全面而详细地评估侧支循环。除影像学评估外，球囊闭塞试验（balloon test occlusion，BTO）的功能状态评估同样重要。如果患者球囊闭塞试验为阳性（不能耐受），则在闭塞血管前行搭桥手术。

我们一般采用弹簧圈联合 Onyx（eV3，Irvine，CA）来进行血管闭塞。Onyx 的使用不但缩短了闭塞花费的时间，同时还节省费用。

## 预期与潜在并发症

血管闭塞的原因各不相同，但最终目标应该是在闭塞靶血管的同时避免脑缺血发生。在实施闭塞时，将血流阻断有助于避免血栓栓塞事件发生。应告知患者，即便能耐受 BTO，也不能保证术后不出现脑缺血相关症状。

## 技术要点

• 首先行 BTO，详见第 63 章。
• 股动脉穿刺成功后，即可肝素团注，剂量为 50~70 U/kg，维持 ACT 于基线水平的 2.0~2.5 倍。

• 经普通造影管行四血管脑血管造影。对于肿瘤患者，影像学评估可能发现手术切除前能进行栓塞的肿瘤供血动脉（图 49-2）。

• 一旦确认了可栓塞的靶血管，还要确定可安全闭塞的节段。一些重要的穿支，如脊髓前动脉、小脑后下动脉（V4 段椎动脉瘤相关），在血管闭塞术时务必要保留。

• 选择顺应性球囊（图 49-3 和图 49-4），如 Hyperform（eV3，Irvine，CA）或 Ascent（Codman Neurovascular，Miami Lakes，FL），经导引导管将其送至靶血管，球囊的大小根据血管直径选择。

• 如果允许闭塞的节段较短，我们会使用双腔球囊，如 Ascent。这种球囊可以用 DMSO 冲洗，因此既可以填弹簧圈，又可以注 Onyx。

  ○ 充盈球囊，在闭塞靶点远端填弹簧圈，弹簧圈的直径应稍大于靶血管。另外，

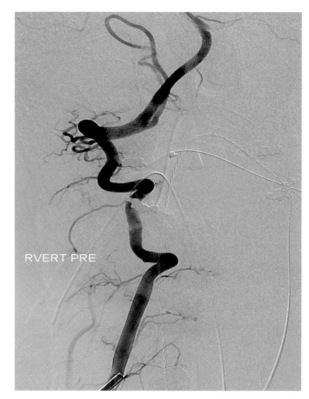

图 49-2　DSA 造影未见明显的肿瘤供血动脉

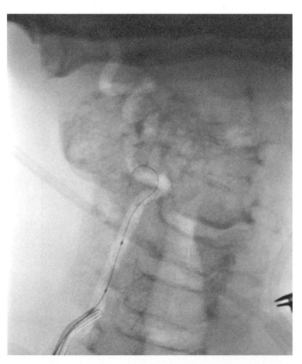

图 49-3　路径图显示导管和顺应性球囊（在闭塞椎动脉前，球囊处于抽泄状态），拟行球囊闭塞试验

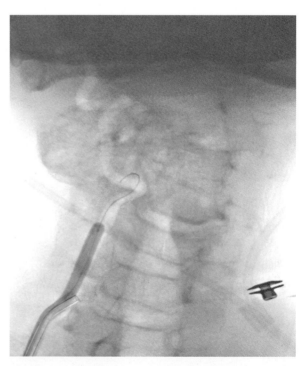

图 49-4　充盈球囊后，经导引导管推注造影剂，以证实血管完全闭塞

尽可能选择血管弯曲段，这样弹簧圈不容易发生移位。

◦ 弹簧圈充分成篮后，即可通过同一球囊导管注射 Onyx，通常选择 Onyx 18。

• 如果需要闭塞的血管较长，我们会选择 DMSO 相容的微导管，如 Echelon（eV3）。另外使用球囊导引导管。将微导管根据需要送至目标闭塞血管的远端，然后由远至近逐步填圈，最后在近端注 Onyx（图 49-5）。

补的动脉损伤，尤其是颈动脉海绵窦段、岩骨段的损伤。

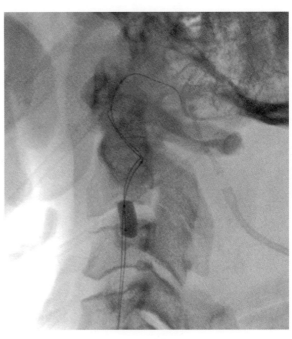

图 49-5　矢状位造影（另一病例）显示，球囊被充分充盈，将另一微导管（DMSO 相容）固定，以便弹簧圈填塞和 Onyx（eV3）注射

# 应用要点

## 肿瘤

最合适的病例是肿瘤包绕椎动脉或颈动脉而需要行全部切除术时。术前栓塞既可以减少肿瘤血供，又有助于肿瘤切除（图 49-6 和图 49-7）。

## 创伤

最合适的病例是医源性或外伤导致的难以修

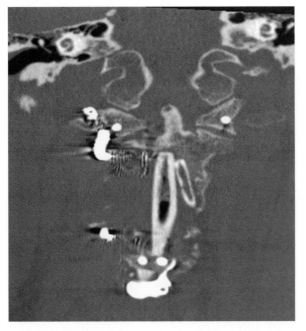

图 49-6　冠状位重建 CT 扫描显示肿瘤已被完整切除

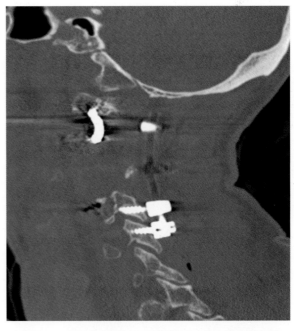

图 49-7　矢状位重建 CT 扫描显示肿瘤已被完整切除

**颈动脉破裂**

详见第 48 章。

# 替代技术

闭塞一支主要的脑供血动脉往往是万不得已的措施，是排除了其他方案之后的选择。对于良性颅底肿瘤，通常可以把血管从肿瘤组织中分离开，而在恶性肿瘤，则很难做到。

随着血流导向装置的出现，闭塞载瘤动脉已不再是创伤性假性动脉瘤的首选方案。

# 风险防范

• 一旦栓塞开始，往往不能逆转。如果发现患者有缺血症状，可升高血压，同时保持平卧位，以增加缺血脑组织的灌注。

• 如果症状持续存在，则要考虑搭桥手术。

• 完整地理解相关解剖，可以精准定位需要闭塞的血管节段。

• 在血管闭塞过程中，使用球囊可有效减少弹簧圈移位或 Onyx 漂移的风险。

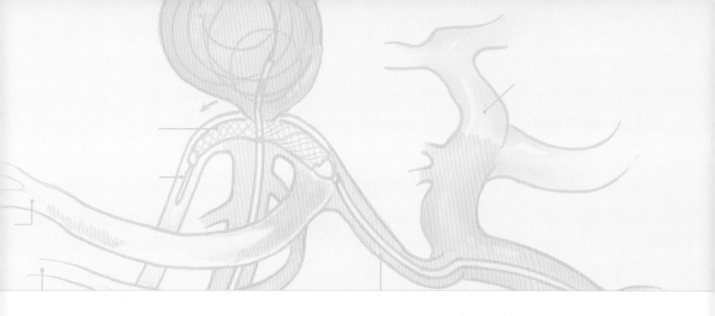

# 第 6 篇

# 椎体强化术

Vertebral Augmentation

# 第 50 章
# 椎体成形术
Vertebroplasty

Ronil V. Chandra,Thabele M. Leslie-Mazwi,James D. Rabinov, Albert J. Yoo,and Joshua A. Hirsch

## 概　述

椎体成形术是一种包括向椎体注射骨水泥在内的微创技术。这类手术主要针对保守治疗无效的症状性骨质疏松性压缩性骨折，这类骨折的病因主要是多发性骨髓瘤、转移溶骨病、症状性新生物或血管性肿瘤等。所谓的保守治疗无效比较难定义，但可以理解为某种程度的持续性疼痛所导致的日常活动和行动的受限，或者是使用了包括镇痛剂在内的药物后产生了不耐受的副作用，如精神错乱、镇静状态、便秘，以及使用了一定剂量镇痛剂后疼痛复发。

## 治疗原则

对于拟行椎体成形术的患者需要甄别哪些患者将从手术中获益，哪些需要急诊治疗。作出手术治疗的决定需要建立在详细询问病史、体格检查、充分的实验室评估及影像学检查的基础上。MRI 是其中的一项检查，常用的序列有短时恢复翻转序列（short tau inversion recovery，STIR）或 T2 压脂加权成像，在这个序列里急性骨折呈现高信号，骨髓出现水肿。MRI 可以评估骨折的等级以及临床、X 线摄片等难以发现的细微骨折，评估骨折移位及硬膜外肿瘤扩展的程度、椎管内或神经根压迫情况。对于不能做 MRI 的患者可进行核医学骨扫描和计算机断层扫描，这两项检查也可以识别急性骨折水平、骨折特点，并确定其他隐匿性骨折。

## 预期及潜在并发症

椎体成形术的主要目的是缓解疼痛和增强功能，次要目标是在骨折的情况下保持椎体的稳定。虽然发表在新英格兰医学杂志上的两个很知名的试验表明椎体成形术并没有直接的好处，但最近很多证据表明椎体成形术可以显著改善背部疼痛、减少残疾率和提高生活质量。

随着手术技巧的越来越细腻和可视化功能的日臻完美，由椎体成形术带来的发病率和死亡率增加的风险是很小的。应该向患者说明的手术潜在风险包括椎旁血肿、骨折（肋骨、椎弓根或椎体）、疼痛不能改善甚至加重、气胸（胸水平）、骨水泥渗漏、累及肠或膀胱功能的神经或脊髓损伤、肺栓塞（继发于水泥或脂肪栓塞）、低血压或心肌功能抑制（激发于甲基丙烯酸甲酯单体栓塞或脂肪栓子）和由于心衰或对骨水泥过敏而导致的死亡。

## 技术要点

镇痛是必要的：通常，在局部麻醉和适度清醒镇静状态下就足够了。俯卧或侧俯卧是理想的患者体位。

按照标准的手术室原则，充分消毒皮肤，铺巾，术者洗手，穿戴无菌服、口罩及手套以减少感染的风险。在切开皮肤前注射头孢唑啉（1 g）或克林霉素（600 mg，如果青霉素过敏）预防感染。

## 穿刺定位

• 如图 50-1，旋转图像增强器（Ⅱ）到标准前后位（AP），使棘突位于椎弓根正中。调整头尾位使椎弓根位于椎体中央。使用 AP 或由上而下（俯视）的视图。采用同侧斜位使透视光束和针道彼此完全平行，使针显示为一个点。另外一定要在侧位计划进针轨迹。

• 设定进针方向跨越椎弓根或从椎弓根旁进入（图 50-2）。进针轨迹必须保持在中央皮质侧方、在下一个椎弓根皮质的上方，以防止针进入椎管或神经孔。通过一侧或两侧椎弓根入路，将针尖放置在椎体前三分之一位置。

• 准备注射前，骨水泥的黏稠性和牙膏类似。注射时间一般需要 10~20 min，具体取决于温度和所使用的甲基丙烯酸甲酯（polymethyl methacrylate，PMMA）的制剂。

用荧光透视成像进行仔细监测，以确保骨水泥在椎体内。当骨水泥到达骨髓腔外、椎体的后四分之一时就结束注射。注射骨水泥的理想数量仍然存在争议，但有时只需要 0.5 ml 就可以缓解疼痛。

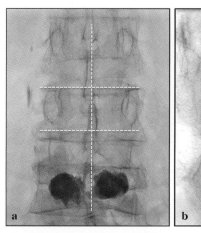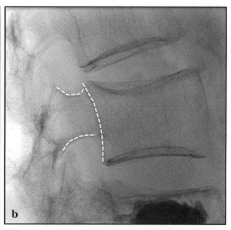

图 50-1　进针轨迹初始定位。a.正位（AP）的荧光图像。该图像增强器首先被旋转到合适的 AP 位置，对准棘突中点椎弓根（垂直虚线）。该头尾的角度被调整为椎弓根椎体的中部（水平虚线）。b.侧向透视图像。图像增强器被旋转到正好通过两侧椎弓根皮质横向重叠的位置，并确保椎体后缘要对齐（虚线）

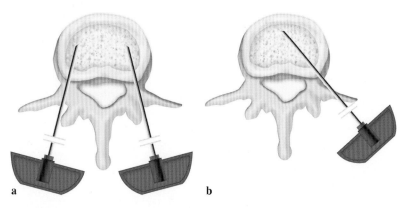

图 50-2　到达椎体的进针轨迹。a.经椎弓根法。可以从双侧椎弓根后方上缘进针，穿过椎弓根，进入椎体。较长的骨间路径能保护神经节后根和其他软组织。但是，椎弓根入路限制了针的轨迹，针尖很难到达中线附近位置。b.椎弓根旁进针法。针从椎弓根侧面旁，沿椎体和椎弓根连接点穿透进针。这种方法能使针尖更靠近中线

# 应用要点

## 适应证

• 症状性骨质疏松性椎体骨折，经药物保守治疗无效者。

• 由于肿瘤造成的椎体功能减退或骨折，且内科治疗无效者。

## 绝对禁忌证

• 全身性感染活动期，特别是脊髓感染。

• 不可逆出血倾向。

• 心肺功能不足，不能安全耐受镇静或全身麻醉者。

• 由于后突骨折或硬膜外肿瘤扩展引起的脊髓病。

• 已知对骨水泥过敏者。

## 相对禁忌证 (出现严重并发症的风险较高，建议仅由有经验的医师操作)

• 椎体高度显著下降（图 50-3）。

• T5 以上椎骨椎体成形术。

• 严重的骨质疏松症导致透视下骨体显影较差。

• 椎体后皮质连续性中断，尤其是脊柱肿瘤的病例。

• 椎管连续狭窄。

• 骨折碎片后移。

• 广泛的硬膜外肿瘤。

# 替代技术

与双侧入路相比，将单针置于中线位置可以减少手术时间和降低进入椎体的风险。弯曲的椎体成形针能够使针的方向指向尚未填充的部位或椎体裂开部位，而不需要依赖骨水泥从开始注射部位弥散到其他地方。超稠水泥的使用可减少骨水泥骨外渗漏的风险，这是一个治疗肿瘤性骨折时有用的技术辅助。

# 风险防范

• 通过细致的技术可防范风险。足够的镇痛和镇静能减少患者的活动，缩短手术时间，并降低并发症的发生。

• 对于骨质疏松症患者，可以通过增加透视率或 X 线摄片来增加骨性标志的识别。

• 使用双 C 透视可以缩短手术时间，在骨水泥注入时十分有用。调低环境光线，可有利于水泥外渗的监测。避免在椎体后三分之一处填充骨水泥，从而可降低椎体外和硬膜外静脉外渗（图 50-4）的风险。

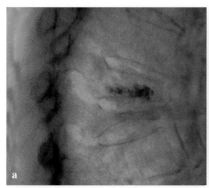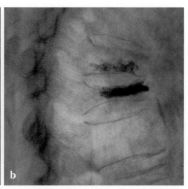

图 50-3 扁平椎体的椎体成形。 a.侧位透视显示 T7 脊椎扁平。b.骨水泥填充后椎体中部和前部高度有所恢复。在椎体成形术中填充椎体裂开部位是恢复椎体高度的机制

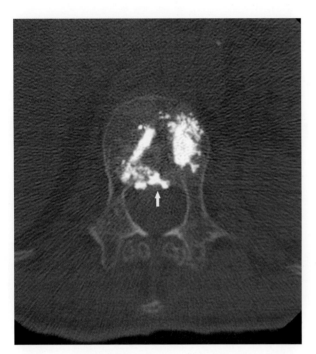

图 50-4　硬膜外静脉水泥外渗。CT 图像显示在后椎体成形术中聚甲基丙烯酸甲酯（PMMA）外渗进入椎管内硬膜外脉管（箭头所示）。注意小梁填充的椎体后部分和椎体静脉。最好避免使用 PMMA 填充后三分之一椎体

• 如果发生静脉水泥外渗，让骨水泥硬化几分钟，然后再次注入，以查看水泥是否重新流入到另一隔室。如果有双侧注射通道的话，一旦水泥的弥散不理想，可通过另一根注射针。如果只有单侧注射，就需要考虑穿刺第二针的可能（这可能需要另外再准备混合水泥，如果不能在规定时间内使用完第一次准备的水泥的话）。

• 应设置一个停止骨水泥注入的最低标准，其主要目标是通过较少的骨水泥量来缓解疼痛。

# 第 51 章
# 椎体后凸成形术
## Kyphoplasty

Ronil V. Chandra,Thabele M. Leslie-Mazwi,James D. Rabinov,Albert J. Yoo,and Joshua A. Hirsch

## 概　述

椎体后凸成形术是一项利用球囊扩张技术在椎体内形成低阻空腔，再将骨水泥注入的微创技术。与椎体成形术的治疗目的相似，该术式的首要目的是为了缓解药物保守治疗效果欠佳的压缩性骨折所导致的疼痛症状。也用于治疗肿瘤相关性骨折，包括多发性骨髓瘤、转移性溶骨病、症状性肿瘤、血管性肿瘤等导致的椎体破坏。

## 治疗原则

在明确椎体后凸成形术主要获益的同时，需要明确该术式的禁忌证。手术方案的制订需要结合详细的病史、体检情况，同时需要结合适当的实验室检查结果，包括影像学资料。其中，MRI检查结果是最重要的影像学资料，其原因可参考第 50 章所述。对于无法接受 MRI 检查的患者，可以根据骨扫描成像及 CT 扫描结果对骨折水平、骨皮质断裂表征进行分析及判断，从而确定或排除隐匿性骨折，作为制订手术方案的辅助检查依据。

## 预期和潜在并发症

椎体后凸成形术的主要目的是缓解椎体压缩性骨折所导致的疼痛，从而维持脊柱功能；另外，也兼具稳定椎体、避免两次骨折的目的。迄今为止，仅有一项有关肿瘤性骨折的多中心前瞻性随机对照研究（cancer patient fracture evaluation，CAFE）对椎体后凸成形术及保守治疗进行综合评估。对于肿瘤性骨折来说，无论是 CAFE 研究还是非多中心前瞻性研究的（fracture reduction evaluation，FREE）结果均表明：与保守治疗相比，椎体后凸成形术能有效缓解骨折所导致的疼痛，增强脊柱稳定性及提高生存质量。另外，除了球囊扩张可能使压缩性骨折所导致的脊柱短缩有所恢复外，实际上，骨水泥膨胀所起的作用也尤为显著（无论在椎体成形术还是椎体后凸成形术，骨水泥的膨胀作用对于脊柱纵向长度的恢复都起到了重要作用）。

随着手术技术及手术显露的提高，椎体后凸成形术并发症的发病率和死亡率都很低。主要的并发症包括椎旁血肿、骨折（肋骨、椎弓根、椎体等）、疼痛不缓解甚至加重、气胸（胸椎手术）、神经损伤所导致的大小便功能障碍、肺栓塞（继发于骨水泥或脂肪形成的栓子）、低血压或心功能障碍（继发于术中大量游离甲基丙烯酸甲酯单体或脂肪栓子），严重者，可因心衰或过敏反应（特别是对于骨水泥过敏者）而导致死亡。同时，需要注意患者在球囊或骨水泥充填过程中所带来的疼痛感，因此术中需要进行有效的镇静、镇痛。

# 技术要点

在 FREE 和 CAFE 研究中，椎体后凸成形术基本在全身麻醉下进行，但我们的经验是，通过局部麻醉联合适当的镇静药物能满足大多数手术需要。采取的体位是俯卧位或侧俯卧位。

需要严格的手术无菌管理。加强术野消毒、铺巾，术者执行严格的无菌手术规范；术前规范使用抗生素，能有效预防手术相关感染。

## 进针的位置

- 使用标准的单侧或双侧经椎弓根或椎弓根旁入路，如第 50 章所述。

## 用于椎体后凸成形术的其他步骤

- 我们在图 51-1 中详细介绍了常规球囊预扩、椎体后凸成形术的操作情况。射频椎体后凸成形术及人工空腔的方法也可以运用，但超出了本文的介绍范围。

- 将针头回撤到椎体后方，以便球囊插入。之后拔除针芯，插入球囊，用碘造影剂缓慢扩张球囊。

- 在实行球囊扩张时，就应该准备骨水泥。

- 在球囊扩张过程中注意监测压力，特别是双侧穿刺时，需要密切留意压力平衡情况，并间歇性透视观察球囊扩张程度。持续扩张球囊，当患者出现轻度不适或监测显示压力显著增高时停止扩张。骨水泥准备妥当后，泄空并撤回球囊，注入骨水泥。

- 由球囊预扩产生的椎体内空腔可以允许更黏稠的骨水泥注入。也就是说，目前超厚的水泥也可用于该椎体成形术。从理论上讲，骨水泥的黏稠程度与外渗风险呈反相关。

- 根据采用注射器的不同，注射方式可为手工注射或压力控制注射，多数术者愿意采用手工注入骨水泥的方式。骨水泥注射模式一般是从前至后，注射容积稍大于球囊扩张所建立的空腔体积，从而有利于脊柱纵向高度的恢复（图51-2）。

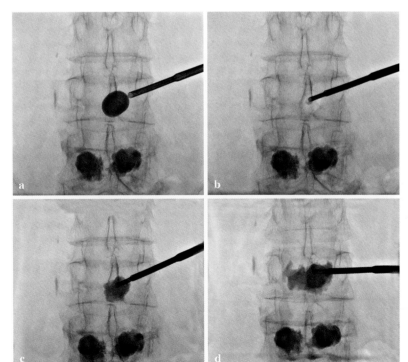

图 51-1　单侧穿刺椎体后凸成形术。a. 前后位透视图像。在单侧注射椎体后球囊扩张建立的椎体内空腔。b. 透视图像中出现的骨透亮区即为球囊预扩产生的椎体内空腔。注意，一般情况下，透视下所观察到的实际空腔体积略小于球囊预扩体积。c. 随着骨水泥的填充，透亮区范围逐渐变小。d. 骨水泥完全填充椎体内空腔

• 在骨水泥注射过程中，需要利用透视严密观察其是否局限于椎体内（图51-3）。观察骨水泥的注射程度一般通过侧位透视进行，以骨水泥填充至椎体后四分之一作为注射结束的标志。至于注射剂量，目前仍存在争议。

# 应用要点

## 适应证

• 保守治疗效果欠佳的椎体压缩性骨折。

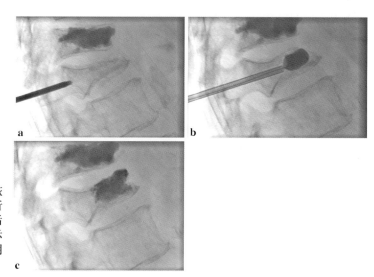

图51-2 椎体后凸成形术使脊柱高度恢复。a.侧位像显示治疗前椎体压缩性骨折导致的椎体高度降低。b.显示球囊扩张后使椎体高度获得一定程度的恢复。c.显示骨水泥被注射至椎体前部，使椎体高度明显恢复

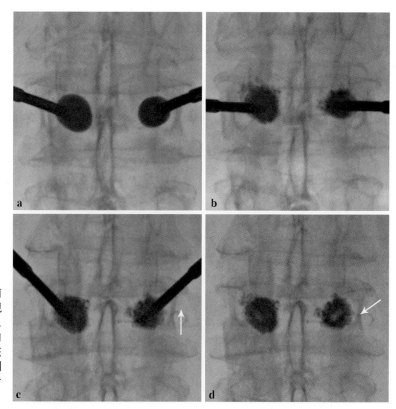

图51-3 双侧穿刺椎体后凸成形术。a.前后位透视影像显示球囊扩张情况。b.透视观察通过双侧套管针注射骨水泥过程。c.在骨水泥注射过程中，可见椎旁静脉内有少量骨水泥渗漏（箭头所示），注意该影像容易被同侧套管针遮挡，需要适当调整透视角度。d.前后位透视显示术后椎旁静脉骨水泥渗漏无进展（箭头所示）

• 保守治疗效果欠佳的肿瘤所导致的症状性椎体压缩性骨折或骨质疏松症。

## 绝对禁忌证

• 全身性感染，特别是椎管内感染。

• 严重出血倾向。

• 心肺功能障碍，不能耐受镇静或全身麻醉。

• 由于后突骨折或硬膜外肿瘤侵犯所导致的脊髓病。

• 对骨水泥过敏。

**相对禁忌证**（发生并发症的风险较大，因此只能由从业经验较丰富的医师进行处理）

与椎体成形术阐述的情况相似。

# 替代技术

单侧注射椎体后凸成形术的一个显著优势是，仅单次穿刺，可减降低椎体内操作风险及缩短操作时间。在胸段及腰段椎体穿刺可采用椎弓根旁入路进入中线位置。对于胸段椎体，必须注意不要向外穿过肋骨横突关节而进入胸膜腔。所谓椎弓根旁入路，是指穿刺针在椎弓根与椎体连接处进针，该穿刺法可使穿刺针进入椎体中线位置。

# 风险防范

• 良好的麻醉可限制患者的不自主运动，降低操作难度及风险。为了避免由于重复操作而导致的手术相关并发症，操作过程中，加大曝光度或采取点片的方式有利于骨质疏松症患者骨性标志的辨认。

• 在所有的步骤中避免接触进入患者体内的球囊和其他设备，尤其是在准备和插入时，以减少感染的风险。球囊扩张过程中必须持续透视观察，球囊扩张应该是均匀一致的，如果出现局部膨胀提示骨皮质受轻度破坏，需停止扩张。

• 在硬化椎体内球囊不能得到充分扩张，为了建立一个相对充分的椎体空腔，手摇钻的使用非常重要（图 51-4）。

• 球囊释放后，预扩所产生的空腔将会有一定程度的回缩，空腔体积会比球囊扩张时缩小，因此，应该在准备好骨水泥注射时才泄去球囊。

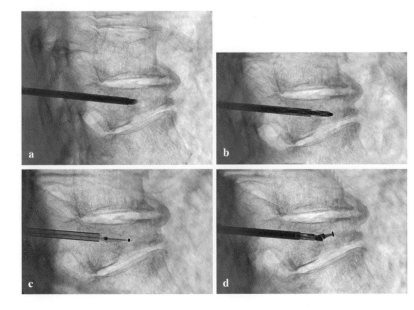

**图 51-4** 椎体后凸成形术在硬化骨中的应用。a. 侧位透视图像显示，若无骨科锤的帮助，该穿刺针无法到达该 T9 椎体中部或更远。b. 通过手摇钻的帮助置入套管针，在硬化骨质椎体的前三分之一处形成一个窦道。c. 在球囊扩张过程中，虽然使用了 300 磅压力，对硬化骨质的膨胀作用仍非常有限。d. 利用刮匙适当扩张空腔，以利于骨水泥的填充

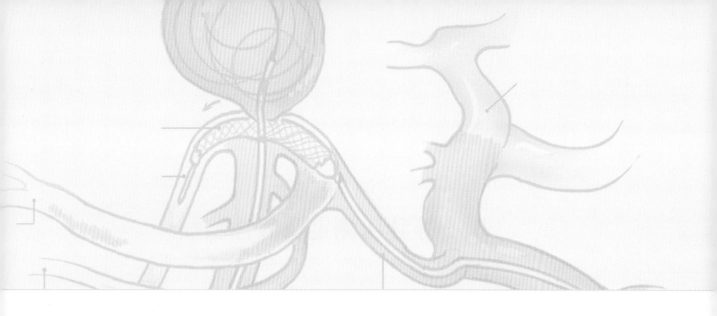

# 第 7 篇
# 静脉系统血管内操作
Endovascular Procedures within the Venous System

# 第52章
# 中心静脉压测定及假性脑瘤

Measuring Central Venous Pressure and Pseudotumor Cerebri

Shervin R. Dashti

## 概　述

假性脑瘤或特发性颅内高压（idiopathic intracranial hypertension，IIH），指的是没有颅内病变情况下的颅内压增高（intracranial pressure，ICP）状态。IIH 患者往往表现为剧烈头痛、视神经盘水肿和视力减退。口服碳酸酐酶抑制剂利尿治疗的疗效较低。对于难治性进行性视力减退患者，总是利用视神经开窗术或脑脊液（cerebrospinal fluid，CSF）分流术以缓解视神经压迫症状或降低颅内压。但是，这些手术存在较多争议及一定并发症发生率。其中，视神经开窗术具有较高的并发症发生率，约三分之一的患者视力丧失，高达 50% 患者的头痛症状没有得到改善。在行脑室或腰椎脑脊液分流术的患者中，有超过 50% 的患者会出现视力丧失。此外，脑脊液分流术具有较高的术后感染率。假瘤综合征是较难控制的神经系统综合征，无论是药物保守治疗还是外科手术治疗，效果均不理想。

静脉窦支架置入术是一种新兴的和比较有希望的治疗措施，在治疗部分 IIH 患者时表现出了非凡的疗效。在接受支架置入术 IIH 患者的 DSA 影像中，发现存在静脉窦硬化的表现，同时在硬化或狭窄静脉窦区域存在明显的压力梯度。该方法是基于颅内静脉高压继发于静脉窦狭窄引起的压力增加的理论。狭窄通常发生在主要回流侧的

横窦和乙状窦交界处，通常会导致 ICP 升高。大量的病例表明，静脉窦狭窄支架置入术在解除 IIH 引起的头痛和视力减退的症状方面有较好的疗效。静脉窦支架植入术也使视神经盘水肿得到了有效控制。因此，静脉窦支架植入术目前是治疗 IIH 的最佳方式。

## 治疗原则

磁共振静脉成像（magnetic resonance venography，MRV）在伴有 IIH 患者中检测静脉窦狭窄的阳性率较高。至于静脉窦狭窄的明确诊断，可通过脑动静脉造影实现。一旦明确静脉窦狭窄的部位位于主要静脉回流通路上，需要进行静脉压力监测，包括狭窄部位近段及远端的压力检测。如果证实狭窄两侧存在显著压力梯度，那么进行静脉窦支架植入术是一个理想的选择。虽然，对于压力梯度的变化缺乏统一的评定标准，但是大多数文献报道显示：对于静脉窦狭窄部位近段与远端压力梯度差 > 8~10 mmHg 的患者来说，进行静脉窦支架植入术具有良好的治疗效果。图 52-1 展示了一例假性脑瘤患者支架植入前后静脉窦压力的变化情况。

## 预期及潜在并发症

• 如果不是在侧位透视下监测，可能会在不

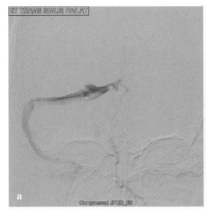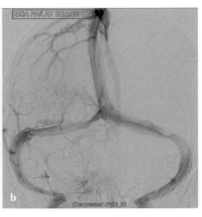

图 52-1　a. 静脉窦造影显示患者的静脉窦狭窄位于右侧横窦与窦汇交界处。在狭窄两端的压力梯度差为 21 mmHg。b. 右侧颈动脉血管造影，静脉期，显示支架植入后静脉窦狭窄的改善情况。压力梯度减小到 4 mmHg

经意间导致微导管进入直窦，甚至引起 Galen 静脉及大脑内静脉等引流静脉损伤，在前后位可能会显示进入了上矢状窦（superior sagittal sinus，SSS），因此使用双平板数字减影机器非常重要。对上矢状窦狭窄进行超选插管时，在前后位和侧位同时透视，可避免皮质引流静脉损伤。

• 术闭，对于股动脉穿刺点，可采用血管封闭装置或用手压迫以防止出血。

• 如果患者同侧同时插入股动脉和股静脉鞘时，发生股动静脉瘘的风险增高，建议通过穿刺一侧股动脉及对侧股静脉来实现双鞘置管。

## 技术要点

### 器材准备

换能器（图 52-2）在顶端有可开放及关闭的双通接口（图 52-2a），在底端有一个三通接口（图 52-2c）。装有肝素生理盐水的 20 ml 注射器连接于顶端双通接口（图 52-2a）。用顶端（图 52-2a）连接注射器的肝素化生理盐水冲洗换能器，冲洗水通过底部三通管流出（图 52-2c）。使用该装置的一个重要原因是，微导管接在底部三通接口（图 52-2c），可反复冲洗，先将冲洗水通过三通接口的另一个开口流走，再将开关转至微导管方向，可有效避免气泡产生。然后关闭顶端与注射器连接的开关（图 52-2a），示意麻

醉师将换能器接到与麻醉机控制台相接的接口，进行调零。然后，再将三通接口（图 52-2c）开放至微导管方向，进行静脉窦压力检测。用该装置测压的方法简便，可以通过微导管缓慢回拉，从而得到每个需要检测压力的静脉窦的压力值。若需要反复通过微导管进行静脉窦造影，则上述调零步骤需要重复。在静脉窦测压的过程中，压力

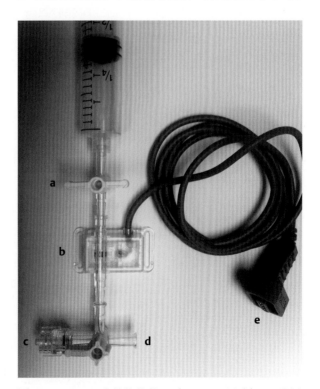

图 52-2　DT 一次性换能装置（Navilyst 医疗）。a. 双通阀门。b. 转换器通路。c. 底部三通连接于微导管的接口。d. 底部三通旋塞阀端口，在调零过程中将旋转开关转向空置接口。e.Hewlett-Packard 专用换能器连接线（Navilyst 医疗），与麻醉控制台相接进行测压及调零

传感器必须保持在大致心脏水平，以保证能准确地测量静脉窦各段的压力。

### 器材选择

• 对于测量压力的微导管的直径没有严格要求。使用较大直径导管的优点是便于进行静脉造影，如 Renegade 的 Hi-Flo 微导管（Stryker Neurovascular, Fremont, CA）。使用较小直径的微导管可有利于准确测量静脉窦压力。

• 我们使用 DT 一次性传感器装置（Navilyst Medical, Inc., Marlborough, MA）（图 52-2a~图 52-2d），该装置的电路可连接于惠普麻醉控制台动力学机器（Navilyst Medical）（图 52-2e）。在实际操作中，不管用何种换能器，只要其接口可外接到用于测量的麻醉控制台即可。

### 操作过程

• 将 5F 和 6F 鞘管分别埋入股动脉和股静脉。静脉窦系统可以通过双侧颈动脉造影来显示。

• 用 0.035 in 超滑导丝将 6F Envoy MPD 导引导管（codman, Miami Lakes, FL）通过股静脉鞘置入患侧颈内静脉（Internal Jugular Vein, IJV）远端。采用正侧位观察 Envoy 头端的位置和指向，使微导管易于通过颈静脉球。

• Renegade 的 Hi-Flo 微导管可使用 0.14~0.18 in 微丝进行导引。微导管通过乙状窦、横窦、窦汇，进入上矢状窦。然后撤除微导丝，冲洗微导管。

• 将 DT 一次性换能器的电路接口交给麻醉师。麻醉师将 Hewlett-Packard 换能器连接线连接到麻醉控制台。

• 测量压力的设备可以在上矢状窦前、中、后部分，以及在窦汇区、横窦中部、乙状窦中部和颈静脉球进行测压。

• 将微导丝重新置入微导管，超选微导管跨过窦汇进入对侧静脉窦系统，一直可以到达对侧颈内静脉（IJV）。测量对侧颈静脉、横窦中部、对侧乙状窦和对侧颈静脉球的压力。该微导管除了可测量双侧颈静脉系统的压力外，还可测量上腔静脉、右心房和下腔静脉的压力，有利于对静脉回流各段压力梯度的评价。若在测量过程中进行了静脉窦造影，再次测压时需要重新调零。

## 应用要点

静脉窦测压可以评估是否需要进行静脉窦成形和支架置入术，如果需要，可以在测压后直接进行。需要移除微导管，重新选择一根近端支撑力强的导引导管进入静脉系统。

## 替代技术

可以使用 Primewire 压力导丝（Volcano Corp., Rancho Cordova, CA），如同 0.014 in 微导丝可通过其末端压力换能器进行静脉窦测压。这个装置允许在没有微导管连接的情况下准确地测量压力。相应地，它可以减少手术步骤，减少静脉窦造影后的重复调零。该微导丝的缺点是其导引性能略差于其他专用微导丝。虽然 Primewire 压力导丝经美国 FDA 批准，并且在相关心脏病学的文献中得到验证，但是有关被用于静脉窦测压的报道只有 1 个，只有 3 例患者。

## 风险防范

• 在对微导管操作的过程中，需要始终关注侧位透视，以防止导管穿破深静脉和皮质静脉。

• 在进行静脉造影前，先用 10 ml 注射器接微导管，在空白路径图引导下轻轻推注少量造影剂，以确保微导管位于静脉窦主腔内。若微导管头误入皮质小静脉，使用压力注射器进行注射时，可能造成静脉破裂、造影剂渗漏，从而造成颅内血肿。

# 第 53 章
# 假性脑瘤的支架治疗
## Stenting for Pseudotumor Cerebri

Andrew F.Ducruet and Felipe C.Albuquerque

## 概　述

假性脑瘤，也称为特发性颅内高压（idiopathic intracranial hypertention，IIH），是一种特殊的神经系统功能综合征，其特征是没有明确的神经系统原发疾病而存在颅内高压的现象。假性脑瘤常发生于年轻、肥胖女性，主要表现为慢性重度头痛及视神经盘水肿。此类患者 90% 存在颅内静脉窦狭窄，这可能与病理机制相关。

## 治疗原则

IIH 的主要病理机制是颅内高压。在一些情况下，即使采取了药效最强的药物治疗，但仍可能由于长期的颅内高压造成视神经盘严重受压，进而导致永久性视力受损。因此，为了达到防止或减缓视神经盘水肿，发病早期对颅内压的控制尤为关键。

目前，虽然对于是否由于静脉窦狭窄导致颅内静脉回流异常而引起颅内压升高，还是由于颅内压升高导致静脉窦受压狭窄，存在一定的争议。但是，利用支架置入术扩张狭窄静脉窦使静脉窦压力梯度正常，对于缓解颅内高压效果明显。

## 预期及潜在并发症

严格筛选静脉窦狭窄伴静脉窦压力梯度增高的 IIH 患者并进行静脉窦支架置入术，可使此类患者的头痛症状迅速改善，充分证明了该方法的有效性及可行性。我们 80% 的患者在进行静脉窦支架置入术后头痛症状明显缓解，仅少部分患者术后出现短暂性轻微头痛。总体来说，并发症很低。在我们正进行的对静脉窦支架置入患者的随访调查中，最长随访达 28 个月，没有观察到一例病例存在支架内闭塞的情况。

但是，静脉窦支架置入仍存在几个不确定因素。其中，包括需要双联抗血小板治疗，也缺乏数据来证明能够长期保持支架通畅和临床疗效。所有患者都需要服用阿司匹林和氯吡格雷双联抗血小板聚集药物 3 个月，直至后续血管造影证实支架通畅。随后需要长期服用阿司匹林抗血小板治疗。

潜在的手术并发症是静脉窦穿破和与诊断性造影相关的并发症，如血栓和动脉夹层，也有肺栓塞等血栓事件的风险。此外，局部的并发症为腹膜后血肿，这是因为对肥胖患者同时放置动脉和静脉鞘管，特别是在同侧穿刺股动脉、股静脉存在一定困难。

# 技术要点

所有经过筛选的进行静脉窦支架置入的 IIH 患者在术前已经进行了逆行静脉造影及静脉窦压力测量。术前对患者均进行了药物准备，即术前至少 3 天，每天服用阿司匹林（325 mg）和氯吡格雷（75 mg）。手术在全麻下进行，用脑电图和全身体感诱发电位进行术中监测。建立股动脉和股静脉通路，静脉内应用肝素，维持活化凝血时间 > 250 s。首先进行诊断性血管造影术，以确认是一侧或两侧横窦 – 乙状窦狭窄。

## 器材选择

• 导引导管　导引导管的稳定性对于在狭窄的静脉段放置一个相对硬的支架是至关重要的。同轴系统由 8F Arrow-Flex 长鞘（65 cm）（Arrow International Inc., Reading, PA）内衬一个 90 cm 长的 Cook shuttle 长鞘（Cook Medical Inc., Bloomington, IN）组成，然后再用一根 140 cm 长的 4F Berenstein 诊断导管（AngioDynamics Inc., Latham, NY）导入颅内。

• 微导管 / 微导丝：我们首先使用 Excelsior 1018 微导管搭配 0.014 in Synchro-2 微导丝（Boston Scientific Corp., Natick, MA）进行静脉窦超选。微导管到位后使用交换技术，采用直径 0.018 in 的微导丝，如 Roadrunner（Cook Medical），该微导丝能成功地导引支架跨越颅底到达静脉窦狭窄位置。

• 支架系统　我们喜欢用 6F 的 Zilver 支架系统（Cook Medical），这个支架非常柔软，径向支撑力又极其出色。通过静脉造影测量静脉窦狭窄段及相邻正常段的直径来决定支架尺寸。通常选择比正常静脉窦直径大 2 mm 左右的支架。

## 操作过程

• 同侧静脉通路和对侧动脉通路建立后，将 8F 长鞘放置在下腔静脉。通过此鞘，同轴系统为一根套在 140 cm 的 4F Berenstein 导管外面的 90 cm 的 6F 长鞘，同时应用 0.035 in（Terumo Inc., somerset, NJ）泥鳅导丝到达颈静脉球，将 8F 长鞘推进到颈静脉球水平。从动脉注射造影剂建立静脉期路径图，显示横窦和乙状窦。然后利用同轴系统将泥鳅导丝跨越窦汇送至对侧横窦，将 4F 诊断导管小心地跨越同侧狭窄横窦区域。若需要将诊断导管送得更远，可以将泥鳅导丝送到矢状窦后部，这足以支撑诊断导管进入颅内，然后将 shuttle 长鞘通过造影导管送到同侧乙状窦。

• 通过 4F 诊断导管行同侧横窦、乙状窦造影，可以观察到目标静脉的狭窄情况（图 53-1）。撤除诊断性导管，以 0.014 in 微导丝配合微导管进入对侧颈静脉球。如果不能成功地通过窦汇，可以将微导管超选至上矢状窦前部，撤除 0.014 in 微导丝，将 300 cm 0.018 in 交换导丝通过微导管送入，在透视下撤除微导管，留下

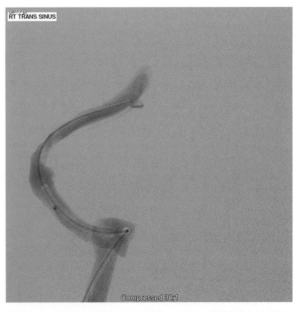

**图 53-1**　静脉造影前后位图像，显示右侧横窦和乙状窦狭窄区域

交换导丝。通过该交换导丝将适当的 Zilver 支架或其他支架置入目标区域（图 53-2）。在支架置入后，复查血管造影，评估治疗部位的静脉血流情况（图 53-3）。

## 应用要点

该术式对于具有 IIH 病史，存在横窦狭窄，以及压力梯度 > 12 mmHg 的患者缓解颅内高压的效果是明显的。在某些情况下，若双侧横窦均狭窄，将支架置于优势引流侧即可。

## 替代技术

治疗假性脑瘤的首选保守治疗方式包括药物治疗和体重控制。乙酰唑胺对降低 ICP 和改善症状极其有效，然而，这种药物也存在一些已知的不良影响，包括感觉异常、嗜睡和抑郁。

对于一些保守治疗效果不理想的患者，可以实行侧脑室 – 腹腔分流术或腰大池 – 腹腔分流术。这些技术在缓解颅内高压方面非常有效，但是在 IIH 患者，手术并发症的发生会有所增加。例如，IIH 患者经常伴有脑室狭窄，这会增加置管的难度及后续的分流故障。视神经管减压术也被用来治疗因视神经受压而引起的视神经盘水肿和进行性视力障碍。

## 风险防范

如果颅内静脉窦内导丝和 shuttle 长鞘操作不当，可能引起静脉窦穿孔，进而导致硬膜外或硬膜下血肿。此外，在静脉窦内操作微导管、微导丝时有时会损伤皮质静脉弯曲的起始处，可能出现静脉穿孔并损伤皮质静脉。虽然灾难性出血很罕见，因为静脉系统的压力相对较低，但是若发生静脉窦损伤，需要立即中和抗凝。若在操作过程中发现造影剂外渗，需要立即使用球囊控制出血，术后复查头颅 CT 了解颅内出血情况。

更常见的风险是急性血栓和静脉窦支架内再狭窄。置入支架后必须行静脉造影和（或）脑血管造影来证实支架是通畅的。在急性血栓形成的情况下，可以使用标准的机械取栓和溶栓技术。

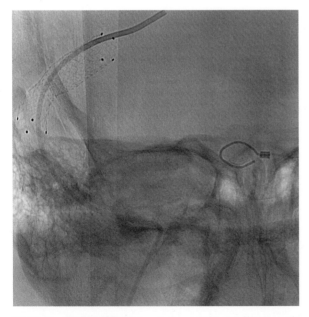

**图 53-2**　非减影图像显示一个 8 mm×40 mm 的 Zilver 支架被置入狭窄部位

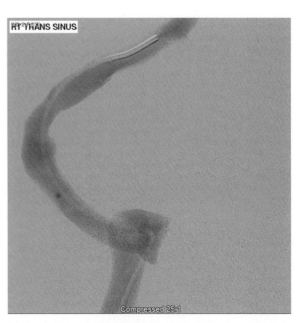

**图 53-3**　置入支架后的前后位造影图像，证实右侧横窦向乙状窦的血流量增加

我们更喜欢使用机械吸栓技术。使用 0.054 in Penumbra 抽吸系统（Penumbra Inc., Alameda, CA）取栓，然后，如果有必要的话可以局部使用溶栓药物。常规用 VerifyNow assays（ccumetric Inc., San Diego, CA）检测患者对阿司匹林和氯吡格雷的敏感性，虽然对阿司匹林抵抗的患者比较少见，但对氯吡格雷不敏感的患者还比较多见，对于这些患者，通常使用噻氯匹定或普拉格雷联合阿司匹林进行抗血小板聚集治疗。

# 第54章
# 脑静脉栓塞的局部溶栓
Local Thrombolysis for Cerebral Thrombosis

Andrew F. Ducruet and Cameron G. McDougall

## 概　述

脑静脉血栓形成（cerebral venous thrombosis，CVT）最常发生于年轻女性，症状各异，可表现为轻度头痛、视神经盘水肿、局灶性神经功能缺损、癫痫、情绪改变，甚至昏迷。通常利用MRI 和静脉造影来诊断（图 54-1）。约 75%脑静脉栓塞患者的转归较好，但是脑静脉栓塞具有一定的病死率，最常见的原因是继发于严重脑水肿或静脉高压性颅内出血引起的颅内压升高。最近，静脉窦闭塞的血管内治疗技术得到重视，其中包括局部注射静脉溶栓药物和各种机械抽吸技术（见第 60 章，急性颈动脉阻塞）。

## 治疗原则

局部溶栓旨在通过重建颅内静脉窦的血流来降低静脉压和颅内压。这一疗法在神经病学领域仍有争议，如果颅内静脉窦血栓患者近端静脉压不升高，则不宜采取局部溶栓的方式进行治疗。

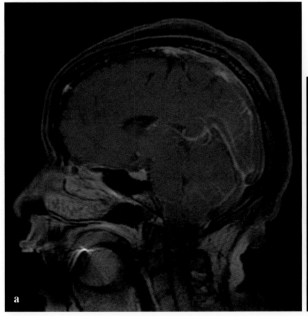
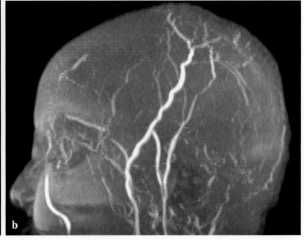

图 54-1　一例 46 岁慢性进行性头痛女性患者。a. 矢状位 MRI 未见后上矢状窦和直窦显影。b.MRI 静脉成像显示矢状窦和双侧横窦及深静脉系统缺乏流动性。回流静脉血通过扩张的头皮静脉代偿（引用获得 Barrow 神经科学研究所的许可）

# 预期及潜在并发症

局部溶栓是指在静脉血栓局部持续注射溶栓药物，如组织型纤维蛋白溶酶原激活剂（tissue plasminogen activator，tPA），这种治疗方法的静脉窦再通率很高。可与机械取栓相结合（参见第60章）或单独使用。

潜在的手术并发症是静脉内使用导丝或导管可能造成静脉窦穿孔，导致颅内血肿或血管夹层。另外，也有一定的肺栓塞的相关风险。此外，全身抗凝与局部溶栓联合使用可能增加出血倾向和使原颅内血肿扩大。在原先存在血肿的位置，不应使用局部溶栓治疗。应用溶栓剂过久可能导致纤维蛋白原消耗和弥散性血管内凝血（disseminated intravascular coagulation，DIC）。对于高危DIC患者，应每隔12 h进行1次DIC相关检测。如果已明确患者存在纤维蛋白原相关疾病，应停止使用tPA。另外，长期留置静脉导管存在感染的风险。

# 技术要点

确诊为颅内静脉血栓的患者入院时即静脉给予肝素进行全身抗凝治疗。局部溶栓可在全身麻醉下或神经镇静条件下进行。对于静脉溶栓治疗的患者，我们更倾向于全身麻醉，术中进行电生理监测并非必须。经股动脉通路造影，了解静脉窦闭塞情况，评估颅内静脉回流状况。腹股沟穿刺过程中不用肝素。然后常规股静脉穿刺建立静脉通路。

## 器材选择

• **导引导管 / 鞘**　导引导管或长鞘的稳定性对于导管顺利进入颅内静脉系统至关重要。将长90 cm的Shuttle长鞘（Cook Medical Inc.，Bloomington，IN）置入，通过Cook鞘置入长度140 cm的4F Berenstein诊断导管（AngioDynamics Inc.，Latham，NY）。为了增强稳定性可先在股静脉置入8F Arrow-Flex长鞘（65 cm）（Arrow International Inc.，Reading，PA）。

• **微导管 / 微导丝**　我们主张使用较大直径的微导管，如一根0.021 in Prowler Plus Select微导管（Codman Neurovascular，Raynham，MA），配以0.014 in Synchro-2微导丝（Boston Scientific Corp.，Natick，MA），通过这根微导管可以注入溶栓药物，也可以进行测压。在有些病例中如果首先尝试机械抽吸，溶栓可直接通过抽吸导管来实施。

## 操作过程

• 在建立动脉通路的对侧建立静脉通路，将Shuttle长鞘置入下腔静脉。通过这个鞘管，用0.035 in导丝引导一个长140 cm的4F Berenstein导管达目标颈静脉球，长鞘跨越心脏到达颈静脉球位置。一般情况下，Shuttle鞘在这个位置可以为静脉窦内微导管的操作提供足够的支撑。在某些情况下，如果需要更强的支撑，可以利用0.035 in泥鳅导丝、4F Berenstein诊断导管的导引，采用同轴技术将Shuttle鞘送入颅内到达同侧乙状窦。要实现这个目标，必须将4F导管推进到更远，进入对侧横窦或上矢状窦。

• 用微导丝引导微导管到达血栓位置（图54-2a、图54-2b）。通过微导管行静脉造影，可显示血栓近端（图54-2c）的确切位置。多数情况下，微导管通过急性栓塞部位不会有困难，但在一些慢性的机化的栓塞病例中，微导管的通过会很困难，这时需要考虑其他治疗方式，如机械取栓。一旦微导管通过了血栓，需通过微导管再次进行小剂量造影剂注射以明确血栓远侧情况。将微导管回撤至距离血栓远端1 cm处，在血栓内注射tPA 1 mg。再将微导管送至血栓前端，持续以1 mg / h的速率通过微导管注射tPA。24 h后通过微导管复查静脉造影。持续注射tPA至血

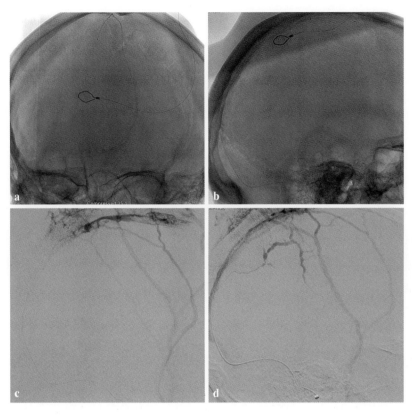

**图 54-2**　一名 27 岁男子以慢性头痛及 2 周内进行性视力丧失为主诉，确诊为上矢状窦血栓。斜前后位（a）和侧位（b）图像均显示微导管位于上矢状窦前部血栓远端。c. 侧位静脉造影显示静脉窦栓塞程度，颅内静脉回流主要通过扩张头皮静脉和皮质静脉来代偿。 d. 经过 48 h 的连续溶栓治疗，静脉血流重新通过上矢状窦回流（引用获得 Barrow 神经科学研究所的许可）

流恢复（图 54-2d）。一旦血流恢复，即去除微导管和血管鞘，压迫穿刺点 20 min 左右。继续全身肝素化并过渡到口服华法林，华法林的治疗需持续 3~6 个月。

## 适应证

对于静脉窦血栓患者，在全身抗凝的情况下仍出现神经功能进行性下降的，应进行持续局部静脉溶栓治疗。

## 替代技术

机械取栓技术可用于补充或取代局部溶栓治疗，尤其是对于有明显脑出血的患者，因为此时溶栓会造成严重后果。在最近关于机械吸栓取栓的报道中，有使用 AngioJet（MEDRAD, Inc., Warrendale, PA；参见第 55 章）、Penumbra（Penumbra Inc., Alameda, CA，参见第 56 章）或

DAC 远端导管（Concentric Medical Inc., Mountain View, CA）的，均展示了机械吸栓、取栓技术的显著疗效。这些直径比较大的导管进入颅内静脉系统往往需要多导管同轴系统提供足够的支撑力。对于颅内占位效应显著、颅内高压难以控制的患者，去骨瓣减压术可以作为挽救生命的必要措施。即使是发病时神经功能障碍较严重的患者，其中的三分之一也会预后良好。

## 风险防范

静脉窦穿孔多因泥鳅导丝损伤静脉窦引起，会导致硬膜外或硬膜下血肿，也可因微导丝和微导管损伤皮质静脉和深静脉而引起出血。一旦发生这种情况，由于抗凝和溶栓治疗的原因，出血的风险会更大。溶栓也可能导致静脉出血或原血肿扩大。若出现静脉窦损伤，需要立即中和肝素，并进行头颅 CT 扫描，如果具备开颅手术指征，应立即进行手术减压治疗。

# 第 55 章
# AngioJet 装置治疗静脉窦血栓

## Use of AngioJet for Dural Sinus Thrombosis

Shervin R. Dashti

## 概 述

颅内静脉血栓形成是一种发病率较低，但死亡率较高的病种。静脉窦血栓在静脉中可以迅速进展，阻碍血液流动。血流严重受影响时可导致头痛、脑梗死、神经功能障碍，甚至死亡。对于颅内静脉窦血栓患者的标准治疗是全身抗凝，可以在几天或几个月内使颅内静脉系统再通，从而改善症状。

## 治疗原则

对于部分颅内静脉窦血栓患者，尽管进行了系统的抗凝治疗，但仍会出现进行性神经功能缺失。对于此类患者，局部溶栓和（或）机械取栓可能是有效的（参见第 54 章，局部溶栓脑静脉血栓形成）。窦内溶栓可能需要数天才能起效，并可能增加出血并发症的风险，尤其是已出血的静脉梗死患者。相比之下，机械取栓能短期内开通闭塞静脉窦，使血流迅速恢复，并能减少总体静脉血栓负荷，防止静脉瘀血与血栓进展。这些优点增强了全身抗凝治疗的疗效，使得静脉回流迅速恢复。一旦静脉血流恢复，静脉高压和血管充血都将减轻。

在静脉窦血栓的机械取栓治疗中，有很多不同的取栓器材，各自都取得了一定的疗效。我们只使用 AngioJet rheolytic 取栓装置（MEDRAD Inc.，Warrendale，PA），其成功率很高。这是由美国食品和药品监督局（Food and Drug Administration，FDA）批准应用于外围血管和冠状动脉的取栓装置。AngioJet 利用伯努利效应，通过喷射高压盐水而达到治疗目的。伯努利原理是：在流体动力学中，对于非黏性的液体流动，当液体的流速增加时可以成倍地减小压力或降低流体的势能。这样就形成负压吸力，把血栓吸入导管而从人体取出。通过此方法，血管通常在几分钟内再通。虽然 AngioJet 装置没有获得 FDA 批准用于颅内，但其在颅内静脉窦血栓应用的一些小样本研究中均表现出非常显著的疗效和安全性。图 55-1、图 55-2、图 55-3 和图 55-4 显示了使用 AngioJet 装置成功地解决了颅内静脉窦血栓，并使颅内静脉系统迅速再通。

## 预期及潜在并发症

迄今为止，所有的机械取栓器材如果使用于颅内静脉窦系统都属于超范围使用。静脉窦血栓的机械取栓是一种有创性操作，需要使用相对坚硬的血管内器材进入颅内静脉窦。与脑动脉相比，静脉窦被硬脑膜覆盖，具有显著的韧性，但在介入治疗过程中仍可发生皮质引流静脉穿孔，导致出血和神经损伤。血栓是可流动的，血栓的移位可引起梗阻性肾病，导致急性肾功能不全；血栓栓子进入肺部，可导致肺栓塞。

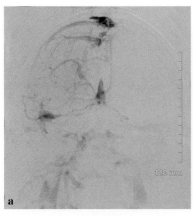
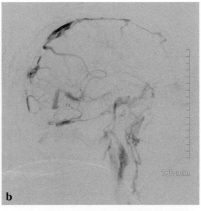

图 55-1　经右侧颈内动脉（ICA）注射，静脉期脑血管造影前后位（a）和侧位（b）影像显示所有静脉窦闭塞，包括后半部直窦

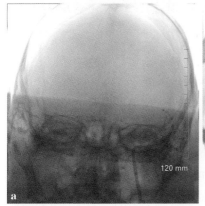
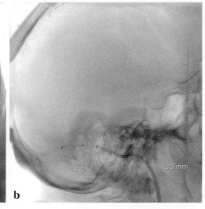

图 55-2　后前位（a）和侧位（b）影像显示 Penumbra 导管位于横窦与乙状窦交界处。5-F AngioJet 导管位于左侧横窦近端，内有微导丝（0.014 in，300 cm 超硬），其头端在上矢状窦前部

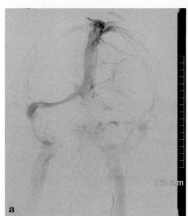
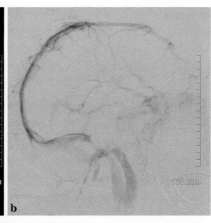

图 55-3　机械性取栓后，经左颈内动脉注射，静脉期脑血管造影后前位（a）和侧位（b）影像显示静脉窦再通，直窦后部已有了较小的血流通道。

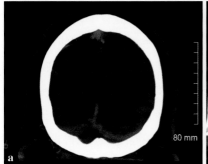
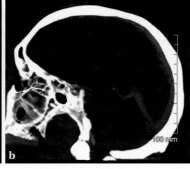

图 55-4　取栓 24 h 后，冠状位（a）及矢状位（b）重建，CT 扫描静脉造影显示静脉系统包括直窦完全再通

# 技术要点

## 器材准备

其他用于静脉窦取栓的器材，如 Penumbra（Penumbra Inc., Alameda, CA）机械取栓系统及抓捕器，这里将不再详细说明，因为它们是经常使用的神经介入工具。对于 AngioJet 装置，大多数神经介入医师尚不太熟悉，因为这是用于外周血管及冠状动脉的取栓装置。它需要 4 英尺高 AngioJet 控制台，其中包含压力泵和电子控制设备，以及 AngioJet 血栓配套导管。准备工作如下。

- 启动 AngioJet 操控台。
- 将 1 L 肝素盐水（4~5 U/ml）装入该 AngioJet 系统，挂在控制台顶部的钩子上滴注。
- 无菌条件下从包装里取出导管，将取栓装置的一头交给技术员，技术员将泵插入控制台。
- 插入取栓装置，按下按钮关闭控制台。
- 系统激活待用过程中，保持导管前端浸泡在肝素生理盐水中。

## 器材选择

AngioJet 导管的选择如下：

- 大多数情况下，4 F AngioJet Ultrta Spiroflex 导管（0.014 in，6F 导引导管适配，长 135 cm，快速交换）可以通过大于 0.070 in 的 Penumbra 导引导管被递送至静脉窦，不需要将 Neuron Max（Penumbra Inc., Alameda, CA）置入静脉窦。
- 5F AngioJet Ultra Spiroflex VG（0.014 in，7F 导引导管适配，长 135 cm，快速交换）导管适合较大血栓的取栓治疗。
- 6F AngioJet Ultra Expedito（0.035 in，8F 导引导管适配，长 135 cm，导丝交换）导管在大多数情况下均不需要使用。

## 操作过程

- 将 5F 和 8F 鞘管分别置于股动脉和股静脉中。
- 静脉给予肝素（100 U / kg）以使活化凝血时间达到的 250~300 s。
- 造影时关注静脉期双侧颈部血管回流情况，鉴别有无其他静脉窦血栓。
- Neuron MAX（内径 0.088 in，长 90 cm）、6F Neuron 导引导管（内径 0.070 in，长 105 cm）和 5F Neuron 超选导管（内径 0.040 in，长 130 cm）在 0.035 in 泥鳅导丝（Terumo Inc., Somerset）导引下通过股静脉进入颈内静脉。
- 采用同轴导管技术进行乙状窦插管，任意一侧乙状窦均可。Neuron MAX 定位在乙状窦，其他导管撤出。
- SL-10（Stryker Neurovascular, Mountain View, CA）或 Echelon 10（eV3, Irvine, CA）微导管内 0.014 in 的微导丝通过静脉窦闭塞部位并进入上矢状窦前部。通过 300 cm 超强交换导丝将微导管撤出。
- 4F 或 5F AngioJet 导管通过与该微导丝进行快速交换送入。
- 保持微导丝位于矢状窦前部，激活 AngioJet 设备，在血栓内边抽吸边后撤取栓装置。血液和血液分解产物被吸入 AngioJet 的排水罐。治疗上矢状窦、同侧横窦和乙状窦后，若需要治疗对侧，可利用微导管通过窦汇超选进入对侧横窦和乙状窦进行取栓。静脉窦再通满意后，将 Neuron MAX 退至颈静脉中，在颈静脉内也可以取栓。
- 如果术后即刻头颅 CT 扫描没有显示新的出血，且患者神经功能没有明显变化，可以应用低分子肝素（1 mg/kg，皮下注射，12 h 一次）进行抗凝治疗。首次剂量应在麻醉后监护室给予。
- 患者服用华法林达 6 个月。

## 应用要点

Rheolytic 取栓装置应用于静脉窦是非常有效和安全的。

## 替代技术

• 有许多其他类型的装置可用于静脉窦机械取栓。Snaring 抓捕器一般是无效的，尤其在大凝块的情况下；Penumbra 抽吸系统（参见第 56 章）在一些病例会有一定疗效；支架取栓或许会有应用前景。笔者认为 AngioJet 取栓装置的取栓效果是最好的，特别是对于大量静脉窦血栓形成的病例。这个装置需要的近端支撑力比其他器材要求的更强。

• 6F shuttle 鞘（Cook Medical Inc., Bloomington, IN）可用来代替 Neuron MAX 导管，价格便宜但偏硬，进入静脉窦会比较困难。

## 风险防范

• 操作过程中始终需要留意侧位透视影像，防止导管造成深静脉系统穿孔和皮质脑静脉损伤。

• 不要试图在直窦取栓，以免损伤 Galen 静脉。窦汇区取栓能够使直窦部分再通。

• 尤其重要的是在机械取栓后需确保患者完全的肝素化治疗，否则可能导致静脉窦再次血栓形成。术后将患者送到重症监护病房，立刻进行标准化的完全肝素化抗凝治疗，给予足量的依诺肝素。

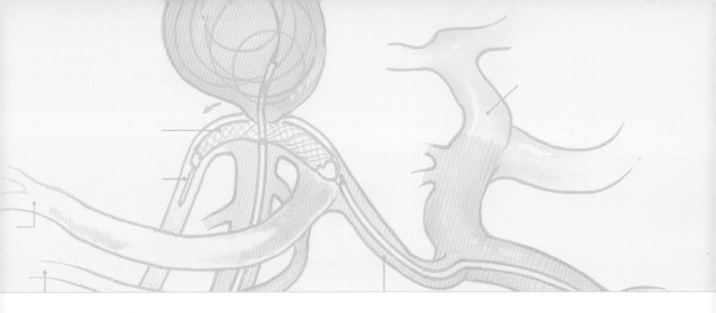

# 第 8 篇

# 卒中与颅内支架

## Stroke and Intracranial Stents

# 第56章
# Penumbra 血栓抽吸系统

Penumbra Aspiration System

Michael C. Dewan,Scott Zuckerman,Peter J. Morone,and J Mocco

## 概　述

血栓栓塞大血管可导致急性脑梗死，Penumbra血栓抽吸系统（Penumbra，Inc.，Alameda，CA）是一种可取出血栓的装置。该装置通过特殊设计的导管及血栓分离器进行碎栓及吸栓，以微创方式获得血管再通。

## 治疗原则

Penumbra 装置通过碎栓和抽吸而达到开通血管的目的。首先将抽吸导管推进至栓塞部位，有时甚至需越过栓塞部位，通过抽吸导管导入血栓分离器，随后将分离器反复进出抽吸导管，从而起到分离血栓的作用。通过电泵（图 56-1）产生的负压将血栓碎片抽吸入导管，以达到再通病变血管、降低远端血管栓塞风险的目的。

## 预期及潜在并发症

利用 Penumbra 系统再通血管的关键主要在于患者的选择和技术的熟练性。如果时间恰当且选择病例合适，Penumbra 系统治疗的血管再通率非常高，预后也很好。但是血管再通并不一定意味着预后良好，在 Pivotal Stroke 的研究中，发现尽管再通率达到 82%，仍有大约三分之一的

患者死亡，仅有四分之一的患者预后良好 [ 改良 Rankin 量表评分（mRS）≥ 2]。主要并发症包括颅内出血、血管痉挛、再闭塞、夹层和穿孔，其中颅内出血是最常见的直接并发症。值得注意的是，最近的一些有关 Penumbra 系统的高质量的前瞻性研究取得了相当良好的临床结果，这可能主要归因于对系统的技术差异有了更深入的理

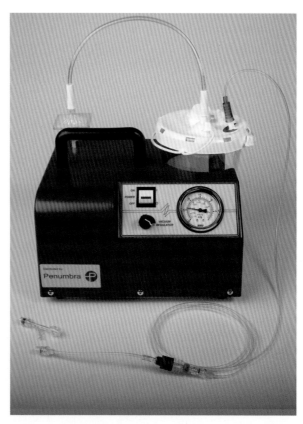

**图 56-1** Penumbra 抽吸泵、收集罐、滤器和抽吸导管（图片使用获得 Penumbra 公司允许）

解、合理的患者选择和技术本身的进步。

# 技术要点

## 器材准备

• Penumbra 系统主要由 5 个主要部分组成：再灌注导管（4 种尺寸）、分离器（4 种尺寸）、抽吸泵、泵和储存罐、抽吸导管。操作前先要熟悉各步骤需要的相应装置。

• 打开 Penumbra 系统，用肝素化生理盐水冲洗再灌注导管和分离器。

• 将抽吸导管与泵连接，打开泵并运行至少 1 min，确认抽吸计量表读数达到 −20 mmHg，关闭泵并准备导管。如果用肝素化生理盐水充满泵，抽吸时会使泵和血栓之间充满连续液柱，而不是空气，这样抽吸的效果更好。

• 通常推荐腹股沟入路，将导管或长鞘送至靠近靶血管闭塞处。通常我们选用能安全置入颈内动脉近端的 6F Cook Shuttle 导管，或能安全放置到颈内动脉中远端的 0.88 in Neuron MAX 导管。

## 器材选择

术前需精确地测量目标血管的直径，根据血管直径选择合适的再灌注导管和分离器。直径 2 mm 以下的血管推荐使用 026 再灌注导管和分离器；直径 4 mm 以上的血管推荐 053 导管（5 max 导管）和分离器；直径 2~3 mm 的血管和直径 3~4 mm 的血管分别推荐 032、042 导管和分离器（分别称为 3 max、4 max 导管）。最初导管是根据其直径来命名的，但随着导管设计的改进，第二代导管被标以 3 max、4 max 和 5 max（图 56-2）。

## 操作过程

• 将旋转止血阀的一端与再灌注导管连接，另一端则接上与肝素化生理盐水滴注袋相连的三通阀，抽吸时三通阀需与抽吸导管连接。

• 通过与导引导管或血管鞘近端相连的旋转止血阀，将再灌注导管导入体内。

• 不同的再灌注导管其输送方法各不相同。026 或 3 max 再灌注导管可利用 Fathom 导丝（Boston Scientific Corp., Natick, MA）或类似的导丝输送。4 max 再灌注导管则需配合 021 微导管和 Fathom-16 导丝（或类似的导丝）使用。5 max 再灌注导管则需配以 3 max 再灌注导管和 Fathom-16 导丝使用。在透视下将再灌注导管送至病变血管，然后将导管头端和栓子近端接触。

• 通过止血阀将分离器导入再灌注导管。

• 将旋转止血阀与抽吸导管相连，打开抽吸导管阀，开始抽吸。

• 反复将分离器插入血栓内再回抽，以此促进碎栓及抽吸。

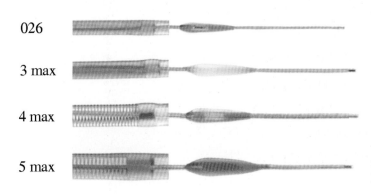

026

3 max

4 max

5 max

图 56-2　四种尺寸的导管适用于从小于 2 mm 到 5 mm 的血管直径（图片使用获得 Penumbra 公司允许）

- 将抽吸导管阀设置到关闭状态，然后关闭抽吸泵，撤下分离器。

- 在撤出灌注导管前，务必通过导管回抽5 ml血液，以抽出残留血栓。为保证在撤出导管时不脱落任何栓子，可以在撤导管时仍保持系统为抽吸状态。

- 治疗后需行血管造影，以评价闭塞段及其远端血流情况。

## 应用要点

Penumbra系统可用于颈内动脉，大脑中动脉M1、M2段及椎基底动脉闭塞所致的急性缺血性脑卒中的血管再通治疗。在选择患者时需考虑多方面因素，包括年龄、影像学表现（平扫CT显示早期梗死征象或灌注影像显示存在可挽救脑组织）、NIHSS评分、基线功能状态、既往病史、血管解剖、有无出血。虽然独立的功能状态更重要，但年龄 > 80岁往往是预后不良的因素。灌注CT可以通过脑血流量阈值来判断是否存在可挽救脑组织的半暗带（图56-3）。因为卒中后治疗时间窗延长，所以必须权衡介入治疗的获益和因延迟再通而导致的出血风险升高。除了急性脑卒中，Penumbra系统也可作为脑静脉血栓的超适应证治疗方法（见第55章）。

## 替代技术

一种近端抽吸方法的替换技术就是之前所述的将灌注导管穿过血栓，然后将分离器也送至远端血管，并超出导管。抽吸时将分离器固定在原来位置，而将灌注导管在血栓处前后移动，从而有效地"碎化"，去除血栓。

有时由于栓子坚硬，无法使其破碎，因此无法抽吸，此时需采用其他取栓技术。Kang等（2012）报道了一种新的技术，称为"强力抽吸取栓术"。这种技术直接使用灌注导管作为抽吸导管，且不再使用Penumbra分离器及清除环。这种方法的步骤简单，或许能缩短手术时间。

5 max ACE是另一种改良的取栓器械，它

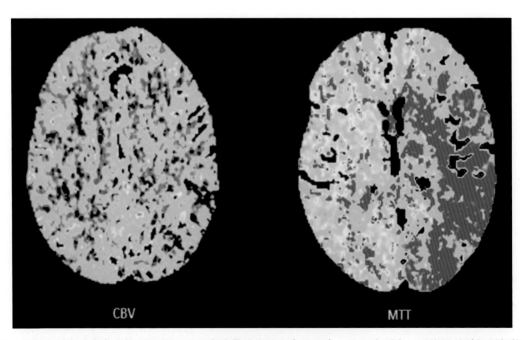

图56-3　左侧大脑中动脉卒中的CTP图。梗死半暗带是指脑血容量正常，脑血流下降，平均通过时间延长的脑组织

的出现也相应地增加了 ADAPT 技术的应用。这种技术是指将 5 max ACE 抽吸装置放至血栓处，随后进行持续抽吸，将血栓吸出。最近，一项入选 57 例患者的前瞻性研究显示，ADAPT 技术的成功率为 75%（28/37）（Turk et al，2013），患者的平均 NIHSS 由 16.3 降低至 4.2。因为这是一种新的技术和新型导管，所以操作时仍需谨慎。ACE 导管的出现显著改进了以抽吸为基础的取栓术，能够在更短的时间内取得更高的再通率。

## 风险防范

• 为避免并发症，需对 Penumbra 血栓抽吸系统的组成非常了解，同时对患者的血管解剖和血栓负荷有深刻的理解。我们强烈推荐在术前行 CTA 血管造影，这样在上台前就能制订出更周密的手术计划。

• 在抽吸时如果出现移位的血栓碎片滞留在血管腔，可考虑换用更大的再灌注导管，这样可产生更强的抽吸作用。总的来说，只要可以运用，我们更愿意选择最大的导管抽吸。针对颈内动脉或 M1 段血栓（图 56-4），可以使用 5 max 导管；对大脑中动脉分叉段或 M2 段闭塞（图 56-5），可选用 4 max 导管；而对更远部位的血管闭塞（图 56-6），则选择 3 max 导管；对大脑前动脉和大脑后动脉远端闭塞（图 56-7），可选用 026 导管。

• 尽管有抽吸泵抽吸，有时仍会发生远端血栓移位，此时关闭抽吸泵，通过导引导管造影明确新的闭塞血管。如果闭塞部位明确且导管可以安全到达，可以使用相同直径的导管或更小直径的导管取栓。然而在一个非常纤细的血管内连续取栓时，需仔细权衡治疗获益及可能出现的血管破裂及出血的风险。

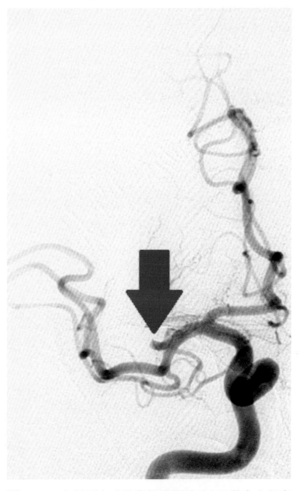

图 56-5　右侧颈内动脉常规造影显示 M2 段完全闭塞（箭头所示）。4 max 导管适合此种情况

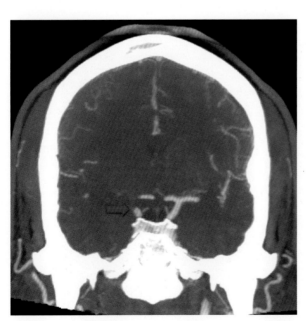

图 56-4　CTA 显示颈内动脉远端闭塞，此处适合使用最大直径的导管（5 max）

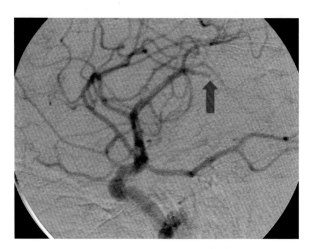

图 56-6 颈内动脉造影显示大脑中动脉远端分支闭塞，此种情况使用 3 max 导管较安全

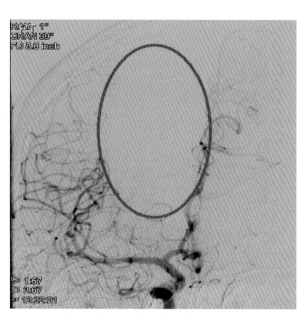

图 56-7 使用目前直径最小的导管（026）对于大脑前动脉或大脑后动脉远端闭塞最理想。这个病例的大脑前动脉远端血栓导致其远端血流完全消失，适合机械取栓

# 第57章
## 急性卒中介入支架及取栓支架
### Stents and Stent Retrievers for Acute Stroke Intervention

Tareq Kass-Hout,Shady Jahshan,Adnan H. Siddiqui,and Elad I. Levy

## 概　述

急性缺血性脑卒中（acute ischemic stroke，AIS）虽然机械取栓 Merci 装置（Concentric Medical Inc.，Mountain View，CA）和血栓抽吸 Penumbra 装置（Penumbra，Inc.，Alameda，CA）能取得较高的血管再通率，但最终临床预后良好患者的比例相对有限（Merci 和 Penumbra 组分别为 36% 和 25%）。为了缩短手术时间及尽快恢复缺血区域的血流，近年来出现了经动脉支架治疗 AIS 的方法。理论上与球囊支架相比，自膨式支架能减少对血管壁的气压损伤，从而降低了出现血管夹层的风险。此外，自膨式支架具有更好的操控性，更易到位，也更能贴合血管。最近取栓支架已经成功地被应用于大血管的再通治疗。与 Merci 装置相比，支架取栓的再通率更高，预后更好。支架取栓不需要将支架永久地植入颅内，避免了由此可能产生的并发症。

## 治疗原则

目前在美国使用的自膨式支架包括：① Wingspan 支架（开环设计，Stryker Neurova-scular，Fremont，CA），它是唯一被 FDA 批准可用于治疗颅内动脉粥样硬化性疾病的支架；② Enterprise 支 架（闭 环 设 计，Codman，

Raynham，MA），通过 FDA 人道主义豁免计划（Humanitarian Device Exemption，HDE），被批准用于颅内动脉瘤治疗，目前正进行卒中介入治疗的研究；③ Neuroform 支架（开环设计，Stryker Neurovascular），被批准用于颅内动脉瘤支架辅助栓塞治疗。通过将支架输送至颅内血管，并穿过血栓及栓子，然后快速释放支架，使血管立即再通。采用部分释放后可回收（Enterprise）或完全释放后可回收 [Silitaire AB，Solitaire FR（eV3/Covidien）及 Trevo（Concentric Medical）] 的自膨式支架被称为"Stentriever"或"stent-on-a-stick"，该种技术可暂时恢复血流从而使血管再通，且可避免因永久置入支架而出现的潜在并发症，如支架内狭窄或长期抗血小板治疗相关的并发症。由于这项技术具有操作简单、血管再通时间短的优点，使得取栓支架成为急性缺血性脑卒中机械取栓治疗中被最多使用的器械。

## 预期和潜在并发症

虽然置入永久性自膨式支架能取得 100% 的血管再通率，但支架置入后需进行双抗治疗以避免支架内血栓形成，这会明显增加患者出血的风险。此外，大多数急性颅内动脉闭塞的机制是栓塞而血管本身并不狭窄，因此与单纯取栓相比，置入永久性支架并不使患者获益增加。大多数情

况下，血管闭塞会累及一支或多支主要血管分支。目前可用的支架被释放时会影响到分叉部，从而导致受累区域梗死。同样地，穿支区域受累也会导致穿支梗死。

支架取栓较之前的机械取栓方式更先进，其不但能快速地再通血管，同时由于使用的是拉栓技术，所以不会导致血管分支及小穿支闭塞。但在取栓支架被释放时不能立即固定整个在位血栓，因此不可避免地会导致栓子碎化，所以在取栓过程中可能导致远端血管闭塞或非受累区域栓塞。

在这一章节中，作者将通过病例来介绍自膨式支架和支架取栓的过程及技术。

# 技术要点

## 永久性自膨式支架治疗急性动脉闭塞

60 岁男性，因右侧肢体偏瘫伴严重失语被送来急诊。患者既往有房颤病史，INR 未达标。CTA 显示左侧大脑中动脉主干（M1）闭塞（图 57-1a）。

在急诊室通过鼻胃管给予患者负荷剂量的阿司匹林（650 mg）和氯吡格雷（600 mg）。常规使用 8F 血管鞘股动脉置管，给予肝素维持活化凝血时间（ACT）在 250~350 s，将 6F Envoy 导引导管输送至左侧颈总动脉。Neuron 070 导管或 6F Envoy-DA 导引导管（Cordis Neurovascular）远端柔软，能提供良好的近段支撑，因此如果血管严重扭曲，可使用这两种导管来替代普通 Envoy 导管，以使导管能更好地到达颈内动脉远端。如果需导引导管交换，可以利用柔软的诊断导管将 0.035 in 或 0.038 in 硬交换导丝（Terumo Inc., Tokyo, Japan）送至颈内动脉远端。当进行导管交换时，需注意保持导丝稳定。常规将 6F 导引导管送至颈内动脉颈段远端，而其他更柔软的导管可到达岩骨段和海绵窦段交界处。

一旦导引导管到位，可通过 0.016 in Gold Tip 微导丝（Terumo）将 1.8F Nautica 微导管（eV3/Covidien）送入颅内血管。根据不同的客观情况，微导丝和微导管的选择各不相同。比如，有些术者更偏向选择 Synchro 0.014 in 微导丝（Stryker Neurovascular），因为这种导丝更柔软，而微导管需根据预期导入的特殊器械与导管的兼容性来选择。例如，2.3F Prowler Select Plus（Codman）和 2.5F Velocity（Penumbra）微导管适合输送取栓支架或 Enterprise 支架，而 Wingspan 支架一般需要将 0.014 in 交换导丝放至闭塞以远。因此在这个病例中使用更细的微导管如 Nautica 可能更合适。

Gold Tip 导丝通过病变部位，将 Nautica 微导管输送至预计的大脑中动脉上干。急性脑卒中再通术中，术者并不清楚闭塞处的血管情况，导丝和导管通过病变处时（闭塞点）需要依靠术者的视觉及手感，因此这也是手术中最危险的过程之一。我们习惯在输送微导管和导丝前先做个血管造影，通常将这个血管造影转为路径图，通过路径图我们能发现一些高危血管，如后交通动脉、脉络膜前动脉。在路径图引导下操纵微导管和导丝，避开这些血管，同时避开大脑前动脉开口，到达血管闭塞处，此时远端没有血管影像。术者需估计大脑中动脉 M1 段的行径，利用手感操纵导丝通过闭塞处。如果在导丝行进过程中阻力明显增加，如果 Gold Tip 导丝屈曲变形，通常我们会换用更柔软的导丝，如 Synchro 导丝。将导丝远端塑形为非常弯曲的 J 形，当导丝送入颅内时远端会呈 U 形，这样导丝通常会穿过血栓进入大脑中动脉远端，且不易进入豆纹动脉穿支。一旦导丝形成预期的 M2 弧度（侧位造影显示最佳），则输送微导管到位并撤出导丝。任何情况下如果阻力增加都提示导丝可能进入了小分支或导丝并没有很理想地穿过血栓，此时应回撤导丝，并选择新的行进轨道。

行微导管超选造影检查同时行导引导管造影检查，可确定微导管是否到位于闭塞远端，并能显示血栓的范围。在置入支架前通过测量造影剂未显影区域的长度来判断闭塞病变的长度（图57-1b）。为确保支架能覆盖整个病变，支架两端需预留2 mm长度，鉴于Wingspan支架的最大长度为20 mm，所以只有当血栓长度≤16 mm才能考虑使用Wingspan自膨式支架。目前一些新型支架的长度更长，如Enterprise支架最长长度为37 mm。本病例患者满足目前正在进行的急性缺血性脑卒中支架辅助再通治疗研究（stent-assisted recanalization in acute ischemic stroke study，SARIS）的标准，在这项研究中使用了Wingspan支架。Wingspan支架适合直径为2.5~4.5 mm的血管。需要记住的是，支架除了需

覆盖病变外，两端还需预留一定的长度。为了能增加支架对闭塞远端的径向支撑力，支架尺寸需根据闭塞近端母血管的直径来选择。支架尺寸选择后，用0.014 in交换导丝 [Transend-300导丝（Boston Scientific Corp.，Natick，MA）、Synchro 2导丝（Stryker Neurovascular）或Balance Middleweight BMW通用导丝（Abbott Vascular，Abbott Park，IL）] 替换Gold Tip导丝，并利用导丝锚定在闭塞远端。随后在路径图引导下，利用交换技术将支架导管替换Nautica微导管。为了减少栓子碎片的脱落，支架应放置至闭塞的远端，这样栓子碎片将会被固定在支架和血管壁之间（图57-1c）。在支架输送系统撤出后做一个血管造影。如果支架贴壁不全或支架未充分膨胀，可在撤出交换导丝之前选用小尺寸球囊进行

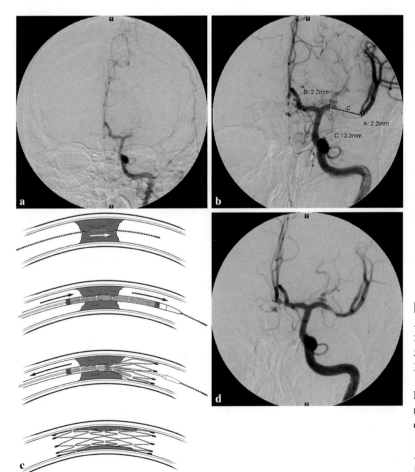

图57-1 60岁入组SARIS研究的男性患者，使用Wingspan支架。a.诊断学造影显示左侧大脑中动脉闭塞。b.双导管造影显示闭塞处血栓的长度。c.支架释放在闭塞处以远，以减少栓子碎屑栓塞（经允许引自Levy EI，Mehta R，Gupta R，et al. Self-expanding stents for recanalization of acute cerebrovascular occlusions.AJNR Am J Neuroradiol 2007;28（5）：816– 822，并获得允许）。d.同一个患者，2.5 mm×20 mm Wingspan支架在闭塞处释放，血流恢复良好

后扩。为防血管破裂，球囊扩张程度不能超过血管直径，同时采用缓慢扩张技术，即每 30 s 球囊压力不超过 1 个大气压（atm）。支架释放后撤出输送系统，随后对支架区域再次进行血管造影检查（图 57-1d）。只有当造影检查证实支架释放后血管再通满意才能撤出交换导丝。一旦支架成功释放后出现支架内血栓形成，且支架未见明显塌陷时，可通过导引导管给予患者半负荷剂量的依替巴肽或阿昔单抗等 IIb/ IIIa 抑制剂。

## 利用部分释放可回收自膨式支架，采用血管内搭桥技术治疗急性脑血管闭塞

一位 82 岁女性患者因左侧肢体完全瘫痪伴淡漠及右侧凝视被送来急诊，CTA 显示右侧大脑中动脉主干（M1）闭塞（图 57-2a），患者入组急性缺血性中风 Enterprise 支架辅助血管再通（enterprise-assistented for revascularization in acute ischemic stroke，ERAIS）研究，这是 FDA 批准的测试免除器械（investigational device exemption，IDE）。

诊断性脑血管造影检查证实右侧 M1 段近端血管完全闭塞。使用 6F 导引导管并放至右侧颈内动脉颈段（接近 C2 水平）。在路径图引导下，利用 0.016 in Gold Tip 微导丝（Terumo）将 Prowler Select Plus 微导管超选至右侧大脑中动脉，并穿过血管闭塞段（图 57-2b）。测量闭塞段长度并选择合适的支架，在这个病例中我们选择了 Enterprise 支架（标准支架直径为 4.5 mm）（图 57-2c）。通过微导管我们将一枚 4.5 mm × 28 mm Enterprise 支架送至狭窄处，同时半释放支架（支架远端 2/3 部分释放）。支架被释放的部分可作为临时搭桥，将血栓挤压至血管腔周，并从结构上破坏血栓，从而恢复病变处及大脑中动脉远端血流（图 57-2d）。此时，半释放的 Enterprise 支架作为血管内搭桥而改善血流。在恢复血流 5~10 min 后，并不完全回收支架，而是在导引导

管近端负压抽吸下直接将半释放的支架抽出导引导管，或完全释放支架（这个病例选用了与上一个放置 Wingspan 支架的病例一样的策略，以保证血流持续再通）（图 57-2e、图 57-2f）。如前一个病例一样，如果预计将置入永久性支架，在介入前就应该立即给予双重抗血小板治疗。与 Wingspan 支架不同，在计划放置 Enterprise 支架时并不需要保留远端导丝，Ensterprise 支架的输送远较 Wingspan 支架简单。同样地，当支架贴壁不佳时可使用球囊后扩，而支架内血栓形成可使用 IIb/ IIIa 抑制剂。因为 Enterprise 支架的径向支撑力较 Wingspan 支架差，因此如果血栓致密坚硬，则更需要球囊后扩。此外，直接支架术的一个主要缺点是可能影响血栓部位的分支血管。目前的支架是单腔圆桶形，在置入支架后经常会出现主要分支血管闭塞，从而导致相应区域梗死。

需要强调的是：Wingspan 支架或 Enterprise 支架得到人道主义豁免原则（HDE）的批准，只能用于颅内血管粥样硬化性病变或颅内动脉瘤，而不能常规用于缺血性脑卒中。以上两例病例都入组了 FDA 批准的关于评价缺血性脑卒中支架疗效的 IDE 研究，故被允许使用。如果缺血性脑卒中患者需使用以上支架，则应立刻向机构审查委员会和 FDA 上报。

## 支架取栓

取栓支架是一种形似圆柱体的闭孔金属支架。先将取栓支架穿过血栓，支架打开后可使 80%~90% 病例的闭塞处血栓被挤压至支架和血管壁之间，血流即刻再灌注。一旦血流恢复后，可使缺血脑组织恢复氧气供应，如果静脉或动脉曾给予溶栓药物，则血管再通后也能增强溶栓药物的作用。之后在导引导管近端抽吸状态下，通过回拉已打开的支架将血栓取出。通常支架打开后会放置 5~10 min，这样除能恢复缺血脑组织的

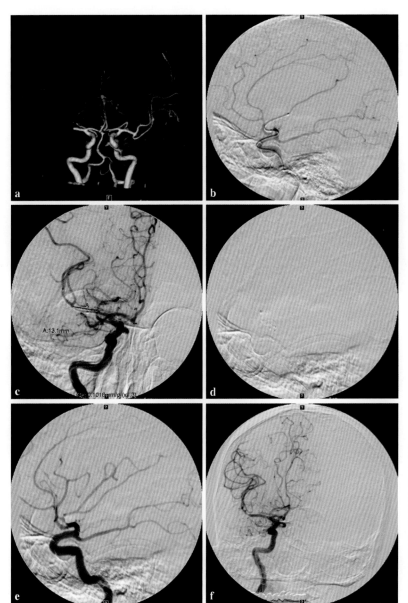

图57-2 82岁入组ERAIS研究的女性患者，使用Enterprise支架（Levy et al.，未发表的资料）治疗。a. CTA显示右侧大脑中动脉闭塞。b. 在Gold Tip 0.016 in微导丝辅助下（Terumo）将Prowler Select Plus微导管（Cordis Neurovascular）穿过病变区域。c. 采用双导管造影测量闭塞长度。d. 4.5 mm×28 mm Enterprise支架半释放。e. 右侧大脑中动脉血流即刻恢复。f. 同一例患者，支架在闭塞处完全释放，血流恢复良好

灌注外，同时也有助于支架网眼与血栓的结合更紧密。支架取栓手术中，选择哪一种导引导管目前的意见尚不统一。一些介入医师认为使用近端球囊导引导管不但有利于血栓抽吸，同时在支架回拉入导引导管时也能更有效地取出血栓，而另一些介入医师则认为使用普通6F导引导管也能取得良好结果。支架取栓并不是永久放置支架，故与支架置入相比具有无须术后抗凝或抗血小板治疗的优势。此外，即使取栓支架进入周围小血管分支，也能通过重新回收入鞘而反复使用。与脑梗死机械取栓研究（MERCI）相比，Solitaire FR支架取栓研究（SWIFT）和Trevo取栓支架与Merci取栓装置在大血管闭塞再通的随机比较研究（TREVO 2）显示：支架取栓具有更令人瞩目的再通率和安全性。此外，与支架置入相比，支架取栓也无须术前双抗治疗或术中给予Ⅱb/Ⅲa抑制剂。

**Solitaire FR取栓支架**

Solitaire FR支架既可被完全释放又可被完全回收（图57-3a），其闭环支架式的设计使其能

与血栓更理想地结合，因此可被用于取出血栓、快速开通血流。Solitaire FR 支架有 4 种尺寸：4 mm×15 mm、4 mm×20 mm、6 mm×20 mm 和 6 mm×30 mm。 4 mm 支架配套最小内径 0.021 in 微导管，而 6 mm 支架配套 0.027 in 内径微导管。 与之前提到的两种支架不同，Solitaire FR 已被 FDA 批准用于缺血性脑卒中。

既往有糖尿病、高血压病的 57 岁男性患者因突发失语伴右侧肢体无力被送来急诊，CTA 显示左侧 M1 闭塞。

在股动脉穿刺后，立刻静脉给予肝素并使 ACT ≥ 250 s，在手术前先进行诊断性造影检查以明确是否如 CTA 所示存在动脉闭塞，之后将 8F 球囊导引导管送至 ICA 近端。如前所述，有些介入医师会选用标准的 6F 导管，但为了防止栓子向远端移行及增加取栓时的负压，我们推荐使用球囊导引导管，如 8F Merci (Stryker) 或 8F Cello (Covidien) 导引导管。Neuron 070 导管

(Penumbra) 或 6F Envoy-DA (远端入路) 导管 (Cordis Neurovascular) 的远端柔顺且能提供有效的近端支撑力，因此可以使用这两种导管置于 ICA 远端。

将球囊导引导管送至 ICA 颈段以远，根据预期会使用的取栓支架选择合适的微导管（这个病例我们选择了 Prowler Select Plus），利用 0.014 in 微导丝将微导管送入颅内。一旦微导丝通过闭塞处，则将 0.021 in 或 0.027 in 导管 [ 如 the Rebar-18 (eV3/Covidien)、Prowler Select Plus 021 或 Marksman 027 eV3/Covidien] 穿过闭塞段直至血栓以远。此时导引导管和微导管双导管造影检查可以显示微导管头端与血栓的距离，并估算血栓长度（图 57-3c）。之后撤出微导丝，将 Solitaire 支架输送到位，并释放支架。支架需覆盖整个血管闭塞处才能通过支架的自膨性达到理想的血流恢复。释放支架后等待至少 5~10 min，随后通过导引导管的负压抽

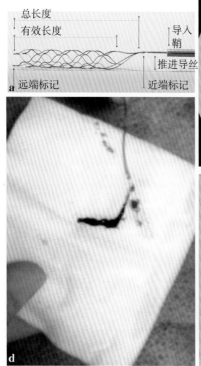
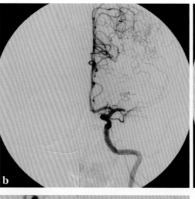
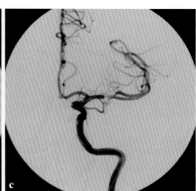
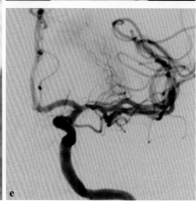

图 57-3 使用 Solitaire FR 装置 (eV3/Covidien) 进行急性血管内介入治疗一例 57 岁男性病例。a. 支架是一种自膨式支架，为镍钛合金成分，闭环、长轴卷曲设计（经允许引自 Machiet al. J Neurointerv Surg 2012;4；62–66 doi：10.1136/jnis.2010.004051）。b. 诊断性造影检查明确大脑中动脉 M1 段闭塞。c. 双导管造影检查显示闭塞血栓长度。d. 取出的血栓附着在 Solitaire FR 支架上。e. 血管造影检查最终显示左侧大脑中动脉再通

吸，并将支架和微导管缓慢回拉。如果使用的是球囊导管，此时可以暂时打开球囊以阻断前向血流。使用 60 ml 注射器在持续负压状态下将微导管和支架完全撤至体外。可以反复取栓直至完全取出血栓（图 57-3d）。取栓结束后再次行血管造影检查以证实血管再通（图 57-3e）。如果造影检查显示血管没有完全再通，可以重复使用该支架 3~4 次。需注意的是，在重复使用取栓支架时需清洗抽吸导管及支架内的血栓及碎片。

### Trevo 支架取栓

Trevo 支架也是一种取栓支架，可适合直径为 1.5~3.5 mm 的血管。支架近端为长约 180 mm 的 0.018 in 导丝，中间为长度 75 cm 逐渐变细的过渡区，末端为闭环设计支架样形态的结构（图 57-4a）。支架总长度为 44 mm，支架被完全打开后直径为 4 mm。支架具有柔软且 X 线不透光的末端，有助于在透视下安全及准确地释放支架（新一代 Trevo ProVue Retrieval System，Stryker，Kalamazoo，MI，是完全不透 X 线的，可在透视下识别，有助于神经外科医师看清支架的位置及释放后支架的形态变化）。支架远端是逐渐变细的设计，这样可以使支架在保持高径向支撑力的前提下具有更好的输送性。为使支架能更好地回收入鞘，支架近端也是逐渐变细的设计。Trevo 支架具有清水涂层，能减小输送支架时的阻力。

一位 75 岁男性患者，既往有血脂异常及高血压病史，此次因睡醒后发现严重失语及右侧肢体乏力被送来急诊，CTA 显示左侧 M1 段闭塞。

经腹股沟入路，将 8F 球囊导管送至 ICA 远端，血管造影检查再次确认血管闭塞位置（图 57-4b）。如果患者颈内动脉的虹吸段或远端弯曲，可通过导引导管送入 4.3F 或 3.9F 远端导管（distal access catheter，DAC），以增加整个系统的稳定性。不充盈球囊，通过 DAC 导管将 1.8F

Trevo 微导管及 0.014 in 微导丝穿过血栓。进行导引导管及微导管双导管造影检查确定微导管头端位于血栓以远，并估算血栓长度（图 57-4c、图 57-4d）。确认微导管末端已位于血栓以远数毫米处，通过微导管导入 Trevo 取栓支架，将支架稳定送至微导管以远 3 mm 处，缓慢回撤微导管，打开 Trevo 支架并覆盖整个血栓。球囊导管造影检查显示闭塞血管再通，远端血管显影。支架打开后至少等待 5~10 min 以保证血栓和支架网眼充分结合，同时保证缺血的脑组织被重新灌注，此后充盈球囊阻断前向血流，利用 60 ml 注射器持续负压抽吸产生逆向血流，将微导管连同取栓支架一起撤出导引导管。在 Trevo 取栓的过程中可联合支架取栓和吸栓。如果首次取栓后血管未能再通，可以重复使用该支架不超过 6 次，以达到血管完全再通（图 57-4e）。取栓结束后再次进行血管造影检查以确认血管再通（图 57-4f）。

## 应用要点

普通支架和取栓支架都能达到有效的血流再通。如果颅内闭塞血管的血栓小于支架长径或并未累及大分支血管时可以使用普通支架。而取栓支架除了适合以上两种情况外，当闭塞血管的血栓负荷较大时也适合使用，但此时栓子破碎或远端栓塞的风险也相应增高。

## 替代技术

急性大血管闭塞缺血性脑卒中介入治疗从最初的简单地经动脉溶栓到使用 Merci 取栓和 Penumbra 吸栓装置，其治疗方法不断进步。最近，一项小规模的研究显示直接支架置入对于急性缺血性脑卒中有显著疗效，并取得令人满意的结果，但因为需围手术期双抗治疗、支架可能影

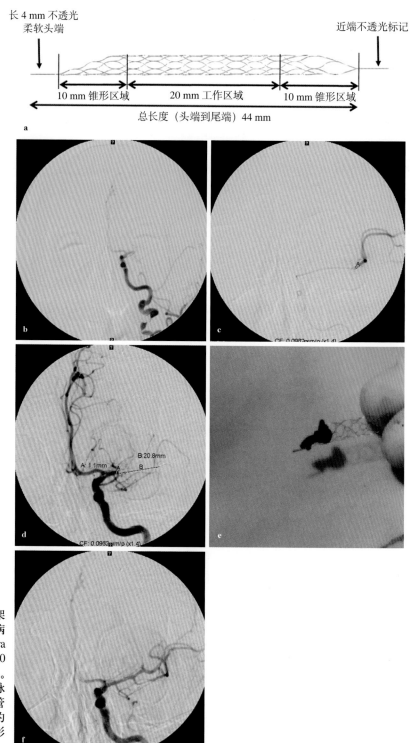

图 57-4 一例使用 Trevo 支架 (Concentric Medical) 的 75 岁男性病例。a. Trevo 支架（经允许引自 Nogueira et ai. J NeuroInterv Surg 2012;4：295–300 doi：10.1136/neurintsurg2011–01005）。b. 诊断性造影检查明确左侧大脑中动脉闭塞。c、d. 导引导管及微导管双导管造影检查显示闭塞血栓长度。e. 拉出的血栓附着在 Trevo 支架上。f. 血管造影检查最终显示左侧大脑中动脉再通

响分支血管以及术后支架内再狭窄等情况，都限制了直接支架置入方法的开展。支架取栓方法是闭塞血管机械再通技术的最新进展，其具有立即恢复血流的优点，同时无须双抗治疗，也可避免

因支架置入而导致对分支血管的影响以及支架内再狭窄。但取栓支架并非在每次取栓后都能使血管成功再通，栓子破碎后可能导致远端或非受累区域栓塞。此外，与目前最强的药物治疗方

法如静脉溶栓相比，支持介入治疗的随机研究资料还不充分。

## 风险防范

选择合适的病例是急性脑卒中介入治疗的关键。术后再灌注出血是介入治疗最常见的严重并发症，避免对具有较大梗死范围或基底节区（末端穿支区域）完全梗死的患者实施再通手术可规避此类风险。

术中并发症包括血管穿孔，一旦出现血管穿孔需立刻终止血管再通，阻止血流，并诱导血栓形成。此时应立即中和抗凝状态、充盈近端的球囊（如果使用球囊导管），同时使用辅助球囊闭塞血管穿孔段。通常经过上述处理能阻止进一步出血。如果经过上述处理，出血仍不停止，则需永久性闭塞出血血管。

最后，远端或非受累区域栓塞即可以发生在支架置入术中也可以发生在支架取栓术中。一旦出现这种医源性栓塞，则需采用其他方法进行血管再通，包括使用溶栓药物等。

## 致　谢

感谢 Paul H. Dressel 提供的图片，同时感谢 Debra J. Zimmer 协助编辑。

# 第58章
# 颅内动脉粥样硬化病变球囊血管成形术

Balloon Angioplasty for Intracranial Atherosclerotic Disease

Maxim Mokin,Travis M. Dumont,Shady Jahshan,and Adnan H. Siddiqui

## 概　述

采取支架置入与强化药物治疗对预防颅内动脉狭窄后复发性卒中比较的 [stenting vs. aggressive medical mangement for preventing recurrent (stroke) in intracranial stenosis，SAMMPRIS] 研究显示，与强化药物治疗相比，颅内支架及血管成形术有较高的围手术期卒中及死亡风险。因此，近年来作为 TIA 或症状性颅内动脉狭窄所致脑梗死二级预防的有效手段，直接血管成形术（球囊扩张血管成形术）越来越引起大家的重视。对于颅内动脉狭窄，不置入支架的球囊扩张血管成形术具有操作步骤简易、围手术期并发症低及无须支架置入后双抗治疗等优点。此外，与支架置入相比，球囊扩张血管成形术的技术难度更低，操作步骤更简易，需要的器材也更少。从理论上来说，球囊扩张血管成形术对病变血管的损伤更小，因此血管栓塞或出血并发症的风险也更低。

## 治疗原则

为减少对颅内狭窄区域的局部损伤，我们通常使用尺寸明显偏小的球囊行次全球囊扩张血管成形术。Poiseuille 定律提示，血流量和血管半径的四次方呈正比，也就是，任何血管半径的增加都能以四次方的比例增加血流量。根据本中心和其他中心已发表的结果显示，次全球囊扩张血管成形术能显著减少围手术期的并发症。通常我们以每分钟 1 个大气压的速度逐渐充盈球囊直至命名压（在此压力下球囊能充盈至标签显示的直径），此后以每 15 秒 1 个大气压的速度逐渐泄空球囊。虽然并不需要术前启动双抗治疗，但根据 SAMMPRIS 研究结果，我们常规会给症状性颅内动脉狭窄的患者为期 3 个月的双抗治疗，之后再给予阿司匹林单抗治疗。此外，我们还推荐尝试降压、降脂、降低血红蛋白 A1c 水平及其他生活习惯干预。在手术过程中，患者需接受适当的抗凝治疗，以降低因颅内操作或急性症状性病变状态（所谓的热斑块或不稳定斑块）所致的斑块破碎或栓塞性卒中的风险。

## 预期及潜在并发症

虽然次全球囊扩张血管成形术在影像学上只能部分改善血管狭窄程度，但根据 Poiseuille 定律，即使血管内径轻度增加也能显著改善血流，因此不必将血管扩张至完全正常。

虽然缺乏准确的数据，但血管成形术后再狭窄也不少见，特别是当使用小尺寸球囊扩张后更容易发生。本中心的数据显示有 20%~25% 的病例出现再狭窄。即便如此，症状性再狭窄并不常见：在我们进行血管成形术的 41 例患者中有 10

例出现再狭窄，而仅有 1 例出现临床症状（一次 TIA 发作）。如果出现严重再狭窄或临床症状再发，则需要再次行血管成形术，而并发症的发生率仍然很低。图 58-1、图 58-2、图 58-3 和图 58-4 介绍了一例大脑中动脉 M1 段再狭窄的患者进行再次血管成形术的情况。Mark 等报道了在接受次全球囊扩张血管成形术的 120 例患者中，12% 的患者因为发生了再狭窄而再次行血管成形术。

## 技术要点

### 器材准备

因为 100% 造影剂的黏度较高，可能堵塞小球囊，因此造影剂需用肝素化盐水稀释至 80% 后才充盈压力泵。仔细查看确保压力泵内腔没有残留气体。此后泄去球囊，并用造影剂充盈的注射器负压抽吸球囊，利用造影剂充盈导管死腔，再将其与压力泵连接，这样能保证球囊内完全充满造影剂，以产生最佳视图，同时也可避免一旦

球囊破裂而出现空气栓塞。在准备球囊时一定不能给予正压，因为正压会导致球囊腔径增大，从而增加球囊通过导引导管或狭窄处的阻力，导致球囊到位困难。

### 器材选择

球囊的大小应不超过狭窄近端正常血管直径的 50%~75%，大多数情况下，1.5 mm 或 1.25 mm 的冠脉球囊是最佳的选择。对狭窄处进行高质量、放大造影检查以精确测量血管尺寸。我们更喜欢使用中等长度的球囊（9~15 mm）以防止充气时球囊移位至狭窄近端或狭窄远端（嗑瓜子效应）。在大多数慢性病变中，不能根据狭窄后扩张的血管来选择球囊，因为这将导致选择的球囊过大从而增加血管破裂的风险。

### 操作过程

接下来，我们将介绍一例基底动脉中段狭窄行次全球囊扩张血管成形术的病例，这位患者术前虽经过抗血小板治疗，但仍出现缺血症

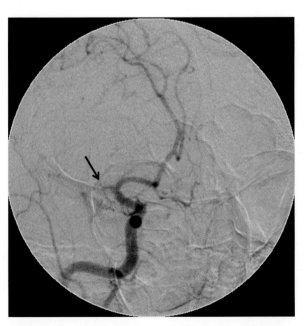

图 58-1　正位脑血管造影显示右侧大脑中动脉严重狭窄（箭头所示）。在静脉晚期才显示大脑中动脉分支远端前向血流（未显示）

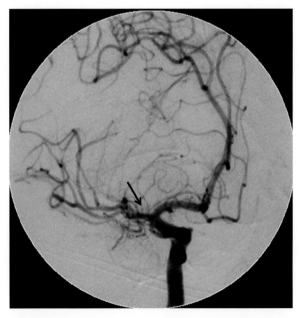

图 58-2　2 mm×6 mm Sprinter 球囊（Medtronic）在 M1 段扩张后，正位脑血管造影显示在之前狭窄的 M1 段有明显的血流通过（箭头所示为之前狭窄病变处）

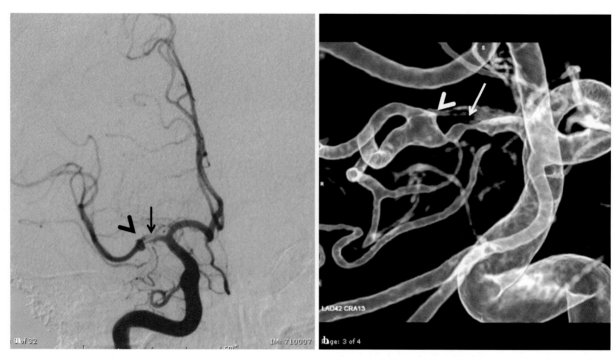

**图 58-3** 三个月后脑血管造影随访，正位（a）和三维（b）重建显示狭窄扩张后（短箭头所示）出现严重再狭窄（箭头所示）

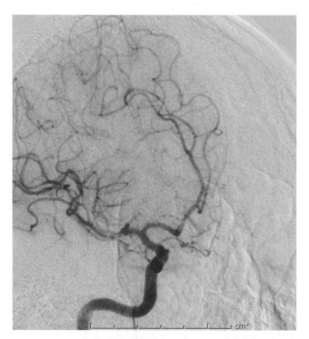

**图 58-4** 再次行次全球囊扩张成形术。脑血管造影、三维旋转成像显示狭窄明显改善

状（图 58-5）。

• 先用肝素进行全身抗凝治疗，使活化凝血时间达到 250~300 s。之后利用 0.035 in 泥鳅导

丝将 6F 导管超选至优势的左侧椎动脉。在路径图引导下将 0.014 in 交换长度的微导丝（300 cm）通过选用的同轴整体交换球囊从优势的右侧椎动脉入路，经过基底动脉，通过病变血管，最后进入右侧大脑后动脉。如果跨越狭窄段困难或血管严重扭曲，可以撤下球囊，选用更柔软的小于 1.8F 的微导管超选。微导管及导丝通过狭窄段后（如本例导丝超选至右侧大脑后动脉），行微导管造影检查确认位置，随后保留 0.014 in 交换导丝，撤下微导管。6F 导引导管在前、后循环病变中都可以使用 [ 在本例患者中使用的是 Envoy（Codman）]。使用柔软且操控性较好的微导丝能尽可能地减少对血管壁的损伤和动脉粥样斑块的破坏 [ 本病例使用的是 the Synchro-2（Boston Scientific Corp.，Natick，MA）]。通过微导丝将球囊导管送至颅内 [ 本病例使用 2 mm×9 mm Gateway 球囊（Boston Scientific Corp.，Natick，MA）]，利用球囊远端和近端的标记点定位，将球囊输送至最狭窄处（图 58-6）。需注意的是，

直径 ≤ 1.5 mm 的球囊只有一个位于球囊中心的标记点。

• 将微导丝送至狭窄远端能给球囊导管提供额外的支撑力（本病例将微导丝送至右侧大脑后动脉），以便球囊能到达病变位置。球囊未充盈时其头端较锋利，因此输送时应避免球囊头端超过微导丝，以防止损伤病变血管（换言之，微导丝应永远在球囊头端以远）。

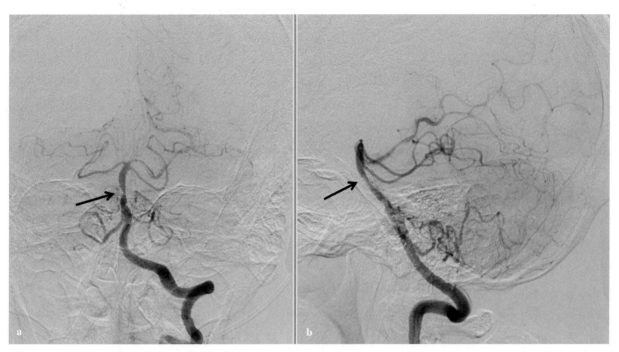

图 58-5　脑血管造影显示基底动脉中段局部狭窄约 70%（箭头所示），狭窄在正位时显示得更清楚。a. 正位。b. 侧位

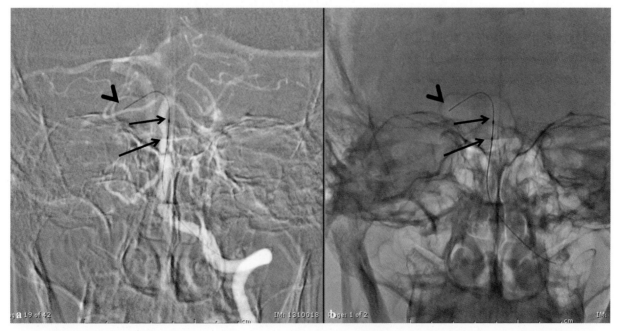

图 58-6　术中造影显示微导丝位于右侧大脑后动脉（短箭头所示），球囊位于最狭窄处（箭头所示为不透光的标记点）。a. 正位路径图。b. 非减影图像

• 在透视下，以每分钟 1 个大气压的速度缓慢充盈球囊直至命名压（图 58-7），随后以每 15 秒 1 个大气压的速度泄空球囊。

• 一旦球囊被完全泄空，先将球囊撤至狭窄近端，随后在透视下撤出球囊。之后再行血管造影检查以测量球囊扩张后血管狭窄的改善程度（图 58-8）。在本病例中，血管狭窄程度取得中度改善，虽然仍有部分狭窄残留，但为了避免损

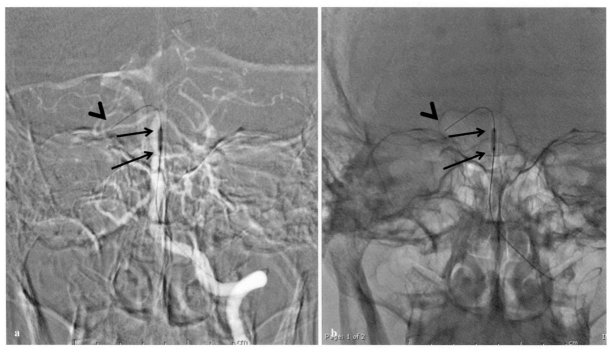

图 58-7　术中造影显示充盈的球囊（箭头所示）和微导丝位置（短箭所示）。a. 前后位路径图。b. 非减影图像

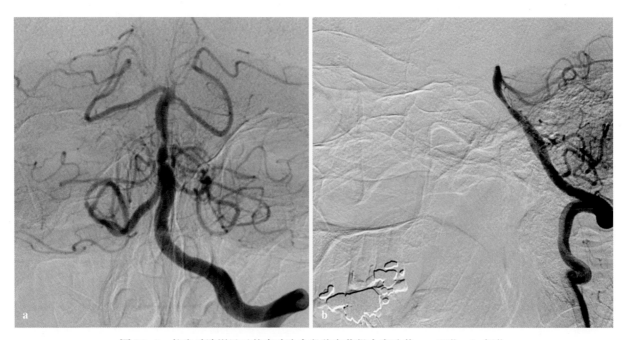

图 58-8　扩张后造影显示基底动脉中段狭窄获得中度改善。a. 正位。b. 侧位

伤基底动脉中段丰富的穿支动脉，我们没有再次进行球囊扩张。

## 应用要点

• 与颅内支架相比，球囊血管成形术具有技术难度低、操作步骤少、所需器材简单及无须永久器材植入的优点。

• 球囊血管成形术不需要长期双抗治疗，这样可以降低全身及颅内出血的风险。

• 使用小尺寸球囊行次全球囊扩张血管成形术能降低血管损伤及斑块破裂风险，因此可降低局部穿支及远端血管栓塞事件的发生率，从而减少梗死和出血并发症。

## 替代技术

对于强化药物治疗（按照 SAMMPRIS 研究要求）失败的症状性颅内动脉狭窄患者，目前尚无可靠的资料明确何种血管介入策略是最佳方案。在进行介入方案制订时需考虑狭窄长度和部位（Mori 分级）、狭窄处斑块的性质（伴有不规则边缘的溃疡斑块）以及介入干预的时机（发病前 7 天内还是 30 天后）等多种因素。在伴有血流受限病变的患者中，首次发病后 30 天内再发的风险非常高，早期介入干预的目的是降低该风险。与严重成角的多灶性长斑块（Mori C）相比，非成角的局部小斑块（Mori A）的手术风险更低。但是早期干预治疗的栓塞事件发生率较高，因此可能风险大于获益。先进行阶段性血管成形术，一旦斑块稳定后再进行支架术是另一种治疗方法，但目前该方法也还没经过严格评估。

## 风险防范

即使再轻柔的操作仍可能引起斑块破坏导致的急性血管栓塞或出现术中或术后血管穿孔事件。因此设备齐全的导管室应配有血小板糖蛋白 IIb/ IIIa 受体拮抗剂（一旦发生栓塞后使用）、鱼精蛋白（中和抗凝状态）以及在罕见的血管穿孔或血管破裂发生时使用的栓塞物。手术后 24 h 内在神经重症监护病房进行严格神经系统和血流动力学评估是非常重要的，一旦患者出现并发症能立刻被发现和解决。对于术前血管重度狭窄的患者，我们建议将血压控制在相对较低的水平，这样能降低高灌注相关的出血风险。

## 致　谢

感谢 Paul H. Dressel 提供的图片和视频，感谢 Debra J. Zimmer 协助编辑。

# 第 59 章
# 自膨式支架（颅内粥样硬化性病变）

Self-Expandable Stents（Intracranial Atherosclerotic Disease）

Maxim Mokin,Travis M. Dumont,and Adnan H. Siddiqui

## 概　述

在颅内动脉狭窄的治疗中，Wingspan 支架（Boston Scientific Corp.，Natick，MA）是目前研究得最为深入的自膨式支架。最初的单一研究和注册研究的结果显示，颅内支架能预防脑卒中再发。然而最近的一项随机研究（SAMMPRIS）结果显示血管成形术和支架组围手术期的并发症率显著高于预期（手术组 30 天卒中再发率达到 14.7%，而药物组为 5.8%）。这项研究的结果引起了人们对将颅内支架作为脑卒中二级预防的前景的担忧。基于 SAMMPRIS 的结果，目前大多数神经介入医师只将支架术用于强化药物治疗后仍出现与狭窄相关临床症状（强化药物治疗失败）的患者。另一种方法是症状急性期先实施次全球囊扩张血管成形术（相关技术描述见第 58 章），之后再延期实施支架置入术。

## 治疗原则

与球扩支架不同，Wingspan 是自膨胀设计，因此支架置入前球囊预扩张有助其贴壁和完全扩张，而球扩支架释放时同时完成了对血管的扩张成形。与球扩支架相比，自膨式支架具有更好的输送性，更容易将未释放的支架送至病变区域，在常见的颅内血管迂曲时，这一特性非常重要。

支架置入后为预防支架内血栓形成，需服用 3 个月的双抗药物，之后则终身服用单抗药物（通常是阿司匹林）。目前越来越多的资料显示血小板功能与治疗后反应及支架内血栓形成风险相关，所以在日常工作中，我们会使用抗血小板试验来评价 [阿司匹林反应单位 < 550、P2Y12 血小板抑制剂（波立维）反应单位 < 239，可视为达到治疗水平 ]。

## 预期及潜在并发症

有 25%~35% 的病例会出现支架内再狭窄，特别是治疗后 3~6 月时再狭窄的程度最严重，目前循环的支架更容易出现再狭窄。大多数情况下，这些患者并没有症状（占所有再狭窄患者的四分之三）。非创伤性影像研究如 CTA 或 MRA（相位对比定量流影像）可作为常规随访评估方法之一。如果非创伤性影像怀疑再狭窄，则需行 DSA 检查以进一步评估支架内腔的形态。如果是严重再狭窄或出现与狭窄相关的临床症状，则需再次实施血管成形术。一旦发现有再狭窄，无论是否实施手术都推荐使用双抗治疗。在实施上述处理后，许多病例的再狭窄会在 12 个月内自行缓解。

## 技术要点

### 器材准备

在手术前使用含有肝素的生理盐水冲洗球囊

导管和支架输送导管，在整个手术过程中，需持续加压冲洗导管，使用经肝素化生理盐水稀释后80% 浓度的造影剂充盈压力泵。

### 器材选择

术前需要精确测量狭窄病变的直径和长度，以此来选择球囊及支架的尺寸。狭窄近端、远端动脉段的直径大小及最大狭窄程度都需进行计算测量（根据 Warfarin-Aspirin 颅内疾病并发症研究的方法进行测量）。在球囊充盈时会出现移位现象（嗑瓜子效应），所以选择的球囊长度应略长于狭窄段长度。但也应避免因选择过长的球囊而降低通过性。通常我们选择长度 9~15 mm 的球囊。如果计划球囊扩张后置入自膨式支架（Wingspan），我们通常会将狭窄扩张至血管正常直径的 80% 大小。非常重要的是，不要用狭窄后扩张段直径的大小作为测量正常血管直径的参照。同样地，选择支架长度时必须保证置入后支架的两端分别超过病变两端至少 2 mm，而支架的直径应与被治疗段动脉的正常直径相匹配。应避免选择直径过大的支架以防支架无法完全扩

张，或出现血管夹层及破裂。

### 操作过程

接着我们将介绍一个病例，患者虽经过适当的内科治疗，仍出现椎基底动脉症状，因此患者接受了支架置入治疗（图 59-1）。

• 开始手术前用肝素进行全身抗凝治疗，使 ACT 达到 250~300 s。随后用 0.035 in 导丝将 6F 导引导管放至优势的右侧椎动脉。路径图引导下将 0.014 in 微导丝 [ 本病例使用 Synchro-2 微导丝（Boston Scientific）] 连同选用的同轴整体交换球囊从优势的右侧椎动脉入颅，通过病变部位，最后将微导丝放至右侧大脑后动脉。如果血管扭曲或通过狭窄段困难，最好撤下球囊，尝试选用更柔软的小于 1.8F 的微导管。一旦微导管及微导丝穿过狭窄段，行微导管造影检查确认位置，随后将微导管撤出。微导丝送至距狭窄段尽量远的位置，为接着的血管成形和支架置入术提供更好的支撑力。与单纯球囊扩张成形术不同，在输送 Wingspan 支架时，为能更好地将支架输送至目标位置，通常我们不会使用较软的微导丝

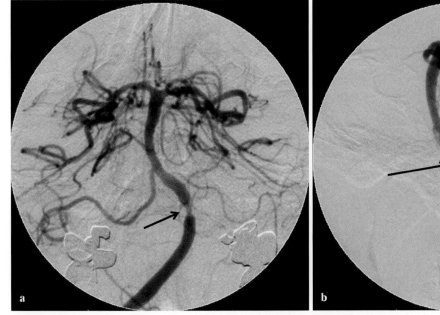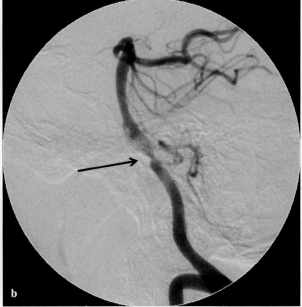

**图 59-1**　脑血管造影检查显示右侧椎基底动脉结合处局限性重度狭窄（箭头所示），约 76%。a. 正位。b. 侧位

（如 Synchro），而会选择更硬的 0.014 in 交换导丝 [ 如 Balanced Middle Weight 导丝（Abbott Vascular，Abbott Park IL）]。

• 当 0.014 in 微导丝到位后，通过微导丝将球囊导管小心送至最狭窄部位 [ 本病例使用的是 2 mm×9 mm Gateway 球囊（Boston Scientific）]（图 9-2）。

• 一旦通过标记点，确认球囊到达目标位置后，以每分钟 1 个大气压的速度逐渐充盈球囊至命名压，随后以每 30 秒 1 个大气压的速度逐渐泄空球囊。要避免重复扩张球囊，特别是在治疗急性症状性病变时，因为这可能导致斑块进一步破坏，出现远处或局部栓塞。

• 随后撤下球囊，输送自膨式支架（本病例使用的是 3 mm×20 mm Wingspan 支架）。特别关键的是，在输送支架通过狭窄病变时需要将滴注速度开至最大。通常我们会采用一些特殊的操作方法帮助支架到达目标位置，这些方法包括将导引导管进一步送至远端和（或）在导引导管内使用 0.018 in 导丝作为伙伴导丝以增加近端支撑

力，防止导引导管退向近端。通过调节近端支撑力（导引导管）和远端支撑力（微导丝），将支架缓慢输送通过狭窄段。因为多种器材在血管内可能导致血管形态改变，所以此时需要通过频繁的路径图以确定支架的理想释放位置。一旦支架完全通过狭窄段，使用推进导丝将 Wingspan 支架缓慢推出输送导管直至头端完全暴露。向前推送时产生的阻力通常会导致推进导丝弯曲甚至折断，所以缓慢推送非常重要。当支架的远端完全暴露后，一边轻柔地回撤支架导管，一边保持推送导丝持续向前的张力，以保证支架能准确地释放在狭窄处（图 59-3）。

• 释放支架后将输送导管缓慢撤至狭窄近端，进行血管造影检查以评估支架是否完全覆盖病变以及残余狭窄程度。如果支架没有完全覆盖病变，可以使用第二枚支架进行补救。

• 支架释放后如果仍有明显狭窄，可以进行支架后球囊扩张治疗。如果残余狭窄率 > 50%，我们通常不再行球囊后扩。本病例中我们利用 0.014 in 交换导丝将 3 mm×15 mm Gateway 球囊

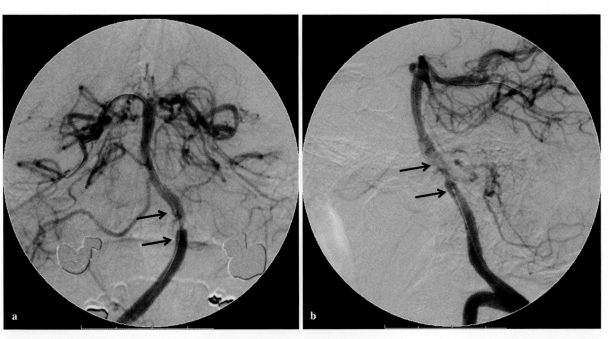

图 59-2　脑血管造影检查显示球囊位于最狭窄处（箭头所示为球囊近端及远端的标记带）。右侧大脑后动脉内可见微导丝。a. 正位。b. 侧位

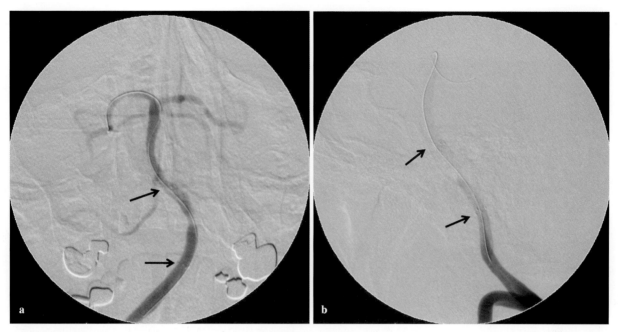

**图 59-3**　脑血管造影显示动脉早期 Wingspan 支架在狭窄处释放。箭头所示为支架近端和远端。需要注意的是，支架内血流得到明显改善，但仍有一定程度的狭窄。a. 正位。b. 侧位

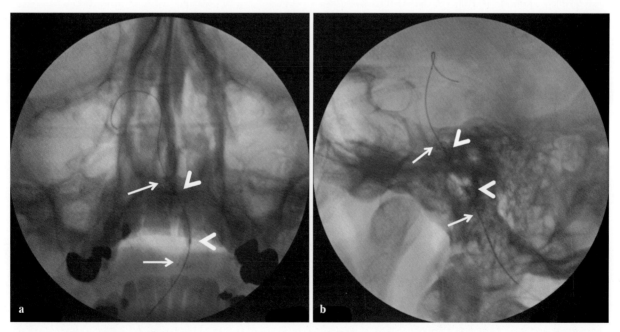

**图 59-4**　脑血管造影显示球囊位于 Wingspan 支架打开后残余的狭窄处（短箭头所示）。箭头所示为支架的近端和远端。a. 正位。b. 侧位

输送至支架处，并将球囊定位在残余狭窄处，随后非常缓慢地充盈球囊至命名压（图 59-4）。

　　• 撤出球囊，再行血管造影检查以评估管腔直径。如果血管的管腔情况满意，我们会对患者

进行详细的神经功能体检（通常患者接受的是清醒镇静麻醉）。针对这个病例，我们仔细检查了患者的视野、脑干及小脑功能。如果检查结果与术前没有变化，我们会再次评估患者的血管造影

以确认没有远端栓塞或其他血管损伤及闭塞。如果所有这些都没有异常，则小心地将交换导丝及球囊撤出。如果导丝撤出有阻力，可以将球囊导管向前推送并靠近交换导丝的头端；如果仍存在困难，可以撤去球囊，将 1.7F 微导管送至微导丝头端附近，随后一起撤出。

• 在本例病例中，最后的血管造影显示右侧椎基底动脉血流明显改善，仅有轻度狭窄残余（图 59-5）。

## 应用要点

• 基于 SAMMPRIS 研究的结果，颅内支架成形术仅用于强化药物治疗无效的患者。

• 发生短暂性脑缺血发作或卒中后，最佳的手术时间点目前仍不明确。SAMMPRIS 研究显示围手术期栓塞事件的并发症发生率很高，所以对于急性病变早期次全球囊扩张术加后期支架置入术可能是一种更安全的选择。而 Wingspan 注册研究也明确显示，如果将入组标准设定为发病 90 天内（亚急性期），则围手术期的并发症也显著降低。

• 使用多种量化方法准确测量病变的长度和直径，选择正确尺寸的球囊和支架。

## 替代技术

替代技术包括分阶段支架置入术（先实施球囊扩张，数周或数月后再行支架置入术）及单纯球囊扩张术。颅内支架置入的最佳时间点仍不明确。在发生临床症状后的前几周行支架置入术有很高的围手术期并发症发生风险。需要强调的是，球囊扩张术及支架置入术只有在药物治疗失败后才考虑。药物治疗失败是指在足够剂量的双抗、优化的他汀药物、血糖控制、降压及戒烟后仍出现再发症状。

## 风险防范

与单纯球囊扩张术相比，颅内支架术围手术期的并发症发生风险显著增加。

• 在球囊扩张和支架置入时可能会出现斑块

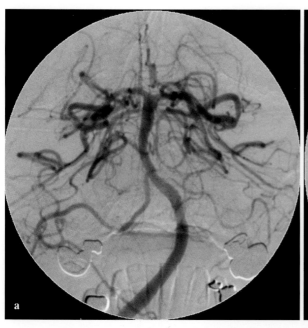
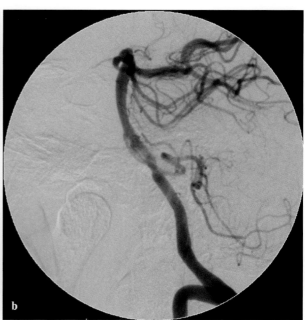

**图 59-5** 术后造影显示血流得到明显改善，右侧椎基底动脉有轻度残余狭窄。a. 正位。b. 侧位

破裂和血管夹层，可能导致急性神经功能变化。因此，在造影台上通过血管造影检查或旋转锥束计算机断层扫描确认没有血管破裂非常重要。如果没有出血，则可以通过全身或动脉给予糖蛋白 IIb/IIIa 受体拮抗剂来治疗血栓栓塞事件。这类药物也可用于术后早期支架内狭窄的患者，在患者对于阿司匹林或氯吡格雷无反应时常常会出现这种情况。但即便有足够的抗血小板反应，斑块破裂仍可能导致支架内迟发血栓形成。

• 如果突然发生血管破裂或穿孔，则应在破裂或穿孔的血管处快速充盈球囊，同时用足量的鱼精蛋白中和肝素。在闭塞血管 5~10 min 后重复进行血管造影检查，直至不再出血。少数情况下，栓塞物（如弹簧圈）也可用来止血，以防止不良后果。

• 即便采用了前面提到的方法，使用较硬的微导丝在远端支撑，用伙伴导丝并将导引导管放至尽可能远的位置以增加近端支撑力，但有时支架仍难以输送到位，这种情况下我们推荐使用中间导管。对于 Wingspan 支架而言，至少需要 5.7F 大小的中间导管。但如果中间导管输送困难或采用其他操作可能增加风险时，我们强烈推荐放弃支架置入术，而采用技术难度较低的球囊扩张术。

# 致　谢

感谢 Paul H. Dressel 进行的图片整理和 Debra J. Zimmer 协助编辑。

# 第 60 章
# 急性颈动脉闭塞

Acute Carotid Occlusion

Nohra Chalouhi,Pascal Jabbour,Aaron S. Dumont,L. Fernando Gonzalez,Robert H. Rosenwasser,and Stavropoula I. Tjoumakaris

## 概　述

颈内动脉闭塞导致的急性缺血性脑卒中的致残率及致死率分别高达 70% 和 55%，故临床预后差。由于在这种情况下栓子的负荷大，使用组织凝血酶原激活物（tissue plasminogen activator，tPA）静脉溶栓的再通效果差（26%~31%）。因此对于此类患者通常会采用经动脉介入治疗，使血管及时再通，防止大面积梗死。因为颈内 - 颈外动脉侧支及 Willis 环的存在，所以孤立的颈内动脉颅外段闭塞预后较好。颈内动脉颅外段闭塞同时伴有侧支循环不足或颅内段闭塞（通常位于大脑中动脉或颈总动脉分叉处）是动脉介入手术的可能适应证。

## 治疗原则

对颈内动脉颅外段闭塞伴有侧支循环不佳或伴有颅内段闭塞的患者，介入治疗的目的是快速开通闭塞血管。而对存在颈动脉颈段和颅内串联病变的患者，只有让颅内及颅外闭塞血管同时再通才能保证患者良好的预后。在解决远端闭塞之前先恢复颈内动脉颈段的血流有诸多好处：能更清楚地看清颅内血管结构，为颅内动脉的机械取栓提供更好的路径；远端血流恢复后再通率高而闭塞率低；可降低远期缺血性卒中的风险。对于

颈内动脉颈段闭塞可采用球囊扩张术及支架置入术，而为达到颅内动脉再通可以联合使用多种血管内技术，如机械取栓、药物溶栓、颅内球囊扩张、支架置入和临时血管内搭桥。

## 预期及潜在并发症

对闭塞的颈内动脉行动脉溶栓治疗和取栓治疗有一些风险，特别在伴有动脉粥样硬化性钙化血管的老年患者中。机械取栓会导致血管壁创伤、颈动脉持续性损伤，最终导致颈动脉夹层或血管破裂。机械取栓或颈动脉支架会引起栓子碎裂，从而导致远处非闭塞血管出现栓塞事件。再通血管早期再闭塞也常常发生，通常这种情况预后不佳。出血性并发症也值得关注，通常出血和卒中的严重程度与是否运用抗凝抗栓药物相关。血管内操作也存在技术难度，特别是在严重狭窄段或闭塞段。颈动脉颈段再通率在 42%~92%，而颈总动脉远端闭塞再通率在 50%~63%。

## 技术要点

### 器材的选择

• 支架置入术是开通颈内动脉颅外段的主要技术方法，目前所有的颈动脉颅外段支架都可被选择，如 Precise 支架（Cordis Corp., Bridgewater, NJ）和 Acculink 支架（Abbott Vascular, Santa

Clara，CA）。

• 颈内动脉颈段球囊扩张术通常选择非顺应性球囊，如 Aviator 球囊（Cordis）和 Viatrac 球囊（Abbott Vascular）。

• 颈内动脉远端闭塞机械取栓术使用的取栓器材包括 Solitaire 颅内取栓支架（Covidien，Irvine，CA）、Trevo 取栓支架（Stryker Corp.，Fremont，CA）和 Merci 取栓装置（Concentric Medical，Inc.，Mountainview，CA）。另外，碎栓抽吸装置，如 Penumbra 系统（Penumbra Inc.，Alameda，CA）也可用于机械取栓。取栓支架是目前最新的取栓器材，在阻断近端血流的情况下，取栓支架能将栓子捕获在支架的间隙内，并随着支架被拉出而取出血栓。Merci 装置是一根柔软的镍钛导丝，其头端呈弹簧圈样，通过将其插入血块而起到取栓作用。Penumbra 装置通过分离血栓（通过分离器）和抽吸的方式（通过抽吸装置）去除血栓。颅内球囊扩张需选用顺应性球囊，如 HyperGlide 球囊（Covidien）。自膨式支架优于球扩支架，因为自膨式支架在颅内血管环境下有更好的操作性，且对血管内膜的机械应力和损伤更少，因此动脉夹层及破裂的风险就更小。在所有可用支架中，我们更愿意使用 Wingspan 支架（Boston Scientific Corp.，Natick，MA）或 Enterprise 支架（Cordis Neurovascular，Miami Lakes，FL）。Enterprise 支架可以在部分释放后回收，因此在血管再通成功后（所谓的暂时血管搭桥）可以回收支架，这样就避免了双抗治疗。溶栓药物包括组织纤溶酶原激活物（tPA）和阿昔单抗（ReoPro），每种药物的使用剂量不超过 10 mg。

## 操作过程

• 经常使用 8F 血管鞘经股动脉置入。我们中心使用的是 6F Shuttle 长鞘和 3.5F Slip Cath 导管（Cook Medical Inc.，Bloomington，IN）。术

前行血管造影检查显示颈内动脉闭塞部位，并评估侧支情况。同时需行对侧颈内动脉造影检查及椎动脉造影检查以明确侧支血流情况。

• 静脉给予肝素，保持术中 ACT 为 250~300 s。通常肝素的剂量为 100 U/kg，但也需根据梗死范围的大小而调整。

• 6F 的 Shuttle 长鞘尽量放至靠近颈动脉分叉部，小心试探并操控 SL-10 微导管和 Synchro-2 微导丝（Stryker Neurovascular，Fremont，CA）穿过闭塞段，撤出微导丝，进行微导管造影检查以明确血栓负荷程度及是否存在颅内动脉串联闭塞情况。重复上述过程，直至明确颅内血栓的全部情况。

• 一旦明确闭塞程度，将交换长度的微导丝通过微导管送入颅内，随后撤出微导管。撤出微导管时需小心谨慎，始终保持微导丝位于病变远端。

• 通过胃管给予患者氯吡格雷 600 mg，是否额外静脉给予抗血小板药物如阿昔单抗，视情况由手术医师决定。

• 选择合适大小的支架释放，使支架近端位于颈总动脉远端，而支架远端位于颈内动脉近端（图 60-1、图 60-2 和图 60-3）。有些时候，可以使用多个支架以套筒重叠的方式完全覆盖整个血栓。

• 由于通过狭窄部位困难，所以通常不使用远端保护装置。除非颈动脉分叉或颈内动脉近端有明显钙化斑块，否则通常不使用球囊预扩张。支架释放后如果没有充分打开可考虑行球囊后扩成形术。

• 一旦颈动脉颅外段开通，就可通过交换导丝将微导管送至颅内狭窄处。操作微导丝和微导管通过血栓，随后通过微导管 [ 通常是 Exelsior SL-10 微导丝（Stryker）] 在血栓近端或血栓内注射阿昔单抗或 tPA。如果需要，也可通过交换导丝将取栓设备如 Penumbra、Merci 或取栓支架

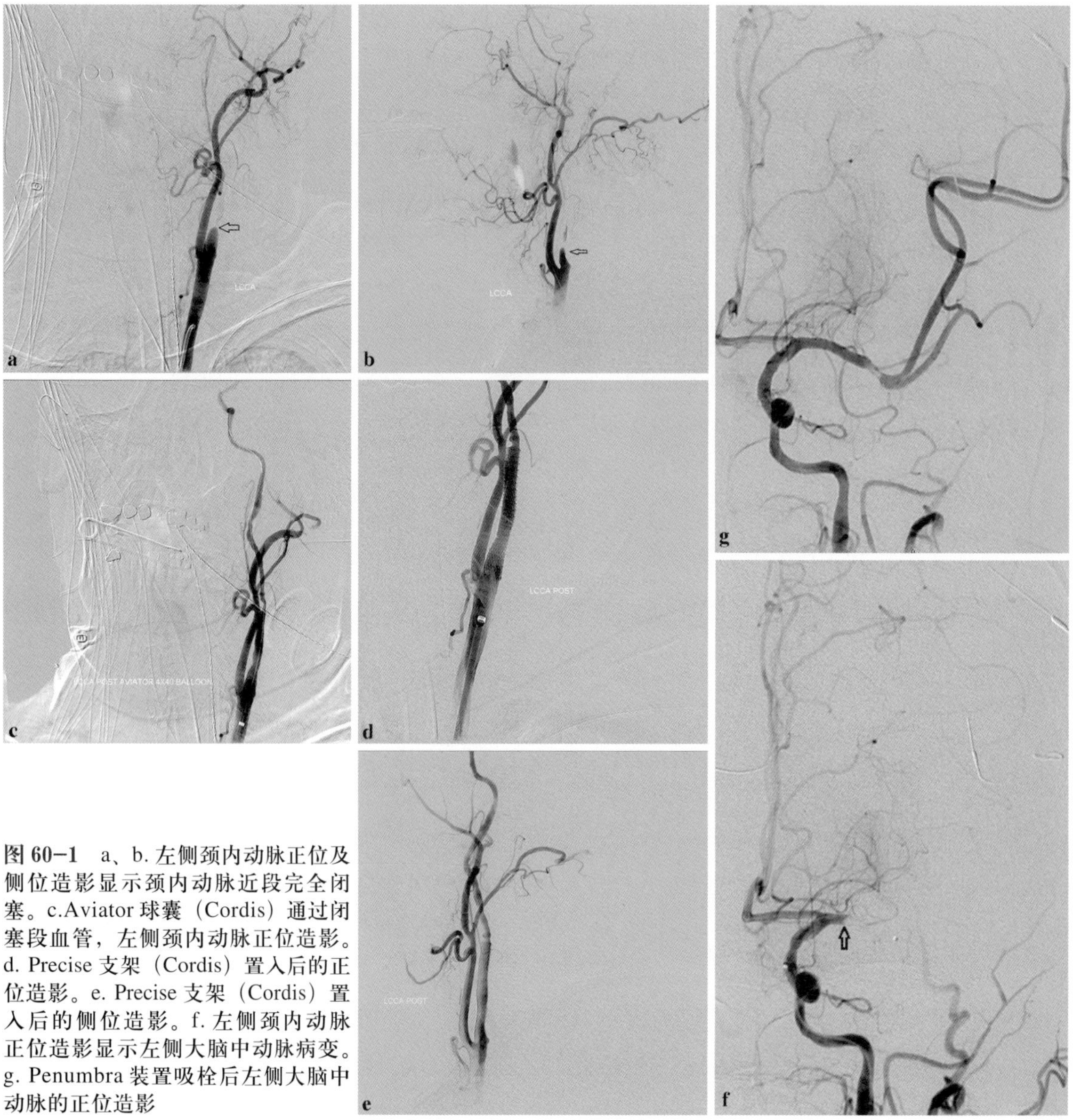

**图 60-1** a、b. 左侧颈内动脉正位及侧位造影显示颈内动脉近段完全闭塞。c. Aviator 球囊（Cordis）通过闭塞段血管，左侧颈内动脉正位造影。d. Precise 支架（Cordis）置入后的正位造影。e. Precise 支架（Cordis）置入后的侧位造影。f. 左侧颈内动脉正位造影显示左侧大脑中动脉病变。g. Penumbra 装置吸栓后左侧大脑中动脉的正位造影

送入颅内。

• 由于支架取栓的再通效果好，所以我们通常先使用 Solitaire 或 Trevo 支架取栓。支架的大小需根据目标血管的直径来选择。有时需要多次取栓或联合使用 Penumbra 装置及 Merci 支架才能取得血管完全再通。

• 有时也需要考虑其他血管再通技术，包括使用 Gateway 球囊（Stryker）行血管成形术和使用 Wingspan 或 Enterprise 支架（Cordis，Miami Lakes，FL）行支架置入术。Enterprise 支架可被半释放后取出，可以作为暂时血管内搭桥技术。

## 应用要点

• NIHSS 至少 6 分、CT 灌注显示 CBV 降低区域（梗死核心）和 MMT 增加区域（半暗带区）存在不匹配，以及 CTA 检查发现颈内动脉闭塞，则可以考虑进行血管内介入治疗。

• 颈内动脉颈段闭塞手术的适应证包括侧支代偿差或合并颅内动脉（颈内动脉远端或大脑中

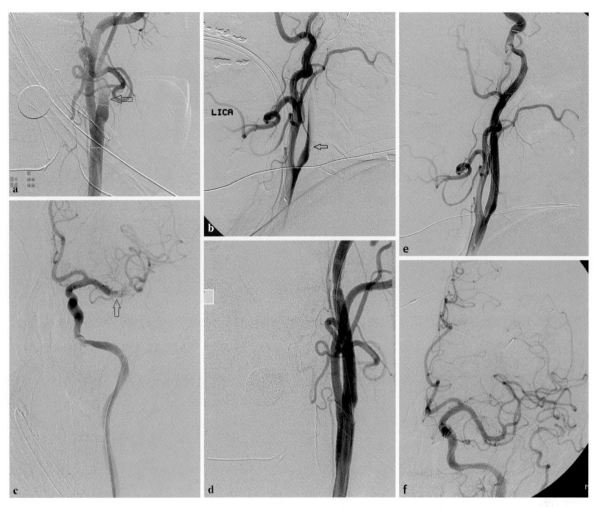

图 60-2　a、b. 左侧颈内动脉造影正位和侧位片显示颈内动脉近段完全闭塞。c. 左侧颈内动脉正位造影显示大脑中动脉闭塞。d. 正侧位造影显示支架置入后原先闭塞段再通。e. 侧位造影显示闭塞端支架置入后血管再通。f. 左侧颈内动脉岩骨段置入 Wingspan 支架（Boston Scientific）及使用阿昔单抗溶栓治疗后的正位造影

动脉）闭塞。

# 替代技术

· 如上所述，虽然再通率低，但发病 4.5 h 内进行静脉 tPA 溶栓仍是颈内动脉闭塞明确及标准的治疗方案。

· 可以通过侧支旁路（前后交通动脉）开通颅内动脉狭窄。通常在对侧颈内动脉或后循环侧支良好的情况下才使用该技术，但需仔细评估，因为该技术可能损伤正常的侧支。

· 使用血管加压药物（增加平均动脉压），或使用 Neuroflo 装置（CoAxia, Maple Grove, MN），在肾动脉水平上下阻断主动脉，从而将血流导向颅内循环，以增加脑灌注。在我们中心这些技术并不是首选技术，需谨慎使用。

# 风险防范

· 推荐静脉用肝素进行全身抗凝以防急性血管闭塞，且减少手术相关的栓塞事件。

· 在机械取栓和血管再通时，使用球囊暂时阻断血流，能显著降低远端栓塞事件的发生率。在使用 Merci 支架或取栓支架时，这种方法特别

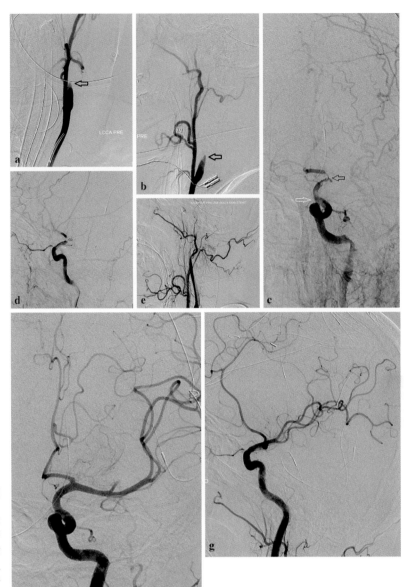

图 60-3　a、b. 左侧颈总动脉正位及侧位造影显示颈内动脉颈端闭塞。c、d. 左侧颈内动脉正侧位造影显示大脑中动脉闭塞，床突上端接近闭塞。e. 血管成形术，支架置入后侧位造影显示颈动脉颈段血管再通。f、g. 在岩骨段置入Wingspan 支架（Boston Scientific），并使用 Penumbra 装置抽栓后的侧位造影

有效。

- 手术的目标是在尽可能短的时间内取得颅内血管再通。

- 仔细评价脑血管侧支循环，避免在侧支良好的情况下进行不必要的颈动脉近端闭塞再通。

- 颈内动脉近端再通成功后，对导致新发血管闭塞的颅内栓子进行评估和处理是非常重要的。

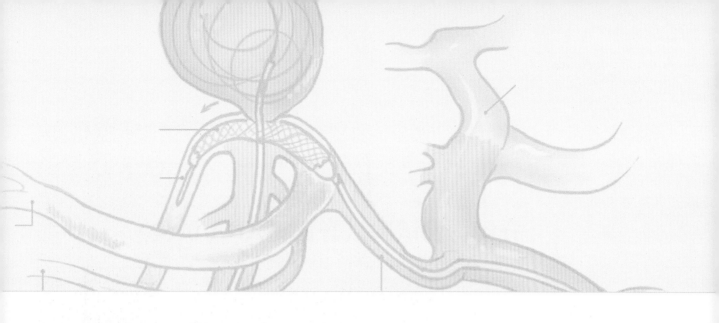

# 第 9 篇
# 生理试验
Physiological Testing

# 第61章
# 脊髓诱发试验（脊髓 WADA 试验）

Provocative Spinal Tests（Spinal WADA）

Albert Schuette, C. Michael Cawley, and Jacques E. Dion

## 概　述

脊髓动静脉畸形治疗是非常复杂和困难的。治疗手段包括开颅切除、立体定向放射治疗、血管介入栓塞，或者是三者的联合治疗。通过造影检查详细评估栓塞前畸形血管的形态构造非常有益，但是脊髓动静脉畸形通常含有重叠在一起的小血管，这在造影检查中很难分辨；另外，通过超选血管造影检查并不能准确评估栓塞后可能引起缺血的血管。因此，许多专家认为在用液态栓塞物栓塞前应行脊髓诱发（WADA）试验来判断畸形血管的血流动力学及可能出现的临床并发症（图 61-1）。

## 治疗原则

与脑血管 WADA 试验一样，脊髓 WADA 试验是通过药物试验来判断神经组织功能的。该试验是超选血管造影检查的一项辅助技术。如果微导管能够到达畸形血管团并远离脊髓前动脉或后动脉，WADA 试验可能就不需要了。

试验是通过对进入畸形血管的微导管注射短效麻醉药物来实现的。在过去，我们只能通过患者的临床表现来实施监测，但由于这些畸形的供血动脉结构复杂，目前许多专家建议实施该试验时应在全身麻醉下进行，并采用体感诱发电位（somatosensory evoked potentials，SSEPs）和运动诱发电位（motor evoked potentials，MEPs）进行监测。

## 预期与潜在并发症

在进行 WADA 试验的准备工作时，需考虑到该试验可能会延长介入治疗的时间和增加难度的问题。如果对清醒患者实施试验，患者活动的

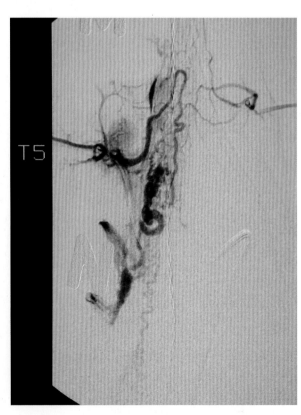

**图 61-1　血管造影检查提示脊髓动静脉畸形**

身体会增加导管进入远端小血管的难度。由于清醒患者的肢体没有软瘫，SSEPs 和 MEPs 也无法进行。对于某些本体感觉严重丧失的患者，SSEPs 同样无法进行，由于电生理检测会增加诱发试验的恢复时间，一些专家并不建议同时行超过 3 项的电生理监测。

WADA 试验有假阴性和假阳性结果的报道，一项研究表明该试验的阴性预测率为 97.6%，另一项研究则表明未发现假阴性结果。因而这项试验的假阳性结果是极少见的。但如果在试验过程中需要重复注射药物，我们还是建议应在微导管更靠近血管畸形部位时注射。

## 技术要点

### 试验前准备

患者全身麻醉后，我们首先需要获取 SSEPs 和 MEPs 的基线数据，然后开始股动脉穿刺，行脊髓血管造影检查。选椎动脉导管进入椎动脉、甲状颈干或肋颈干。将 Mickelson 导管进入胸腰段的根动脉。进入供血动脉后，微导管穿过 Mickelson 导管进行超选，通过微导管进行血管造影检查。在计划进行栓塞的部位，导管应尽量靠近动静脉畸形部位。在进行超选造影检查时，注射造影剂的推力应足以使药物到达血管畸形部位，同时又不会反流，以模拟栓塞时的状态。

### 药物选择

阿米妥钠是试验最常用的巴比妥类药物，它可以抑制神经元电活动。利多卡因也可以用于试验，它可以抑制神经轴索的电传导。因此，利多卡因比阿米妥钠可引起更多电位改变。

### 操作要点

以注射造影剂相同的推力将 50 mg 阿米妥钠注入，如果注射后诱发电位没有变化，尝试注射

40 mg 利多卡因。如果诱发电位仍然没有变化，说明该部位的栓塞是安全的。如果阿米妥钠注入后引起了诱发电位改变，表明 WADA 试验阳性，无须再注入利多卡因。

如果患者在注射利多卡因后诱发电位消失，而术者计划将导管超选至更靠近畸形血管团或到畸形血管的另一部分进行重复试验的话，需要等到诱发电位回到基线水平时再进行。一些专家建议在进行重复试验时单纯注射利多卡因即可。

## 应用要点

• 识别供应脊髓功能区的畸形供给动脉。试验中应尽量避免这些血管，防止神经功能损伤。

• 该试验作为血管超选造影的一项辅助技术，可了解脊髓病理血管的血流动力学变化。

• 确认可以用液体栓塞材料安全栓塞脊髓动静脉畸形的供血动脉。

## 替代技术

• 如果导管能够超选到紧靠畸形血管巢，而没有与脊髓前、后动脉相关，脊髓 WADA 试验可能就不必要了。

• 微创手术或立体定向放射治疗脊髓动静脉畸形可能更安全。

## 风险防范

• 如果 WADA 试验呈阳性，我们建议调整导管位置并重复进行诱发试验。

• 对于一部分 WADA 试验结果阳性患者的血管可在弹簧圈的保护下进行液体栓塞。

• 也有对一些试验结果阳性患者的血管用固体颗粒栓塞剂治疗。

# 第62章
# 脑诱发试验（脑 WADA 试验）

## Provocative Cerebral Testing（WADA Test）

Albert Schuette, C. Michael Cawley, and Jacques E. Dion

## 概　述

　　诊断性脑血管造影检查是获取脑血管形态影像的金标准。然而，血管的功能可能无法通过造影检查判断，尤其是在病理状态下。手术切除或栓塞治疗前，诱发试验可以区分不同血管的功能。手术治疗癫痫的过程中，在癫痫灶切除之前进行诱发试验可提供患者记忆等神经功能信息，对于神经介入医师而言，诱发试验可在血管畸形或肿瘤栓塞治疗前辨别责任血管（图62-1）。

## 治疗原则

　　脑诱发试验通过可逆的药物诱导来推断脑组织功能区。在癫痫诱发试验（WADA 试验）过程中，可通过从颈内动脉（internalcarotid artery, ICA）注射巴比妥类药物（阿米妥钠最常用）来推断语言、记忆等功能的优势脑区。异戊巴比妥钠也可用于该项试验。

　　诱发试验还可用于区分病理状态中的血管功能。通过对畸形血管或肿瘤供血动脉超选造影检查及药物试验来判断血管是否供应

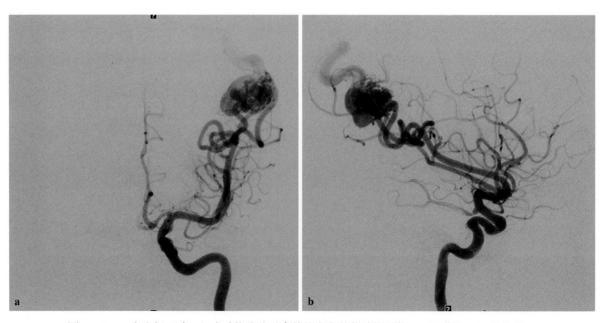

**图 62-1**　一个左侧顶叶 2 级小动静脉畸形术前栓塞之前的造影图像。a. 冠状位。b. 矢状位

功能脑区。通过这一试验，我们可以预防功能区梗死。

对于脑诱发试验最合适的麻醉方式目前存在争议。精确的神经功能监测需要在无意识或微意识的情况下进行，近期的研究表明视觉皮质电生理监测存在假阴性的可能。一些专家认为所有患者均应实施同步电生理监测。还有一些专家认为整个试验过程应在全身麻醉下进行，同时实施神经电生理监测。与脊髓 WADA 试验类似，目标血管可能又小又脆，一些专家认为全身麻醉由于没有患者活动的干扰，可以提高试验的准确性和图像的质量。

## 预期和潜在并发症

与脊髓 WADA 试验一样，脑诱发试验延长了介入治疗的时间和增加了难度，这一点在试验前的准备中要认真考虑。在对癫痫患者颈内动脉注射之前，必须首先完善全脑血管造影检查，以检测是否存在与后循环间的侧支循环，如果存在，注射阿米妥钠可引起呼吸抑制。为避免出现这种情况，微导管必须在药物注射前远离后循环侧支。阿米妥钠还会引起患者的去抑制反应，术

者必须为此做好准备。

大多数专家认为应在无镇静或微镇静状态下开始试验。因此术者不得不在无麻醉的状态下进行远端小血管的超选插管。由于试验中可能出现脑电图（electroencephalogram，EEG）结果阳性而临床表现阴性的情况，诱发试验中须实施神经电生理监测。对不能耐受试验的患者，我们只能在麻醉状态下单纯依赖神经电生理试验来完成。

虽然该试验的假阴性报道较少，但仍有栓塞后出现神经功能损伤的风险，这可能与无效监测（如视觉诱发电位）有关。另外一个引起假阴性的原因与动静脉畸形"水坑效应"的减少有关：在高速血流的情况下，初期注射的阿米妥钠只会流入畸形血管团中，随着栓塞过程中畸形血管内血流的减少，栓塞物可能进入试验未识别出的功能血管。因此，在这种情况下，可能需要再次进行 WADA 试验。

在某些情况中，对 WADA 试验呈阳性的血管也可进行栓塞治疗。目前已知的最大规模的研究表明，在这类患者中进行栓塞会有 40% 的概率出现神经功能障碍（图 62-2）。

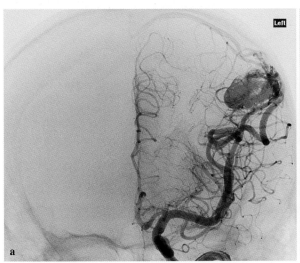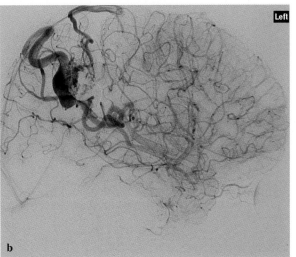

图 62-2 一个左侧顶叶 2 级小动静脉畸形术前栓塞之前的造影图像。a. 冠状位。b. 矢状位

# 技术要点

## 试验前准备

• 试验开始前应与神经电生理团队密切合作，获取患者运动诱发电位 (motor evoked potentials，MEPs)、SSEPs 和 EEG 的基线水平。

• 一旦股动脉通道建立，可通过颈内动脉获得基准造影图像。对于癫痫患者，此时应进行药物注射前评估，这时的血管造影可评估前、后交通动脉的侧支循环情况。这将有助于判断试验血管在解剖上是否真正独立。

• 在超选 WADA 试验中，微导管应在巴比妥类药物注射下超选至供血动脉的远端，用 1 ml 注射器完成超选造影以评估病灶血管的构筑情况。

## 药物选择

与脊髓 WADA 试验一样，阿米妥钠 (50~75 mg) 是用于 WADA 试验最常见的巴比妥类药物。其他可使用的药物包括美索比妥 (10~20 mg)、硫喷妥钠 (30~50 mg)、丙泊酚 (7 mg)。

## 操作过程

• 完成血管评估后，应将阿米妥钠或其他药物以与注射造影剂相同的推力注射。

• 神经电生理团队和神经介入团队合作进行神经功能体检。

• EEG、MEPs 和 SSEPs 在药物注射后进行。

• 注射药物的药效在数分钟后降低。

• 在癫痫患者，应在试验后 45 min 到 1 h 后进行对侧颈内动脉重复注射。

# 应用要点

• 为癫痫手术患者在术前定位语言和记忆功能区。

• 对动静脉畸形和肿瘤患者辨别可能供给脑功能区的血管。

• 可作为超选造影的辅助技术用来理解病灶的血流动力学变化。

• 对动静脉畸形或肿瘤患者识别可安全地进行液体栓塞的血管。

# 替代技术

• 一些专家在没有术中监测的全身麻醉条件下对动静脉畸形患者进行栓塞。

• 功能磁共振成像可替代 WADA 试验进行癫痫患者术前功能区的定位。

# 风险防范

• 如果血管造影检查提示存在胚胎发育时残留的后循环侧支，那么应该超选到胚胎侧支循环以远注射药物。

• 术者应为患者的神经去抑制症状做好准备，并预防患者出现此类问题。

• 与脊髓 WADA 试验一样，固体颗粒栓塞剂也可用于某些激发试验阳性的血管（图 62-3）。

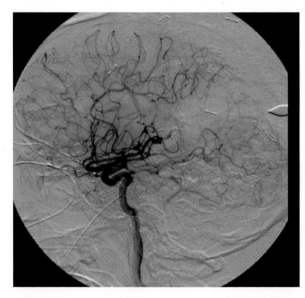

**图 62-3　术中血管造影提示动静脉畸形已被完全切除**

# 第63章
# 球囊闭塞试验

## Balloon Test Occlusion

Ciro Giuseppe Randazzo, Nohra Chalouhi, and L. Fernando Gonzalez

## 概　述

　　球囊闭塞试验（balloon test occlusion，BTO）是通过短暂阻断某根血管，来判断手术或介入过程中可能出现的永久性神经功能缺失的一种手段。球囊在血管腔内闭塞某段血管后，通过评估患者缺损的神经功能来判断该血管是否为支配相关脑区的责任血管。评估可使用神经体检等各种不同的神经检查手段来实现。

## 治疗原则

　　成功可靠的BTO要遵循以下原则：
　　• 选择进行闭塞试验的血管应能准确反映血管分布（图63-1）。
　　• 血管阻断必须符合规定标准。比如，目标血管中的血流必须被完全阻断，必须将球囊置于靶血管的任何一根侧支血管的远端，这一点尤其重要（图63-2）。
　　• BTO有存在假阴性和假阳性结果的可能，但试验中出现的神经功能缺损仍不能被忽视（如病理体征阳性）。同时，即使患者在BTO中并未出现神经功能缺损，也无法保证血管被永久阻断后不会出现神经功能缺损。有报道表明，该试验的假阴性率可达20%。
　　• 球囊闭塞后必须通过血管造影检查来确认

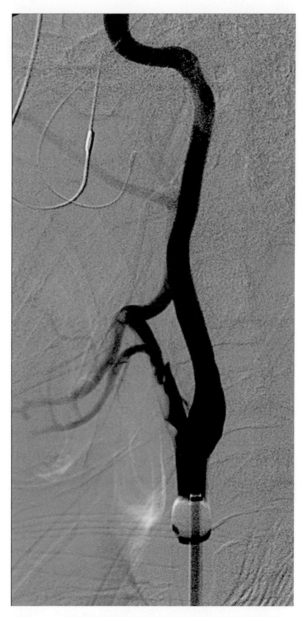

**图63-1**　通过球囊导管注射的造影剂显示了球囊远端的血管

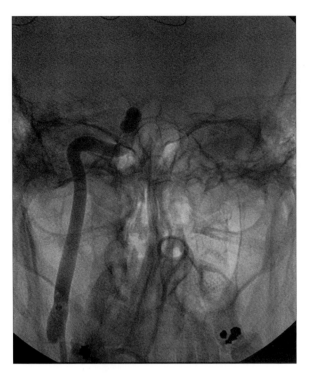

图 63-2　当球囊扩张后，可见一段停滞的造影剂

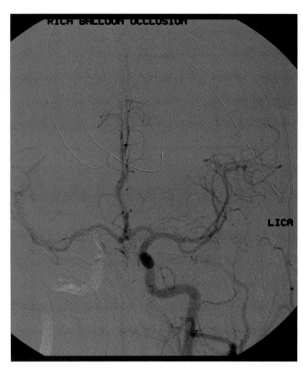

图 63-3　右侧球囊扩张后，同侧造影剂停滞，可见对侧的侧支代偿

阻断是否完全（图 63-3）。一旦确认，应立即进行神经系统检查。许多辅助技术可增加 BTO 的可靠性以减少假阴性事件的发生，如连续脑电图监测、体感诱发电位监测、低血压试验、脑血流测量通过氙气计算机断层成像（computed tomography，CT）/ 单光子发射计算机断层成像（single-photon emission computed tomography，SPECT）/ 正电子发射成像（positron emission computed tomography，PET）/ 带有乙酰唑胺试验的灌注 CT 或磁共振成像（magnetic resonance imaging，MRI）、血管残端压力测量、经颅多普勒超声检查、脑血氧测量和静脉相同步测量等。

## 预期与潜在并发症

在牺牲血管之前，通过球囊闭塞试验对脑血管代偿能力的准确检验将减少永久致残率和致死率。随着新的更安全技术的发展，在脑血管疾病的治疗方面牺牲血管的必要性越来越少，因此球囊闭塞试验对于准确预测牺牲血管的预后及减少并发症方面显得尤为重要。

BTO 的并发症包括出血、感染、昏迷甚至死亡。颈内动脉闭塞可能需要使用大型号的动脉鞘、球囊导引导管和双侧动脉通道，如 8F Concentric（Stryker Neurovascular，Fremont，CA）和 Cello（eV3，Irvine，CA），因此与建立血管通道相关的并发症可能会增加，这包括股动脉损伤、腹膜后血肿和肢体缺血坏死。最严重的并发症是试验血管的夹层、破裂和供血范围缺血。

为了降低假阴性发生率，辅助试验尤其是神经功能评估和影像学评估尤为重要。

### 神经功能

- 粗略估计　检查语言、运动和感觉功能。
- 详细评估　标准神经精神体检。
- 低血压试验　降低血压至平均动脉压（mean artery pulse，MAP）的三分之二水平。

- 持续脑电图监测（electroencephalogram，EEG）监测脑电活动变化。
- SSEPs　监测脑电活动变化。

## 影像学评估

- 远端血管残端压力 / 闭塞后反压力　Kurata 等（1996 年）的研究表明平均残端收缩压的 60% 或更高能预测存在较好的侧支循环，这比总体的平均动脉压更准确。
- 静脉相 BTO　测量静脉充盈的同步率，延迟 3 s 以内说明牺牲血管的安全性增加。
- 球囊闭塞前后经颅多普勒超声检查　闭塞后大脑中动脉的流速为闭塞前流速的 65% 以上提示脑血管有充足的侧支代偿。
- 脑功能与脑血流的评估　包括 CT 和 MR 灌注成像，PET、SPECT 成像，$^{133}$ 氙气成像。

# 技术要点

## 试验前准备

- 试验前应评估患者肢体远端血管搏动并做标记。当双侧动脉通道建立时，应进行脉搏血氧监测同时监测双侧大蹰趾。在使用镇痛药物前，应记录基准的神经检查和血流动力学结果，尤其是平均动脉压。
- 双侧腹股沟区常规消毒铺单，X 线摄片定位股骨头，我们首选对目标血管的对侧股动脉建立通道。当球囊扩张时，应进行心电监测以观察迷走反射引起的心率减慢，同时预防性使用阿托品，以预防心率减慢带来的不良后果。

- 记录患者基准活化凝血时间（activated clotting time，ACT），如果条件允许，进行球囊闭塞试验前应口服阿司匹林或抗血小板药物。应在所有的冲洗液中每升加入 4 000 U 肝素。
- 在患者镇静的情况下放置导尿管，持续 EEG 和 SSEPs 电极以及股动脉鞘。必须在患者未镇静或轻度镇静状态下进行完整的认知功能检查。
- 置入动脉鞘后，经股动脉给予肝素团注，按 70~100 U/kg 注射，使 ACT 达到基础水平的 2~2.5 倍。
- 使用诊断导管进行完整的四血管造影检查，我们建议采用 5F Berenstein 和 0.038 in 导丝来完成检查。造影检查时应格外注意前、后交通动脉对目标血管侧支循环的开放情况，并观察直径和流速；记录闭塞血管中粥样硬化斑块、血管走行及长度等情况。目标血管的长度应在多角度透视下精确测量。

## 器材选择

多种球囊被用于 BTO。我们建议的产品都具有易于追踪和顺应性好的特点。这包括双腔球囊导引导管（double-lumen balloon guide catheters，DLBGCs）、球囊充盈导丝和球囊微导管。我们建议选择较大的 DLBGCs 或 7 mm×7 mm Hyperform（eV3）球囊导管用于颈外动脉的试验，较小的球囊导管包括 Ascent（Codman，Raynham，MA），Scepter（MicroVention Inc.，Tustin，CA），和 HyperGlide（eV3）（表 63-1 和表 63-2）。球囊微导管更适用于颅内血管和后循环的试验。顺应性好的球囊优于顺应性差的球囊。

表 63-1　各类球囊导引导管的比较

| 生产商 / 商品名 | 型号 | 长度（cm） | 内径（in） | 结构 |
| --- | --- | --- | --- | --- |
| Concentric | 7, 8, 9 | 95 | 0.059, 0.078, 0.085 | 外套管，内编织网管组合 |
| Covidien/Cello | 7, 8, 9 | 95, 95, 95, 92 | 0.051, 0.067, 0.075, 0.085 | 双编织网管组合 |

**表 63-2　各类微球囊导管的比较**

| 生产商 / 商品名 | 结构 | 近端外径 | 远端外径 | 头端长度（mm） | 球囊直径（mm） | 球囊长度（mm） | 微导丝（in） |
|---|---|---|---|---|---|---|---|
| eV3/HyperGlide | 单腔 | 2.8F | 2.2F | 4 | 3 | 10,15 | 0.010 |
| | | | | | 4 | 10,12,20,30 | 0.010 |
| | | | | | 5 | 15,20,30 | 0.010 |
| eV3/HyperForm | 单腔 | 2.8F | 3F | 2 | 4 | 7 | 0.010 |
| | | | | | 7 | 7 | 0.010 |
| MicroVention/Scepter C | 同轴双腔 | 2.8F | 2.1F | 5 | 4 | 10,15,20 | ≤ 0.014 |
| Codman/Ascent | 同轴双腔 | 2.9F | 2.9F | 3.0~5.5 | 4 | 7,10,5 | ≤ 0.014 |
| | | | | | 6 | 9 | ≤ 0.014 |

## 球囊的准备

双腔球囊导引导管（DLBGCs）的准备如下：

• 将旋转止血阀（rotating hemostatic valve，RHV）连接球囊导引导管和肝素化加压输液系统。

• 连接三通管和球囊充盈口，利用负压对球囊进行排气。

• 使用 50∶50 的肝素化生理盐水 / 造影剂充盈球囊，并观察球囊中的气泡。重复步骤（2）和（3）直到球囊中所有的气体被排尽。

• 确认球囊完全泄空后将其插入鞘中。

• 对于大多数的 DLBGCs，可使用 0.038 in 导丝直接导入试验血管。

微导管球囊的准备如下：

• 查看第 18 和第 19 章关于球囊准备的内容和产品手册。各类球囊的具体操作过程不同。

• 准备过程中最重要一点是球囊内不能有气体，因为气体可能干扰成像。

• 准备好合适大小的球囊后我们还需选择合适大小的导引导管，微导管将被插入合适内径的导引导管并进行造影成像。

### 双腔球囊导引导管的 BTO 技术

• 将准备好的 DLBGC 通过旋转止血阀连接肝素化的加压输液系统。

• 如果动脉弓不扭曲，DLBGC 可直接通过 0.038 in 导丝到达目标血管。如果在造影中发现血管比较扭曲，可在颈外动脉或锁骨下动脉处使用 300 cm 交换导丝将 DLBGC 导管交换到位。

• 如果必须使用交换技术，一定要通过 DLBGC 行脑血管造影检查，以此来明确交换时无血栓发生。

• DLBGC 到达目标血管后绘制路径图。

• DLBGC 到达预定阻断部位后撤除导丝，在球囊扩张前测量远端基准压力。

• 在持续 X 线透视的监测下和路径图的指引下，根据血管直径缓慢充盈球囊，同时通过导引导管持续缓慢推注造影剂，一旦观察到球囊近端出现造影剂滞留，即表明球囊已被完全充盈。记录球囊充盈所需要的造影剂用量，不要过度充盈球囊以防止血管夹层。

• 球囊充盈后开始计时，并进行神经系统体检。

• 再次测量阻断后球囊远端的血管残端压力，如果压力与基准水平相比降低了 50%，表明目标血管的侧支代偿不佳。

• 进行神经功能或脑血流的辅助检查。我们建议在 15 min 内每 5 min 进行一次神经系统体检。如果 15 min 后神经系统的临床表现无明显改变，应降低动脉血压至原平均动脉压的 2/3，并保持

15 min。在球囊扩张完成后应每隔 5 min 在透视下检查血流停滞情况，以保证球囊阻断的有效性。

• BTO 过程中出现的任何神经功能改变均提示该试验的失败，这种情况出现后应立即泄空球囊。通过造影检查确认所有的动静脉血管均处于开放状态后移除球囊。

• 如果患者在试验中未出现任何神经系统功能改变，辅助检查提示目标血管侧支循环代偿好，即表明 BTO 成功。此时应泄空球囊，并通过造影检查确认目标血管无夹层、血栓等情况后，拔出球囊导管。

### 球囊微导管的 BTO 技术

• 实施球囊微导管的 BTO 需要较小直径的导管和 6F 股动脉鞘。

• 选择合适大小的球囊导管后按本章上述内容进行试验前球囊准备，将导引导管送达阻断处的近端，确保导引导管的内腔足够大，使得在球囊微导管穿过后仍可以保证造影剂的注入（表 63-2）。有些微球囊导管不需要连接持续滴注的冲洗系统（如 HyperForm/HyperGlide），而有些双腔球囊需要连接持续滴注的冲洗系统（Scepter 和 Ascent），它可以保证球囊远端持续肝素化。

• 存取路径图。

• 使用合适的微导丝将球囊微导管送入目标血管 [0.014 in Ascent 球囊和 X-Pedion（eV3）的 HyperForm 或 HyperGlide 球囊 ]。

• 将造影剂持续注入导引导管，球囊在持续透视的监测下和路径图的引导下缓慢扩张。当造影剂在球囊的近端停滞时，说明球囊已被充盈。记录球囊完全充盈时所用的造影剂剂量，以避免球囊过度扩张。要记住这不是进行球囊扩张血管成形术，只要阻断血流即可。

• 球囊被完全打开后开始计时并进行神经系统体检。

• 再次测量阻断血管远端的压力，当压力与基准压力相比下降50% 以上时，提示目标血管侧支的代偿能力较差。只有使用双腔微导管，才能完成这项检查。

• 进行神经功能和脑血流的辅助检查。我们建议在 15 min 内每 5 min 进行一次神经系统体检，如果在 15 min 后神经功能没有明显改变，我们就将患者的动脉压降低至其基础平均动脉压的 2/3，并保持 15 min。在球囊充盈后应每隔 5 min 在透视下检查血流停滞情况，以保证球囊阻断的有效性。

• BTO 过程中出现的任何神经功能改变均提示该试验的失败，这种情况出现后应立即缩小球囊，通过造影检查明确所有的动静脉血管均处于开放状态后移除球囊。

• 如果患者在试验中未出现任何神经系统功能改变，同时辅助检查提示目标血管的侧支代偿好，即表明 BTO 成功。此时应在缩小球囊并通过造影检查确认目标血管无夹层、血栓等情况后，拔出微导管及导引导管。

## 应用要点

• 对于不能进行血流转流或血管重建手术的海绵窦旁巨大动脉瘤的患者应进行此试验。

• 对于部分颈内动脉或椎动脉旁肿瘤患者，通过此项试验可以检验肿瘤全切时去除瘤周血管对患者神经功能的影响。详见第 49 章。

## 替代技术

• 在目标血管使用球囊导管时，其他血管的造影检查则使用诊断导管来完成（Berenstein 5F）。此项技术需要双侧股动脉通道，当目标血管被阻断时可通过目标血管的侧支结构来评估，同时该技术可以对双侧脑血管的静脉相进行比较和评估。但是双侧股动脉通路可增加血栓事件的发生率。

• 如果患者不能耐受 BTO，在阻断目标血管之前，颈外、颈内动脉的吻合是必需的。

• 如果患者既不能耐受血管吻合手术也不能耐受阻断目标血管带来的神经功能缺损，替代技术包括对动脉瘤行血流转流术、肿瘤的次全切除术及放疗或在实施既定治疗方案前等待侧支循环的形成。

# 风险防范

• 避免过度扩张球囊或反复扩张球囊。

• 当球囊充盈时禁止移动球囊。

• 球囊的大小要合适，这样在充盈球囊阻断血流时就不会过度扩张动脉。

• 必须排尽球囊内气体。

• 必须在持续透视下完成球囊充盈。

• 所使用的球囊应与其他器材尽可能地配套。

• 试验过程中应使用肝素持续抗凝，并保持 ACT 为正常值的 2.0~2.5 倍。

• 在完成最后的造影检查前不要移动微导管或导引导管，要确保患者在最后的造影检查过程中保持神经系统功能的完整性（图 63-4）。

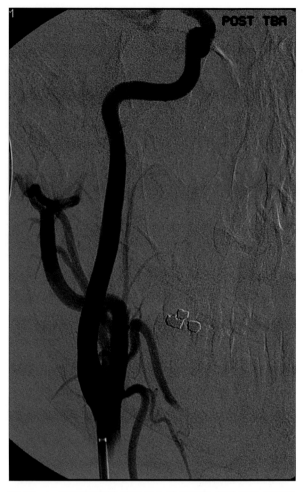

图 63-4　球囊被移除后进行血管造影检查以排除在球囊扩张时可能出现的血管撕裂

# 第 64 章
# 岩下窦取样
## Inferior Petrosal Sinus Sampling

R. Webster Crowley, Cameron G. McDougall

## 概　述

岩下窦取样（inferior petrosal sinus sampling，IPSS）是一项经血管腔同时获取双侧岩下窦和外周静脉血样的技术。该技术在 Cushing 综合征的诊疗中特别有用。而 Cushing 综合征由促糖皮质激素（adrenocorticotropic hormone，ACTH）分泌过多的垂体肿瘤、异源性肿瘤引起。虽然 IPSS 并不是神经血管介入医师的代表性技术，但它在 Cushing 综合征的诊疗中具有关键作用，因此成为神经血管介入技术之一。

## 治疗原则

垂体释放的 ACTH 水平会因为静脉内注射的促糖皮质激素释放激素（corticotropin-releasing hormone，CRH）或去氨加压素的作用而升高，这是对疑似 Cushing 综合征患者进行岩下窦取样的理论依据。当 ACTH 从垂体前叶释放后，它会经过岩下窦（inferior petrosal sinus，IPS）汇入海绵窦静脉丛和颈静脉系统。IPSS 通过比较 IPS 和外周静脉中 ACTH 水平的变化差异来实施。这一技术提供了非常有用的信息。第一，通过比较 IPS 与外周血中 ACTH 升高的差异可以鉴别 Cushing 综合征和异源性糖皮质激素增多症。第二，可以明确 Cushing 综合征中 ACTH 分泌性肿瘤在垂体中的位置，理论上一侧垂体前叶的静脉系统主要汇入同侧海绵窦和 IPS，因此 IPSS 可以推断哪一侧的垂体腺体含有肿瘤。有时在 MRI 检查不一定能看到肿瘤时，IPSS 成为神经外科医师探查垂体肿瘤的依据。此外单侧的 IPSS 假阴性率高，敏感度为 80%，所以我们推荐进行双侧 IPSS。

## 预期与潜在并发症

IPSS 可为 Cushing 综合征的诊疗提供帮助，还可为神经外科专家提供手术解剖信息。这一技术的致残率很低，潜在并发症包括血管穿通、海绵窦血栓和微导管阻塞。血管穿通可引起低级别低压力的蛛网膜下腔出血。海绵窦血栓非常罕见，由于该技术需要使用的微导管内可能形成血栓，所以有造成目标血管堵塞的可能。为了预防这些并发症，我们需要在操作过程中对患者进行肝素化治疗，由于这可能加重血管穿通时蛛网膜下腔出血，所以需要小心操作，尽可能减少此类并发症发生。

## 技术要点

### 器材准备

• 操作开始前，首先要确保血样不能混淆，为此我们安排每个采血部位（右 IPS，左 IPS，外周静脉）都各有一个技师或护士负责。每一个责任技师或护士分别用标识标出他们采样管放置的位置，尽管这看起来有些多余，但它确保了样本的准确性，避免患者接受无效的采血。

• IPSS 准备的另外一个特殊的步骤是采血药物的准备，这些药物由麻醉师或护士经外周静脉输入。CRH 的剂量为 1 μg/kg，去氨加压素的剂量为 10 μg。

### 器材选择

• 5F 短鞘是建立股静脉通道最常用的器材之一，而在对侧股静脉则使用 7F 短鞘。由于 7F 短鞘在被 5F 引导导管穿过时会留有足够的空腔，足以进行血样抽取，因此可用作外周静脉的采血端。

• 我们使用 5F 单弯导引导管进入双侧颈静脉球。允许导管的弯头朝向或背离 IPS 内血流的方向，这为下一步微导管的进入提供了很好的支持。

### 操作过程

• 分别使用 5F 和 7F 鞘在腹股沟区建立双侧股静脉通道。

• 在 0.035 in 导丝的引导下使 5F 单弯导引导管进入双侧颈静脉球后，行静脉造影检查以显露

进入 IPS 的通道和 IPS 与颈静脉球的相对位置（图 64-1）。

• 在 0.014 in Transend EX Soft Tip 或 Synchro-2（两者均为 Boston Scientific Corp., Natick，MA）导丝的引导下将 0.021 in 以上内径的微导管置入双侧 IPS。特别注意，将导管头端保持在 IPS 中不要进入海绵窦，通过微导管行超选静脉造影检查。此外，应确认 IPS 的位置，通过造影检查中海绵窦的显露来判断双侧静脉窦的汇入是否对称（图 64-2）。

• 确认了微导管的位置后开始进行岩下窦取样，用 3 ml 的注射器同时抽取双侧微导管和 7F 鞘内的静脉血，从微导管中抽取静脉血时需使注射器保持抽吸状态，因此我们在抽吸注射器时用一把止血钳夹在注射器上，以保持注射器内恒定的负压。不采血时，我们使用另一个注射器，使微导管保持负压状态，这样保持了微导管内血液的流动，防止了导管内血栓形成，使得所抽取血样的检验结果更加精确。当各个部位的样本采集完成后将样本分别放置在指定位置，以免混淆。

• 样本抽取的时间与 CRH 或去氨加压给予的时刻相关，当给予 CRH 时分别在给药前 5 min，给药时和给药后 2、5、10、15 min 取样。

• 如果使用的药物是醋酸加压素，在用药前 5 min 和 10 min，用药后 2、5、10、15 min 抽取

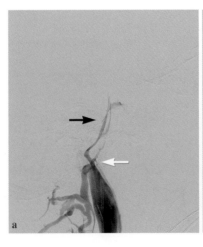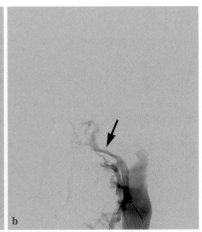

图 64-1 从左侧颈静脉球导引导管进行的静脉相造影检查，可见左侧颈静脉球（白色箭头所示）和其相连的同侧岩下窦（IPS）（黑色箭头所示），此图像可以作为下一步放置岩下窦微导管的路径图。本图经 Barrow 神经研究所授权本书使用。a. 冠状位；b. 矢状位

血样。

• 所有样本采集结束后拔出导管和鞘管，操作结束。

## 应用要点

• 微导管置入 IPS 后进行颈静脉造影检查，以确保微导管未进入海绵窦。

• 如果没有对抽血时间和操作技术准确把握，该操作就没有价值，因此操作团队应精神集中，避免混淆样本。

## 替代技术

IPSS 的替代技术为地塞米松抑制试验和 CRH 刺激试验。两种试验均可推断出 ACTH 过度分泌的部位是在中枢还是在外周，但是它们都没有像 IPSS 一样的准确度。其他的试验包括夜间唾液皮质醇含量和 24 h 小时尿皮质醇含量检测等，均可以对高皮质醇血症作出诊断，但是它们仍无法分辨皮质醇过量分泌的部位。

## 风险防范

• 由于导管抵达右侧颈静脉球的通路更直，在操作过程中我们首先进入右侧 IPS。如果第一次进入 IPS 有困难，需立即尝试对侧颈静脉球通路，并尝试进入对侧 IPS。如果进入双侧 IPS 均失败，操作过程就被迫终止。

• 如果成功进入一侧 IPS，需立即进行静脉造影检查，这将为对侧 IPS 的进入提供更好的影像提示，增加进入对侧 IPS 的成功率（图 64-3）。如果只成功进入一侧，IPSS 也可进行。但由于缺乏双侧的对照，该操作对判断激素过量分泌是由垂体还是由外周静脉造成的敏感度约为 80%。

• 当不能进入 IPS 且不能通过静脉造影检查辨别时，可以建立股动脉通道，并通过位于颈总动脉的导管进行动脉造影检查。这一造影的静脉相可以识别 IPS 汇入静脉系统的位置，并查看它与静脉球的位置关系。

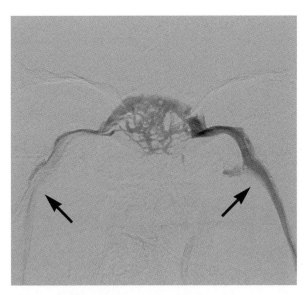

图 64-2　左侧岩下窦和海绵窦交界处微导管造影形成的冠状位静脉相造影图像，接着导管退回至岩下窦中，双侧岩下窦以黑色箭头标记。本图经 Barrow 神经研究所授权本书使用

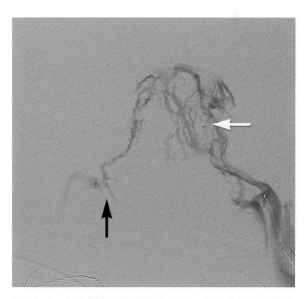

图 64-3　在右侧岩下窦造影失败后，通过左侧岩下窦微导管形成的冠状位造影图像。白色箭头所示为微导管头端，黑色箭头所示为右侧岩下窦和颈静脉球的交界处。这可作为放置右侧岩下窦微导管的路径图。本图经 Barrow 神经研究所授权本书使用

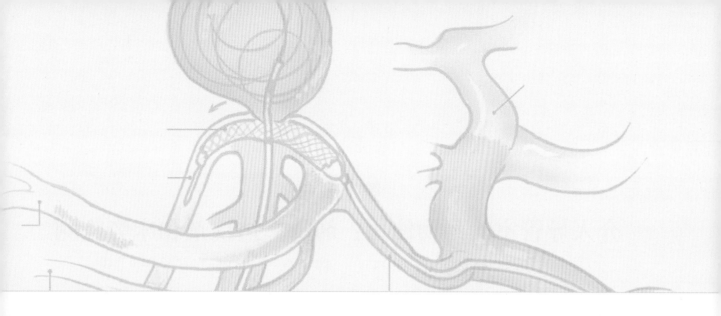

# 第 10 篇

# 介入导管室的药物使用

Pharmacology in the Interventional Suite

# 第 65 章
# 介入导管室的药物使用：剂量、拮抗剂和床旁监测

Pharmacology in the Endovascular Suite: Dosages, Antidotes, and Point-of-Care Testing

Asterios Tsimpas, Stephen J. Monteith, and L. Fernando Gonzalez

## 概　述

血小板是一种没有细胞核的小型细胞，平均生存期是 5~9 天。它们的主要功能是监督并维护血管内皮的完整性。在正常情况下，血管内皮只提供血小板一个无法附着的表面。然而，一旦血管内皮被破坏，内皮下的胶原纤维就暴露出来。这些胶原纤维与血小板表面细胞膜上的糖蛋白（GP）Ⅰa/Ⅱa/Ⅵ等多个受体结合后极易形成血栓，并最终激活血管内皮下膜上与血管性血友病因子（von Willebrand factor，vWF）结合的其他糖蛋白，进一步促使血小板黏附于受损的血管壁。被激活的血小板通过增加钙离子向细胞内流动而使细胞形态结构发生变化（图 65-1），从而增加其表面接触面积。同时，活化的血小板释放诸如二磷酸腺苷（ADP）和促血栓素 $A_2$（$TXA_2$）等因子，吸引并促进其他血小板聚集。凝血酶（Ⅱa 因子）在被激活的血小板表面形成，并进一步促进血小板聚集。血液循环中的 ADP、$TXA_2$、凝血酶通过与细胞表面某些受体结合来吸引更多的血小板并激活 GPⅡb/Ⅲa。这些活化的 GPⅡb/Ⅲa 与作为桥接的细胞外 vWF 和纤维蛋白原结合，并附着于其他被激活的血小板，从而形成白色血栓。

## 抗血小板因子

抑制血小板黏附和聚集对于血管内治疗很关键，因为在使用最柔软的微导丝和导管的过程中都会损伤血管内皮。多年来人们研发出许多药物，通过直接或间接的途径作用于大部分上述受体。

### 噻吩并吡啶类和非噻吩并吡啶类药物

噻吩并吡啶类药物如氯吡格雷（波立维）、噻氯匹定（抵克立得）、普拉格雷，以及非噻吩并吡啶类药物如替格瑞洛（倍林达），通过可逆或不可逆的方式与 ADP 竞争血小板表面受体 P2Y12 亚型来抑制 ADP 介导的血小板聚集。

• 氯吡格雷（clopidogrel）是一种缺乏体外活性的惰性前体药物，常常与阿司匹林联合使用或单独使用。该药物在肝脏内经细胞色素 P450（CYP450）代谢并活化后与 P2Y12 不可逆地结合。由于 80%~85% 的氯吡格雷在被肠道吸收前被酯酶灭活以及 CYP450 活性的个体差异，可能导致其抗血小板效果欠佳而因此需要改用其他药物。这些个体差异可能与遗传（内在因素）和外在因素有关，包括吸烟和某些药物的使用 [ 质子泵抑制剂，抗真菌或抗人免疫缺陷病毒（艾滋病毒，HIV）药物，抗抑郁药 ]。氯吡格雷的维持剂量是 75~150 mg，每日 1 次，口服。择期支架

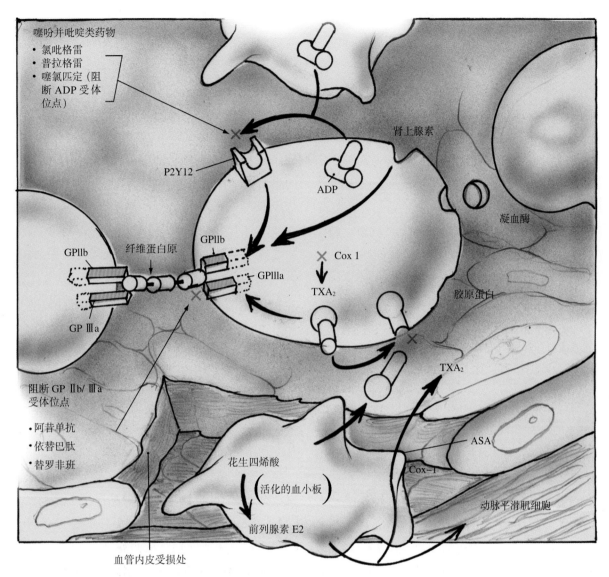

图65-1 血小板聚集的最后一步是纤维蛋白原黏附于Ⅱb/Ⅲa受体，该过程产生了一个血小板-血小板复合物。噻吩并吡啶类药物需要代谢成其活化产物来阻断血小板P2Y12受体，从而阻止二磷酸腺苷（ADP）与其受体结合。这是一种发生在Ⅱb/Ⅲa转换成高亲和力状态前的内源性途径。一旦一个血小板被激活，它会改变形态并启动一种酶促级联反应，后者最终导致血栓素$A_2$（$TXA_2$）释放。$TXA_2$具有收缩血管的特性并有利于聚集更多的血小板。$TXA_2$形成过程中最重要的步骤是被环氧化酶（Cox 1）抑制，而$TXA_2$能抑制花生四烯酸的形成

置入术前的药物准备，推荐氯吡格雷75 mg，每日1次，口服，共服用7~10天。在紧急情况下，应一次性给予负荷剂量300（峰值效应时间在4 h内）~600 mg（峰值效应时间在2 h内），口服或直肠给药。氯吡格雷在使用更高负荷剂量时可以在仅仅的几小时内更快地达到峰值效应，然而，更高的血药浓度可能会伴随更大的出血风险。因为氯吡格雷和P2Y12的结合是不可逆的，

该药效将持续到末次服药后的7~10天，直到所有血小板为新生的血小板所替代。所有的抗血小板药物可以通过输注血小板来迅速中和药效。然而，血液循环中的氯吡格雷甚至会与输注的血小板结合并发挥药效，直到机体将之代谢。因此，多次输血可能是必要的。有5%~20%的患者由于上述因素对氯吡格雷存在抵抗。对于这些患者的治疗方案是增加负荷剂量（追加300~600 mg）

和（或）增加维持剂量（每天加用 75~150 mg），同时排除诸如吸烟和服用质子泵抑制剂等潜在的干扰因素。如果应用这些方法后仍无法达到预期的抗血小板聚集的效果，强烈建议改用其他药物。

• 噻氯匹定（ticlopidine） 是一种类似于氯吡格雷的不可逆 P2Y12 受体抑制剂。该药物也由肝脏细胞色素代谢，所以应注意定期随访患者的肝功能。该药物的负荷剂量是 500 mg，顿服；而其维持剂量是 250 mg，每日 4 次，口服。目前，噻氯匹定的使用受限于其严重的副作用，包括粒细胞缺乏症、血栓性血小板减少性紫癜、中性粒细胞减少症和再生障碍性贫血。

• 普拉格雷（prasugrel） 属于最新一代的噻吩并吡啶类药物，也是一种不可逆的 P2Y12 受体抑制剂。该药物的中间代谢产物在胃肠道形成，进而在肝脏被完全激活。其负荷剂量为 60 mg，顿服；维持剂量为 5~10 mg，每日 1 次，口服。通常用药后 2~4 h 内达到血小板抑制的峰值效应。与氯吡格雷相比，普拉格雷的半衰期更长，能更快、更持久地起效并且药物抵抗率更低。由于普拉格雷会增加出血风险，所以美国 FDA 并不推荐有短暂性脑缺血发作或缺血性脑卒中病史的患者使用（"black box warning" 黑框警告）。

• 替格瑞洛（ticagrelor） 是一种可逆的、非竞争性 P2Y12 受体抑制剂。该药物的作用机制是阻止 ADP 介导的 GP Ⅱ b/ Ⅲ a 活化。替格瑞洛在肝脏内代谢、活化，并被迅速吸收。该药物的负荷剂量为 180 mg，顿服；维持剂量是 90 mg，每日 2 次，口服。替格瑞洛常常与阿司匹林联用，而阿司匹林的用量一旦大于每天 100 mg 可能会降低替格瑞洛的药效，用药过程中需要注意避免这种情况发生。替格瑞洛的药效达峰值的时间是 1~3 h 内，与其血药浓度的峰值时间一致。而半衰期为 6~13 h，停药后 2~3 天药效消失。由于该药物的半衰期很短，确认患者是否按医嘱服药尤其重要，漏服 1、2 顿药物可能会导致血小板恢复正常活性。

## 水杨酸盐类

• 乙酰水杨酸（ASA，阿司匹林） 是一种环氧化酶 1 和环氧化酶 2（COX-1 和 COX-2）的阻断剂，其作用机制是不可逆地抑制 $TXA_2$ 的形成。该药物通常作为单用的抗血小板药物或与其他抗血小板药物（如氯吡格雷）联合使用。阿司匹林在胃肠道、肝脏、血液和滑膜液中活化，其半衰期由于依赖于血药浓度，所以范围从 3~10 h 不等。阿司匹林在口服或直肠给药后，5 min 内开始起效，30~60 min 内达其峰值效应。尽管目前还没有明确的负荷剂量，但治疗开始时仍推荐给予 325 mg 口服或 300 mg 直肠给药；而维持剂量为 81~325 mg，每日 1 次，口服。近 30% 的患者会对阿司匹林产生药物抵抗，这与治疗的剂量和疗程有关，而与药物本身无关。

## 磷酸二酯酶抑制剂

• 双嘧达莫（潘生丁） 可抑制腺苷磷酸二酯酶与脱氨酶的活性，从而促使 ADP 与环磷酸腺苷（cAMP）在细胞外聚集。该作用也会导致冠状动脉扩张。双嘧达莫通常与阿司匹林混合配制成一种缓释剂（aggrenox），用于预防脑缺血性卒中。其用量是 1 粒（缓释胶囊），每日 2 次，口服（每粒胶囊含阿司匹林 25 mg、双嘧达莫 200 mg）。

## 糖蛋白 Ⅱ b/ Ⅲ a 抑制剂

• 阿昔单抗（aeopro） 糖蛋白（GP） Ⅱ b/ Ⅲ a 抑制剂，在血管内手术中被广泛使用。阿昔单抗是与 GP Ⅱ b/ Ⅲ a 受体结合的单克隆抗体中的一个片段。该药物具有起效快、抗血小板作用显著和半衰期很短的特点。该药物的推荐使用方法为

0.25 mg/kg，静脉推注，也可给予 0.125 μg/(kg·min)（最大剂量 10 μg/min）的速度静脉维持 12 h。给予负荷剂量后，血小板将被抑制（延长出血时间），持续长达 12 h。因此，在阿昔单抗药效消失前后续药物的起效显得尤为重要。阿昔单抗也被推荐在术中血栓栓塞时使用，用法为每次 1 mg，动脉内注射，并反复多次给药，但推荐总剂量不超过 10 mg。

• 依替巴肽（integrilin）和替罗非班（aggrastat）是可逆的 GP Ⅱ b/ Ⅲ a 抑制剂，并最初用于心脏手术。这两种药物比阿昔单抗具有更长的半衰期，通过肝脏代谢。依替巴肽的负荷剂量是 180 mg/kg，在 1~2 min 内静脉推注，并在 10 min 后再追加 1 次；该药的静脉维持剂量是 1~2 μg/（kg·min）（最大剂量为 15 mg/h）。替罗非班的负荷剂量是 25 μg/kg，静脉推注，推注时间需大于 3 min；而其维持剂量为 0.15 μg/(kg·min)，维持 19~24 h。所有 GP Ⅱ b/ Ⅲ a 抑制剂的作用可被输注血小板所逆转。

### 即时检测

许多对抗血小板药物不敏感的患者面临支架内血栓形成、脑梗死甚至死亡风险的增加。遗传变异、一般健康状况不佳、同时服用其他药物和不遵医嘱服药可能是导致药物反应个体差异的原因。

多个实验室已开展体外实验来研究如何应对血小板抵抗。VerifyNow 检测（Accumetrics Inc., San Diego，CA）是一种简便、快捷的测定血小板对药物反应及抗血小板治疗效果的即时检测，尽管该检测手段对于医师来说正变得越来越有吸引力，但是其作用仍存在争议，故并未被广泛采纳。VerifyNow 检测可以监测血小板对阿司匹林、P2Y12 受体抑制剂（噻吩并吡啶类药物和非噻吩并吡啶类药物）和 GP Ⅱ b/ Ⅲ a 抑制剂的药物反应。我们推荐在启动抗血小板治疗前和制订

血管内手术计划前即刻实施该检测。在实施颅内支架置入术前，强烈建议需检测到至少 30% 的阳性反应。非常低水平的 P2Y12 反应数据提示可能出血风险增加。

## 神经血管内操作中的抗凝和溶栓治疗

在"白色血栓"形成的过程中和形成后，凝血机制的内源性和外源性途径就启动了。这些凝血途径使凝血酶原转变为凝血酶，凝血酶进而将纤维蛋白原转变为纤维蛋白，而纤维蛋白使血管壁上受损处由血小板形成的填补物变得更加稳固（红色血栓）。

## 抗凝药物

### 凝血 Ⅹa 因子抑制剂

• 肝素　与抗凝血酶Ⅲ（AT Ⅲ）结合后灭活凝血 Ⅹa 因子。然后，肝素进一步灭活凝血酶并阻止纤维蛋白原转化为纤维蛋白以及"红色血栓"的形成。肝素的静脉注射剂量为 50~100 U/kg，通常在腹股沟处股动脉穿刺成功后给药。它的药效可以通过实验室检查部分凝血活酶时间（PTT）来监测。活化凝血时间（ACT）是一种更快速、更可靠的床旁监测手段，并通常作为首选方法在介入手术室中实时监测。ACT 为 250~300 s 是血管内手术过程中的目标值，通常需要测定 2 次基准数值。追加静脉注射肝素可调节 ACT 水平。一旦出血，肝素的作用可被硫酸鱼精蛋白中和。一般情况下静脉推注鱼精蛋白 1 mg 可以中和肝素约 100 U。由于肝素在血浆中的浓度在给药后相对快速下降，故鱼精蛋白的给药剂量应根据最后一次肝素的推注时间来调整。肝素末次推注后约 1 h，一般情况下鱼精蛋白 0.5 mg 足以中和肝素约 100 U。

## 直接凝血酶抑制剂

• 达比加群 肝素诱导的血小板减少症 (HIT) 是肝素使用后可能发生的一种严重并发症。血小板的活化和血管内皮的损伤导致血小板因子 4 (PF4) 释放后与肝素结合。而在一些患者体内会形成肝素 –PF4 免疫球蛋白 G (IgG) 抗体。该抗体与血液循环中的肝素 –PF4 复合体结合后激活血小板，并可能导致血小板减少症和血栓形成。实验室检查检测到 IgG 抗体，加之随着肝素化治疗后诱发的血小板减少症，即可确诊为 HIT。在这种情况下，应终止输注肝素，并用其他药物替代，如达比加群酯 (pradaxa)。达比加群直接抑制游离的凝血酶和纤维蛋白结合的凝血酶。它的维持剂量为 150 mg，每日 2 次，口服。达比加群应在停止静脉给予肝素时给药。目前尚无可中和达比加群作用的药物。维生素 K、鱼精蛋白和新鲜冰冻血浆 (FFP) 对其都无效。可以考虑使用紧急透析和重组 Ⅶ a 因子，尽管其疗效尚不明确。其他推荐用于疑似或确诊为 HIT 患者的药物是阿加曲班、来匹卢定 (重组水蛭素，refludan) 和达那肝素 (Orgaran，在美国不能使用)。FDA 不推荐给有机械性心脏瓣膜置换手术史的患者使用达比加群。

• 比伐卢定 肝素也可被配成浓度为 3 000~5 000 U/L 的生理盐水溶液持续静脉维持。对于肝素过敏或发生 HIT 的患者，可用比伐卢定来替代。比伐卢定是一种半衰期仅 25~30 s、可逆的直接凝血酶抑制剂，其持续滴注的推荐浓度为 0.1 mg/ (kg·L) 生理盐水溶液。比伐卢定亦可替代治疗性肝素静脉滴注，先静脉推注 0.75 mg/kg，后续静脉维持的初始速度为 0.25~1.75 mg/ (kg·h)。对于肾功能不全的患者应酌情减量使用。静脉推注比伐卢定后 5 min 应测定 ACT，如果 ACT < 225 s，应按 0.3 mg/kg 的剂量追加静脉注入。比伐卢定在术后应静脉维持 4 h。如果需要的话，术后比伐卢定可以在 ACT 或 PTT 的动态监测下以 0.2 mg/ (kg·h) 的剂量静脉维持长达 20 h。而在股动脉穿刺鞘拔除前 4 h 应停用比伐卢定。

## 维生素 K 抑制剂

• 华法林 (可密定) 可竞争性抑制维生素 K 环氧化物还原酶，而该酶具有活化维生素 K 的作用。凝血因子 Ⅱ、Ⅶ、Ⅸ、Ⅹ 以及蛋白 C、蛋白 S 的合成都需要维生素 K 的参与，所以华法林能抑制肝脏中所有上述蛋白质的合成。蛋白 C 和蛋白 S 具有抗凝血作用，但他们的半衰期比凝血因子 Ⅱ、Ⅶ、Ⅸ 和 Ⅹ 短。因此，华法林使用前未予肝素或类肝素药物桥接治疗可能导致在其抗凝作用起效前血管内血栓已形成。华法林的常用剂量为 2~5 mg，每日 1 次，口服。但每天的口服剂量可以在小于 2 mg 和大于 10 mg 之间变化。华法林的药效用凝血酶原时间 (PT) 或更多的是用国际标准化比值 (the international normalized ratio，INR) 来监测，从而可以避免 PT 测定时的实验室误差。尽管对于心脏瓣膜置换术后的患者来说可能需要较高的 INR，但神经外科需要的 INR 的目标值通常是 2~3。华法林的药效可能受饮食因素的影响，并且在紧急情况下可以通过静脉或皮下注射维生素 K 和输注新鲜冰冻血浆 (FFP)、冷沉淀、重组凝血因子 Ⅶ a、凝血因子 Ⅷ a 浓缩物来中和。

# 溶栓药物

一旦"红色血栓"形成并闭塞血管，即罹患缺血性脑卒中，静脉溶栓治疗应在首发症状的 4.5 h 内开始。

• 重组组织型纤溶酶原激活物 (recombinant tissue plasminogen activator，r–tPA) 一种活化酶，是唯一的经美国 FDA 批准用于脑卒中的药物。r–tPA 与纤维蛋白结合并将聚集的纤溶酶原转换为纤溶酶（一种丝氨酸蛋白酶），后者进一步降解纤维蛋白并分解血栓。静脉用药方案是，治疗缺血性脑卒中的 r-tPA 负荷剂量为 0.09 mg/kg，静脉推注超过 1 min，继而按 0.81 mg/kg（最大不超过 90 mg）的剂量静脉维持超过 1 h。r-tPA 的另一用法为 0.6 mg/kg（最大不超过 60 mg）静脉注入，于首发症状后的第一个 6 h 内再动脉注入 22 mg。由于 r-tPA 在发病 6 h 后使用可能导致灾难性脑出血事件的发生率明显增加，故应在超出时限的情况下避免使用。考虑使用 r-tPA 前应特别注意了解患者是否有相关合并症，如近期有脑卒中或颅内手术、颅内存在动脉瘤或动静脉畸形、出血性体质或高龄。如果需要中和 r-tPA 的药效，可尝试输注新鲜冰冻血浆（FFP）、全血、冷沉淀或凝血酶原复合物。除此之外，也可以考虑使用重组凝血因子Ⅶa、氨基己酸（6- 氨基己酸）或氨甲环酸（氨甲环酸片、止血坏酸）。

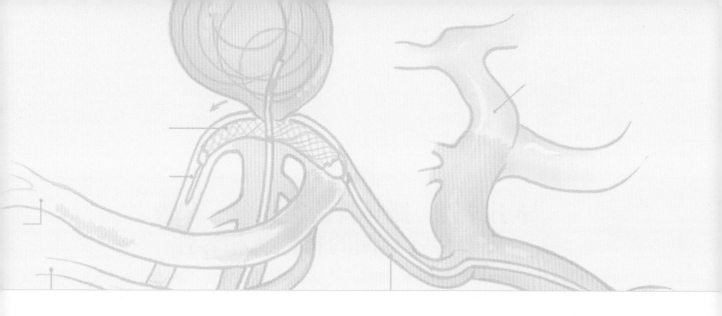

# 附 录

## Appendices

# 附录 I

# 导引导管、微导管、微导丝、球囊、支架和弹簧圈的特性及相容性

Specifications and Compatibility of Guiding Catheters, Microcatheters, Guidewires, Balloons, Stents, and Coils

Abhishek Agrawal, Andrew S. Ferrell, Anushree Agrawal, and Gavin W. Britz

## 换算表

| 法制单位（F） | 英寸（in） | 毫米（mm） |
|---|---|---|
| 1 | 0.013 | 0.33 |
| 2 | 0.026 | 0.67 |
| 3 | 0.039 | 1 |
| 4 | 0.053 | 1.35 |
| 5 | 0.066 | 1.67 |
| 6 | 0.079 | 2 |
| 7 | 0.092 | 2.3 |
| 8 | 0.105 | 2.7 |
| 10 | 0.131 | 3.3 |
| 11 | 0.144 | 3.7 |
| 12 | 0.158 | 4 |
| 13 | 0.17 | 4.3 |
| 14 | 0.184 | 4.7 |
| 15 | 0.197 | 5 |
| 16 | 0.21 | 5.3 |
| 17 | 0.223 | 5.7 |
| 18 | 0.236 | 6 |
| 19 | 0.249 | 6.3 |
| 20 | 0.263 | 6.7 |
| 24 | 0.315 | 8 |
| 26 | 0.341 | 8.7 |
| 28 | 0.367 | 9.3 |
| 30 | 0.393 | 10 |
| 32 | 0.419 | 10.7 |
| 34 | 0.445 | 11.3 |

注：· 导管：French (F) 指的是导管的外径（OD），除以 3 得出的数值为导管外径的毫米数 [French/3=OD（mm）]
　　· 由上可见，1F=1/3 mm
　　· D(mm)=F/3，或 F=D(mm)×3
　　· 举例说明，如果以 French 标记为 6，则管径为 2 mm。
　　· French 数值越大，意味着管径越大。
　　· 血管鞘的尺寸也用 French 来表示，但表示的是内径。
　　· 导丝：用英寸的千分之几来表示粗细（0.038 in 导丝，指导丝的直径为 0.038 in）。

# 导　丝

| 生产商 | COVIDIEN* | COVIDIEN | COVIDIEN | STRYKER | STRYKER |
|---|---|---|---|---|---|
| 导丝名称 | MIRAGE-8 | SILVERSPEED-10 | X-PEDION-10 | SYNCHRO 10 | TRANSEND-10 |
| 外径（in） | 近端：0.012，远端：0.008 | 0.010 | 近端：0.012，远端：0.010 | 近端：0.012，远端：0.010 | 0.010 |
| 总长度（cm） | 200 | 200 | 175~200 | 200 和 300 | 205 |
| 远端锥形长度（cm） | 40 | 35 | 25~40 | 55 | 60 |
| 弹簧圈长度（cm） | 10 | 10 | 10 | 10 | |
| 不透射线长度（cm） | 10 | 10 | 10 | 10 | 60 |
| 带涂层长度（cm） | 170 | 170 | 170 | 200 和 300 | 60 |
| 相容微导管（in） | 0.015 | 0.015 | 0.015 | 0.015 | 0.015 |
| 可塑形头端长度（cm） | 2 | | | 1 | 2 |
| 核心材质 | 不锈钢 | 不锈钢 / 铂金 | 不锈钢 / 铂金 | 微加工镍钛合金海波管 + 不锈钢 | Scitanium 合金 |

（续表）

| 生产商 | COOMAN | CODMAN | MICROVENTION/TERUMO | MICROVENTION/TERUMO | CODMAN |
|---|---|---|---|---|---|
| 导丝名称 | AGILITY 10 SOFT | AGILITY 10 STANDARD | GLIDEWIRE GOLD | HEADLINER | ESSENCE 12 |
| 外径（in） | 近端：0.012，远端：0.010 | 近端：0.012，远端：0.010 | 0.011 | 0.012 | 近端：0.014，远端：0.012 |
| 总长度（cm） | 195 | 195 | 180 | 200 | 175 |
| 远端锥形长度（cm） | 38 | 36 | 8 | 20 | 30 |
| 弹簧圈长度（cm） | 10 | 10 | 2 | | |
| 不透射线长度（cm） | 10 | 10 | 2 | | |
| 带涂层长度（cm） | 158 | 158 | 180 | | |
| 相容微导管（in） | 0.015 | 0.015 | 0.015 | | |
| 可塑形头端长度（cm） | 2 | 2 | 预成型（45，70） | | |
| 核心材质 | 不锈钢 / 铂金 | 不锈钢 / 铂金 | | 镍钛 / 钨 | |

注：*Covidien 近期已并入 Medtronic。

（续表）

| 生产商 | MICROVENTION/TERUMO | MICROVENTION/TERUMO | STRYKER | STRYKER | STRYKER |
|---|---|---|---|---|---|
| 导丝名称 | TERUMO 12 GT | HEADHUNTER 12: FLOPPY, STANDARD | SYNCHRO 2 | TRANSEND EX–14 STANDARD | TRANSEND EX–14 SOFT |
| 外径（in） | 0.012 | 0.012 | 0.014 | 0.014 | 0.014 |
| 总长度（cm） | | 200 | 200 和 300 | 182 | 205 |
| 远端锥形长度（cm） | | 20 和 35 | 35 | 26 | 26 |
| 弹簧圈长度（cm） | | 2 | 10 | | |
| 不透射线长度（cm） | | 2 | 10 | 39 | 39 |
| 带涂层长度（cm） | | 200 | 200 和 300 | 182 | 205 |
| 相容微导管（in） | | 0.016 5, 0.017 0, 0.021 | 0.016 5, 0.017 0, 0.021 | 0.016 5, 0.017 0, 0.021 | 0.016 5, 0.017 0, 0.021 |
| 可塑形头端长度（cm） | | 预成型 (45,90,150, 双1.5 mm J 形头端) | 1 | 2 | 2 |
| 核心材质 | | | 微加工镍钛合金海波管 + 不锈钢 | Scitanium 合金 | Scitanium 合金 |

（续表）

| 生产商 | STRYKER | STRYKER | STRYKER | CODMAN | CODMAN |
|---|---|---|---|---|---|
| 导丝名称 | TRANSEND EX–14 FLOPPY | TRANSEND EX– 14 PLATINUM | Fas Dasher 14 | AGILITY 14 SOFT | AGILITY 14 STANDARD |
| 外径（in） | 0.014 | 0.014 | 0.014 | 0.014 | 0.014 |
| 总长度（cm） | 205 | 205 | 195 | 205 | 205 |
| 远端锥形长度（cm） | 26 | 26 | 50 | 45 | 42 |
| 弹簧圈长度（cm） | 3 | 3 | 3 | 20 | 10 |
| 不透射线长度（cm） | 39 | 39 | 39 | 20 | 10 |
| 带涂层长度（cm） | 205 | 205 | 205 | 170 | 170 |
| 相容微导管（in） | 0.016 5, 0.017 0, 0.021 | 0.016 5, 0.017 0, 0.021 | 0.016 5, 0.017 0, 0.021 | 0.016 5, 0.017 0, 0.021 | 0.016 5, 0.017 0, 0.021 |
| 可塑形头端长度（cm） | 2 | 2 | 2 | 2 | 2 |
| 核心材质 | Scitanium 合金 | Scitanium 合金 | | 不锈钢/铂金/钨 | 不锈钢/铂金/钨 |

（续表）

| 生产商 | CODMAN | CODMAN | CODMAN | CODMAN | CODMAN |
|---|---|---|---|---|---|
| 导丝名称 | NEUROSCOUT 14 SOFT | NEUROSCOUT 14 SOFT XL | NEUROSCOUT 14 STANDARD | NEUROSCOUT 14 STANDARD XL | ESSENCE |
| 外径 (in) | 0.014 | 0.014 | 0.014 | 0.014 | 0.014 |
| 总长度 (cm) | 205 | 300 | 205 | 300 | 175 |
| 远端锥形长度 (cm) | 43 | 43 | 42 | 42 | 26 |
| 弹簧圈长度 (cm) | 10 | 10 | 10 | 10 | |
| 不透射线长度 (cm) | 10 | 10 | 10 | 10 | |
| 带涂层长度 (cm) | 170 | 170 | 170 | 170 | |
| 相容微导管 (in) | 0.016 5, 0.017 0, 0.021 | 0.016 5, 0.017 0, 0.021 | 0.016 5, 0.017 0, 0.021 | 0.016 5, 0.017 0, 0.021 | |
| 可塑形头端长度 (cm) | 1.5 | 1.5 | 1.5 | 1.5 | |
| 核心材质 | 不锈钢 | 不锈钢 | 不锈钢 | 不锈钢 | |

（续表）

| 生产商 | COVIDIEN | COVIDIEN | MICRUS | MICROVENTION/TERUMO | MICROVENTION/TERUMO |
|---|---|---|---|---|---|
| 导丝名称 | SILVERSPEED 14 | X-PEDION 14 | WATUSI | TRAXCESS | GLIDEWIRE GOLD |
| 外径 (in) | 0.014 | 0.014 | 0.014 | 近端：0.014，远端：0.012 | 0.014 |
| 总长度 (cm) | 175 和 200 | 200 | 205 | 200 | 180 |
| 远端锥形长度 (cm) | 35 | 40 | 6 | 40 | 8 |
| 弹簧圈长度 (cm) | 20 | 20 | | 3 | 2 |
| 不透射线长度 (cm) | 20 | 20 | | 3 | 2 |
| 带涂层长度 (cm) | 145 和 170 | 170 | | 200 | 180 |
| 相容微导管 (in) | 0.016 5, 0.017 0, 0.021 | 0.016 5, 0.017 0, 0.021 | | 0.016 5, 0.017 0, 0.021 | 0.016 5, 0.017 0, 0.021 |
| 可塑形头端长度 (cm) | | | | 1.4 | 3 和 5 |
| 核心材质 | | | | | |

（续表）

| 生产商 | COVIDIEN | CODMAN | MICROVENTION/TERUMO | MICROVENTION/TERUMO | CODMAN |
|---|---|---|---|---|---|
| 导丝名称 | SILVERSPEED 16 | AGILITY 16 | HEADLINER 16 | GLIDEWIRE GOLD | ESSENCE 18 |
| 外径（in） | 0.016 | 0.016 | 0.016 | 0.016 | 0.018 |
| 总长度（cm） | 200 | 175~205 | 200 | 180 | 175 |
| 远端锥形长度（cm） | 40 | 33~44 | 35 | | |
| 弹簧圈长度（cm） | 20 | | | | |
| 不透射线长度（cm） | 20 | | | | |
| 带涂层长度（cm） | 145 和 170 | | | 8 | |
| 相容微导管（in） | 0.016 5, 0.017 0, 0.021 | | | | |
| 可塑形头端长度（cm） | | | | | |
| 核心材质 | | 不锈钢 / 铂金 / 钨 | | | |

（续表）

| 生产商 | COVIDIEN | MICROVENTION/TERUMO | CODMAN |
|---|---|---|---|
| 导丝名称 | SILVERSPEED 18 | GLIDEWIRE GOLD | ESSENCE 18 |
| 外径（in） | 0.018 | 0.018 | 0.018 |
| 总长度（cm） | 200 | 180 | 175 |
| 远端锥形长度（cm） | 40 | | 29 |
| 弹簧圈长度（cm） | | | |
| 不透射线长度（cm） | 20 | 8 | |
| 带涂层长度（cm） | | | |
| 相容微导管（in） | | | |
| 可塑形头端长度（cm） | | | |
| 核心材质 | | 镍钛 / 钨 | |

（续表）

## 交换长度微导丝

| 生产商 | COVIDIEN | COVIDIEN | CODMAN | CODMAN | CODMAN |
|---|---|---|---|---|---|
| 导丝名称 | X–CELERATOR 10 | X–CELERATOR 14 | AGILITY 14 EXCHANGE | ESSENCE | NEUROSCOUT 14 XL |
| 外径（in） | 0.010 | 0.014 | 0.014 | 0.014 | 0.014 |
| 总长度（cm） | 300/350 | 300/350 | 350 | 300 | 300 |
| 远端锥形长度（cm） | 35 | 35 | 42 | 32 | 42 |
| 不透射线长度（cm） | 10 | 20 | | | |
| 核心材质 | 不锈钢/铂金 | | 不锈钢/铂金/钨 | | 不锈钢 |

（续表）

| 生产商 | CODMAN | STRYKER | STRYKER | STRYKER |
|---|---|---|---|---|
| 导丝名称 | NEUROSCOUT 14 SOFT XL | SYNCHRO 10 EXCHANGE | SYNCHRO 14 | TRANSEND 300 |
| 外径（in） | 0.014 | 0.012>0.009 5 | 0.014 | 0.014 |
| 总长度（cm） | 300 | 300 | 300 | 300 |
| 远端锥形长度（cm） | 43 | 35 | | |
| 不透射线长度（cm） | | | | 3 |
| 核心材质 | 不锈钢 | 微加工镍钛合金海波管+不锈钢 | 微加工镍钛合金海波管+不锈钢 | Scitanium 合金 |

注意：上述规格数据来自于各供应商网站，仅供参考。

## 微 导 管

| 生产商 | COVIDIEN | COVIDIEN | STRYKER | STRYKER |
|---|---|---|---|---|
| 微导管名称 | MARATHON-10 | ULTRAFLOW-10 | SPINNAKER ELITE 1.5F | SPINNAKER ELITE 1.8F |
| 外径（F） | 近端：2.7，远端：1.5 | 近端：3.0，远端：1.5 | 近端：3.0，远端：1.5 | 近端：3.0，远端：1.8 |
| 内径（in） | 近端：0.015，远端：0.013 | 近端：0.012，远端：0.013 | 0.018 | 0.018 |
| 可用长度（cm） | 165 | 165 | 166 | 166 |
| 柔软头端长度（cm） | 25 | 35/42 | | |
| 无效腔（ml） | 0.23 | 0.26 | | |
| 爆破压（psi） | | | | |
| 头端形态 | | 可蒸汽塑形 | | |
| 头端标记点（个） | 1 | 1 | | |
| 最小导引导管内径（in） | 0.010 | 0.010 | 0.010 | 0.011 |
| 最大导丝外径（in） | | | | |
| 弹簧圈尺寸（in） | | | | |
| DMSO 相容性 | 是 | 是 | | |

| 生产商 | CODMAN | COVIDIEN | COVIDIEN | CODMAN | CODMAN |
|---|---|---|---|---|---|
| 微导管名称 | PROWLER 10 | ECHELON 10 | REBAR 10 | PROWLER 14 | PROWLER LP-ES |
| 外径（F） | 近端：2.3，远端：1.7 | 近端：2.1，远端：1.7 | 近端：2.3，远端：1.7 | 近端：2.3，远端：1.9 | 近端：2.3，远端：1.9 |
| 内径（in） | 0.015 | 0.017 | 0.015 | 0.0165 | 0.0165 |
| 可用长度（cm） | 150 | 150 | 153 | 150/170 | 150 |
| 柔软头端长度（cm） | 50 | | | 50 | 5 |
| 无效腔（ml） | 0.32 | | | 0.35~0.38 | 0.35 |
| 爆破压（psi） | 300 | | | 300 | 300 |
| 头端形态 | 直形、45、90、J形 | 直形、45、90 | | 直形、45、90、J形 | 直形、45、90、J形 |
| 头端标记点（个） | 1或2 | | | 1或2 | 2 |
| 最小导引导管内径（in） | 0.035 | | | 0.035 | 0.035 |
| 最大导丝外径（in） | 0.012 | 0.014 | 0.012 | 0.014 | 0.014 |
| 弹簧圈尺寸（in） | 0.010 | | | 最大0.014 | 最大0.014 |
| DMSO 相容性 | 是 | 是 | 是 | 是 | 是 |

（续表）

（续表）

| 生产商 | CODMAN | TERUMO/MICROVENTION | COVIDIEN | COVIDIEN | STRYKER |
|---|---|---|---|---|---|
| 微导管名称 | COURIER 170 | HEADWAY 17 | ECHELON 14 | REBAR 14 | EXCELSIOR SL-10 |
| 外径 (F) | 近端: 2.3, 远端: 1.8 | 近端: 2.4, 远端: 1.9 | 近端: 2.4, 远端: 1.9 | 近端: 2.4, 远端: 1.9 | 近端: 2.4, 远端: 1.7 |
| 内径 (in) | 0.0170 | 0.017 | 0.017 | 0.017 | 0.0165 |
| 可用长度 (cm) | 150 | 150 | 150 | 153 | 150 |
| 柔软头端长度 (cm) | 24 | 0.29 | 22 | 22 | 6 |
| 无效腔 (ml) | 0.30 | | | | |
| 爆破压 (psi) | 300 | 300 | 250 | 250 | 300 |
| 头端形态 | 直形, 45, 90 | 直形, 可蒸汽塑形 | 直形, 45, 90 | 直形, 45, 90 | 直形, 45, 90, J形, C形及 S形 |
| 头端标记点 (个) | 2 | 2 | 2 | 2 | 1 或 2 |
| 最小导引导管内径 (in) | 0.035 | 0.056 | 0.050 | 0.050 | 0.035 |
| 最大导丝外径 (in) | 0.014 | 0.014 | 0.014 | 0.014 | 0.014 |
| 弹簧圈尺寸 (in) | 最大 0.015 | 最大 0.014 | 最大 0.014 | 最大 0.014 | 最大 0.014 |
| DMSO 相容性 | | 是 | | | |

（续表）

| 生产商 | STRYKER | BALT | BALT | CODMAN | CODMAN |
|---|---|---|---|---|---|
| 微导管名称 | TRACKER EXCEL 14 | VASCO 10 | MARCO 10 | PROWLER PLUS | PROWLER SELECT PLUS |
| 外径 (F) | 近端: 2.4, 远端: 1.9 | 近端: 2.3, 远端: 2.0 | 近端: 2.4, 远端: 1.9 | 近端: 2.8, 远端: 2.3 | 近端: 2.8, 远端: 2.3 |
| 内径 (in) | 0.017 | 0.0165 | 0.0165 | 0.021 | 0.021 |
| 可用长度 (cm) | 150 | 155 | 160 | 150 | 150 |
| 柔软头端长度 (cm) | 6 | | | 5, 20 和 45 | 5/15 |
| 无效腔 (ml) | | | | 0.50 | 0.50 |
| 爆破压 (psi) | 300 | | | 300 | 300 |
| 头端形态 | 直形, 45, 90, J形, C形及 S形 | | | 直形, 45, 90, J形 | 直形, 45, 90, J形 |
| 头端标记点 (个) | 1 或 2 | | | 1 或 2 | 1 或 2 |
| 最小导引导管内径 (in) | 0.035 | | | 0.042 | 0.042 |
| 最大导丝外径 (in) | 0.014 | 0.014 | 0.014 | 0.018 | 0.018 |
| 弹簧圈尺寸 (in) | 最大 0.014 | | | 最大 0.018 | 最大 0.018 |
| DMSO 相容性 | | | | | |

（续表）

| 生产商 | CODMAN | CODMAN | CODMAN | STRYKER | STRYKER |
|---|---|---|---|---|---|
| 微导管名称 | RAPID TRANSIT | TRANSIT | Courier 190 | EXCELSIOR – 1018 | FASTRACKER 18 |
| 外径 (F) | 近端：2.8，远端：2.3 | 近端：2.8，远端：2.5 | 近端：2.4，远端：1.9 | 近端：2.6，远端：2.0 | 近端：3.0，远端：2.5 |
| 内径 (in) | 0.021 | 0.021 | 0.019 | 0.019 | 0.021/0.022 |
| 可用长度 (cm) | 75~150 | 135~150 | 150 | 150 | 150 |
| 柔软头端长度 (cm) | 30~50 | 30 | 24 | 6 | |
| 死腔 (ml) | 0.30~0.50 | 0.46~0.50 | 0.35 | | |
| 爆破压 (psi) | 300 | 300 | 300 | 300 | |
| 头端形态 | 蒸汽塑形 | 蒸汽塑形 | 直形，45，90 | 直形，45，90，J形，C形，S形 | |
| 头端标记点 (个) | 1或2 | 2 | 2 | 1或2 | |
| 最小导引导管内径 (in) | 0.042 | 0.042 | 0.042 | 0.042 | |
| 最大导丝外径 (in) | 0.018 | 0.018 | 0.016 | 0.014~0.016 | 0.016 |
| 弹簧圈尺寸 (in) | 最大 0.018 | 最大 0.018 | 最大 0.015 | 最大 0.015 | |
| DMSO 相容性 | | | | | |

（续表）

| 生产商 | STRYKER | STRYKER | COVIDIEN | COVIDIEN | BALT |
|---|---|---|---|---|---|
| 微导管名称 | TURBO TRACKER 18 | RENEGADE 18 | REBAR 18 | NAUTICA 18 | VASCO 18 |
| 外径 (F) | 近端：3.0，远端：2.6 | 近端：3.0，远端：2.5 | 近端：2.8，远端：2.3 | 近端：2.8，远端：2.2 | 近端：2.8，远端：2.1 |
| 内径 (in) | 0.020/0.022 | 0.021 | 0.021 | 0.018/0.021 | 0.0205 |
| 可用长度 (cm) | 150 | 150 | 110~153 | 153 | 155 |
| 柔软头端长度 (cm) | | | | | |
| 死腔 (ml) | | | | | |
| 爆破压 (psi) | | | | | |
| 头端形态 | | | | | |
| 头端标记点 | | | | | |
| 最小导引导管内径 (in) | | | | | |
| 最大导丝外径 (in) | 0.016 | 0.014 | 0.018 | 0.016 | 0.018 |
| 弹簧圈尺寸 (in) | | | | | |

（续表）

| 生产商 | COOK | BALT | CODMAN | TERUMO/MICROVENTION | COVIDIEN |
|---|---|---|---|---|---|
| 微导管名称 | MICROFERRET | VASCO 21 | RAPID TRANSIT 21 | HEADWAY 21 | Orion 21 |
| 外径 (F) | 近端: 3.0, 远端: 2.4 | 近端: 2.4, 远端: 2.1 | 近端: 2.8, 远端: 2.3 | 近端: 2.5, 远端: 2.2 | 近端: 2.4, 远端: 2.6 |
| 内径 (in) | 0.018 | 0.023 6 | 0.021 | 0.021 | 0.021 |
| 可用长度 (cm) | 150 | 155 | 135~150 | 150 | 150 |
| 柔软头端长度 (cm) | | | | | |
| 死腔 (ml) | | | | | |
| 额定爆破压 (psi) | | | | | |
| 头端形态 | | | | | |
| 头端标记点 | | | | | |
| 最小导引导管内径 (in) | | | | | |
| 最大导丝外径 (in) | 0.016 | 0.021 | 0.018 | 0.018 | 0.016 |
| 弹簧圈尺寸 (in) | | | | | |

（续表）

| 生产商 | COVIDIEN | COVIDIEN | STRYKER | CODMAN | TERUMO/MICROVENTION |
|---|---|---|---|---|---|
| 微导管名称 | REBAR 27 | MARKSMEN 27 | RENEGADE HIGH FLO | MASS TRANSIT | HEADWAY 27 |
| 外径 (F) | 近端: 2.8, 远端: 2.8 | 近端: 3.2, 远端: 2.8 | 近端: 3.0, 远端: 2.8 | 近端: 2.8, 远端: 2.7 | 近端: 3.1, 远端: 2.6 |
| 内径 (in) | 0.027 | 0.027 | 0.027 | 0.027 | 0.027 |
| 可用长度 (cm) | 110~145 | 105~150 | 105~135 | 105~135 | 150 |
| 柔软头端长度 (cm) | | | | | |
| 死腔 (ml) | | | | | |
| 爆破压 (psi) | | | | | |
| 头端形态 | | | | | |
| 头端标记点 | | | | | |
| 最小导引导管内径 (in) | | | | | |
| 最大导丝外径 (in) | 0.021 | 0.023 | 0.016 | 0.018 | 0.018 |
| 弹簧圈尺寸 (in) | | | | | |

（续表）

| 生产商 | BALT | PENUMBRA | PENUMBRA | |
|---|---|---|---|---|
| 微导管名称 | VASCO 28 | PX 400 | PX Slim | |
| 外径 (F) | 近端：3.4，远端：3.3 | 近端：3.4，远端：2.8 | 近端：2.95，远端：2.6 | |
| 内径 (in) | 0.0323 | 0.025 | 0.025 | |
| 可用长度 (cm) | 155 | 150 | 150 | |
| 柔软头端长度 (cm) | | 8 | 8 | |
| 死腔 (ml) | | | | |
| 爆破压 (psi) | | | | |
| 头端形态 | | 45, 90, J 形，直形 | 45, 90, J 形，直形 | |
| 头端标记点 | | | | |
| 最小导引导管内径 (in) | | | | |
| 最大导丝外径 (in) | 0.028 | | | |
| 弹簧圈尺寸 (in) | | | | |

注意：上述规格数据来自于各供应商网站，仅供参考。

（续表）

| 生产商 | STRYKER | STRYKER | CODMAN | CODMAN | COVIDIEN |
|---|---|---|---|---|---|
| 微导管名称 | Excelsior XT-27 | Trevo Pro 18 | Prowler Plus | Prowler Select Plus | Prowler 27 |
| 外径 (F) | 近端：2.9，远端：2.7 | 近端：2.7，远端：2.4 | 近端：2.8，远端：2.3 | 近端：2.8，远端：2.3 | 近端：3.0，远端：2.6 |
| 内径 (in) | 0.027 | 0.021 | 0.021 | 0.021 | 0.027 |
| 可用长度 (cm) | 135，150 | 150 | 110，135，150 | 150 | 150 |
| 远端柔软段长度 (cm) | 6，18 | 14 | 20，45 | 5，15 | 35 |
| 头端形态 | 直形，预成形 | 直形 | 直形，45，90，J 形 | 直形，45，90，J 形 | 直形 |
| 头端标记点 | 1 | 1 | 1 或 2 | 1 或 2 | 2 |

（续表）

| 生产商 | MICROVENTION | | | | PENUMBRA |
| --- | --- | --- | --- | --- | --- |
| 微导管名称 | Marksman | Orion 21 | Headway 21 | Headway 27 | Velocity |
| 外径（F） | 近端：3.2，远端：2.8 | 近端：2.6，远端：2.4 | 近端：2.5，远端：2.0 | 近端：3.1，远端：2.6 | 近端：2.95，远端：2.6 |
| 内径（inch） | 0.027 | 0.021 | 0.021 | 0.027 | 0.025 |
| 可用长度（cm） | 105，135，150 | 150 | 150 | 150 | 160 |
| 远端柔软段长度（cm） | 10 | | | 6 | 5 |
| 头端形态 | 直形 | 直形 | 直形 | 直形 | 直形 |
| 不透射线标记记数 | 1 | 2 | 2 | 2 | 1 |

（续表）

| 生产商 | STRYKER | | | | CODMAN |
| --- | --- | --- | --- | --- | --- |
| 微导管名称 | DAC 038 | DAC 044 | DAC 057 | DAC 070 | Envoy DA |
| 外径（F） | 3.9 | 4.3 | 5.2 | 6.3 | 6 |
| 内径（in） | 0.038 | 0.044 | 0.057 | 0.070 | 0.071 |
| 可用长度（cm） | 125，136 | 115，130，136 | 115，125 | 105，120 | 95，105 |
| 头端形态 | 直形 | 直形 | 直形 | 直形 | 直形，MPD |
| 可通过最小导引导管 | 5F 导管 | 6F 导管 | 6F 鞘 | 6F 鞘 | 6F 鞘 |

（续表）

| 生产商 | COVIDIEN | | PENUMBRA | |
| --- | --- | --- | --- | --- |
| 微导管名称 | Navien 058 | Navien 072 | 5Max DDC | 4Max DDC |
| 外径（F） | 5 | 6 | 近端：6.0 远端：5.0 | 近端：6.0 远端：4.3 |
| 内径（in） | 0.058 | 0.072 | 0.054 | 0.0416 |
| 可用长度（cm） | 115，125 | 105，115 | 115，125 | 130 |
| 头端形态 | 直形 | 多用途 25° | 直形 | 直形 |
| 可通过最小导引导管 | 6F 鞘 | 6F 鞘 | 6F 鞘 | 6F 鞘 |

# 导引导管

## 导引导管 - 5F

| CODMAN (Johnson and Johnson) | PENUMBRA | STRYKER | CONCENTRIC | COVIDIEN | MICROVENTION/ TERUMO | COOK |
|---|---|---|---|---|---|---|
| REVIVE 044–115 内径: 0.044, 外径: 0.054, 长度: 115 和 130 | Reperfusion Catheter 032, 内径: 0.032, 外径: 0.054, 长度: 150 | STRYKER 5F Guider Softip XF 40, 内径: 0.053, 外径: 0.067, 长度: 90 和 100 | Concentric DAC 038, 内径: 0.038, 外径: 0.052, 长度: 125 和 136 | Covidien / Navien 058, 内径: 0.058, 外径: 0.070, 长度: 105 | Chaperon 5F, 内径: 0.059, 外径: 0.066, 长度: 95 | Shuttle Sheath 5F, 内径: 0.074, 外径: 0.090 |
| REVIVE 056–115 内径: 0.056, 外径: 0.066, 长度: 115 和 125 | Reperfusion Catheter 041, 内径: 0.041, 外径: 0.054, 长度: 137 | STRYKER 5F Guider Softip XF Multipurpose, 内径: 0.053, 外径: 0.067, 长度: 90 和 100 | Concentric DAC 044, 内径: 0.044, 外径: 0.057, 长度: 115 和 130 | Covidien / Navien 058, 内径: 0.058, 外径: 0.070, 长度: 115 | | |
| ENVOY 5F, CBL BURKE, 内径: 0.056, 外径: 0.065, 长度: 90 和 100 | Reperfusion Catheter 054, 内径: 0.054, 外径: 0.079, 长度: 132 | STRYKER 5F Guider Softip XF 直形, 内径: 0.053, 外径: 0.067, 长度: 90 和 100 | Concentric DAC 057, 内径: 0.057, 外径: 0.068, 长度: 115 和 125 | Covidien / Navien 058, 内径: 0.058, 外径: 0.070, 长度: 125 | | |
| ENVOY 5F, H1, 内径: 0.056, 外径: 0.065, 长度: 90 和 100 | NEURON 5F Select BER, 内径: 0.040, 外径: 0.065, 长度: 120 | | | Covidien / Navien 058, 内径: 0.058, 外径: 0.070, 长度: 130 | | |
| ENVOY 5F, MPC, 内径: 0.056, 外径: 0.065, 长度: 90 和 100 | NEURON 5F Select H1, 内径: 0.040, 外径: 0.065, 长度: 120 | | | | | |
| ENVOY 5F, MPD, 内径: 0.056, 外径: 0.065, 长度: 90 和 100 | NEURON 5F Select SIM, 内径: 0.040, 外径: 0.065, 长度: 120 | | | | | |
| ENVOY 5F, STR, 内径: 0.056, 外径: 0.065, 长度: 90 和 100 | NEURON 5F Select BER, 内径: 0.040, 外径: 0.065, 长度: 130 | | | | | |
| NEUROPATH 5F, CBL BURKE, 内径: 0.057, 外径: 0.065, 长度: 90 和 100 | NEURON 5F Select H1, 内径: 0.040, 外径: 0.065, 长度: 130 | | | | | |
| NEUROPATH 5F, SIM2, 内径: 0.057, 外径: 0.065, 长度: 90 和 100 | NEURON 5F Select SIM, 内径: 0.040, 外径: 0.065, 长度: 130 | | | | | |
| NEUROPATH 5F, MPD, 内径: 0.057, 外径: 0.065, 长度: 90 和 100 | | | | | | |
| NEUROPATH 5F, H1, 内径: 0.057, 外径: 0.065, 长度: 90 和 100 | | | | | | |
| NEUROPATH 5F, MPC, 内径: 0.057, 外径: 0.065, 长度: 90 和 100 | | | | | | |
| NEUROPATH 5F, STR, 内径: 0.057, 外径: 0.065, 长度: 90 和 100 | | | | | | |

注：内径、外径单位为 in，长度单位为 cm。

## 导引导管 - 6F

| CODMAN (Johnson and Johnson) | PENUMBRA | STRYKER | COVIDIEN | MICROVENTION/TERUMO | COOK |
|---|---|---|---|---|---|
| ENVOY 6F, CBL BURKE, 内径: 0.07, 外径: 0.078, 长度: 90 和 100 | NEURON 070, 内径: 0.070, 外径: 0.079, 长度: 95/6 | STRYKER 6F Guider Softip XF 40, 内径: 0.064, 外径: 0.078, 长度: 90 和 100 | Navien (REFLEX) 072, 内径: 0.072, 外径: 0.084, 长度: 95 | CHAPERON 6F, 内径: 0.071, 外径: 0.079, 长度: 95 | Shuttle Sheath 6F, 内径: 0.087, 外径: 0.104 |
| ENVOY 6F, SIM2, 内径: 0.07, 外径: 0.078, 长度: 90 和 100 | NEURON 070, 内径: 0.070, 外径: 0.079, 长度: 105/8 | STRYKER 6F Guider Softip XF Mul-tipurpose, 内径: 0.064, 外径: 0.078, 长度: 90 和 100 | Navien (REFLEX) 072, 内径: 0.072, 外径: 0.084, 长度: 105 | | |
| ENVOY 6F, H1, 内径: 0.07, 外径: 0.078, 长度: 90 和 100 | NEURON 070 MP, 内径: 0.070, 外径: 0.079, 长度: 95/6 | STRYKER 6F Guider Softip XF 直形, 内径: 0.064, 外径: 0.078, 长度: 90 和 100 | Navien (REFLEX) 072, 内径: 0.072, 外径: 0.084, 长度: 115 | | |
| ENVOY 6F, MPC, 内径: 0.07, 外径: 0.078, 长度: 90 和 100 | NEURON 070 MP, 内径: 0.070, 外径: 0.079, 长度: 105/8 | | | | |
| ENVOY 6F, MPD, 内径: 0.07, 外径: 0.078, 长度: 90 和 100 | NEURON 053, 内径: 0.053, 外径: 0.079, 长度: 105/6 | | | | |
| ENVOY 6F, STR, 内径: 0.07, 外径: 0.078, 长度: 90 和 100 | NEURON 053, 内径: 0.053, 外径: 0.079, 长度: 105/12 | | | | |
| ENVOY 6F XB, CBL BURKE, 内径: 0.07, 外径: 0.078, 长度: 90 和 100 | NEURON 053, 内径: 0.053, 外径: 0.079, 长度: 115/6 | | | | |
| ENVOY 6F XB, SIM2, 内径: 0.07, 外径: 0.078, 长度: 90 和 100 | NEURON 053, 内径: 0.053, 外径: 0.079, 长度: 115/12 | | | | |
| ENVOY 6F XB, H1, 内径: 0.07, 外径: 0.078, 长度: 90 和 100 | NEURON 053 MP, 内径: 0.053, 外径: 0.079, 长度: 105/6 | | | | |
| ENVOY 6F XB, MPC, 内径: 0.07, 外径: 0.078, 长度: 90 和 100 | NEURON 053 MP, 内径: 0.053, 外径: 0.079, 长度: 105/12 | | | | |
| ENVOY 6F XB, MPD, 内径: 0.07, 外径: 0.078, 长度: 90 和 100 | NEURON 053 MP, 内径: 0.053, 外径: 0.079, 长度: 115/6 | | | | |
| ENVOY 6F XB, STR, 内径: 0.07, 外径: 0.078, 长度: 90 和 100 | NEURON 053 MP, 内径: 0.053, 外径: 0.079, 长度: 115/12 | | | | |
| NEUROPATH 6F CBL BURKE, 内径: 0.07, 外径: 0.078, 长度: 90 和 100 | | | | | |
| NEUROPATH 6F, SIM2, 内径: 0.07, 外径: 0.078, 长度: 90 和 100 | | | | | |
| NEUROPATH 6F, H1, 内径: 0.07, 外径: 0.078, 长度: 90 及 100 | | | | | |
| NEUROPATH 6F, MPD, 内径: 0.07, 外径: 0.078, 长度: 90 和 100 | | | | | |
| NEUROPATH 6F, MPC, 内径: 0.07, 外径: 0.078, 长度: 90 和 100 | | | | | |
| NEUROPATH 6F, STR, 内径: 0.07, 外径: 0.078, 长度: 90 和 100 | | | | | |

注：内径、外径单位为 in，长度单位为 cm。

## 导引导管 - 7F

| CODMAN (Johnson and Johnson) | PENUMBRA | STRYKER |
|---|---|---|
| | | STRYKER 7F Guider Softtip XF 40, ID:0.073, 外径：0.091, 长度：90 和 100 |
| | | STRYKER 7F Guider Softtip XF Mul tipurpose, 内径：0.073, 外径：0.091, 长度：90 和 100 |
| | | STRYKER 7F Guider Softtip XF 直形，内径：0.073, 外径：0.091, 长度：90 和 100 |

注：内径、外径单位为 in，长度单位为 cm。

## 导引导管 - 8F

| CODMAN (Johnson and Johnson) | PENUMBRA | STRYKER |
|---|---|---|
| | NEURON MAX 088, 内径：0.088, 外径：0.112, 长度：80 和 90 | STRYKER 8F Guider Softtip XF 40, 内径：0.086, 外径：0.106 长度：90 和 100 |
| | | STRYKER 8F Guider Softtip XF Multipurpose, 内径：0.086, 外径：0.106, 长度：90 和 100 |
| | | STRYKER 8F Guider Softtip XF 直形，内径：0.086, 外径：0.106, 长度：90 和 100 |

注：内径、外径单位为 in，长度单位为 cm。注意：上述规格数据来自于各供应商网站，仅供参考。

（续表）

## 球　囊

| 生产商 | STRYKER | | CODMAN | COVIDIEN | |
| --- | --- | --- | --- | --- | --- |
| 封堵球囊导管名称 | TransForm Compliant | TransForm Super Compliant | Ascent | HyperGlide | HyperForm |
| 球囊直径（mm） | 3，4，5 | 3，4，7 | 4，6 | 3，4，5 | 4，7 |
| 球囊长度（mm） | 10，15，20，30 | 5，7，10，15 | 7，10，15，9 | 10，15，20，30 | 7 |
| 导丝相容尺寸（in） | 0.014 | 0.014 | 0.014 | 0.010 | 0.010 |
| 头端长度（mm） | 3.25 | 3.25 | 3 | 4 | 2 |
| 单腔或双腔 | 单腔 | 单腔 | 同轴，双腔 | 单腔 | 单腔 |

| 生产商 | MICROVENTION | |
| --- | --- | --- |
| 封堵球囊导管名称 | Scepter C | Scepter XC |
| 球囊直径（mm） | 4 | 4 |
| 球囊长度（mm） | 10，15，20 | 11 |
| 导丝相容尺寸（in） | 0.014 | 0.014 |
| 头端长度（mm） | 5 | 5 |
| 单腔或双腔 | 同轴，双腔 | 同轴，双腔 |

## 弹 簧 圈

| 生产商 | STRYKER | | |
| --- | --- | --- | --- |
| 弹簧圈名称 | Target | GDC | Matrix2 |
| 直径范围（mm） | 1～24 | 2～24 | 2～24 |
| 形态 | 360°形状，二维 | 360°形状，三维，Omega形状，二维 Vortx | 360°形状，三维，Omega形状，二维 |
| 初级线圈外径（in） | 0.009 5~0.014 | 0.009 5~0.015 | 0.011~0.012 |
| 柔软级别 | 标准，柔软，超柔软，Nano | 标准，柔软，超柔软 | 标准，柔软，超柔软 |
| 弹簧圈材质 | 裸铂金 | 裸铂金 | 聚羟乙酸/聚乳酸 |
| 解脱方式 | 电解脱 | 电解脱 | 电解脱 |

（续表）

| 生产商 | TRUFILL DCS ORBIT | ORBIT GALAXY | ORBIT GALAXY G2 | CASHMERE | MICRUSPHERE |
|---|---|---|---|---|---|
| 直径范围 (mm) | 2~20 | 2~20 | 2~12 | 2~12 | 2~18 |
| 形态 | 多维，二维 | 随机多维，二维 | 随机多维，二维 | 不限尺寸二维 | 球形，方盒形 |
| 初级线圈外径 (in) | 0.012 | 0.012~0.014 | 0.012 | 0.013 5 | 0.010~0.015 |
| 柔软级别 | 填塞，标准 | 成篮填塞，超柔 | 填塞，超柔 | | |
| 弹簧圈材质 | 裸铂金 | 裸铂金 | 裸铂金 | 裸铂金 | 裸铂金 |
| 弹簧圈材质 | 裸铂金 | 裸铂金 | 裸铂金 | Cerecyte 聚乙醇酸 | Cerecyte 聚乙醇酸 |
| 解脱方式 | 水解脱 | 水解脱 | 热解脱 | 热解脱 | 热解脱 |

（续表）

| 生产商 | DELTAPAQ | DELTAPLUSH | DELTAMAXX | PRESIDIO | ULTIPAQ |
|---|---|---|---|---|---|
| 直径范围 (mm) | 1.5~10 | 1.5~4 mm | 3~24 mm | 4~20 mm | 2~4 mm |
| 形态 | 二维 | 二维 | 二维 | 二维 | 二维 |
| 初级线圈外径 (in) | 0.010 5 | 0.010 | 0.015 | 0.010 5~0.015 | 0.010 |
| 柔软级别 | | | | | |
| 弹簧圈材质 | 裸铂金 | 裸铂金 | 裸铂金 | Cerecyte 聚乙醇酸 | 裸铂金 |
| 弹簧圈材质 | Cerecyte 聚乙醇酸 | Cerecyte 聚乙醇酸 | Cerecyte 聚乙醇酸 | Cerecyte 聚乙醇酸 | Cerecyte 聚乙醇酸 |
| 解脱方式 | 热解脱 | 热解脱 | 热解脱 | 热解脱 | 热解脱 |

（续表）

| 生产商 | HELIPAQ |
|---|---|
| 直径范围 (mm) | 2~20 mm |
| 形态 | 二维 |
| 初级线圈外径 (in) | 0.010~0.014 |
| 柔软级别 | |
| 弹簧圈材质 | 裸铂金 |
| 弹簧圈材质 | Cerecyte 聚乙醇酸 |
| 解脱方式 | 热解脱 |

（续表）

| 生产商 | AXIUM | AXIUM PRIME | AXIUM MICROFX | PENUMBRA COIL 400 |
|---|---|---|---|---|
| 直径范围 (mm) | 1.5~25 | 4~6 | 2~18 | 2~32 |
| 形态 | 二维，三维 | 二维，三维 | 二维，三维 | 多维 J 形 |
| 初级线圈外径 (in) | 0.011 5~0.014 5 | 0.011 5 | 0.011 5~0.014 5 | 0.020 |
| 弹簧圈材质 | 裸铂金 | 裸铂金 | 聚羟乙酸/聚乳酸 | 裸铂金 |
| 解脱方式 | 机械解脱 | 机械解脱 | 机械解脱 | 机械解脱 |

（续表）

| 生产商 | MICROVENTION VFC | COSMOS | MICROPLEX COIL | COMPASS | HYPERSOFT |
|---|---|---|---|---|---|
| 直径范围 (mm) | 3~20 | 2~24 | 2~20 | 2~20 | 1.5~6 |
| 形态 | 环状和波形多维 | 多维 | 多维，二维 | 三维 | 二维 |
| 初级线圈外径 (in) | 0.011~0.014 | 0.010~0.015 | 0.009 5~0.015 | 0.008 5~0.015 | 0.010~0.011 |
| 弹簧圈材质 | 裸铂金 | 裸铂金 | 裸铂金 | 裸铂金 | 裸铂金 |
| 解脱方式 | 热解脱 | 热解脱 | 热解脱 | 热解脱 | 热解脱 |

（续表）

| 生产商 | HYDROSOFT | HYDROFRAME | HYDROFILL |
|---|---|---|---|
| 直径范围 (mm) | 1.5~10 | 2~20 | 2~24 |
| 形态 | 多维 | 多维 | 多维 |
| 初级线圈外径 (in) | 0.013 | 0.012~0.015 | 0.016~0.018 |
| 弹簧圈材质 | 水凝胶聚合物 | 水凝胶聚合物 | 水凝胶聚合物 |
| 解脱方式 | 热解脱 | 热解脱 | 热解脱 |

## 支 架

| 生产商 | STRYKER | CODMAN | COVIDIEN |
|---|---|---|---|
| 支架名称 | Neuroform stents | Enterprise vascular reconstruction device | Pipeline embolization device |
| 可选支架直径 (mm) | 5 种直径: 2.5, 3.0, 3.5, 4.0, 4.5 | 1 种直径: 4.5 | 20 种直径:2.5~5.00 (0.25 递增) |
| 可选支架长度 (mm) | 10,15,20,30 | 14, 22,28,37 | 10, 12, 14, 16, 18, 20, 25, 30, 35 |
| 适合动脉直径 (mm) | 2~4.5 | 2.5~4.0 | 2.5~5.2 |
| 网孔设计 | 开环 | 闭环 | 编织闭环 |
| 支架孔隙直径 (F) | 2.0~2.5 | 最小 2.6/ 平均 3.2 | 无 |
| 标记区 | 铂金 / 铱合金 | 钽 | 铂金 / 铱合金 |
| 涂层 | 无 | Parylene C | 无 |
| 短缩率 | 1.8%~5.4% | 6.7%~10.9% | 50%~60% |
| 远端导丝长度 (mm) | 19 (仅在 Neuroform EZ) | 12 (采用带远端导丝的支架时) | 15, 导丝头 2.5 mm 抓捕弹簧圈 |
| 微导管相容性 (in) | 0.027 | 0.021 | 0.027 |
| 输送方式 | Neuroform EZ 支架系统 Neuroform3 交换技术 Neuroform3 转换技术 | 输送导丝 (带或不带 12 mm 远端导丝) | |

# 附录 II

# 关于神经介入手术中导引导管的综合评述

Guiding Catheters in Neurointerventional Procedures Comprehensive Review

## 引 言

导引导管能够提供到达病变部位稳定的路径，是目前开展的几乎所有血管内手术安全成功的基础。导引导管/鞘的基本功能是在颅颈部血管内提供稳定的工作平台，并通过其完成远端基于微导管的颅内外操作。

## 治疗原则

导引导管必须具备足够的柔韧性以便安全地导入至目标颈部血管，同时要具备足够大的内径以便微导管、球囊、支架和其他装置通过，进行远端血管内操作。足够的内径同时也提供了器材周围足够的空间，可以通过该空间进行持续盐水冲洗，以防止血栓栓塞性并发症以及便于术中造影时注射造影剂。目前大多数导引导管的内径是0.053 in（或5F）和0.07 in（或6F）。另外，由于球囊或支架这些器材的固有硬度，导引导管/鞘必须提供足够的支撑力以防止器材通过时导引导管疝入主动脉弓，这一点极其重要[1, 2]。

## 预期与潜在并发症

大多数导引导管/鞘置入的目标是将导管头端置入颅颈部血管远端位置。在多数情况下，要到达这一位置需要足够的远端路径和导管稳定性。现在的导引导管头端柔软且具备足够的韧性，可以安全地通过锐角的血管弯曲，有时甚至可以进入颅内循环。这不仅提供了极好的远端路径，而且导管柔韧设计[3, 4]的头端顺着血管弯曲形成的几何锚定明显地提高了导管的支撑力。总体来说，这些因素使得术中微导管的操作和器材的输送具有更好的可预见性，因此提高了安全性和手术成功率。

在将导引导管/鞘置于靶血管的操作过程中，潜在的并发症包括血管夹层或穿孔、血管闭塞、气体栓塞、血栓栓塞、血肿、出血和感染[5-7]。

## 技术要点

### 器材准备

小心地从包装中取出导管，避免快速抽出，这样会损伤导管。使用前用盐水冲洗，清除管腔内空气。将导引导管/鞘连接到旋转止血阀，从腹股沟到靶血管的操作中要连接肝素盐水，进行冲洗。这可以阻止导管内径的回血，同时也减少了气体栓塞或血栓栓塞事件发生的可能。

### 器材选择

导引导管/鞘的选择主要取决于手术要求，也取决于术者的经验和个人喜好。每根导管都有其优势和局限性。对于大多数的颅内操作，目标是尽可能地到达靶血管远端而不损伤血管，以便微导管可以顺利地到达颅内靶点，且在此过程中不需要过多地移动手术床位置，也可以减少透视。对于颈动脉或颅内的球囊扩张 / 支架置入术，由于球囊和支架的相对硬度及大小，导管 / 鞘的稳定性和支撑力显得尤其重要 [4, 8, 9]。在这些操作中，对导管稳定性的要求经常超过输送性，因此宁可选择较硬的导管或长鞘。

以下简要描述一些经常使用的导引导管的主要优缺点。

• Chaperone（Microvention–Terumo, Irvine, CA） Chaperone 导引导管相对较硬。外面的导管内衬有一根同轴的较柔软的内导管，形成一个整体，且可被锁定。使用柔软的内导管在弓上大血管选择性插管会很困难，需要将较长的导丝先到达远端作为引导。然而这内导管的柔软头端确实可以在远端置管时减少损伤，经常可被送入颈内动脉海绵窦段，可以支撑导引导管前行 [3]。该导管有 5F、6F 两种规格。

• Envoy（Cordis/Johnson and Johnson, Miami, FL） 这是一根临床应用较久的导引导管，相对较硬，能提供很好的支撑而不需要导管头端到达远端。与其他导引导管相比，该导管具有较大的内腔，使得工作材料能够极好地通过，同时保留了足够的空间用于冲洗。该导管无亲水涂层，有利于稳定性，然而与其他有亲水涂层的新型导管相比，更容易产生血栓。主要的缺点是头端较硬，相对容易造成损伤，不能通过明显弯曲的血管。该导管有直头和成角头端，有 5F、6F 规格。如果栓塞操作更注重稳定性而不要求远端路径，那么这是一根非常好的导管，如肿瘤栓塞和颈外动脉循环内的操作。

• Guider Softip XF（Stryker Neurovascular, Fremont, CA） 该导管具有柔软的非编织头端，可减少血管痉挛和夹层的风险，也容易通过困难的血管进入远端靶血管。这一特点加上亲水涂

层，使导管不太稳定并且容易疝入主动脉弓。不透光的轴与头端使其在透视下清晰可见。该导管有直头和成角头端的 5F~8F 规格。

• Neuron（Penumbra, Alameda, CA） 该导管是颅内介入治疗较常使用的较新的导管之一。由相对较硬的近轴和非常柔韧的头端组成。该导管还配备了特殊设计的同轴内衬导管，因其具有柔韧的头端，在内衬导管帮助下可通过靶血管的弯曲部位并最大限度地到达远端，甚至进入颅内循环。内衬导管相对较硬，容易选择性插管进入大血管，有时如果不仔细顺着弯曲的血管操作，没有很好地利用 0.035 in 导丝导向的话可能会造成损伤。内衬导管经常被用来推进导管通过第一个或第二个血管弯曲部位，然后软头的导引导管会容易地通过导丝前行。尽管导管头端柔韧，但是通过血管弯曲产生的几何锚定作用明显地提高了支撑力，使得柔软的无损伤头端可以到达更远端，而对血管的损伤相对较少。其缺点是如果一个血管弯曲部位也没有通过的话，其远端柔软段提供的稳定性就不够，在直的血管内导管也相对不够稳定。在这种情况下，可以先放置另一根导引导管或长鞘，然后通过这根导管置入 Neuron，以获得需要的稳定性。另一个缺点是导管长度较长，要求将导管置入远端颅内血管，但是如果在导引导管内消耗了微导管的长度，则使其无法到达颅内靶点。

• Neuron MAX 088（Penumbra, Alameda, CA） 这可能是解决 Neuron 在直血管中不稳定的方案。Neuron 导引导管的这一改良设计采用了全程不锈钢编织和 8F 的大腔以增加支撑，而其远端 4 cm 的柔韧段与先前的导引导管一样，仍然保持了远端的柔软性。希望通过这样的设计来实现与 Neuron 一样的头端柔软性，同时又增加近端和中轴的支撑力。在使用 8F 大腔导引导管的前提下这个目标确实实现了，但也要求匹配更大的 6F 内导管。在本书成稿时这一导管还没

有被广泛使用，这一设计是否会像标准的 Neuron 一样无损伤，仍然需要观察。

• Reflex (Covidien Neurovascular, Irvine, CA) 这是另外一种软头导管，可提供无损伤的远端路径。这一导管的内径为 0.072 in，是当前市场上 6F 导管的最大内径。这有利于允许同时通过几个器材进行操作，如球囊辅助弹簧圈栓塞。

• Shuttle (Cook Medical, Bloomington, IN) 这是一个 80 cm 或 90 cm 的长鞘（规格为 5F~8F），该鞘内腔较大，具有非常坚硬的轴，使得其他介入材料易于通过，包括较硬的支架和球囊，同时还保持了出色的稳定性。该鞘附有较硬的 6 F 内导管，导管头端形状具有各种角度和弯曲，有利于大血管的选择性插管。另外，这些内导管消除了大腔鞘的"唇部"，当鞘通过导丝前行时内导管提供了平滑的过渡，有利于防止"铲雪"现象。如果大腔导管的锐利头端直接通过导丝前行就会擦伤靶血管壁，导致"铲雪"现象发生。坚硬设计的鞘的主要缺点是容易造成损伤，尤其是在阻碍其通过哪怕是轻度的血管弯曲部位。打开旋转止血阀时，大腔也会造成明显的回血，必须注意确保腔内冲洗，否则会发生血栓栓塞事件。

### 装配和使用

在从股动脉到达目标大血管开口的操作过程中，要再次冲洗导引导管，并通过旋转止血阀连接肝素盐水滴注。导管的推进必须通过导丝，且在透视下进行。建议将较小的 4F 或 5 F 诊断导管置于导引导管内，先进入靶血管（同轴技术），然后再推进导引导管。这会减少血管损伤的风险，并且容易选择进入目标血管。尽管任何标准直径的诊断导管与导引导管的内径都兼容，但有些导引导管本身就设计成附有较小的诊断导管。在年轻患者较直的血管中，经常不必使用诊断导管，而简单地通过 0.035 in 导丝就可推进导引导管（直接插管）了。即使是轻度弯曲的血管，使用具有成角头端的导引导管经常可以通过。当遇到血管弯曲时，该弯曲的血管经常会在诊断导管和导丝的联合作用下被拉直，使用较硬的 0.038 in 导丝有助于达到这一点。然而，使用较硬的导管和导丝会增加血管损伤风险，这一点很重要。对极其困难的靶血管置管，作为备选技术，可以先单独使用较柔韧的诊断导管和导丝插管，然后使用交换技术，将较硬的 0.035 in 导丝置入，以支撑导引导管进入。

导管头端的最终位置取决于手术要求，但通常位于颈部远端或颈内动脉岩骨段垂直部，或者椎动脉 V3 段远端就足够了 [4, 7]。记住，导管的头端将随着心搏和呼吸而运动，同时也会随着微导管和其他材料的操控而变动，这一点很重要。因为损伤容易发生在与这些运动有关的血管弯曲部位，因此导管头应该被置于靶血管较直的部分，以减少损伤。一旦到位，应该常规重复冲洗导管，在整个手术过程中维持盐水滴注。轻柔地注入造影剂以观察是否发生了导管引起的血管痉挛或夹层。如果发现血管痉挛，应该回撤导管直到痉挛减轻，并考虑动脉内给予血管扩张剂。在整个手术过程中，至少需在一个透视方向上能看到导管头，以防止导管向前移位和可能发生的血管损伤，或者工作器材通过时使导管疝入主动脉弓。笔者建议在撤出所有操作材料和其他导管后，再次推注造影剂以确认没有发生血管夹层。建议手术结束拔出导管前常规进行颈部血管造影，以评估任何可能发生的并发症。

## 应用要点

在当今进行的几乎每一台神经血管介入手术中，导引导管都是必需的，这些手术包括颅内动脉瘤栓塞、颅内动静脉畸形和动静脉瘘栓塞、肿瘤栓塞、颅内和颅外血管成形和支架置入术、急性卒中的药物溶栓和机械溶栓，以及血管痉挛的治疗。

# 替代技术

对于入路要求比较简单的手术，如颅外肿瘤栓塞和鼻衄治疗，有时可以通过直径较小的 5F 诊断导管来进行，不需要使用导引导管。在神经血管介入手术中，尽管标准的导引导管置入可以提供足够的稳定性和远端路径，但是有多种策略被用来提高这一性能。为了增加导引导管的稳定性，"伙伴导丝"可以保持在导引导管／鞘内的近端 [6,10]。同轴、双导引导管技术可以用于辅助大血管开口的选择性插管，同时也增加了颈部脑血管内的远端路径。由于近端血管闭塞或迂曲，有时需要采用从上肢动脉（肱动脉或桡动脉）、直接颈动脉穿刺，或者开放外科手术等替代入路 [11,12]。

# 风险防范

在置管过程中导引导管和鞘遇到的最多问题是血管损伤。避免靶血管痉挛的最简单方法是娴熟的技术，包括通过导丝缓慢推送导管和使用路径图。用诊断导管引导导引导管前行可提高其在急弯处的通过率。另外，使用内导管可防止"铲雪"情况，"铲雪"情况容易发生在通过较小导丝推进大腔导引导管的时候 [3,4,11,12]。有时候血管严重弯曲，引导管／鞘无法安全地通过，可以仅从扭曲部位的近端进行操作。可以通过向近端回撤导管、动脉内给予硝酸甘油或钙离子通道阻断剂，如维拉帕米或尼卡地平，来缓解血管痉挛。一些术者在远端选择性置管前，通过动脉内给予维拉帕米来预防血管痉挛。

# 总　结

尽管神经介入技术取得了一些进步，但是迂曲的颅内血管解剖经常妨碍导引导管的成功置入，以及到达某些病变的远端。柔韧性和硬度是导引导管最关键的构成要素。选择恰当的导管型号、术者的经验积累能够增加在困难路径条件下和远端迂曲血管操作时的安全性，从而提高手术成功率。应当重视器材的准备和使用，以避免任何潜在的严重并发症。

# 参考文献

1. Imaoka T, Itoh K. Analysis of the properties of guiding catheters used in endo- vascular neurointervention. Interv Neuroradiol 2007; 13(Suppl 1):58–63.
2. Linfante I, Wakhloo AK. Brain aneurysms and arteriovenous malformations: advancements and emerging treatments in endovascular embolization. Stroke 2007; 38(4):1411–1417.
3. Turk A, Manzoor MU, Nyberg EM, Turner RD, Chaudry I. Initial experience with distal guide catheter placement in the treatment of cerebrovascular disease: clinical safety and effecacy. J Neurointerv Surg 2013; 5(3):247–252.
4. Chaudhary N, Pandey AS, Thompson BG, Gandhi D, Ansari SA, Gemmete JJ. Utilization of the Neuron 6 French 0.053 inch inner luminal diameter guide catheter for treatment of cerebral vascular pathology: continued experience with ultra distal access into the cerebral vasculature. J Neurointerv Surg 2012; 4(4):301–306.
5. Hurley MC, Sherma AK, Surdell D, Shaibani A, Bendok BR. A novel guide catheter enabling intracranial placement. Catheter Cardiovasc Interv 2009; 74(6):920–924.
6. Lee TH, Choi CH, Park KP, et al. Techniques for intracranial stent navigation in patients with tortuous vessels. AJNR Am J Neuroradiol 2005; 26(6):1375–1380.
7. Park MS, Stiefel MF, Fiorella D, Kelly M, McDougall CG, Albuquerque FC. Intracranial placement of a new, compliant guide catheter: technical note. Neuro-surgery 2008; 63(3):E616–E617.
8. Simon SD, Ulm AJ, Russo A, Albanese E, Mericle RA. Distal intracranial catheterization of patients with tortuous vascular anatomy using a new hybrid guide catheter. Surg

Neurol 2009; 72(6):737–740.

9. Lylyk P, Cohen JE, Ceratto R, Ferrario A, Miranda C. Angioplasty and stent placement in intracranial atherosclerotic stenoses and dissections. AJNR Am J Neuroradiol 2002;23(3):430–436.

10. White JB, Kallmes DF. Utility of the "buddy" wire in intracranial procedures. Neuroradiology 2008; 50(2):185–187.

11. Binning MJ, Yashar P, Orion D, et al. Use of the Outreach Distal Access Catheter for microcatheter stabilization during intracranial arteriovenous malformation embolization. AJNR Am J Neuroradiol 2012; 33(9):E117–E119.

12. Spiotta AM, Hussain MS, Sivapatham T, et al. The versatile distal access catheter: the Cleveland Clinic experience. Neurosurgery 2011; 68(6):1677–1686.

# 附录 Ⅲ
# 神经生理监测

Neurophysiologic Monitoring

Bryan Wilent

## 引 言

血管内治疗脑血管病时进行神经生理监测 (intraoperative neurophysiologic monitoring, IONM) 在很多中心已经成为常规，而且监测的获益已经超过相关的花费。血管内治疗中使用 IONM 的主要依据是在发生不可逆的病理生理改变之前，可早期监测到可能发生缺血事件，对治疗的决定有一定的参考价值。IONM 的变化经常可被监测到，并且可以先于脑血管对缺血所作出的预警。血管内治疗中的 IONM 有脑电图 (electroencephalography, EEG)、体感诱发电位 (somatosensory evoked potentials, SSEPs)、脑干听觉诱发电位 (brainstem auditory evoked potentials, BAERs) 和经颅电刺激运动诱发电位 (transcranial electrical motor evoked potentials, tceMEPs)。视觉诱发电位 (visual evoked potentials, VEPs) 在技术上可行，但是因为患者的麻醉状态导致信噪比比较低，因此一般认为是不可信的。血管内介入操作是微侵袭的，因此需要暴露脊髓或大脑的检测，如皮质脑电图和直接皮质运动诱发电位 (direct cortical motor evoked potentials, dcMEPs) 是不可行的。

## 方 式

EEG 是记录大脑神经元活动产生的自然电压波动。电压波动是由神经元的电学特性产生的，而节律是受到与神经元网络同步的兴奋性突触后电位 (excitatory postsynaptic potentials, EPSPs) 或抑制性突触后电位 (inhibitory postsynaptic potentials, IPSPs) 相关的粒子流驱动。神经元膜电位和它们的突触活动受其代谢和能量状态的影响很大。能量产生延迟时，如栓塞导致脑血供下降，神经元的代谢活动可能受到极大的影响，进而影响它们的电生理活动和 EEG。

对于麻醉患者，由于麻醉方案会不可避免地影响 EEG 变化，脑电以慢频率波为主。与麻醉剂相关的慢波被认为是弥漫性的，而且在临床上无意义。然而，与某支特定血管导致的急性缺血事件相关的慢波通常是局灶性和单侧性的，提示脑功能障碍。现已明确，在临时阻断颈内动脉 (internal carotid artery, ICA) 的血管病病例，EEG 的改变与同侧半球血流减少呈很好的相关性，提示缺血事件。在血管内治疗病例，球囊闭塞右侧 ICA 可以造成右侧半球 EEG 在几秒钟内出现全面抑制 (附图 1)。然而，EEG 的变化并不总是很明显的，一般来说某些不伴有快波减少的局灶性慢波被认为是临床无意义的，而伴有快波减少的慢波是发生缺血的警示，这些变化应当随时关注，并确定病因。明显的局灶性慢波，尤其是全频率的振幅降低，明确提示缺血，警示要立即采取措施。如附图 1 所示的病例，快速泄去球囊后，EEG 就快速恢复了正常。

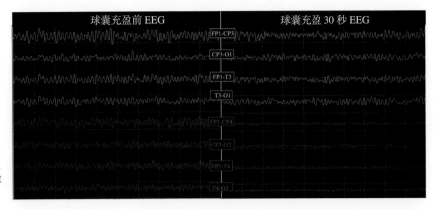

**附图 1　球囊充盈前后的脑电图。左侧半球描绘采用白色，右侧半球采用红色**

诱发电位，如 BAERs 和 SSEPs，是从 EEG 记录简单衍化而来的，使用来自大量实验（50~1 000）的平均触发事件来描述时所诱发的反应（例如，信号），这些反应来自不间断的自发 EEG（例如，噪音）。SSEPs 是通过同步电刺激某个具体神经（例如，正中神经）的兴奋感觉传入通路产生的。刺激从外周传入神经内的轴突产生大量的增值电位，可以通过放在厄尔布点（锁骨上部胸锁乳突肌外侧点）的电极被记录下来。传入通路随后的背柱核神经元突触兴奋是颈髓的初级起源，可以被颈部电极记录下来（附图 2）。脑干神经元投射到丘脑，再投射到初级躯体感觉皮质。丘脑传递细胞兴奋皮质脊髓细胞和局部的中间神经元，产生一个较大的诱发丘脑皮质近场的电位，可以很容易地通过置于对侧躯体感觉皮质相应区域的电极被记录下来（附图 2）。因此，我们可以沿着神经轴在不同水平完整地记录躯体感觉系统功能，并且可以很好地解释这些变化。例如，右侧正中神经受刺激后皮质 SSEPs 明显减少，而不伴有外周或皮质下 SSEPs 的同时变化，这与左侧大脑中动脉（middle cerebral artery，MCA）闭塞相一致。

BAERs 是从被激活的置于同侧耳部附近的电极上记录下来的。平均诱发电位是一个复杂的多峰波形。这些波峰通过对位于前庭蜗神经和听觉系统脑干核团的多个发生器的一系列刺激而产生。波形Ⅰ代表远端神经的活动；波形Ⅱ代表同侧背侧耳蜗核神经元激发前庭蜗神经兴奋；波形Ⅲ代表在上橄榄复合体刺激背侧耳蜗神经元活动产生的动作电位；波形Ⅳ和波形Ⅴ经常是单形波，而不是分离峰。它们是由橄榄神经元的轴突迸发活动产生的，这些橄榄神经元位于外侧丘系及其在下丘处的汇合部（附图 3）。波形Ⅲ到波形Ⅴ的振幅减少超过 50% 提示脑干缺血事件。

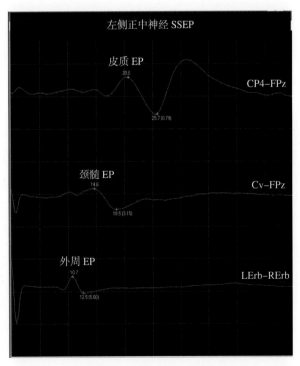

**附图 2　代表左侧正中神经刺激的体感诱发电位（SSEPs）。采用 20 mA 和 200 us 持续刺激，以 3.73 Hz 频率传递。显示了 150 次试验的平均反应。上部的描绘包括从 CP4-CPz 记录的皮质电位。中部的描绘显示了从 Cv-FPz 记录的颈髓电位。底部的描绘包括从左侧厄尔布点（LErb）到右侧厄尔布点（RErb）记录的外周电位**

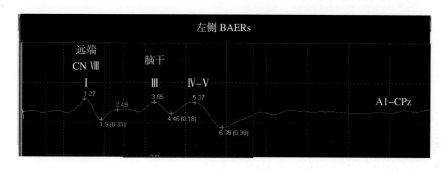

附图3 代表左侧听觉刺激的脑干听觉诱发电位（BAERs）。采用90 dB 纯音调刺激，以 11.1 Hz 频率传递。显示了 500 次试验的平均反应。波形 I 是由远端耳蜗神经元产生的，为左侧高亮显示。波形Ⅲ到波形 V 是由脑干发生器产生的，为右边高亮显示

波形Ⅲ、Ⅳ和Ⅴ的潜伏期延长，大于基线 1.0 ms 也属于病理性变化，可能与缺血相关，但通常更多是由于牵拉或压迫传入神经导致的传导损伤。

有些血管内介入医师会使用 tceMEPs。这一技术需要在头部刺激运动系统并记录外周肌肉触发的肌电图（electromyography，EMG）反应。能够透过颅骨兴奋皮质脊髓束神经元的电压要求较高，因此经常会波及整个颅内脑电活动，结果是刺激的效果主要在于下行皮质脊髓轴突，而不是初级运动皮质，这降低了 tceMEPs 检测皮质缺血的敏感性。相比较而言，SSEPs 对皮质缺血非常敏感，因为很多累及初级运动皮质的缺血事件也会累及躯体感觉皮质，因此 SSEPs 可以为运动系统整体功能提供间接但相当敏感的评估。额部皮质局灶性缺血事件会造成运动功能缺失，而不伴有 SSEPs 改变。在一例血管内动静脉畸形栓塞术中，同时也使用了 tceMEPs，在美索比妥试验后，观察到了 tceMEPs 的变化，但 SSEPs 无变化，术者改变了栓塞策略，因此避免了患者潜在的偏瘫。皮质下和脑干缺血更为复杂，较难评估，多模式的监测方案，包括 tceMEPs，在评估变化方面也许特别有用。例如，I 级蛛网膜下腔出血的患者在接受诊断性脑血管造影检查的过程中，监测到左侧上肢和下肢的皮质 SSEPs 下降，因为振幅下降略大于 50%（附图4），监测报警。EEG 没有明显变化（附图5）。然而左侧肢体所有肌肉的 tceMEPs 完全消失（附图6）。

后来发现患者发生了不相关的右侧脑桥卒中，皮质脊髓束在交叉之前受到影响。

## 应该使用哪种监测

对血管内治疗的患者使用哪种 IONM 尚无明确的共识。一般来说，对于前循环手术，使用 SSEPs 和 EEG 监测，因它们具有明显的监测皮质新发缺血的潜能；对于后循环手术，使用 BAERs 加 SSEPs 和 EEG 监测，因它们在监测脑干缺血方面更敏感。在所有的血管内手术中，对患者均可使用 BAERs，因为术者操作部位的血管远端可能产生随机栓子。

tceMEPs 在动脉瘤夹闭术中明显增加了对缺血监测的敏感性，在血管内治疗的病例中也可以使用。然而在使用 tceMEPs 时必须考虑很多因素以权衡是否获益，例如，增加了麻醉的需求、经常需要移动患者、增加了时间设置、增加了患者的风险如舌撕裂伤等。血管内手术使用 tceMEPs 另一个需权衡的因素是其具有明显升高患者颅内压的风险。

有些手术操作在麻醉监测（monitored anesthesia care，MAC）下完成，仅给予这类患者轻度镇静，而没有进行插管。采用这种麻醉方案时，患者通常不能很好地耐受躯体感觉刺激相关的疼痛，因而通常不使用 SSEPs。在这些手术中，与患者沟通很重要，因此也不使用 BAERs，因为耳塞将

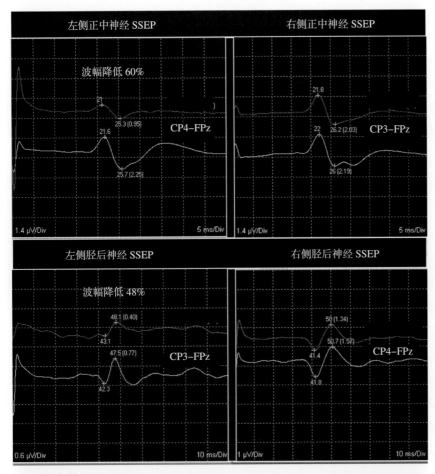

附图4 患者体感诱发电位（SSEPs）显示了左侧皮质反应的振幅变化。左侧肢体刺激位于左侧，右侧肢体刺激位于右侧，上肢和下肢刺激分别位于上部和底部。红色描绘的是最近的平均诱发反应，蓝色描绘的是基线平均诱发反应；左上肢刺激的皮质SSEP表现为振幅下降60%（低于警戒水平）；左上肢刺激的皮质SSEP表现为振幅下降48%（刚刚高于警戒水平）

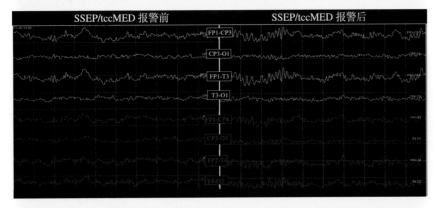

附图5 患者体感诱发电位（SSEPs）前后的脑电图（EEG）。经颅电刺激运动诱发电位（tceMEP）报警，而EEG没有明显变化

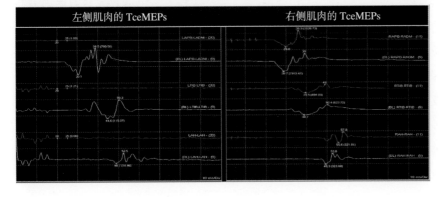

附图6 一位患者的经颅电刺激运动诱发电位（tceMEPs）。诱发信号试验的显示为左侧肌肉在左侧，右侧肌肉在右侧。红色描绘的为报警时反应，蓝色描绘的是基线反应。所有左侧肌肉的tceMEPs全部消失。小指展肌（ADM）位于上部，胫前肌（AT）位于中部，拇展肌（AH）位于底部。右侧tceMEPs均稳定

大大降低患者遵从医师指令的能力。因此，对于这些病例通常采用 EEG 监测。在 MAC 情况下，患者很可能发生自发运动，会干扰 EEG，因此要尽力确保患者不动。

## 警惕和注意事项

血管内治疗过程中会出现很多事件，可能会导致缺血和电生理变化。源自器材和导管的随机血栓、导管或其他材料导致的血管阻塞、刺激诱发的血管痉挛和气体栓塞都会使监测出现变化。因为可能的缺血事件可以在手术中的任何时段发生，如附图 3，需要连续状态的警示监测。也就是说，手术中存在各种事件，而缺血更常见（如充盈球囊、填塞第一枚和最后一枚弹簧圈、支架释放和注射胶 / 颗粒之后）。外周缺血也可能发生，如插入股动脉鞘或导管可以造成股动脉闭塞。在插管后即刻或几分钟，即可发生同侧腿部 SSEPs 消失。

## 与安装相关的技术考虑

因为很多血管内病变都是急症，建议配备固定的 IONM 设备，合理地布局于手术室内，带有相关的头部信号放大器，将刺激器固定在手术床上。每一个手术过程都有特殊的细微差别，涉及在哪里、何时放置铅片。在 IONM 安装方面，移动手术床和血管内手术必备的可旋转 C 形臂的安置存在特别的问题，主要有 3 个方面：电磁噪音、摄片回避和手术床 / 铅片移动。为了减少多个 C 形臂产生的不可避免的噪音，应当很好地将头部的记录电极铅片裹起来或编织在一起；为了避免摄片时铅片被拍进视野，应将裹起来的铅片沿着患者的头后侧，并沿床边向下，最后到达床基座中部的放大器内；为了避免铅片从放大器上被拔出，要预留足够长度的线束，以满足手术床移动的需要。

## 其他事宜

许多血管内手术要求给患者肝素治疗，使活化凝血时间（activated coagulation time，ACT）延长。双联抗血小板聚集药物已成为使用常规，如氯吡格雷和阿司匹林或 II b/ III a 抑制剂。如果在闭合血管时 ACT > 400 s，拔出皮下记录针后成功止血几乎不可能，尤其是头部，不要尝试拔针。在这种情况下，用纱布包裹患者头部，防止针滑出和刺伤手术室人员，待 ACT 下降后再拔出这些针。如果 ACT 接近 300 s，拔针时要加压止血。比较聪明的做法是先尝试拔出第一根针，以确定止血效果。

# 附录Ⅳ

# 推荐阅读

Suggested Readings

## 第1章

Chen M. A checklist for cerebral aneurysm embolization complications. J Neurointerv Surg 2011

Haynes AB, Weiser TG, Berry WR, et al. A surgical safety checklist to reduce morbidity and mortality in a global population. N Engl J Med 2009; 360: 491-499

Komons NA. Bonfires to Beacons: Federal Civil Aviation Policy Under the Air Commerce Act 1926-1938. Washington: U.S. Department of Transportation, Federal Aviation Administration. Smithsonian Institution Press., 1978, pp 20-21

Lyons MK. Eight-year experience with a neurosurgical checklist. Am J Med Qual 2010; 25: 285-288

Masuda M, Yamada T, Mine T, et al. Comparison of usefulness of sodium bicarbonate versus sodium chloride to prevent contrast-induced nephropathy in patients undergoing an emergent coronary procedure. Am J Cardiol 2007; 100: 781-786

McConnell DJ, Fargen KM, Mocco J. Surgical checklists: A detailed review of their emergence, development, and relevance to neurosurgical practice. Surg Neurol Int 2012; 3: 2

McIff EB. Worksheets for use while performing carotid stenting or stroke intervention. Tech Vasc Interv Radiol 2005; 8: 129-130

McCullough PA, Stacul F, Becker CR, et al; CIN Consensus Working Panel. Contrast-Induced Nephropathy(CIN) Consensus Working Panel: executive summary. Rev Cardiovasc Med 2006; 7(4): 177-197

Weiser TG, Haynes AB, Lashoher A, et al. Perspectives in quality: designing the WHO Surgical Safety Checklist. Int J Qual Health Care 2010; 22: 365-370

Ziewacz JE, Arriaga AF,Bader AM, et al. Crisis checklists for the operating room: development and pilot testing. J Am Coll Surg 2011; 213(2): 212-217, e10

## 第2章

Kiyosue H, Hori Y, Matsumoto S, et al. Shapability, memory, and luminal changes in microcatheters after steam shaping: a comparison of 11 different microcatheters. AJNR Am J Neuroradiol 2005; 26(10): 2610-2616

Moran CJ, Milburn JM, Cross DT III, et al. Randomized controlled trial of sheaths in diagnostic neuroangiography. Radiology 2001; 218(1): 183-187

## 第3章

Schnyder G, Sawhney N, Whisenant B, Tsimikas S, Turi ZG. Common femoral artery anatomy is influenced by demographics and comorbidity: implications for cardiac and peripheral invasive studies. Catheter Cardiovasc Interv 2001; 53(3): 289-295

Sherev DA, Shaw RE, Brent BN. Angiographic predictors of femoral access site complications: implication for planned percutaneous coronary intervention. Catheter Cardiovasc Interv 2005; 65(2): 196-202

## 第4章

Ellender TJ, Comeaux ME, Harkrider WW, Landry BL. Brachial Artery High Bifurcation: A Retrospective Analysis. Journal of Vascular Technology 1999; 23(2): 57-59

Grollman JH Jr,Marcus R. Transbrachial arteriography: techniques and complications. Cardiovasc Intervent Radiol 1988; 11(1): 32-35

Uchino A. Local complications in Transbrachial Cerebral Angiography Using the 4-F Catheter. Neurol Med Chir(Tokyo) 1991; 31: 647-649

## 第6章

Bechara CF, Annambhotla S, Lin PH. Access site management with vascular closure devices for percutaneous transarterial procedures. Journal of vascular surgery: official publication, the Society for Vascular Surgery [and] International Society for Cardiovascular Surgery. North American Chapter 2010; 52(6):

1682-1696

Dangas G, Mehran R, Kokolis S, et al. Vascular complications after percutaneous coronary interventions following hemostasis with manual compression versus arteriotomy closure devices. J Am Coll Cardiol 2001; 38(3): 638-641

Gorge G, Kunz T, Kirstein M. A prospective study on ultrasoundguided compression therapy or thrombin injection for treatment of iatrogenic false aneurysms in patients receiving fulldose anti-platelet therapy. Z Kardiol 2003; 92: 564-570

Katz SG, Abando A. The use of closure devices. Surg Clin North Am 2004; 84(5): 1267-1280

Khoury M, Batra S, Berg R, Rama K, Kozul V. Influence of arterial access sites and interventional procedures on vascular complications after cardiac catheterizations. Am J Surg 1992; 164(3): 205-209

Klocker J, Gratl A, Chemelli A, Moes N, Goebel G, Fraedrich G. Influence of Use of a Vascular Closure Device on Incidence and Surgical Management of Access Site Complications after Percutaneous Interventions. Eur J Vasc Endovasc Surg 2011; 42(2): 230-235

Malík J, Holaj R, Krupičková Z, Janota T. Arteriovenous fistula after femoral artery puncture leading to pulmonary edema: the role of ultrasonography. Prague Med Rep 2012; 113(1): 49-52

Schneider C, Malisius R, Küchler R, et al. A prospective study on ultrasound-guided percutaneous thrombin injection for treatment of iatrogenic post-catheterization femoral pseudoaneurysms. Int J Cardiol 2009; 131(3): 356-361

Seto AH, Abu-Fadel MS, Sparling JM, et al. Real-Time Ultrasound Guidance Facilitates Femoral Arterial Access and Reduces Vascular Complications: FAUST(Femoral Arterial Access With Ultrasound Trial). JACC Cardiovasc Interv 2010; 3(7): 751-758

Stone PA, AbuRahma AF, Flaherty SK, Bates MC. Femoral pseudoaneurysms. Vasc Endovascular Surg 2006; 40: 109-117

## 第 7 章

Zamir M, Sinclair P. Origin of the brachiocephalic trunk, left carotid, and left subclavian arteries from the arch of the human aorta. Invest Radiol 1991; 26(2): 128-133

## 第 8 章

Chang FC, Tummala RP, Jahromi BS, et al. Use of the 8 French Simmons-2 guide catheter for carotid artery stent placement in patients with difficult aortic arch anatomy. J Neurosurg 2009; 110(3): 437-441

Lin SC, Trocciola SM, Rhee J, et al. Analysis of anatomic factors and age in patients undergoing carotid angioplasty and stenting. Ann Vasc Surg 2005; 19(6): 798-804

Madhwal S, Rajagopal V, Bhatt DL, Bajzer CT, Whitlow P Kapadia SR. Predictors of difficult carotid stenting as determined by aortic arch angiography. J Invasive Cardiol 2008; 20(5): 200-204

Snyder KV, Natarajan SK, Hauck EF, et al. The balloon anchor technique: a novel technique for distal access through a giant aneurysm. J Neurointerv Surg 2010; 2(4): 363-367

## 第 9 章

Amin FR, Yousufuddin M, Stables R, et al. Femoral haemostasis after transcatheter therapeutic intervention: a prospective randomised study of the angio-seal device vs. the femostop device. Int J Cardiol 2000; 76(2-3): 235-240

Bhatt DL, Raymond RE, Feldman T, et al. Successful "pre-closure" of 7Fr and 8Fr femoral arteriotomies with a 6Fr suturebased device(the Multicenter Interventional Closer Registry). Am J Cardiol 2002; 89(6): 777-779

Hermiller JB, Simonton C, Hinohara T, et al. The StarClose Vascular Closure System: interventional results from the CLIP study. Catheter Cardiovasc Interv 2006; 68(5): 677-683

Koreny M, Riedmüller E, Nikfardjam M, Siostrzonek P, Müllner M. Arterial puncture closing devices compared with standard manual compression after cardiac catheterization: systematic review and meta-analysis. JAMA 2004; 291(3): 350-357

Nguyen N, Hasan S, Caufield L, Ling FS, Narins CR. Randomized controlled trial of topical hemostasis pad use for achieving vascular hemostasis following percutaneous coronary intervention. Catheter Cardiovasc Interv 2007; 69(6): 801-807

Pracyk JB, Wall TC, Longabaugh JP, et al. A randomized trial of vascular hemostasis techniques to reduce femoral vascular complications after coronary intervention. Am J Cardiol 1998; 81(8): 970-976

Schwartz BG, Burstein S, Economides C, Kloner RA, Shavelle DM, Mayeda GS. Review of vascular closure devices. J Invasive Cardiol 2010; 22(12): 599-607

Tavris DR, Gallauresi BA, Lin B, et al. Risk of local adverse events following cardiac catheterization by hemostasis device use and gender. J Invasive Cardiol 2004; 16(9): 459-464

Ward SR, Casale P, Raymond R, Kussmaul WG III, Simpfendorfer C; Angio-Seal Investigators. Efficacy and safety of a hemostatic puncture closure device with early ambulation after coronary angiography. Am J Cardiol 1998; 81(5): 569-572

## 第 13 章

Fessler RD, Ringer AJ, Qureshi AI, Guterman LR, Hopkins LN. Intracranial stent placement to trap an extruded coil during endovascular aneurysm treatment: technical note. Neurosurgery

2000; 46(1): 248-251, discussion 251-253

Luo CB, Chang FC, Teng MM, Guo WY, Chang CY. Stent management of coil herniation in embolization of internal carotid aneurysms. AJNR Am J Neuroradiol 2008; 29(10): 1951-1955

Yonaha H, Hyodo A, Inaji T, et al. Thromboembolic Events Associated with Coil Protrusion into Parent Arteries after GDC Treatment. Interv Neuroradiol 2006; 12(Suppl 1): 105-111

## 第 15 章

Aggour M, Pierot L, Kadziolka K, Gomis P, Graftieaux JP. Abciximab treatment modalities for thromboembolic events related to aneurysm coiling. Neurosurgery 2010; 67(2, Suppl Operative) 503-508

Aviv RI, O'Neill R, Patel MC, Colquhoun IR. Abciximab in patients with ruptured intracranial aneurysms. AJNR Am J Neuroradiol 2005; 26(7): 1744-1750

Bruening R, Mueller-Schunk S, Morhard D, et al. Intraprocedural thrombus formation during coil placement in ruptured intracranial aneurysms: treatment with systemic application of the glycoprotein IIb/IIIa antagonist tirofiban. AJNR Am J Neuroradiol 2006; 27(6): 1326-1331

Fiehler J, Ries T. Prevention and treatment of thromboembolism during endovascular aneurysm therapy. Klin Neuroradiol 2009; 19(1): 73-81

Fourie P, Duncan IC. Microsnare-assisted mechanical removal of intraprocedural distal middle cerebral arterial thromboembolism. AJNR Am J Neuroradiol 2003; 24(4): 630-632

Hähnel S, Schellinger PD, Gutschalk A, et al. Local intra-arterial fibrinolysis of thromboemboli occurring during neuroendovascular procedures with recombinant tissue plasminogen activator. Stroke 2003; 34(7): 1723-1728

Jones RG, Davagnanam I, Colley S. West RJ, Yates DA. Abciximab for treatment of thromboembolic complications during endovascular coiling of intracranial aneurysms. AJNR Am J Neuroradiol 2008; 29(10): 1925-1929

Kang HS, Kwon BJ, Roh HG, et al. Intra-arterial tirofiban infusion for thromboembolism during endovascular treatment of intracranial aneurysms. Neurosurgery 2008; 63(2): 230-237, discussion 237-238

Katsaridis V, Papagiannaki C, Skoulios N, Achoulias I, Peios D. Local intra-arterial eptifibatide for intraoperative vessel thrombosis during aneurysm coiling. AJNR Am J Neuroradiol 2008; 29(7): 1414-1417

Layton KF,Cloft HJ, Gray LA, Lewis DA, Kallmes DF. Balloonassisted coiling of intracranial aneurysms: evaluation of local thrombus formation and symptomatic thromboembolic complications. AJNR Am J Neuroradiol 2007; 28(6): 1172-1175

Park JH, Kim JE, Sheen SH, et al. Intraarterial abciximab for treatment of thromboembolism during coil embolization of intracranial aneurysms: outcome and fatal hemorrhagic complications. J Neurosurg 2008; 108(3): 450-457

Pierot L, Cognard C, Spelle L, Moret J. Safety and efficacy of balloon remodeling technique during endovascular treatment of intracranial aneurysms: critical review of the literature. AJNR Am J Neuroradiol 2012; 33(1): 12-15

Ries T, Siemonsen S, Grzyska U, Zeumer H, Fiehler J. Abciximab is a safe rescue therapy in thromboembolic events complicating cerebral aneurysm coil embolization: single center experience in 42 cases and review of the literature. Stroke 2009; 40(5): 1750-1757

Yamada NK, Cross DT III, Pilgram TK, Moran CJ, Derdeyn CP, Dacey RG Jr. Effect of antiplatelet therapy on thromboembolic complications of elective coil embolization of cerebral aneurysms. AJNR Am J Neuroradiol 2007; 28(9): 1778-1782

## 第 17 章

Baxter BW, Rosso D, Lownie SP. Double microcatheter technique for detachable coil treatment of large, wide-necked intracranial aneurysms. AJNR Am J Neuroradiol 1998; 19(6): 1176-1178

Horowitz M, Gupta R, Jovin T. The dual catheter technique for coiling of wide-necked cerebral aneurysms. An under-reported method. Interv Neuroradiol 2005; 11(2): 155-160

Kai Y, Hamada J, Morioka M, Yano S, Mizuno T, Kuratsu I. Double microcatheter technique for endovascular coiling of wide-neck aneurysms using a new guiding device for the transcarotid approach: technical note. Neuroradiology 2005; 47(1): 73-77

Kwon OK, Kim SH, Kwon BJ, et al. Endovascular treatment of wide-necked aneurysms by using two microcatheters: techniques and outcomes in 25 patients. AJNR Am J Neuroradiol 2005; 26(4): 894-900

Kwon OK, Kim SH, Oh CW, et al. Embolization of wide-necked aneurysms with using three or more microcatheters. Acta Neurochir(Wien) 2006; 148(11): 1139-1145, discussion 1145

## 第 19 章

Clarençon F, Péot G, Blondi A, et al. Use of the Ascent balloon for a 2-in-1 remodeling technique: feasibility and initial experience: case report. Neurosurgery 2012; 70(1, Suppl Operative) 170-173, discussion 173

Lazzaro MA, Darkhabani Z, Zaidat OO, Fitzsimmons BF. Initial experience with the coaxial dual-lumen ascent balloon catheter for wide-neck aneurysm coil embolization. Front Neurol 2011; 2: 52

Pukenas B, Albuquerque FC, Weigele JB, Hurst RW, Stiefel MF. Use of a new double-lumen balloon catheter for single-catheter balloon-assisted coil embolization of intracranial aneurysms: technical note. Neurosurgery 2011; 69(1, Suppl Operative) ons8-ons12, discussion ons12-ons13

## 第 21 章

Saatci I, Yavuz K, Ozer C, Geyik S, Cekirge HS. Treatment of intracranial aneurysms using the pipeline flow-diverter embolization device: a single-center experience with long-term follow-up results. AJNR Am J Neuroradiol 2012; 33(8): 1436-1446

Fischer S, Vajda Z, Aguilar Perez M, et al. Pipeline embolization device(PED) for neurovascular reconstruction: initial experience in the treatment of 101 intracranial aneurysms and dissections. Neuroradiology 2012; 54(4): 369-382

Chitale R, Gonzalez LF, Randazzo C, et al. Single center experience with pipeline stent: feasibility, technique, and complications. Neurosurgery 2012; 71(3): 679-691, discussion 691

Siddiqui AH, Abla AA, Kan P, et al. Panacea or problem: flow diverters in the treatment of symptomatic large or giant fusiform vertebrobasilar aneurysms. J Neurosurg 2012; 116(6): 1258-1266

Siddiqui AH, Kan P, Abla AA, Hopkins LN, Levy EI. Complications after treatment with pipeline embolization for giant distal intracranial aneurysms with or without coil embolization. Neurosurgery 2012; 71(2): E509-E513, discussion E513

## 第 22 章

Dalyai RT, Randazzo C, Ghobrial G, et al. Redefining Onyx HD 500 in the Flow Diversion Era. Int J Vasc Med 2012; 2012: 435490

Piske RL, Kanashiro LH, Paschoal E, Agner C, Lima SS, Aguiar PH. Evaluation of Onyx HD-500 embolic system in the treatment of 84 wide-neck intracranial aneurysms. Neurosurgery 2009; 64(5): E865-E875, discussion E875

Simon SD, Eskioglu E, Reig A, Mericle RA. Endovascular treatment of side wall aneurysms using a liquid embolic agent: a US single-center prospective trial. Neurosurgery 2010; 67(3): 855-860, discussion 860

Simon SD, Lopes DK, Mericle RA. Use of intracranial stenting to secure unstable liquid embolic casts in wide-neck sidewall intracranial aneurysms. Neurosurgery 2010; 66(3, Suppl Operative)92-97, discussion 97-98

## 第 23 章

Bell RS, Bank WO, Armonda RA, Vo AH, Kerber CW. Can a selfexpanding aneurysm stent be clipped? Emergency proximal control options for the vascular neurosurgeon. Neurosurgery 2011; 68(4): 1056-1062

Chalouhi N, Chitale R, Starke RM, et al. (2013). "Treatment of recurrent intracranial aneurysms with the Pipeline Embolization Device." J Neurointerv Surg

Chalouhi N, Jabbour P, Tjoumakaris S, et al. Single-center experience with balloon-assisted coil embolization of intracranial aneurysms: safety, efficacy and indications. Clin Neurol Neurosurg 2013; 115(5): 607-613

Kan P, Siddiqui AH, Veznedaroglu E, et al. Early postmarket results after treatment of intracranial aneurysms with the pipeline embolization device: a U.S. multicenter experience. Neurosurgery 2012; 71(6): 1080-1087, discussion 1087-1088

Lawson MF, Newman WC, Chi YY, Mocco JD, Hoh BL. Stent-associated flow remodeling causes further occlusion of incompletely coiled aneurysms. Neurosurgery 2011; 69(3): 598-603. discussion 603-604

Ringer AJ, Rodriguez-Mercado R, Veznedaroglu E, et al. Defining the risk of retreatment for aneurysm recurrence or residual after initial treatment by endovascular coiling: a multicenter study. Neurosurgery 2009; 65(2): 311-315, discussion 315

Romani R, Lehto H, Laakso A, et al. Microsurgery for previously coiled aneurysms: experience with 81 patients. Neurosurgery 2011; 68(1): 140-153, discussion 153-154

Taki W, Sakai N, Suzuki H; PRESAT group. Factors predicting retreatment and residual aneurysms at 1 year after endovascular coiling for ruptured cerebral aneurysms: Prospective Registry of Subarachnoid Aneurysms Treatment(PRESAT) in Japan. Neuroradiology 2012; 54(6): 597-606

Waldron JS, Halbach VV, Lawton MT. Microsurgical management of incompletely coiled and recurrent aneurysms: trends, techniques, and observations on coil extrusion. Neurosurgery 2009; 64(5, Suppl 2) 301-315, discussion 315-317

## 第 24 章

Cekirge SH, Yavuz K, Geyik S, Saatci I. HyperForm balloon-assisted endovascular neck bypass technique to perform balloon or stent-assisted treatment of cerebral aneurysms. AJNR Am J Neuroradiol 2007; 28(7): 1388-1390

Snyder KV, Natarajan SK, Hauck EF, et al. The balloon anchor technique: a novel technique for distal access through a giant aneurysm. J Neurointerv Surg 2010; 2(4): 363-367

Wolfe SQ, Farhat H, Moftakhar R, Elhammady MS, Aziz-Sultan MA. Intraaneurysmal balloon assistance for navigation across a wide-necked aneurysm. J Neurosurg 2010; 112(6): 1222-1226

## 第 25 章

Kerz T, Boor S, Beyer C, Welschehold S, Schuessler A, Oertel

J. Effect of intraarterial papaverine or nimodipine on vessel diameter in patients with cerebral vasospasm after subarachnoid hemorrhage. Br J Neurosurg 2012; 26(4): 517-524

Rosenberg N, Lazzaro MA, Lopes DK, Prabhakaran S. High-dose intra-arterial nicardipine results in hypotension following vasospasm treatment in subarachnoid hemorrhage. Neurocrit Care 2011; 15(3): 400-404

Shankar JJS, dos Santos MP, Deus-Silva L, Lum C. Angiographic evaluation of the effect of intra-arterial milrinone therapy in patients with vasospasm from aneurysmal subarachnoid hemorrhage. Neuroradiology 2011; 53(2): 123-128

## 第 26 章

Abruzzo T, Moran C, Blackham KA, et al. Invasive interventional management of post-hemorrhagic cerebral vasospasm in patients with aneurysmal subarachnoid hemorrhage. J Neurointerv Surg 2012; 4(3): 169-177

Santillan A, Knopman J, Zink W, Patsalides A, Gobin YP. Transluminal balloon angioplasty for symptomatic distal vasospasm refractory to medical therapy in patients with aneurysmal subarachnoid hemorrhage. Neurosurgery 2011; 69(1): 95-101, discussion 102

Zubkov YN, Nikiforov BM, Shustin VA. Balloon catheter technique for dilatation of constricted cerebral arteries after aneurysmal SAH. Acta Neurochir (Wien) 1984; 70(1-2): 65-79

## 第 27 章

Agid R, Terbrugge K, Rodesch G, Andersson T, Söderman M. Management strategies for anterior cranial fossa(ethmoidal) dural arteriovenous fistulas with an emphasis on endovascular treatment. J Neurosurg 2009; 110(1): 79-84

Andersen PJ, Kjeldsen AD, Nepper-Rasmussen J. Selective embolization in the treatment of intractable epistaxis. Acta Otolaryngol 2005; 125(3): 293-297

Christensen NP, Smith DS, Barnwell SL, Wax MK. Arterial embolization in the management of posterior epistaxis. Otolaryngol Head Neck Surg 2005; 133(5): 748-753

Cohen JE, Moscovici S, Gomori JM, Eliashar R, Weinberger J, Itshayek E. Selective endovascular embolization for refractory idiopathic epistaxis is a safe and effective therapeutic option: technique, complications, and outcomes. J Clin Neurosci 2012; 19(5): 687-690

Duncan IC, Fourie PA, le Grange CE, van der Walt HA. Endovascular treatment of intractable epistaxis-results of a 4-year local audit. S Afr Med J 2004; 94(5): 373-378

Lasjaunias P Marsot-Dupuch K, Doyon D. The radio-anatomical basis of arterial embolisation for epistaxis. J Neuroradiol 1979; 6(1): 45-53

Oguni T, Korogi Y, Yasunaga T, et al. Superselective embolisation for intractable idiopathic epistaxis. Br J Radiol 2000; 73(875): 1148-1153

Snyderman CH, Goldman SA, Carrau RL, Ferguson BJ, Grandis JR. Endoscopic sphenopalatine artery ligation is an effective method of treatment for posterior epistaxis. Am J Rhinol 1999; 13(2): 137-140

Sokoloff J, Wickbom I, McDonald D, Brahme F, Goergen TC, Goldberger LE. Therapeutic percutaneous embolization in intractable epistaxis. Radiology 1974; 111(2): 285-287

Strach K, Schröck A, Wilhelm K, et al. Endovascular treatment of epistaxis: indications, management, and outcome. Cardiovasc Intervent Radiol 2011; 34(6): 1190-1198

Vitek J. Idiopathic intractable epistaxis: endovascular therapy. Radiology 1991; 181(1): 113-116

## 第 29 章

Hauck EF, Welch BG, White JA, Purdy PD, Pride LG, Samson D. Preoperative embolization of cerebral arteriovenous malformations with onyx. AJNR Am J Neuroradiol 2009; 30(3): 492-495

Mounayer C, Hammami N, Piotin M, et al. Nidal embolization of brain arteriovenous malformations using Onyx in 94 patients. AJNR Am J Neuroradiol 2007; 28(3): 518-523

Panagiotopoulos V, Gizewski E, Asgari S, Regel J, Forsting M, Wanke I. Embolization of intracranial arteriovenous malformations with ethylene-vinyl alcohol copolymer(Onyx). AJNR Am J Neuroradiol 2009; 30(1): 99-106

Saatci I, Geyik S, Yavuz K, Cekirge HS. Endovascular treatment of brain arteriovenous malformations with prolonged intranidal Onyx injection technique: long-term results in 350 consecutive patients with completed endovascular treatment course. J Neurosurg 2011; 115(1): 78-88

Weber W, Kis B, Siekmann R, Kuehne D. Endovascular treatment of intracranial arteriovenous malformations with onyx: technical aspects. AJNR Am J Neuroradiol 2007; 28(2): 371-377

## 第 30 章

Gounis MJ, Lieber BB, Wakhloo AK, Siekmann R, Hopkins LN. Effect of glacial acetic acid and ethiodized oil concentration on embolization with N-butyl 2-cyanoacrylate: an in vivo investigation. AJNR Am J Neuroradiol 2002; 23(6): 938-944

Moore C, Murphy K, Gailloud P. Improved distal distribution of n-butyl cyanoacrylate glue by simultaneous injection of dextrose 5% through the guiding catheter: technical note. Neuroradiology 2006; 48(5): 327-332

Spiegel SM, Viñuela F, Goldwasser JM, Fox AJ, Pelz DM. Adjusting the polymerization time of isobutyl-2 cyanoacrylate.

AJNR Am J Neuroradiol 1986; 7(1): 109-112

Starke RM, Komotar RJ, Otten ML, et al. Adjuvant embolization with N-butyl cyanoacrylate in the treatment of cerebral arteriovenous malformations: outcomes, complications, and predictors of neurologic deficits. Stroke 2009; 40(8): 2783-2790


## 第 31 章

Lieber BB, Wakhloo AK, Siekmann R, Gounis MJ. Acute and chronic swine rete arteriovenous malformation models: effect of ethiodol and glacial acetic acid on penetration, dispersion, and injection force of N-butyl 2-cyanoacrylate. AJNR Am J Neuroradiol 2005; 26(7): 1707-1714

Moore C, Murphy K, Gailloud P. Improved distal distribution of n-butyl cyanoacrylate glue by simultaneous injection of dextrose 5% through the guiding catheter: technical note. Neuroradiology 2006; 48(5): 327-332


## 第 33 章

Dashti SR, Fiorella D, Spetzler RF, Albuquerque FC, McDougall CG. Transorbital endovascular embolization of dural carotid-cavernous fistula: access to cavernous sinus through direct puncture: case examples and technical report. Neurosurgery 2011; 68(1, Suppl Operative) 75-83, discussion 83 discussion

Goldberg RA, Goldey SH, Duckwiler G, Vinuela F. Management of cavernous sinus-dural fistulas. Indications and techniques for primary embolization via the superior ophthalmic vein. Arch Ophthalmol 1996; 114(6): 707-714

Leibovitch I, Modjtahedi S, Duckwiler GR, Goldberg RA. Lessons learned from difficult or unsuccessful cannulations of the superior ophthalmic vein in the treatment of cavernous sinus dural fistulas. Ophthalmology 2006; 113(7): 1220-1226

Miller NR. Severe vision loss and neovascular glaucoma complicating superior ophthalmic vein approach to carotid-cavernous sinus fistula. Am J Ophthalmol 1998; 125(6): 883-884

Narayanan S, Murchison AP, Wojno TH, Dion JE. Percutaneous trans-superior orbital fissure embolization of carotid-cavernous fistulas: technique and preliminary results. Ophthal Plast Reconstr Surg 2009; 25(4): 309-313

Reis CV, Gonzalez FL, Zabramski JM, et al. Anatomy of the superior ophthalmic vein approach for direct endovascular access to vascular lesions of the orbit and cavernous sinus. Neurosurgery 2009; 64(5, Suppl 2)318-323, discussion 323

Wolfe SQ, Cumberbatch NM, Aziz-Sultan MA, Tummala R, Morcos JJ. Operative approach via the superior ophthalmic vein for the endovascular treatment of carotid cavernous fistulas that fail traditional endovascular access. Neurosurgery 2010; 66(6, Suppl Operative)293-299, discussion 299


## 第 37 章

Doppman JL, Di Chiro G, Ommaya A. Obliteration of spinal-cord arteriovenous malformation by percutaneous embolisation. Lancet 1968; 1(7540): 477

Kendall BE, Logue V. Spinal epidural angiomatous malformations draining into intrathecal veins. Neuroradiology 1977; 13(4): 181-189

Merland JJ, Riche MC, Chiras J. Intraspinal extramedullary arteriovenous fistulae draining into the medullary veins. J Neuroradiol 1980; 7(4): 271-320

Newton TH, Adams JE. Angiographic demonstration and nonsurgical embolization of spinal cord angioma. Radiology 1968; 91(5): 873-876


## 第 38 章

Jabbour P, Chalouhi N, Tjoumakaris S, et al. Pearls and pitfalls of intraarterial chemotherapy for retinoblastoma. J Neurosurg Pediatr 2012; 10(3): 175-181

Shields CL, Kaliki S, Shah SU, et al. Minimal exposure(one or two cycles) of intra-arterial chemotherapy in the management of retinoblastoma. Ophthalmology 2012; 119(1): 188-192

Yamane T, Kaneko A, Mohri M. The technique of ophthalmic arterial infusion therapy for patients with intraocular retinoblastoma. Int J Clin Oncol 2004; 9(2): 69-73


## 第 39 章

Elhammady MS, Farhat H, Ziayee H, Aziz-Sultan MA. Direct percutaneous embolization of a carotid body tumor with Onyx. J Neurosurg 2009; 110(1): 124-127

Elhammady MS, Johnson JN, Peterson EC, Aziz-Sultan MA. Preoperative embolization of juvenile nasopharyngeal angiofibromas: transarterial versus direct tumoral puncture. World Neurosurg 2011; 76(3-4): 328-334. discussion 263-265

Elhammady MS, Peterson EC, Johnson JN, Aziz-Sultan MA. Preoperative onyx embolization of vascular head and neck tumors by direct puncture. World Neurosurg 2012; 77(5-6): 725-730

Gemmete JJ, Chaudhary N, Pandey A, et al. Usefulness of percutaneously injected ethylene-vinyl alcohol copolymer in conjunction with standard endovascular embolization techniques for preoperative devascularization of hypervascular head and neck tumors: technique, initial experience, and correlation with surgical observations. AJNR Am J Neuroradiol 2010; 31(5): 961-966

## 第 40 章

Albuquerque FC, Fiorella D, Han P, Spetzler RF, McDougall CG. A reappraisal of angioplasty and stenting for the treatment of vertebral origin stenosis. Neurosurgery 2003; 53(3): 607-614, discussion 614-616

Bersin RM. Does carotid stent design influence outcomes? Catheter Cardiovasc Interv 2008; 72(6): 863-866

Brekenfeld C, Schroth G, Mattle HP, et al. Stent placement in acute cerebral artery occlusion: use of a self-expandable intracranial stent for acute stroke treatment. Stroke 2009; 40(3): 847-852

Chimowitz MI, Lynn MJ, Derdeyn CP, et al; SAMMPRIS Trial Investigators. Stenting versus aggressive medical therapy for intracranial arterial stenosis. N Engl J Med 2011; 365(11): 993-1003

Dumont TM, Kan P, Snyder KV, et al. Stenting of the vertebral artery origin with ostium dilation: technical note. J Neurointerv Surg 2012

Levy EI, Mehta R, Gupta R, et al. Self-expanding stents for recanalization of acute cerebrovascular occlusions. AJNR Am J Neuroradiol 2007; 28(5): 816-822

Levy EI, Siddiqui AH, Crumlish A, et al. First Food and Drug Administration-approved prospective trial of primary intracranial stenting for acute stroke: SARIS(stent-assisted recanalization in acute ischemic stroke). Stroke 2009; 40(11): 3552-3556

Lin YH, Liu YC, Tseng WY, et al. The impact of lesion length on angiographic restenosis after vertebral artery origin stenting. Eur J Vasc Endovasc Surg 2006; 32(4): 379-385

Mocco J, Hanel RA, Sharma J, et al. Use of a vascular reconstruction device to salvage acute ischemic occlusions refractory to traditional endovascular recanalization methods. J Neurosurg 2010; 112(3): 557-562

Velat GJ, Fargen KM, Lawson MF, Hoh BL, Fiorella D, Mocco J. Delayed intraparenchymal hemorrhage following pipeline embolization device treatment for a giant recanalized ophthalmic aneurysm. J Neurointerv Surg 2012; 4(5): e24

## 第 41 章

Bali HK, Bhargava M, Bhatta YK, Sandhu MS. Single stage bilateral common carotid artery stenting in a patient of Takayasu arteritis. Neurol India 2001; 49(1): 87-90

Clair DG, Greenberg RK. Diagnosis and treatment of proximal carotid lesions. Semin Vasc Surg 2000; 13(2): 103-108

## 第 42 章

Sorimachi T, Nishino K, Morita K, et al. Flow impairment during filter-protected carotid artery stent placement: frame-by-frame evaluation of digital subtraction angiography images. World Neurosurg 2011; 76(3-4): 282-287, discussion 250-252

Sorimachi T, Nishino K, Morita K, Takeuchi S, Ito Y, Fujii Y. Blood flow changes caused by distal filter protection and catheter aspiration in the internal carotid artery during carotid stenting: evaluation using carotid Doppler sonography. AJNR Am J Neuroradiol 2011; 32(2): 288-293

Sorimachi T, Nishino K, Shimbo J, Morita K, Ito Y, Fujii Y. Routine use of debris aspiration before retrieval of distal filter protection devices in carotid arterial stenting: analysis of captured debris and evaluation of clinical results. Neurosurgery 2010; 67(5): 1260-1267, discussion 1267

## 第 43 章

Abou-Chebl A, Yadav JS, Reginelli JP, Bajzer C, Bhatt D, Krieger DW. Intracranial hemorrhage and hyperperfusion syndrome following carotid artery stenting: risk factors, prevention, and treatment. J Am Coll Cardiol 2004; 43(9): 1596-1601

Bhatt A, Majid A, Kassab M, Gupta R. Chronic total symptomatic carotid artery occlusion treated successfully with stenting and angioplasty. J Neuroimaging 2009; 19(1): 68-71

Hauck EF, Ogilvy CS, Siddiqui AH, Hopkins LN, Levy EI. Direct endovascular recanalization of chronic carotid occlusion: should we do it? Case report. Neurosurgery 2010; 67(4): E1152-E1159. discussion E1159

Kao HL, Lin MS, Wang CS, et al. Feasibility of endovascular recanalization for symptomatic cervical internal carotid artery occlusion. J Am Coll Cardiol 2007; 49(7): 765-771

Klijn CJ, van Buren PA, Kappelle LJ, et al. Outcome in patients with symptomatic occlusion of the internal carotid artery. Eur J Vasc Endovasc Surg 2000; 19(6): 579-586

Laird JR, Pevec WC. Carotid stenting for chronic total occlusion of the internal carotid artery: dogma debunked? Circ Cardiovasc Interv 2008; 1(2): 93-94

Parodi JC, Ferreira LM, Sicard G, La Mura R, Fernandez S. Cerebral protection during carotid stenting using flow reversal. J Vasc Surg 2005; 41(3): 416-422

Shojima M, Nemoto S, Morita A, et al. "American Journal of Neuroradiology." Protected Endovascular Revascularization of Subacute and Chronic Total Occlusion of the Internal Carotid Artery. Www.ajnr.org, 22 Oct. 2009. Web. 23 Sept. 2012.

Terada T, Yamaga H, Tsumoto T, Masuo O, Itakura T. Use of an embolic protection system during endovascular recanalization of a totally occluded cervical internal carotid artery at the chronic stage. Case report. J Neurosurg 2005; 102(3): 558-564

## 第 44 章

Fusonie GE, Edwards JD, Reed AB. Covered stent exclusion of blunt traumatic carotid artery pseudoaneurysm: case report and review of the literature. Ann Vasc Surg 2004; 18(3): 376-379

McGettigan B, Parkes W, Gonsalves C, Eschelman D, Keane W, Boon MS. The use of a covered stent in carotid blowout syndrome. Ear Nose Throat J 2011; 90(4): E17

Shah H, Gemmete JJ, Chaudhary N, Pandey AS, Ansari SA. Acute life-threatening hemorrhage in patients with head and neck cancer presenting with carotid blowout syndrome: follow-up results after initial hemostasis with covered-stent placement. AJNR Am J Neuroradiol 2011; 32(4): 743-747

## 第 45 章

Cohen JE, Leker RR, Gotkine M, Gomori M, Ben-Hut T. Emergent stenting to treat patients with carotid artery dissection: clinically and radiologically directed therapeutic decision making. Stroke 2003; 34(12): e254-e257

Jeon P, Kim BM, Kim DI, et al. Emergent self-expanding stent placement for acute intracranial or extracranial internal carotid artery dissection with significant hemodynamic insufficiency. AJNR Am J Neuroradiol 2010; 31(8): 1529-1532

Kadkhodayan Y, Jeck DT, Moran CJ, Derdeyn CP, Cross DT III. Angioplasty and stenting in carotid dissection with or without associated pseudoaneurysm. AJNR Am J Neuroradiol 2005; 26(9): 2328-2335

Schievink WI. Spontaneous dissection of the carotid and vertebral arteries. N Engl J Med 2001; 344(12): 898-906

Pham MH, Rahme RJ, Arnaout O, et al. Endovascular stenting of extracranial carotid and vertebral artery dissections: a systematic review of the literature. Neurosurgery 2011; 68(4): 856-866, discussion 866

## 第 46 章

Park MS, Fiorella D, Stiefel MF, et al. Vertebral artery origin stents revisited: improved results with paclitaxel-eluting stents. Neurosurgery 2010; 67(1): 41-48, discussion 48

## 第 47 章

Criado FJ, Twena M. Techniques for endovascular recanalization of supra-aortic trunks. J Endovasc Surg 1996; 3(4): 405-413

Fields WS, Lemak NA. Joint Study of extracranial arterial occlusion. VII. Subclavian steal-a review of 168 cases. JAMA 1972; 222(9): 1139-1143

Motarjeme A. Percutaneous transluminal angioplasty of supraaortic vessels. J Endovasc Surg 1996; 3(2): 171-181

Przewlocki T, Kablak-Ziembicka A, Pieniazek P, et al. Determinants of immediate and long-term results of subclavian and innominate artery angioplasty. Catheter Cardiovasc Interv 2006; 67(4): 519-526

Stiefel MF, Park MS, McDougall CG, Albuquerque FC. Endovascular treatment of innominate artery occlusion with simultaneous vertebral and carotid artery distal protection: case report. Neurosurgery 2010; 66(4): E843-E844, discussion E844

De Vries JP, Jager LC, Van den Berg JC, et al. Durability of percutaneous transluminal angioplasty for obstructive lesions of proximal subclavian artery: long-term results. J Vasc Surg 2005; 41(1): 19-23

## 第 48 章

Chaloupka JC, Putman CM, Citardi MJ, Ross DA, Sasaki CT. Endovascular therapy for the carotid blowout syndrome in head and neck surgical patients: diagnostic and managerial considerations. AJNR Am J Neuroradiol 1996; 17(5): 843-852

Chang FC, Lirng JF, Luo CB, et al. Patients with head and neck cancers and associated postirradiated carotid blowout syndrome: endovascular therapeutic methods and outcomes. J Vasc Surg 2008; 47(5): 936-945

Cohen J, Rad I. Contemporary management of carotid blowout. Curr Opin Otolaryngol Head Neck Surg 2004; 12(2): 110-115

Wan WS, Lai V, Lau HY, Wong YC, Poon WL, Tan CB. Endovascular treatment paradigm of carotid blowout syndrome: Review of 8-years experience. Eur J Radiol 2011; (Feb): 8

Zussman B, Gonzalez LF, Dumont A, et al. Endovascular Management of Carotid Blowout. World Neurosurg; 2011

## 第 49 章

Tjoumakaris SI, Dumont AS, Gonzalez LF, Rosenwasser RH, Jabbour PM. A novel endovascular technique for temporary balloon occlusion and permanent vessel deconstruction with a single microcatheter. World Neurosurg 2013; 79(5-6): E13-E16

## 第 50 章

Buchbinder R, Osborne RH, Ebeling PR, et al. A randomized trial of vertebroplasty for painful osteoporotic vertebral fractures. N Engl J Med 2009; 361(6): 557-568

Kallmes DF, Comstock BA, Heagerty PJ, et al. A randomized trial of vertebroplasty for osteoporotic spinal fractures. N Engl J Med 2009; 361(6): 569-579

Klazen CA, Lohle PN, de Vries J, et al. Vertebroplasty versus conservative treatment in acute osteoporotic vertebral compression fractures(Vertos II): an open-label randomised trial. Lancet 2010; 376(9746): 1085-1092

## 第 51 章

Berenson J, Pflugmacher R, Jarzem P, et al; Cancer Patient Fracture Evaluation(CAFE) Investigators. Balloon kyphoplasty versus non-surgical fracture management for treatment of painful vertebral body compression fractures in patients with cancer: a multicentre, randomised controlled trial. Lancet Oncol 2011; 12(3): 225-235

Wardlaw D, Cummings SR, Van Meirhaeghe J, et al. Efficacy and safety of balloon kyphoplasty compared with non-surgical care for vertebral compression fracture(FREE): a randomised controlled trial. Lancet 2009; 373(9668): 1016-1024

## 第 52 章

Ahmed RM, Wilkinson M, Parker GD, et al. Transverse sinus stenting for idiopathic intracranial hypertension: a review of 52 patients and of model predictions. AJNR Am J Neuroradiol 2011; 32(8): 1408-1414

Albuquerque FC, Dashti SR, Hu YC, et al. Intracranial venous sinus stenting for benign intracranial hypertension: clinical indications, technique, and preliminary results. World Neurosurg 2011; 75(5-6): 648-652, discussion 592-595

Feldon SE. Visual outcomes comparing surgical techniques for management of severe idiopathic intracranial hypertension. Neurosurg Focus 2007; 23(5): E6

Fields JD, Javedani PP, Falardeau J, et al. Dural venous sinus angioplasty and stenting for the treatment of idiopathic intracranial hypertension. J Neurointerv Surg 2011

Kumpe DA, Bennett JL, Seinfeld J, Pelak VS, Chawla A, Tierney M. Dural sinus stent placement for idiopathic intracranial hypertension. J Neurosurg 2012; 116(3): 538-548

Plotnik JL, Kosmorsky GS. Operative complications of optic nerve sheath decompression. Ophthalmology 1993; 100(5): 683-690

Puffer RC, Mustafa W, Lanzino G. Venous sinus stenting for idiopathic intracranial hypertension: a review of the literature. J Neurointerv Surg 2012

Spoor TC, McHenry JG. Long-term effectiveness of optic nerve sheath decompression for pseudotumor cerebri. Arch Ophthalmol 1993; 111(5): 632-635

## 第 53 章

Albuquerque FC, Dashti SR, Hu YC, et al. Intracranial venous sinus stenting for benign intracranial hypertension: clinical indications, technique, and preliminary results. World Neurosurg 2011; 75(5-6): 648-652. discussion 592-595

Donnet A, Metellus P, Levrier O, et al. Endovascular treatment of idiopathic intracranial hypertension: clinical and radiologic outcome of 10 consecutive patients. Neurology 2008; 70(8): 641-647

Karahalios DG, Rekate HL, Khayata MH, Apostolides PJ. Elevated intracranial venous pressure as a universal mechanism in pseudotumor cerebri of varying etiologies. Neurology 1996; 46(1): 198-202

## 第 54 章

Dashti SR, Hu YC, Yao T, et al. Mechanical thrombectomy as first-line treatment for venous sinus thrombosis: technical considerations and preliminary results using the AngioJet device. J Neurointerv Surg 2013; 5(1): 49-53

Canhão P, Ferro JM, Lindgren AG, Bousser MG, Stam J, Barinagarrementeria F; ISCVT Investigators. Causes and predictors of death in cerebral venous thrombosis. Stroke 2005; 36(8): 1720-1725

Choulakian A, Alexander MJ. Mechanical thrombectomy with the penumbra system for treatment of venous sinus thrombosis. J Neurointerv Surg 2010; 2(2): 153-156

Frey JL, Muro CJ, McDougall CG, Dean BL, Jahnke HK. Cerebral venous thrombosis: combined intrathrombus rtPA and intravenous heparin. Stroke 1999; 30(3): 489-494

Jankowitz BT, Bodily LM, Jumaa M, Syed ZF, Jovin TG. Manual aspiration thrombectomy for cerebral venous sinus thrombosis. J Neurointerv Surg 2013; 5(6): 534-538

Kim SY, Suh JH. Direct endovascular thrombolytic therapy for dural sinus thrombosis: infusion of alteplase. AJNR Am J Neuroradiol 1997; 18(4): 639-645

## 第 55 章

Chow K, Gobin YP, Saver J, Kidwell C, Dong P Viñuela F. Endovascular treatment of dural sinus thrombosis with rheolytic thrombectomy and intra-arterial thrombolysis. Stroke 2000; 31(6): 1420-1425

Kitsch J Rasmussen PA, Masaryk TJ, Perl J II, Fiorella D. Adjunctive rheolytic thrombectomy for central venous sinus thrombosis: technical case report. Neurosurgery 2007; 60(3): E577-E578, E578

## 第 56 章

Bose A, Henkes H, Alfke K, et al; Penumbra Phase 1 Stroke Trial Investigators. The Penumbra System: a mechanical device for the treatment of acute stroke due to thromboembolism.

AJNR Am J Neuroradiol 2008; 29(7): 1409-1413

Choulakian A, Alexander MJ. Mechanical thrombectomy with the penumbra system for treatment of venous sinus thrombosis. J Neurointerv Surg 2010; 2(2): 153-156

Frei D, Turk A, Heck D, et al. The SPEED Trial: A Study of the Penumbra Early Evacuation Device. Paper presented at the International Stroke Conference. Los Angeles. 2011

Kang DH, Hwang YH, Kim YS, Park J, Kwon O, Jung C. Direct thrombus retrieval using the reperfusion catheter of the penumbra system: forced-suction thrombectomy in acute ischemic stroke. AJNR Am J Neuroradiol 2011; 32(2): 283-287

Penumbra Pivotal Stroke Trial Investigators. The penumbra pivotal stroke trial: safety and effectiveness of a new generation of mechanical devices for clot removal in intracranial large vessel occlusive disease. Stroke 2009; 40(8): 2761-2768

## 第 57 章

Levy EI, Mehta R, Gupta R, et al. Self-expanding stents for recanalization of acute cerebrovascular occlusions. AJNR Am J Neuroradiol 2007; 28(5): 816-822

Gonzalez LF, Jabbour P, Tjoumakaris S, et al. Temporary endovascular bypass: rescue technique during mechanical thrombolysis. Neurosurgery 2012; 70(1): 245-252, discussion 252

Levy EI, Siddiqui AH, Crumlish A, et al. First Food and Drug Administration-approved prospective trial of primary intracranial stenting for acute stroke: SARIS(stent-assisted recanalization in acute ischemic stroke). Stroke 2009; 40(11): 3552-3556

Nogueira RG, Lutsep HL, Gupta R, et al; TREVO 2 Trialists. Trevo versus Merci retrievers for thrombectomy revascularisation of large vessel occlusions in acute ischaemic stroke(TREVO 2): a randomised trial. Lancet 2012; 380(9849): 1231-1240

Penumbra Pivotal Stroke Trial Investigators. The penumbra pivotal stroke trial: safety and effectiveness of a new generation of mechanical devices for clot removal in intracranial large vessel occlusive disease. Stroke 2009; 40(8): 2761-2768

Saver JL, Jahan R, Levy EI, et al; SWIFT Trialists. Solitaire flow restoration device versus the Merci Retriever in patients with acute ischaemic stroke(SWIFT): a randomised, parallel-group, non-inferiority trial. Lancet 2012; 380(9849): 1241-1249

Gonzalez LF, Jabbour P, Tjoumakaris S, Teufack S, Dumont A, Rosenwasser R, Gordon D: Primary stenting for stroke. Neurosurgery 69: E1338; author reply E1338-1339, 2011.

## 第 58 章

Chimowitz MI, Lynn MJ, Derdeyn CP, et al; SAMMPRIS Trial Investigators. Stenting versus aggressive medical therapy for intracranial arterial stenosis. N Engl J Med 2011; 365(11): 993-1003

Dumont TM, Kan P, Snyder KV, Hopkins LN, Siddiqui AH, Levy EI. Revisiting angioplasty without stenting for symptomatic intracranial atherosclerotic stenosis after the stenting and aggressive medical management for preventing recurrent stroke in intracranial stenosis (SAMMPRIS) study. Neurosurgery 2012; 71(6): 1103-1110

Levy EI, Howington JU, Engh JA, et al. Submaximal angioplasty and staged stenting for severe posterior circulation intracranial stenosis: a technique in evolution. Neurocrit Care 2005; 2(2): 189-197

Marks MP, Wojak JC, Al-Ali F, et al. Angioplasty for symptomatic intracranial stenosis: clinical outcome. Stroke 2006; 37(4): 1016-1020

## 第 59 章

Chimowitz MI, Lynn MJ, Derdeyn CP, et al; SAMMPRIS Trial Investigators. Stenting versus aggressive medical therapy for intracranial arterial stenosis. N Engl J Med 2011; 365(11): 993-1003

Dumont TM, Kan P, Snyder KV, et al. Adjunctive use of eptifibatide for complication management during elective neuroendovascular procedures. J Neurointerv Surg 2012

Fiorella D, Levy EI, Turk AS, et al. US multicenter experience with the wingspan stent system for the treatment of intracranial atheromatous disease: periprocedural results. Stroke 2007; 38(3): 881-887

Fiorella D, Albuquerque FC, Woo H, Rasmussen PA, Masaryk TJ, McDougall CG. Neuroform in-stent stenosis: incidence, natural history, and treatment strategies. Neurosurgery 2006; 59(1): 34-42, discussion 34-42

Levy EI, Turk AS, Albuquerque FC, et al. Wingspan in-stent restenosis and thrombosis: incidence, clinical presentation, and management. Neurosurgery 2007; 61(3): 644-650, discussion 650-651

Samaniego EA, Tari-Capone F, Linfante I, et al. Wingspan experience in the treatment of symptomatic intracranial atherosclerotic disease after antithrombotic failure. J Neurointerv Surg 2012

Zaidat OO, Klucznik R, Alexander MJ, et al; NIH Multi-center Wingspan Intracranial Stent Registry Study Group. The NIH registry on use of the Wingspan stent for symptomatic 70-99% intracranial arterial stenosis. Neurology 2008; 70(17): 1518-1524

## 第 60 章

Gonzalez LF, Jabbour P, Tjoumakaris S, et al. Temporary endovascular bypass: rescue technique during mechanical thrombolysis. Neurosurgery 2012; 70(1): 245-252, discussion 252

Hauck EF, Natarajan SK, Ohta H, et al. Emergent endovascular recanalization for cervical internal carotid artery occlusion in patients presenting with acute stroke. Neurosurgery 2011; 69(4): 899-907, discussion 907

Jovin TG, Gupta R, Uchino K, et al. Emergent stenting of extracranial internal carotid artery occlusion in acute stroke has a high revascularization rate. Stroke 2005; 36(11): 2426-2430

Lavallée PC, Mazighi M, Saint-Maurice JR et al. Stent-assisted endovascular thrombolysis versus intravenous thrombolysis in internal carotid artery dissection with tandem internal carotid and middle cerebral artery occlusion. Stroke 2007; 38(8): 2270-2274

## 第 61 章

Niimi Y, Sala F, Deletis V, Berenstein A. Provocative Testing for Embolization of Spinal Cord AVMs. Interv Neuroradiol 2000; 6(Suppl 1): 191-194

Niimi Y, Sala F, Deletis V, Setton A, de Camargo AB, Berenstein A. Neurophysiologic monitoring and pharmacologic provocative testing for embolization of spinal cord arteriovenous malformations. AJNR Am J Neuroradiol 2004; 25(7): 1131-1138

## 第 63 章

Abud DG, Spelle L, Piotin M, Mounayer C, Vanzin JR, Moret J. Venous phase timing during balloon test occlusion as a criterion for permanent internal carotid artery sacrifice. AJNR Am J Neuroradiol 2005; 26(10): 2602-2609

Lesley WS, Rangaswamy R. Balloon test occlusion and endosurgical parent artery sacrifice for the evaluation and management of complex intracranial aneurysmal disease. J Neurointerv Surg 2009; 1(2): 112-120

Linskey ME, Jungreis CA, Yonas H, et al. Stroke risk after abrupt internal carotid artery sacrifice: accuracy of preoperative assessment with balloon test occlusion and stable xenon-enhanced CT. AJNR Am J Neuroradiol 1994; 15(5): 829-843

Mathis JM, Barr JD, Jungreis CA, et al. Temporary balloon test occlusion of the internal carotid artery: experience in 500 cases. AJNR Am J Neuroradiol 1995; 16(4): 749-754

Schneweis S, Urbach H, Solymosi L, Ries F. Preoperative risk assessment for carotid occlusion by transcranial Doppler ultrasound. J Neurol Neurosurg Psychiatry 1997; 62(5): 485-489

Sorteberg A, Bakke SJ, Boysen M, Sorteberg W. Angiographic balloon test occlusion and therapeutic sacrifice of major arteries to the brain. Neurosurgery 2008; 63(4): 651-660, 660-661

Standard SC, Ahuja A, Guterman LR, et al. Balloon test occlusion of the internal carotid artery with hypotensive challenge. AJNR Am J Neuroradiol 1995; 16(7): 1453-1458

van Rooij WJ, Sluzewski M, Slob MJ. Rinkel GJ. Predictive value of angiographic testing for tolerance to therapeutic occlusion of the carotid artery. AJNR Am J Neuroradiol 2005; 26(1): 175-178

Zhong J, Ding M, Mao Q, Wang B, Fu H. Evaluating brain tolerability to carotid artery occlusion. Neurol Res 2003; 25(1): 99-103

## 第 64 章

Doppman JL, Oldfield E, Krudy AG, et al. Petrosal sinus sampling for Cushing syndrome: anatomical and technical considerations. Work in progress. Radiology 1984; 150(1): 99-103

Oldfield EH, Doppman JL, Nieman LK, et al. Petrosal sinus sampling with and without corticotropin-releasing hormone for the differential diagnosis of Cushing's syndrome. N Engl J Med 1991; 325(13): 897-905

## 附 录

Alkire BW. Electroneurodiagnostic Monitoring in Interventional Neuroangiography. Am J Electroneurodiagn Technol 2010; 50: 111-121

Chen L, Spetzler RF, McDougall CG, Albuquerque FC, Xu B. Detection of ischemia in endovascular therapy of cerebral aneurysms: a perspective in the era of neurophysiological monitoring. Neurosurg Rev 2011; 34(1): 69-75

Krieger D, Adams HP, Albert F, von Haken M, Hacke W. Pure motor hemiparesis with stable somatosensory evoked potential monitoring during aneurysm surgery: case report. Neurosurgery 1992; 31(1): 145-150

Li F, Deshaies E, Allott G, Gorji R. Transcranial motor evoked potential changes induced by provocative testing during embolization of cerebral arteriovenous malformations in patients under total intravenous anesthesia. Am J Electroneurodiagn Technol 2011; 51(4): 264-273

Liu AY, Lopez JR, Do HM, Steinberg GK, Cockroft K, Marks MP. Neurophysiological monitoring in the endovascular therapy of aneurysms. AJNR Am J Neuroradiol 2003; 24(8): 1520-1527

Sharbrough FW, Messick JM Jr, Sundt TM Jr. Correlation of continuous electroencephalograms with cerebral blood flow measurements during carotid endarterectomy. Stroke 1973; 4(4): 674-683

Szelényi A, Langer D, Kothbauer K, De Camargo AB, Flamm ES, Deletis V. Monitoring of muscle motor evoked potentials during cerebral aneurysm surgery: intraoperative changes and postoperative outcome. J Neurosurg 2006; 105(5): 675-681